Der Muskelmanager – Powerwork für jeden Zeitplan

ANMERKUNG

Dieses Buch möchte eine Ergänzung, keinesfalls Ersatz, zum Training sein. Jede Form des Trainings birgt gewisse Risiken. Der Autor und die Verleger möchten alle Leser dazu auffordern, Verantwortung für ihr Training zu übernehmen und ihre Grenzen zu akzeptieren, um Überlastungen zu vermeiden. Vor Trainingsbeginn muss sichergestellt sein, dass alle benutzten Geräte in gutem Zustand sind. Der Athlet sollte sein Training immer auf seine Fähigkeiten, Fitness und Erfahrung abstimmen. Die Trainingsprogramme in diesem Buch können etwaige, ärztlich verordnete Programme nicht ersetzen. Wie bei allen Trainingsprogrammen sollte vor Trainingsbeginn ärztlicher Rat eingeholt werden.

Wenn wir in diesem Buch bestimmte Unternehmen oder Organisationen namentlich erwähnen, heißt das nicht, dass der Autor oder Verleger diese ausdrücklich empfiehlt. Genauso wenig bedeutet dies, dass die erwähnten Unternehmen dieses Buch, den Autor oder Verleger gutheißen würden.

Alle im Buch angegebenen Internetadressen und Telefonnummern waren zum Zeitpunkt des Verlegens aktuell.

Das vorliegende Buch wurde sorgfältig erarbeitet. Dennoch erfolgen alle Angaben ohne Gewähr. Weder der Autor noch der Verlag können für eventuelle Nachteile oder Schäden, die aus den im Buch vorgestellten Informationen resultieren, Haftung übernehmen.

WIDMUNG

Für meinen Vater, dessen Trainingsratschläge mein Leben verändert haben und mich dazu anleiteten, dasselbe weltweit für Millionen von Menschen zu tun.

Wenn dieses Buch Ihnen zu hervorragender Form verhilft, ist er derjenige, dem zu danken ist.

Myatt Murphy

DER MUSKELMANAGER

POWERWORK FÜR JEDEN ZEITPLAN

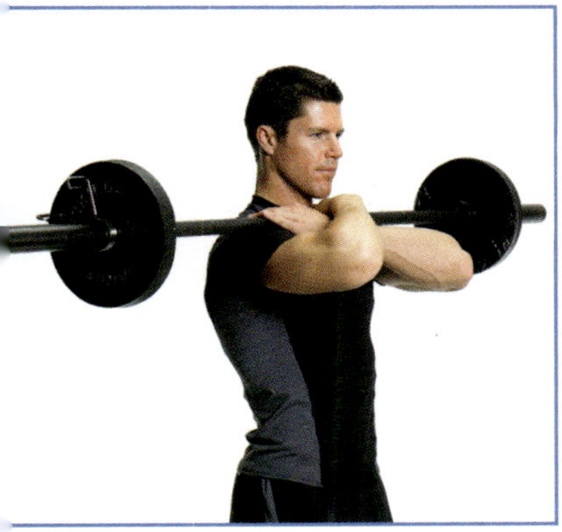

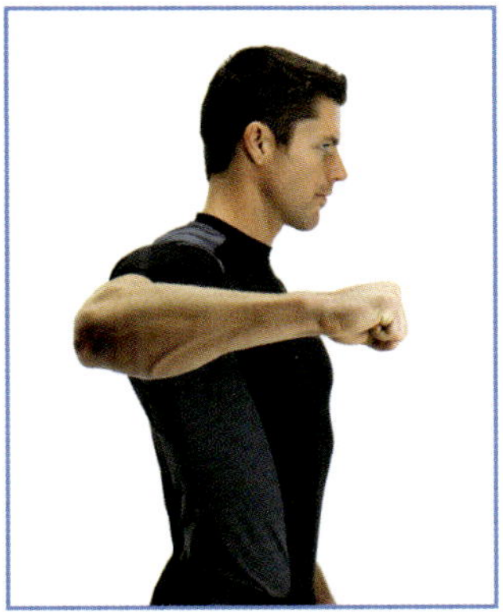

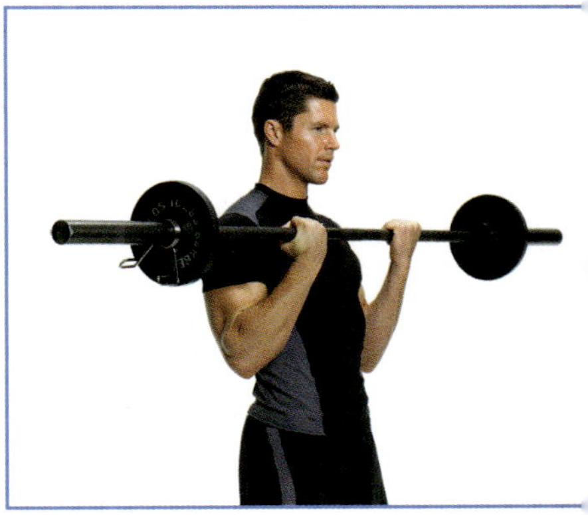

MEYER & MEYER VERLAG

Men'sHealth

Originaltitel: The Body You Want in the Time You Have, erschienen bei Rodale, USA

Übersetzt von Marion Pyrlik

Papier aus nachweislich umweltverträglicher Forstwirtschaft.
Garantiert nicht aus abgeholzten Urwäldern!

Der Muskelmanager – Powerwork für jeden Zeitplan

Bibliografische Information der Deutschen Nationalbibliothek
Die Deutsche Nationalbibliothek verzeichnet diese Publikation in der Deutschen Nationalbibliografie; detaillierte bibliografische Details sind im Internet über <http://dnb.d-nb.de> abrufbar.

2. Auflage 2010
Adelaide, Auckland, Budapest, Cape Town, Graz, Indianapolis,
Maidenhead, Olten (CH), Singapore, Toronto
Member of the World
Sport Publishers' Association (WSPA)
Druck und Bindung: B.O.S.S Druck und Medien GmbH
ISBN 978-3-89899-563-4
www.dersportverlag.de
E-Mail: verlag@m-m-sports.com

INHALT

DANKSAGUNG

Ich möchte mich sehr herzlich bei den beiden Verlegern, Steve Perrine und David Zinczenko, bedanken, denen ich meine Karriere im Zeitschriftgeschäft zu verdanken habe. Steve Perrine half mir, meinen eigenen Schreibstil zu entwickeln. Er lehrte mich viele Techniken, die ich noch heute anwende. David Zinczenko trieb mich immer wieder an, forderte und förderte mich. Vielen Dank an beide, dass sie mich zurück zu *Men's Health* gebracht haben. Es ist ein gutes Gefühl, nach Hause zu kommen und wieder ein Teil der Gruppe zu sein, die *Men's Health* ins Leben gerufen hat.

Ebenso möchte ich allen Verlegern danken, die es mir ermöglichten, meine manchmal sehr eigene Vorstellung von Training und Fitness seit mehr als einem Jahrzehnt mit so vielen Menschen zu teilen. Ich hatte bereits das Vergnügen, mit den Besten im Fitnessmetier zusammenzuarbeiten. Dies ist zweifelsohne einer der Gründe, dass ich noch immer meinen Beruf liebe. Ich hoffe, auf meiner hier folgenden Liste niemanden vergessen zu haben:
Rochelle Udell, Lucy Danziger, Gabrielle Studenmund, Stephen George, Bobby Lee, Mike Carlson, Pamela Miller, Laura Gilbert, Jeff Csatari, Rosie Amodio, Duane Swierczynski, Ed Dwyer, Liz O'Brian, Jennifer Walters, Nicole Dorsey, Albert Baime, Alex Strauss, Beth Bischoff, Gordon Bass, Emily Spilko, Denise Brodey, Stephanie Young, Scott Quill, Nichele Hoskins, Mary Christ, Su Reid, Gail O'Connor, Abigail Walch, Dana Points, Lisa Delany, David Kalmansohn, Jerry Kindela, Nina Willdorf und Alison Ashton.

Besonderer Dank gilt meinem Assistenten, Jon Addison, der so viele Stunden in dieses Projekt, wie auch in die vorhergehenden, investiert hat. Ebenso all den Physiologen, Personaltrainern und Sportpsychologen, bei denen ich studiert und trainiert habe, unter deren Namen ich schreiben und die ich interviewen durfte. All dies ermöglichte mir die denkbar beste Ausbildung.

Letztlich möchte ich noch meinen drei sozusagen „unfreiwilligen Freunden", Frances, Ivan und Jeanne, danken, wegen denen ich dieses Buch in exakt 40 Tagen schreiben musste: Ein Zusammentreffen von Hurrikan Frances, Hurrikan Ivan und Hurrikan Jeanne bewirkten, dass meine Familie obdachlos in Florida festsaß, ich eine Woche lang ohne Büro auskommen musste und mein Auto flussabwärts bis in den nächsten Bundesstaat abgetrieben wurde. Dieses Buch habe ich also während dieser drei Sintflut auslösenden Hurrikans – in nur 40 Tagen – geschrieben. Ironisch ausgedrückt, zeigte mir diese Erfahrung, dass man auch unter den unmöglichsten Umständen Zeit zum Arbeiten finden kann. Mit anderen Worten: Wenn ich in dieser außergewöhnlichen Situation die Zeit gefunden habe, dieses Buch zu schreiben, werden auch *Sie* immer ein wenig Zeit zum Training übrig haben.

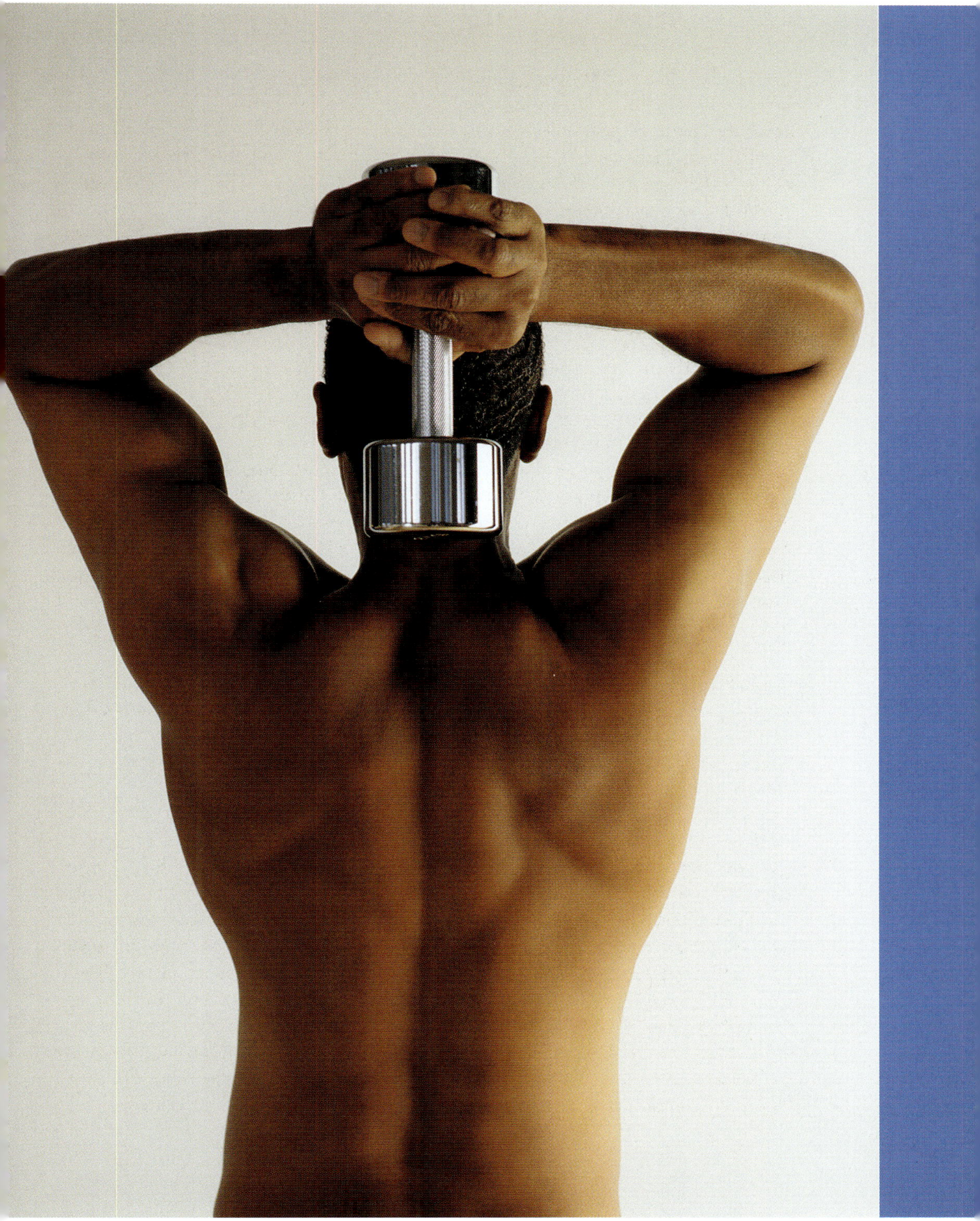

KAPITEL 1

ZEIT IST MUSKEL

1

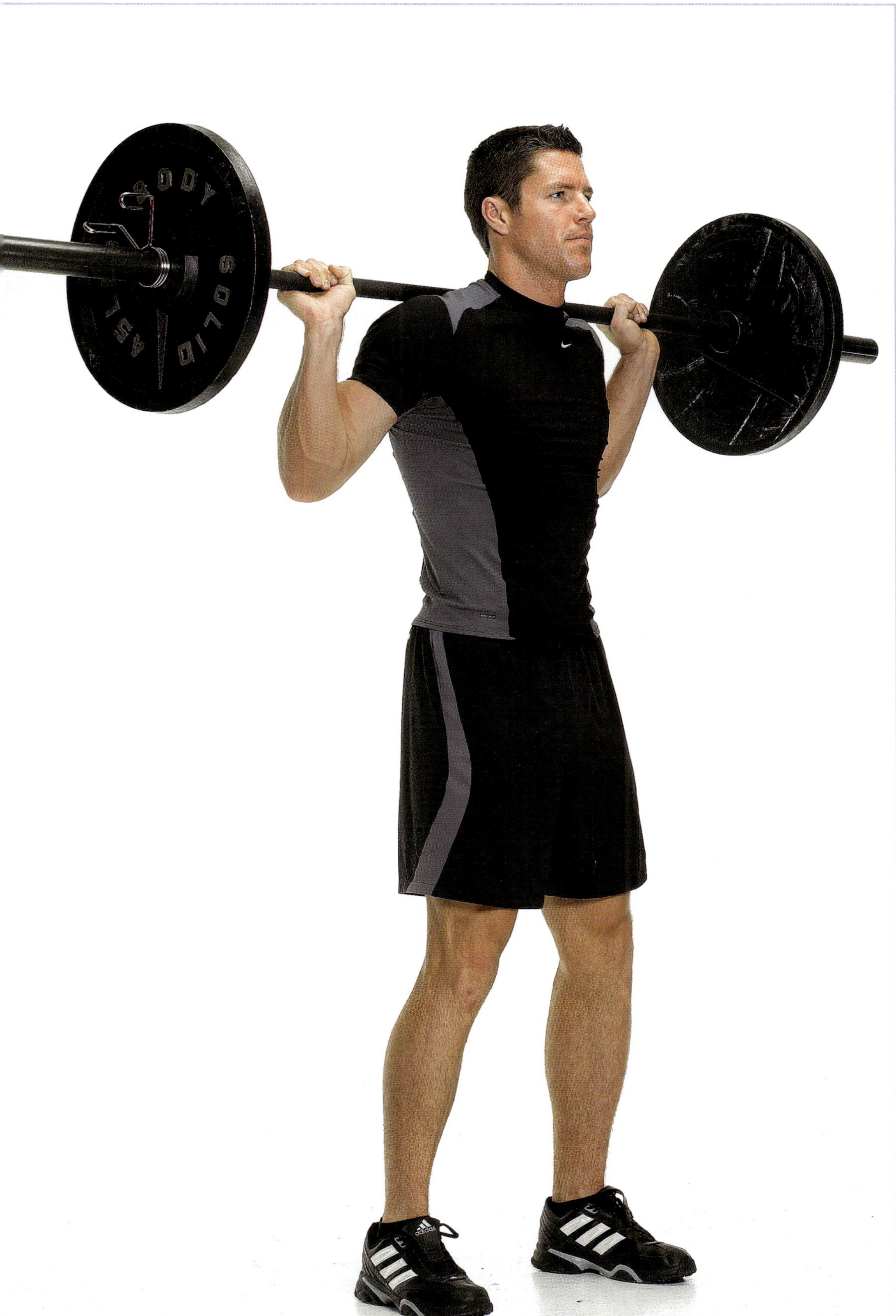
BODY SOLID

20-30 MINUTEN PRO TAG – 3 X PRO WOCHE

Das klingt schmerzlich bekannt, nicht wahr?

Ob Sie nun Anfänger sind, oder bereits ein Fitnessveteran, Ihnen wird diese Fitnessformel bekannt vorkommen. Denn sie ist das Rezept eines jeden Fitnessexperten, einen perfekten Körper aufzubauen. 3 x pro Woche 20-30 min ist das Grundprinzip, welches Ihnen das Resultat bringt, auf das Sie gewartet haben.

Wenn es so ein unfehlbares Rezept zum erfolgreichen Muskelaufbau, Fettverbrennung und allgemeiner Fitness ist, warum sollten Sie dann nicht in der Lage zu sein, wirklich dabeizubleiben?

Als erster *Men's Health*-Magazin-Fitness-Redakteur hatte ich die Aufgabe, so viele neue und einfallsreiche Übungen wie nur möglich zu finden. Ich sollte unsere Leser motivieren, Tag für Tag, Woche für Woche, Monat für Monat ihr Training durchzuführen. Jeden Artikel, den ich verfasste, schrieb ich für einige Neuleser, die zum ersten Mal ein solches Trainingsprogramm absolvierten. So hatte ich bereits die Ehre, mein kreatives Fitnesswissen von mehreren Hundert verschiedenen Übungen in über 40 internationalen Magazinen zu veröffentlichen. Doch erst 10 Jahre und mehr als 100 Millionen zufriedene Leser später wurde mir ein Grundproblem klar, welches ich vielleicht längst hätte erkennen sollen: Was, wenn Sie 20 oder 30 Minuten zur Verfügung haben, aber keine drei Tage pro Woche? Was, wenn Sie zwar drei Tage pro Woche, aber weniger als 20 oder 30 Minuten haben? Oder noch schlimmer – Sie haben weder 20-30 Minuten noch drei Tage pro Woche Zeit?

NICHT GENUG ZEIT

Leider spielt das Leben nicht immer mit, wenn man Zeitpläne für sein Training macht. Mal hat man eine halbe Stunde Zeit, doch irgendwo zwischen der Suche nach dem Autoschlüssel und einem Anruf vom Chef geht die Zeit verloren und schließlich fragt man sich, ob es sich noch lohnt, sich für die verbliebenen 10 Minuten umzuziehen.

Dann wieder findet man zwar die eingeplanten 30 Minuten am ersten der eingeplanten Drei-Tage-Trainingswoche, doch heißt das noch lange nicht, dass man an den folgenden Tagen ebenso viel Glück hat mit seiner Zeitplanung. Nicht selten wird dann aus der fest eingeplanten Drei-Tage-Woche eine Ein-Tag-Woche.

KEINE ZUFRIEDENSTELLENDEN RESULTATE

Oder gehören Sie vielleicht zu den Menschen, die keinerlei Probleme haben, die nötige Zeit zum Training aufzubringen und sich zu motivieren, die eine gewisse Zeit lang mit ihrem Drei-Tage-Plan auch gute Resultate hervorbrachten, aber eines Tages festsaßen. Experten nennen dies „ein Plateau erreichen". An diesem Punkt angekommen, kommt man mit derselben Trainingsform, mit demselben Trainingsaufwand nicht mehr weiter und es wird zunehmend schwieriger, sich zu motivieren, sein sportliches Ziel zu erreichen.

Wenn Sie kein Anfänger im Fitnesssport sind, kennen Sie vermutlich dieses Phänomen nur zu gut, ist dies doch leider der Hauptgrund für Sportler, ihr Training aufzugeben. Und wenn Sie gerade erst mit dem Fitnesssport beginnen, werden Sie vermutlich früher oder später mit diesem Phänomen der „Mauer" konfrontiert werden.

KEIN PROBLEM

Doch ich habe auch gute Nachrichten: Es ist gleichgültig, wie viel Zeit Sie für Ihr Training aufbringen können. Es spielt überhaupt keine Rolle, ob Sie 3 x pro Woche trainieren können und wie lange Ihre Trainingseinheiten dauern. Wichtig ist nur, *dass* Sie trainieren. Es ist egal, wie viel Zeit Sie für Ihr Training aufbringen können oder wie lange Sie bereits Sport treiben, denn Sie haben dasselbe Ziel, wie alle anderen Leser dieses Buches: Muskelaufbau und Fettabbau. Dieses Ziel werden alle erreichen, die trainieren. Dieses Buch wird Sie die ganze Zeit über begleiten und schließlich zum Trainingsleitfaden Ihres Lebens werden. Warum? Denn dies ist das erste Buch, welches exakt auf die Bedürfnisse eines jeden Athleten eingestellt ist. Sie müssen nur die folgenden drei Fragen beantworten und schon kann Ihr Training mithilfe dieses Leitfadens seinen Lauf nehmen. Sie können sofort beginnen und lernen, Ihre Trainingseinheiten jederzeit neu Ihrem Zeitplan anzupassen, ohne dabei Ihre sportlichen Ziele aus dem Auge verlieren zu müssen. Nein, im Gegenteil, Ihre Muskulatur wird schlanker und stärker, *weil* Sie Ihr Training täglich den Gegebenheiten anpassen. Also, legen wir los. Die drei zu beantwortenden Fragen lauten:

- Wie viele Tage pro Woche können Sie trainieren?
- Wie viel Zeit können Sie für jedes Training aufbringen?
- Welche sportlichen Ziele verfolgen Sie?

Dieses Buch bezieht sich auf die zur Verfügung stehende Zeit des Athleten und nicht auf sein sportliches Niveau, sodass jeder, vom Anfänger bis zum Leistungssportler, sein maximal mögliches Ziel erreichen kann.

In der Tat empfehlen die meisten Experten eine 3-4-Tage-Woche. Manche Athleten möchten vielleicht sogar 5-7 Tage pro Woche trainieren. Doch für mich spielt es keine Rolle, wie viele Minuten und wie viele Tage pro Woche Sie dem Training opfern können. Zeit ist kein Störfaktor mehr in Ihrem Training, denn egal, über welches Zeitfenster Sie verfügen, Sie finden den optimalen Trainingsplan in diesem Buch. Jede Minute, die Sie dem Training widmen, wird sich auszahlen.

Egal, welches Niveau Sie als Sportler haben, welche Ziele Sie verfolgen, egal, wie viel Zeit Sie zum Training zur Verfügung haben, wie oft Sie pro Woche trainieren können, dieses Buch wird zum Trainingsleitfaden Ihres Lebens werden.

Dieses Buch bietet für jeden das beste Rezept, um in Form zu kommen. Welche Steine Ihnen das Leben auch in den Weg werfen wird, mit meinem Training haben Sie Tag für Tag, Jahr für Jahr das beste Rezept, Ihr Training den Gegebenheiten anzupassen. Wollen Sie herausfinden, wie man in Form kommt, stelle ich Ihnen die nötige Zeit zur Verfügung.

KAPITEL 2

WIE VIEL ZEIT KÖNNEN SIE IN IHR TRAINING INVESTIEREN?

2

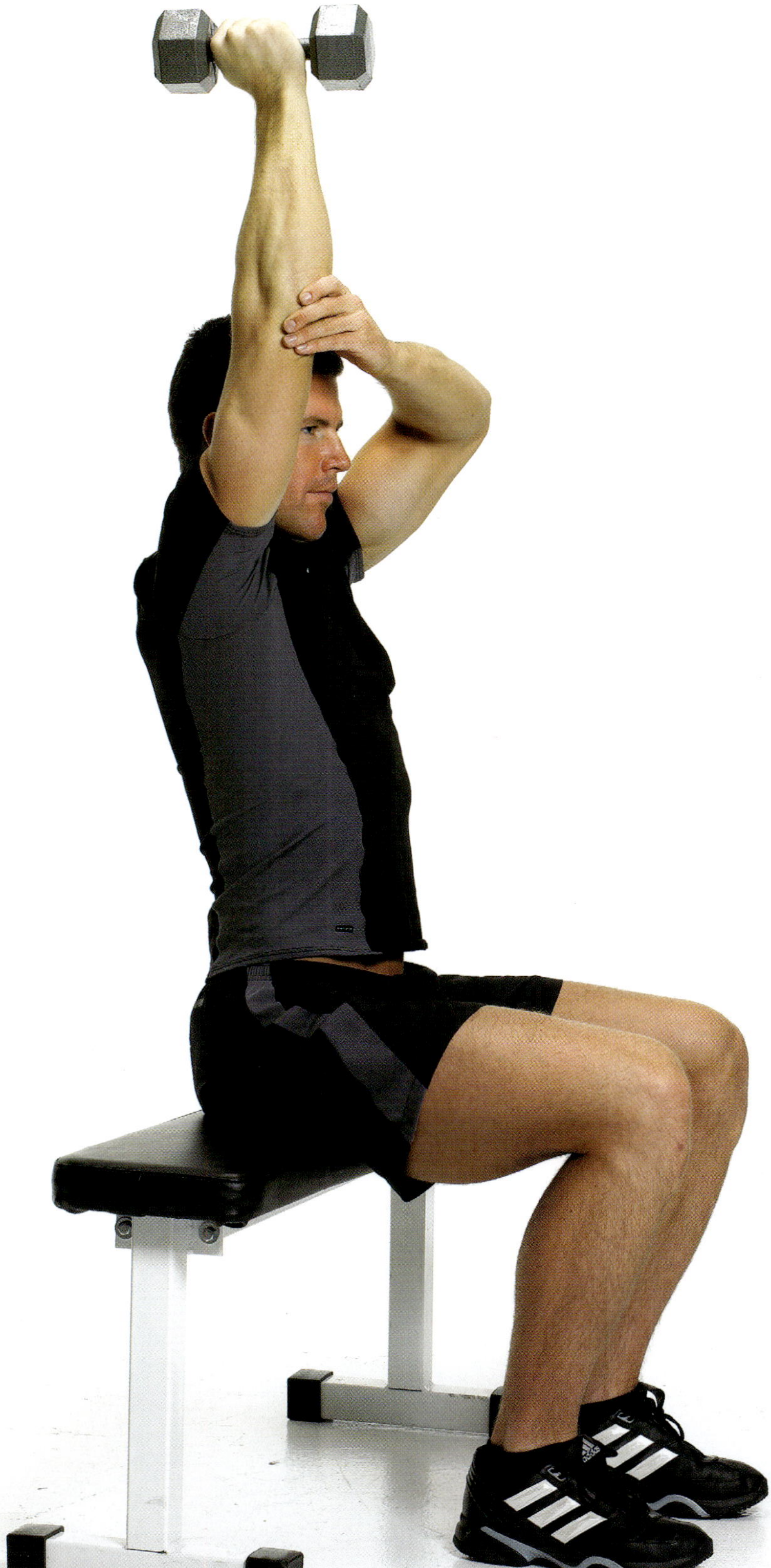

WENIG IST BESSER ALS NICHTS

Die meisten Leser dieses Buches können kaum die Zeit aufbringen, 3 x pro Woche zu trainieren. Doch das ist kein Problem, denn selbst wenn Sie nur wenig Zeit haben, lohnt sich Training immer. Ich bitte Sie daher, einen simplen Leitsatz in diesem Zusammenhang immer im Kopf zu behalten: *Jedes Training zählt*.

JEDES TRAINING IST GUT INVESTIERT

Ich vergleiche Training gerne mit dem Anlegen von Geld: Wer Ersparnisse ansammeln möchte, tut dies vermutlich nicht immer in großen Schritten, sondern kann häufig nur kleine Beträge zurücklegen. Dennoch steigt der Betrag auf dem Sparkonto langsam, aber sicher an. Wer aber niemals kleine Beträge anspart, wird später auch keinen großen Betrag erhalten.

Ebenso verhält es sich mit Training: Wer auf Training ganz verzichtet, weil er meint, es lohne nicht, wenige Minuten zu investieren, wird sein sportliches Ziel entweder später oder sogar nie erreichen. *Jedes Training zählt* – selbst wenige investierte Minuten bringen Sie Ihrem sportlichen Ziel ein Stück näher. Natürlich kommt derjenige schneller zum Ziel, der mehr Zeit investieren kann, doch jede Trainingsminute zählt – auch wenn Sie nur 10 Minuten pro Woche zur Verfügung haben. Jede investierte Minute verkürzt die Wegstrecke zu Ihrem sportlichen Ziel. Wenn Sie dann eines Tages mehr Zeit zur Verfügung haben, ist es umso einfacher für Sie, sich Ihren Traum zu erfüllen.

DER KÖRPER SPEICHERT AUCH KURZE TRAININGSREIZE

Wenn Sie schon einige Wochen regelmäßigen Trainings hinter sich gebracht haben oder bereits ein fortgeschrittener Athlet sind, haben sich Ihre Muskeln bereits an die Trainingsreize gewöhnt. Das bedeutet, sie brauchen für die gleichen Anforderungen weniger Energie. Dies führt auf der Gegenseite aber dazu, dass mit dem gleichen Training ein geringerer Effekt erzielt wird. Es wird weniger Fett verbrannt als in den ersten Trainingswochen, weniger Muskel aufgebaut, und auch das Herz-Kreislauf-System ist weniger beansprucht. An diesem Punkt angelangt – beim Trainingsanfänger ist dies nach ca. 6-8 Trainingseinheiten der Fall – muss der Trainingsalltag neu angepasst werden. Da kann es sich sogar als positiv herausstellen, wenn man berufsbedingt manches Training umstellen oder sogar ausfallen lassen muss. Denn Änderungen im Trainingsalltag, auch wenn dies Verkürzung bedeutet, bringen neue Reize und veranlassen den Muskel letztlich dazu, sich zu entwickeln.

VERKÜRZTES TRAINING BEUGT VERLETZUNGEN VOR

Noch ein Vergleich: Wer vermeiden möchte, dass sich die Reifen seines Autos einseitig abnutzen, muss sie ab und zu untereinander austauschen. Auch die Muskeln, Sehnen und Bänder Ihres Körpers nutzen sich einseitig ab, wenn Sie immer wieder die gleichen Übungen machen. Einseitige Abnutzung führt beim Körper eines Athleten unweigerlich zu Verletzungen. Daher sollten regelmäßig neue Übungsformen ins Training integriert werden.

Auch hier kann es sich manchmal als heilsam herausstellen, wenn der Alltag dem Sportler einen Strich durch die Rechnung des Trainingsplans macht. Eventuell ist es genau diese unfreiwillige Ruhepause, die Ihr Körper benötigt, um sich zu erholen, einen vorangegangenen Trainingsreiz zu verarbeiten oder eine Verletzung zu vermeiden.

VERKÜRZTES TRAINING SCHULT IHRE KENNTNISSE IM BEREICH FITNESSTRAINING

Die meisten Sportler verfügen nur über eine Handvoll Übungen, die sie immer wieder und wieder ausführen. Wer aber aus Zeitgründen immer mal wieder gezwungen ist, sein Training umzustellen, der lernt zwangsläufig neue Trainingsformen kennen, die in den verfügbaren Zeitrahmen passen. Diejenigen unter uns, die regelmäßig mit ihrem Trainingsplan jonglieren müssen, verfügen schließlich über ein sehr großes Repertoire an Übungen. So werden Ihre Muskeln immer wieder gezwungen, sich neuen Bedingungen, neuen Übungen, neuen Reizen anzupassen und entwickeln sich dadurch schneller.

SIE ABSOLVIEREN WAHRSCHEINLICH NUR EIN KURZES TRAINING, AUCH WENN SIE MEHR ZEIT HÄTTEN

Die meisten Menschen verbringen mehr Zeit im Fitnessstudio, als sie bräuchten. Wer kann wirklich von sich behaupten, die gesamte Zeit im Fitnessstudio konzentriert zu trainieren? Wie viel Zeit ließe sich dagegen einsparen, wenn man auf den Plausch mit anderen Sportlern, Fernsehen, Lesen etc. verzichten würde! Wer genügend Zeit hat, kann natürlich eine ganze Stunde im Studio verbringen, aber das bedeutet noch lange nicht, dass diese Stunde komplett mit Training verbracht würde. Wer dagegen seine Trainingszeit effizient einsetzt, trainiert auf lange Sicht gesünder und effektiver.

Trainingseinheiten unnötig auszudehnen, wirkt sich kontraproduktiv auf den Trainingseffekt aus. An der richtigen Stelle eingespart, wirkt sich eine Verkürzung dagegen positiv auf das Ergebnis aus: Hierzu gilt es, nur drei Regeln zu beachten:

- Wer zwischen den einzelnen Übungen kürzere Pausen macht, trainiert vermehrt sein aerobes System, was im Nebeneffekt dazu führt, dass mehr Kalorien und mehr Fett verbrannt werden.

Je häufiger Ihnen alltägliche Verpflichtungen einen Strich durch die Trainingsplanung machen, desto häufiger sind Sie gezwungen, neue Trainingsformen auszuprobieren. So muss sich Ihr Körper regelmäßig auf ein verändertes Programm einstellen. Dadurch wird der Muskel immer anpassungsfähiger und entwickelt sich schneller.

- Nur einen Durchgang anstelle von mehreren Sets zu trainieren, ermüdet die Muskeln vielleicht ebenso, wenn man bedenkt, dass die meisten Sportler sowieso nur im letzten Durchgang wirklich alles geben.
- Suchen Sie Übungen aus, die mehrere Muskelgruppen ansprechen. Dies leitet sie an, effektiv zusammenzuarbeiten. Sie lernen dadurch, auch in Alltagssituationen oder beim Ausüben anderer Sportarten besser zusammenzuwirken.

SIE HABEN NUR 20 MINUTEN ODER WENIGER ZUM TRAINING ZUR VERFÜGUNG?

Was soll's? Wenn Sie wirklich nur 10 oder 20 Minuten zur Verfügung haben, so ist das immer noch mehr als genug, um Ihrem Körper zu geben, was er dringend braucht. Behalten Sie die folgenden Ausführungen im Kopf. Sie helfen Ihnen, Ihre Zeit optimal und effektiv zu nutzen:

IHRE MUSKELN SIND BELASTBARER, ALS SIE DENKEN

Die meisten Sportler machen zwischen den einzelnen Übungen zu lange Pausen und geben damit dem Muskel zu viel Zeit, sich zu erholen. Kreatinphosphat, der Muskeltreibstoff für aerobe Belastungen, ist, je nach Intensität der Belastung, nach 30 s-2 min wieder hergestellt. Wer so lange wartet, macht seinen Körper nicht stärker, sondern dehnt nur unnötig sein Training aus.

FETT WIRD UNABHÄNGIG VON DER LÄNGE DES TRAININGS VERBRANNT

Wann immer Kalorien verbrannt werden, hat der Körper zwei Hauptenergiequellen: Glykogen (im Muskel gespeicherte Kohlenhydrate) und Körperfett. In den ersten 20 Minuten der Belastung werden nur die im Muskel gelagerten Kohlenhydrate verbrannt. Erst nach Ablauf von ca. 20 Minuten beginnt der Körper, gespeicherte Fette zu verbrennen. Dennoch wird auch bei einem weniger als 20 Minuten dauernden Training Körperfett reduziert. Hierzu muss man wissen, dass überschüssige Kohlenhydrate als Körperfett angelegt werden. Die beim Training verbrannten Kohlenhydrate stehen dem Körper im Anschluss an die Belastung nicht mehr zur Verfügung, können also auch nicht in Form von Fett gespeichert werden. Somit kommt es durch den Verbrauch von Kohlenhydraten indirekt zum Abbau von Fett.

SIE BENÖTIGEN NICHT SO VIELE DURCHGÄNGE, WIE SIE DENKEN

Wenn Sie nur einen Durchgang absolvieren können, ist das zwar nicht besser, als mehrere Durchgänge zu schaffen, aber es ist bei weitem nicht so sinnlos, wie Sie vielleicht denken. Voraussetzung ist allerdings, Sie trainieren diesen einen Durchgang in hoher Intensität. Forscher der Universität in Florida haben hierzu einen Versuch mit zwei Trainingsgruppen gemacht:

Eine Gruppe trainierte über 14 Wochen jeweils einen Durchgang mit hoher Intensität, während eine andere Gruppe drei Durchgänge mit niedrigerer Intensität trainierte. Nach Ablauf der Testphase wiesen beide Gruppen fast identisches

Muskelwachstum auf. Dies liegt vermutlich darin begründet, dass die meisten Sportler ihre Kraft für den letzten Durchgang aufsparen und damit die ersten Sets in zu geringer Intensität trainieren. Die Effektivität ihres Trainings ist damit nicht höher. Ein einziger Trainingsdurchgang in hoher Intensität reicht aus, um den Muskel aufzubauen.

ERSPAREN SIE IHREM GEHIRN UNNÖTIGE ANSTRENGUNG

Drei oder vier Übungen pro Muskelgruppe zu trainieren, kann den Muskel sehr effektiv aufbauen. Voraussetzung hierfür ist allerdings, der Sportler trainiert konzentriert und mit hoher Intensität bis zum Ende. Allerdings werden solche Trainingseinheiten überlang und es ist schwierig, sich bis zum Schluss zu motivieren. Ich plädiere daher dafür, die Trainingseinheiten zu vereinfachen und auf nur eine Übung pro Muskelgruppe zu reduzieren. Dies bringt die gewünschte Intensität und Motivation zurück.

DAS TRAINING, DAS NOTWENDIG IST

Hier folgt nun das Training, das die meisten Experten als Einstiegsprogramm empfehlen. Es ist für jeden Einsteiger geeignet, unabhängig davon, welchen sportlichen Background und welche Ziele er hat. Mit diesem Training kann jede Figur ausgebildet werden. Es beinhaltet acht Übungen und besteht aus einem 3-4-Tage-Plan und einem Trainingsumfang von 20-30 Minuten pro Trainingseinheit.

MONTAG, MITTWOCH UND FREITAG

So weit nicht anders beschrieben, trainieren Sie drei Durchgänge mit 8-12 Wiederholungen.

- *Squat*
- *Lunge*
- *Bench Press*
- *One-arm Row*
- *Seated Shoulder Press*
- *Seated Triceps Extension*
- *Biceps Curl*
- *Crunch (drei Durchgänge mit 12-15 Wiederholungen)*

Wenn Sie nicht wissen, wie diese Übungen auszuführen sind, schlagen Sie in Kapitel 4 nach, wo alle Übungen genau beschrieben sind. Mein Ziel für den Moment besteht lediglich darin, Ihnen eine Einführung oder Wiederauffrischung in die Basisübungen zu geben.

WARUM IST DIES DER BESTE EINSTIEGSPLAN?

Gute Frage. Vermutlich können die meisten, auch wenn sie diesen Plan seit Jahren ausführen, hierauf keine eindeutige Antwort geben. Und dennoch gibt es gute Gründe dafür, dass dieses, oder ein diesem Prinzip folgendes Trainingsprogramm seit vielen Jahren als Erfolg versprechend angesehen wird.

ER TRAINIERT JEDE HAUPTMUSKELGRUPPE

Hier folgen nun die Pluspunkte dieses achtteiligen Basisprogramms für Trainierende aller Leistungsstufen:

- Der Squat trainiert Ihre Beine vom Gesäß bis zu den Waden.
- Der Lunge trainiert ebenso alle Hauptmuskelgruppen der Beine.
- Die Bench Press trainiert Brust, Schultern und Trizeps (die Rückseite des Oberarms.)
- Die One-arm Row trainiert Ihren oberen und unteren Rücken.
- Die Seated Shoulder Press trainiert Ihre Schultern.
- Die Seated Triceps Extension trainiert Ihren Trizeps.
- Der Biceps Curl trainiert Ihren Bizeps (die Vorderseite des Oberarms).
- Der Crunch trainiert Ihre Bauchmuskulatur.

Wenn alle diese Übungen kombiniert werden, trainieren sie in idealer Weise Ihren gesamten Körper. Indem Sie diese acht Übungen durchführen, sind Sie immer auf der sicheren Seite und geraten nicht in Versuchung, aus Versehen eine wichtige Muskelgruppe zu vergessen.

WARUM IST ES SO WICHTIG, KEINE HAUPTMUSKELGRUPPE AUSZULASSEN?

Die meisten Trainierenden haben einige Körperteile bzw. Muskelgruppen im Kopf, die sie verändern wollen. Sie kennen die hierfür benötigten Übungen und trainieren diese regelmäßig, vernachlässigen dabei aber die Muskeln, die sie nicht verändern wollen. Sie stellen sich ihr Trainingsprogramm lediglich unter dem Gesichtspunkt zusammen, was sie an ihrem Körper in möglichst kurzer Zeit verändern wollen und beachten hierbei nicht, dass die Basis jedes gesunden Muskelaufbaus ein ganzheitliches Training sein muss; nur dies hält den Körper im Gleichgewicht.

Möchten Sie vielleicht eine größere oder kräftigere Brust entwickeln, oder eine schlankere, kräftigere Hüfte? Vielleicht wollen Sie Ihren Trizeps aufbauen, bis er den Ärmel zum Platzen bringt? Oder möchten Sie einfach nur rank und schlank aussehen und die Statue Davids in den Schatten stellen?

Hochtrabende Ziele wie kräftige Arme oder ein knackiger Po wirken aber nur dann, wenn die Symmetrie des gesamten Körpers stimmt. Und dies ist nur zu erreichen, wenn alle Hauptmuskelgruppen gleichberechtigt trainiert werden. Im Übrigen können sich die gewünschten Muskelgruppen nur dann wirklich entwickeln, wenn auch die Gegenspieler mittrainiert werden. Nur wer seine Muskulatur ausgeglichen trainiert, lehrt seine Muskeln, effektiv zusammenzuarbeiten, statt gegeneinander zu wirken.

Dieses achtteilige Basisprogramm stellt sicher, dass alle Hauptmuskelgruppen gleichberechtigt miteinander arbeiten und der Trainierende schließlich ein durchtrainiertes Aussehen erhält.

Hochtrabende Ziele von kräftigen Armen oder einem knackigen Po lassen den Sportler häufig Muskelgruppen ignorieren, die letztlich verantwortlich sind für ein durchtrainiertes Aussehen. Damit steht sich der Athlet auf dem Weg zu einer noch eindrucksvolleren Erscheinung selbst im Weg.

DAS BASISPROGRAMM BEINHALTET ALLE EFFEKTIVEN ÜBUNGEN

Alle acht Übungen trainieren mehrere Muskelgruppen gleichzeitig. Sie stehen damit im Gegensatz zu vielen anderen Übungsformen, die nur vereinzelte Muskelgruppen trainieren, und mittels derer der Körper nicht lernt, mehrere Muskelgruppen effektiv zusammen arbeiten zu lassen. Bei der Bench Press z. B. müssen bei richtiger Ausführung sowohl Brust- und Schultermuskulatur als auch der Bizeps effektiv zusammenwirken. Diese Art zusammengesetzter Übungen ist geeigneter, schlanke Muskelfasern zu erlangen, als isolierte Übungsformen, da in kürzerer Zeit mehr Muskelfasern im Einsatz sind. Außerdem lehren sie den Körper, in allen Alltagssituationen effektiver zusammenzuarbeiten.

DIE ÜBUNGEN WERDEN IN DER RICHTIGEN REIHENFOLGE TRAINIERT

Die zu trainierenden Muskelgruppen in die richtige Reihenfolge zu bringen, kommt der richtigen Teamaufstellung im Ballsport gleich: Wer zu Spielbeginn die schlacksigen, unsicheren Hämpflinge aufstellt, hat in etwa die gleichen Chancen auf einen Sieg, wie ein Schneeball in der Hölle ..... Als Erstaufstellung sollte man dagegen die kräftigen, starken Spieler wählen.

Übertragen auf das Krafttraining, bedeutet das, zunächst die großen Muskelgruppen zu trainieren. Wenn Sie nämlich als Erstes die kleinen Muskeln ermüden, verweigern sie bei den Übungen der großen Muskelgruppen, wo sie dringend zu Stabilisierung und Haltearbeit benötigt werden, den Dienst. Die besten Trainingsprogramme beginnen also mit Übungen, die die großen Muskelgruppen, wie Beine, Rücken und Brust, beanspruchen. Erst im Anschluss werden Schulter, Trizeps, Bizeps, Wade oder Bauchmuskulatur entwickelt.

DAS PROGRAMM IST DAS BESTE REZEPT FÜR BALDIGEN ERFOLG

Kurzinformation: *Eine Wiederholung* ist das einmalige Ausführen einer bestimmten Bewegung (das einmalige Heben und Senken des Gewichts).

Ein *Durchgang (Set)* ist eine bestimmte Anzahl von Wiederholungen. Einen Durchgang mit 8-12 Wiederholungen zu machen, heißt also 8-12 x dieselbe Bewegung auszuführen.

Experten sehen drei Durchgänge einer Übung als magische Zahl für einen optimalen Muskelzuwachs an. Ferner sehen sie die Wiederholungszahl von 8-12 als optimal an, wenn man ein schlankeres, stärkeres Aussehen erreichen möchte.

Auch unser Basisplan sieht drei Durchgänge und 8-12 Wiederholungen vor und folgt damit den von den meisten Experten empfohlenen Richtlinien.

Gewichte zu wählen, die man nur 6-8 x drücken kann, vergrößert zwar den Muskelquerschnitt erheblich und führt zu großem Kraftzuwachs. Doch führt dieses Training zu weniger definierter Muskulatur.

Eine Wiederholungszahl von 12-15 dagegen trainiert vermehrt die Kraftausdauer und führt, insbesondere verbunden mit Ausdauertraining, zu einem sehr schlanken Aussehen – der Muskelquerschnitt bleibt mehr oder weniger gering.

Der Mittelweg von 12-15 Wiederholungen dagegen führt, optisch gesehen, zum besten Resultat.

DER PLAN GIBT IHREN MUSKELN ALLES, WAS SIE BENÖTIGEN

Unser Basisplan sieht ein Training an jedem zweiten Tag vor. Warum ist das genau richtig? Es gibt Ihrer Muskulatur die Zeit, die sie braucht, um sich von der Beanspruchung zu erholen und sich wieder neu aufzubauen.

Training führt zu mikroskopisch kleinen Faserrissen in der Muskulatur. Diese müssen in der Folgezeit repariert werden. Hierfür benötigen Sie ca. 48 Stunden.

Wer früher wieder das Training aufnimmt, gibt seiner Muskulatur nicht genügend Zeit, sich zu erholen und neu aufzubauen. Muskeln wachsen nicht während des Trainings, sondern erst danach, wenn wir schlafend im Bett liegen. Daher ist es unerlässlich, die Ruhephasen einzuhalten. Wer wiederum zu lange pausiert, unterfordert sie.

Unser Drei-Tage-Basisplan gibt Ihrer Muskulatur immer genau die richtige Zeit, sich zu erholen – nicht zu viel und nicht zu wenig.

DER PLAN BEWAHRT SIE VOR VERLETZUNGEN

Wie bereits erwähnt, führt nur ein ganzheitliches Krafttraining zu einer ausgeglichenen sportlichen Erscheinung. Doch diese Art des Trainings hat nicht nur optische Vorteile. Auch hinsichtlich einer effektiven Verletzungsprophylaxe ist dieses Training unerlässlich. Verletzungen hindern auch den ehrgeizigsten Sportler am Training – und sie sind darüber hinaus meist vermeidbar. Denn meist sind Verletzungen das Resultat eines muskulären Ungleichgewichts. Überlastungserscheinungen, wie z. B. der Tennisarm oder Schienbeinreizungen, ebenso wie Zerrungen oder Verstauchungen, sind meist das Resultat vermeidbarer, einseitiger Belastungen. Um von Beginn an solchen Verletzungsrisiken vorzubeugen, sollten Sie mithilfe des achtteiligen Übungs-Basisplans regelmäßig alle Muskelgruppen trainieren.

WARUM SIE STILLSTAND IM TRAININGSALLTAG NICHT WEITERBRINGT

An drei Tagen pro Woche 20-30 Minuten zu trainieren, ist ein sehr guter Anfang für jeden Trainierenden. Doch nach einigen Wochen ist Ihr Körper an die Belastungen dieses Trainings gewöhnt. Ihre Muskulatur braucht nun eine veränderte, höhere Beanspruchung, um sich weiterzuentwickeln. Bleiben Sie dennoch bei der gleichen Trainingsroutine, machen Sie Rückschritte. Wenn Sie also nach unserem Basisplan trainieren, haben Sie, unabhängig von Ihrem Einstiegsniveau, nach einigen Wochen Ihre Fitness so weit verbessert, dass Ihr Körper nach neuen Herausforderungen verlangt. Vielleicht sind Sie auch jetzt schon so fit, dass eine Drei-Tage-Woche mit jeweils 20-30 Minuten nicht ausreicht. Sobald Sie mehr Zeit investieren können, sollten Sie also Ihr Training anpassen. Dann machen Sie bald weitere Fortschritte und streben dem nächsten Level entgegen.

SIE VERBRENNEN MEHR KALORIEN UND KÖRPERFETT

Wie bereits erwähnt, stehen Ihrem Körper zur Energiebereitstellung zwei Hauptquellen zur Verfügung: in den Muskeln gespeichertes Glykogen und Körperfett. In den ersten 20 Minuten der Belastung greift der Körper auf seine Glykogenspeicher zurück. Diese sind aber nach Ablauf von 20 Minuten so weit erschöpft, dass eine weitere Energiequelle angezapft werden muss: die körpereigenen Fette. Wenn Sie also nach einigen Trainingswochen Ihren anfänglichen Trainingsumfang von 20-30 Minuten erhöhen, geben Sie nicht nur Ihrer Muskulatur neue Reize und helfen ihnen damit, sich weiterzuentwickeln, sondern Sie verbrennen auch – bedingt durch die verlängerte Belastungszeit – vermehrt Körperfett.

MIT MEHR ZEIT BRINGEN SIE GRÖSSERE VARIATIONEN IN IHR TRAINING

Gleichgültig, nach welchem Programm Sie trainieren, nach einigen Wochen ist der Körper an die Belastungen gewöhnt und kann sich nicht mehr weiterentwickeln. Sie haben ein *Plateau* erreicht; die Leistungen stagnieren. An diesem Punkt angelangt, sollten Sie dem Training mehr Zeit opfern und Ihrem Programm neue Übungen hinzufügen. Insbesondere die großen Muskelgruppen benötigen nun eine Variation an Übungen, um noch stärker zu werden. Kleine Muskelgruppen, wie Bizeps, Trizeps und Wade, sind bereits nach 1-3 Übungen erschöpft. In den großen Muskelgruppen wie Rücken, Brust, Schultern und Beine, wirken mehrere Muskeln zusammen. Sie können sie daher mit bis zu vier verschiedenen Übungen fordern, um gute Resultate zu erzielen. Wenn Sie also nach der ersten Trainingsphase mehr Zeit zur Verfügung haben, investieren sie sie in zusätzliche Workouts für die großen Muskelgruppen. Hierdurch entwickeln sie sich schneller und Sie erreichen umso früher Ihr anvisiertes Ziel.

Resultate, die Sie für Ihre investierte Zeit erwarten können

Ob Sie nun wenig oder viel Zeit für Ihr Training übrig haben, Ihr Körper wird Ihre Anstrengungen mit Resultaten honorieren.

In der folgenden Tabelle sehen Sie die Ergebnisse, die Sie, je nach Zeitaufwand, erwarten können. Hierzu müssen Sie nur den Richtlinien in diesem Buch folgen.

Ihre Trainingszeit	Die zu erwartenden Resultate
10 min pro Training	Ein intensives Training, welches mit minimalem Aufwand bestmögliche Ergebnisse bringt. Gleichzeitig bleiben Verletzungsrisiko, Belastung von Gelenken, Sehnen, Bändern und Knochen minimiert.
20 min pro Training	Mit wenig Zeit effizient trainieren. Ein intensiveres Workout mit geringen Belastungen für den Sehnen- und Bandapparat. Die Trainingsdauer befindet sich am unteren Ende des empfohlenen Mittelbereichs.
30 min pro Training	Hier ist Zeit für zusätzliche Übungen vorhanden, die den Leistungszuwachs vergrößern. Die Trainingsdauer befindet sich am oberen Ende des empfohlenen Mittelbereichs.
45 min pro Training	Höhere Kalorienverbrennung, höherer Muskelaufbau. Es steht mehr Zeit zur Verfügung, einzelne Muskelgruppen isoliert zu trainieren.
60 min pro Training	Maximale Fett- und Kalorienverbrennung und ausreichend Zeit, die einzelnen Muskelgruppen intensiv zu fördern.
1 Tag pro Woche	Ein perfekter Einstieg für Anfänger und ein gutes Muskelerhaltungstraining für bereits Trainierte.
2 Tage pro Woche	Dieses Training wirkt 90 % so effektiv auf den Muskelaufbau wie ein Drei-Tage-Plan!
3 Tage pro Woche	Das Idealtraining für beste Resultate: guter Muskelaufbau bei gleichzeitig geringstem Verletzungsrisiko.
4 Tage pro Woche	Diverse Möglichkeiten, Variationen in den Trainingsalltag einzubringen. Nun ist Zeit dafür, neue, spezielle Übungen einzubauen.
5 Tage pro Woche	Noch definiertere Muskulatur. Es werden spezielle, schwierige Übungen trainiert, die Ihr Aussehen noch eindrucksvoller verändern.
6 oder 7 Tage pro Woche	Die größtmögliche Variabilität der Übungen schafft beste Ergebnisse. Jede Muskelgruppe kann isoliert trainiert werden.

SIE HABEN MEHR ZEIT, BESTIMMTE MUSKELGRUPPEN EINZELN ZU TRAINIEREN

Die meisten Übungen in den kürzeren Krafttrainingsprogrammen sind komplexer Natur, d. h., sie trainieren mehrere Muskelgruppen gleichzeitig. Wer darüber hinaus bestimmte Muskeln einzeln trainieren möchte, muss mehr Zeit investieren. Zusätzlich zum Basisprogramm werden die anvisierten Muskeln einzeln trainiert. Der Trainierende kann also an Stellen, wo er schlanker oder kräftiger werden will, mit speziellen, isolierten Übungen eingreifen. Bei diesen Übungen arbeitet immer nur eine einzige Muskelgruppe. Damit wird beabsichtigt, genau diesen einen Muskel zu stärken, ohne dass andere Muskeln helfend eingreifen können.

SCHNELLERER MUSKELAUFBAU

Wer weniger Zeit hat, der sollte nach allgemeiner Auffassung aller führenden Experten 3 x pro Woche alle Hauptmuskelgruppen trainieren.

Wer sogar 4-6 Tage pro Woche trainieren kann, dem wird empfohlen, 2-3 x pro Woche einen Teil der Muskelgruppen zu trainieren (z. B. Schwerpunkt Oberkörper) und an den anderen Tagen die anderen Muskelgruppen (Schwerpunkt Unterkörper). Dieses Trainingskonzept, bekannt als *„Split Routine"*, bleibt selbstverständlich den fortgeschrittenen Sportlern, die viel Zeit in ihr Training investieren können, vorbehalten. Es gibt ihnen die Möglichkeit, viele zusätzliche Übungen in ihr Training zu integrieren und mehr Muskelgruppen einzeln zu fördern.

SIE HABEN MEHR ALS 20 MINUTEN ZUR VERFÜGUNG?

Gratuliere! Sie werden froh sein zu hören, dass Sie nun noch schnellere, noch größere Fortschritte machen werden! Nachdem Sie bereits mit dem traditionellen Drei-Tage-pro-Woche-20-30-Minuten-Plan Fortschritte erzielt haben, wird Ihr Muskelaufbau nun noch schneller vonstatten gehen. Hierzu müssen Sie nur wissen, wie Sie Ihre zusätzliche Zeit am besten einsetzen, ohne sich zu überlasten. Die folgenden Regeln sollen Ihnen eine Hilfe sein:

Länger heißt nicht unbedingt härter. Wenn Sie sich irgendwann im Laufe Ihres Trainings übermäßig müde und ausgebrannt fühlen, Ihre Muskeln mehr als üblich schmerzen, dann besteht die Gefahr eines beginnenden *Übertrainings*. Dies tritt auf, wenn Sie über einen längeren Zeitraum zu hart und mit zu kurzen Pausen trainiert haben. An diesem Punkt schafft Ihr Körper es nicht mehr, sich wie gewohnt zu erholen. Sie fühlen sich chronisch müde, launisch, leiden unter Schlaf- und Appetitlosigkeit, die Muskeln schmerzen und Ihre Trainingsmotivation sinkt beträchtlich. Abgesehen davon, dass sie sich einfach lausig fühlen, steigt an diesem Punkt auch Ihr Verletzungsrisiko erheblich an, da Ihre nicht erholte Muskulatur einem erneuten Trainingsreiz nicht standhalten kann.

Zu kurze Pausen zwischen den einzelnen Sets, zu viele Übungen oder Sets oder eine nicht ausreichende Erholungszeit zwischen den einzelnen Trainingseinheiten, all diese Umstände können zu Übertraining führen.

Wenn Sie den Richtlinien dieses Buches folgen, sind Sie auf der sicheren Seite, denn die hier zu Grunde gelegten Pläne berücksichtigen immer die erforderlichen 48 Stunden Erholungszeit, die zwischen den Trainingseinheiten für die Wiederherstellung des Muskels benötigt werden.

An dieser Stelle ist zu erwähnen, dass ein Auftreten von Übertraining immer vom Einzelnen abhängt. Während für den einen 2-3 Trainingseinheiten pro Woche schon zu viel sein können, mag ein anderer vielleicht 6 x pro Woche trainieren können, ohne es zu übertreiben.

2-3 Tage pro Woche zu trainieren, kann für den einen zu Beginn bereits zu viel sein, während ein anderer vielleicht gleich mit sechs Trainingstagen pro Woche einsteigen kann, ohne es zu übertreiben.

Eine einfache Möglichkeit, Übertraining zu vermeiden, ist das regelmäßige Messen des Ruhepulses. Sollten Sie eines Morgens feststellen, dass Ihr Ruhepuls um ca. fünf Schläge gegenüber dem Normalwert erhöht ist, sollten Sie für einige Tage mit dem Training aussetzen oder es zumindest vermindern. Denn meist ist ein erhöhter Ruhepuls ein Warnsignal für eine beginnende Krankheit oder ein sich ankündigendes Übertraining.

Länger heißt nicht unbedingt mehr Übungen. Sportler, die ihre Kraft oder ihren Muskelumfang vergrößern wollen, versuchen häufig, dies über eine erhöhte Anzahl an Übungen zu erreichen. Doch führt dies meist zum gegenteiligen Ergebnis: Die Muskeln werden überfordert, können sich nicht an den Trainingsreiz anpassen und entwickeln sich daher nicht. Stattdessen steigt das Verletzungsrisiko erheblich an.

Mehr als vier Übungen pro Muskelgruppe zu trainieren, bleibt professionellen Kraftsportlern vorbehalten. Allerdings muss gesagt werden, dass diese nicht selten unerlaubte, leistungssteigernde Mittel, wie Steroide, einnehmen, um sich schneller von den Belastungen zu erholen. Maximale Resultate bei minimalem Verletzungsrisiko werden bei 1-3 Übungen für die kleinen Muskelgruppen und 2-4 Übungen für die großen Muskelgruppen erreicht.

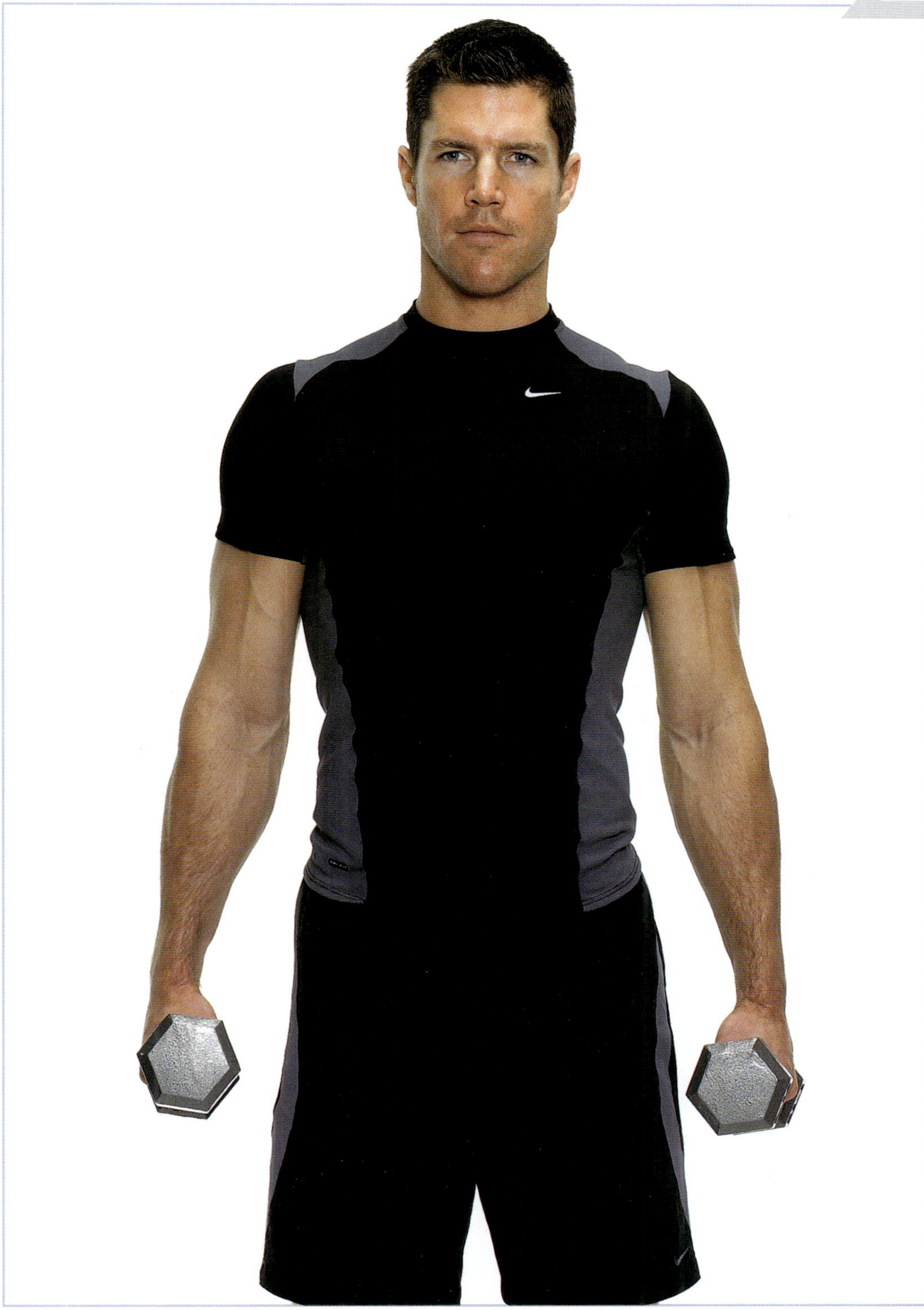

KAPITEL 3

ALLES, WAS SIE WISSEN MÜSSEN – UND SONST NICHTS

3

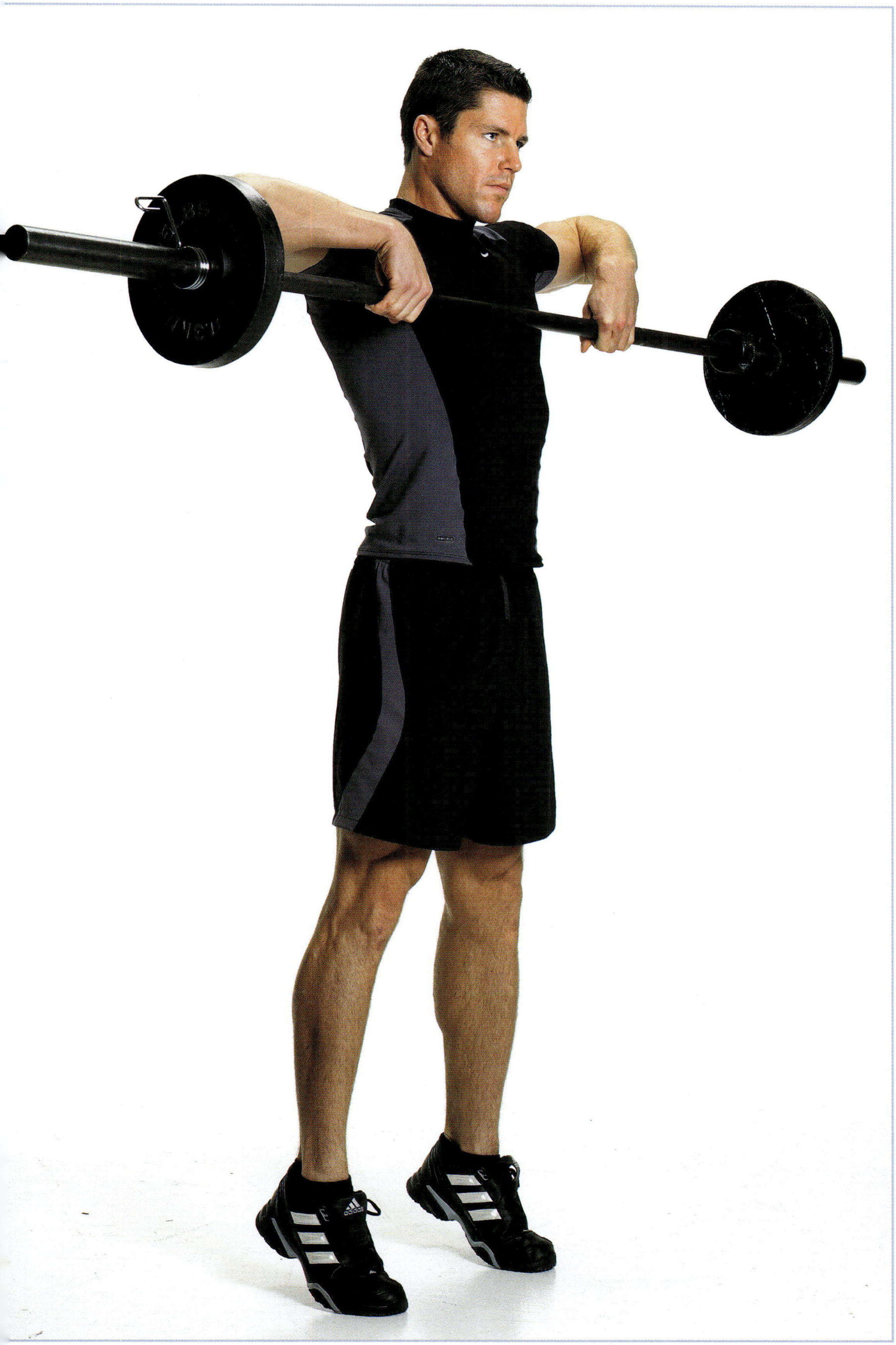

BASICS, DIE SIE VOR DEM START WISSEN SOLLTEN

Wenn es wirklich so schwierig ist, in Form zu kommen, warum sind dann wenig gebildete Menschen mitunter sehr hoch trainiert? Die Antwort ist einfach: Jede Profession hat ihre Berufsgeheimnisse, und wer die kennt, ist klar im Vorteil. Es sind die kleinen Insiderinformationen, die dem Trainierenden Erfolg bescheren. Wer über diese nicht verfügt, hat für all seine Mühen wenig vorzuweisen und wird ewig mehr Kraft investieren, als eigentlich nötig wäre. Aber dieses Los muss Sie nicht treffen, denn im Folgenden finden Sie genau diese Insidertipps. Alles, was Sie über Krafttraining wissen müssen, sollen Sie hier erfahren. Sie verstehen dann die Grundregeln des Drei-Tage-Plans und können nachvollziehen, warum dieses das effektivste Trainingsprogramm ist.

Sind Sie bereit, die Grundregeln zu lernen, die Ihnen Ihren Wunschkörper bescheren sollen?

DAS EINMALEINS DES KRAFTTRAININGS

In gewisser Weise kann man Krafttraining mit Mathematik vergleichen. Sobald Sie entschieden haben, wo und wie Sie Ihren Körper verändern möchten, ist Training nichts weiter als ein Zahlenspiel: Wiederholungen, Durchgänge, Gewichte – all dies sind Zahlen, die in der richtigen Weise zusammengesetzt werden müssen. Egal, für welches Programm Sie sich am Ende entscheiden, das Zahlenspiel zu verstehen, erleichtert Ihnen auf lange Sicht, Ihr Training erfolgreich durchzuführen.

Bevor Sie das erste Gewicht stemmen, legen Sie die Wiederholungszahlen fest.

Trainieren Sie mit dem Ziel eines maximalen Muskelzuwachses, dann sollten Sie 6-8 Wiederholungen pro Durchgang trainieren. Möchten Sie Ihre Kraftausdauer trainieren und einen möglichst schlanken Muskel erarbeiten, sind 12-15 Wiederholungen angemessen. Suchen Sie einen Mittelweg und möchten sowohl starke als auch schlanke Muskeln entwickeln, werden 8-12 Wiederholungen empfohlen.

Kennen Sie Ihr Gewicht? Sie müssen die Gewichte immer so auswählen, dass sie Ihnen genau die angestrebte Wiederholungszahl ermöglichen. Nicht mehr und nicht weniger.

Kennen Sie Ihr Potenzial? Aus Angst, nicht schnell genug Fortschritte zu erzielen, tendieren manche Sportler dazu, höhere Gewichte aufzulegen, als sie bewegen können.

Legen Sie erst dann wieder mehr Gewichte auf, wenn Sie *mehr* als die angestrebte Wiederholungszahl durchführen können. Erhöhen Sie das Gewicht nie um mehr als 5 % und trainieren Sie dann so lange, bis Sie wiederum mehr als die angestrebte Wiederholungszahl schaffen.

Bereiten Sie sich gut vor? Vor jedem Krafttraining sollten Sie sich einige Minuten mit leichtem Herz-Kreislauf-Training aufwärmen. Sie können hierfür die Fahrradrolle oder das Spinning-Bike benutzen, joggen oder auch einfach einige Minuten schnell marschieren.

Gut aufgewärmte Muskeln sind weniger anfällig für Verletzungen, da sie dehnbarer sind als kalte Muskeln. Es kommt daher nicht so schnell zu einer Zerrung oder einem Muskelriss.

Die verbesserte Flexibilität des Muskels führt außerdem zu einer größeren Bewegungsamplitude und ermöglicht den Einsatz von mehr Muskelfasern. Dies führt zu deutlich verbesserten Ergebnissen.

Checkliste

Zeit ist alles. Wie viele Trainingseinheiten Sie in Ihren Wochenplan einschieben können, ist eine Zeitfrage. Hier finden Sie eine kleine Checkliste, die Ihnen Anhaltspunkte geben soll, welches Training sich für welches Trainingsziel eignet:

Trainieren Sie mit dem Ziel eines *maximalen Muskelzuwachses* und *maximaler Kraft* …
- Wählen Sie eine Wiederholungszahl von 6-8 pro Durchgang.
- Pausieren Sie 60-90 s zwischen den Durchgängen.

Möchten Sie sowohl *starke* als auch *schlanke Muskeln* entwickeln …
- Wählen Sie eine Wiederholungszahl von 8-12 pro Durchgang.
- Pausieren Sie 30-60 s zwischen den Durchgängen.

Möchten Sie Ihre *Kraftausdauer* trainieren und möglichst *schlanke Muskeln* erarbeiten …
- Wählen Sie eine Wiederholungszahl von 12-15 pro Durchgang.
- Pausieren Sie 15-30 s zwischen den Durchgängen.

Während des Trainings, achten Sie auf gleichmäßiges Atmen. Viele Sportler tendieren dazu, während der Belastung ihren Atem anzuhalten. Hierdurch steigt einerseits der Blutdruck, andererseits wird der Muskel nicht ausreichend mit Sauerstoff versorgt und kann folglich nicht optimal arbeiten. Hierunter leiden zwangsläufig die Trainingsergebnisse, weil der Sportler weniger Gewicht bewegen kann. Für optimale Ergebnisse ist es unerlässlich, dass ständiger Sauerstofffluss gewährleistet ist. In der Belastungsphase (Anheben des Gewichts) wird ausgeatmet und in der Entlastungsphase eingeatmet.

Schauen Sie geradeaus. Eine goldene Regel im Kraftsport ist das konzentrierte Geradeausschauen während der Bewegungsausführung. Dies gilt insbesondere für Bewegungen des Oberkörpers. Wer sich während der Belastung dafür interessiert, was um ihn herum geschieht, ist auf dem besten Weg, sich zu verletzen. Für Übungen des Oberkörpers ist es unerlässlich, dass das Rückgrat den Rücken in der Belastungsphase stabilisiert. Die entlang der Wirbelsäule verlaufende Muskulatur geht hoch bis zum Nacken und ist während der Belastung kontrahiert. Wenn man nun seinen Kopf zur Seite dreht, ist es, als würde man an einem unter Spannung

Die meisten Trainierenden sehen den Nutzen im Krafttraining lediglich im Ziehen bzw. Drücken des Gewichts in eine bestimmte Richtung, schenken aber dem Absetzen des Gewichts keine Beachtung. Doch die Abwärtsbewegung ist ein ebenso wichtiger Teil, um Stärke und Umfang des Muskels zu entwickeln.

stehenden Gummiband ziehen: es würde reißen – Verletzungen, wie kleine Risse im Gewebe oder Wirbelschädigungen, sind vorprogrammiert.

Nehmen Sie sich Zeit. Die meisten Trainierenden sehen den Nutzen im Krafttraining lediglich im Ziehen bzw. Drücken des Gewichts, schenken aber dem Absetzen oder Nachgeben des Gewichts keine Beachtung. Doch das Absetzen des Gewichts ist ebenso wichtig für Ihr Training wie das Anheben. Wenn Sie die gesamte Bewegung langsam und konzentriert ausführen, haben Sie den größten Nutzen und das geringste Verletzungsrisiko.

Bewegen Sie dagegen die Gewichte schnell und hektisch, wird der ganze Körper unruhig. Dies führt dazu, dass Muskelgruppen einspringen, die eigentlich an der Bewegung gar nicht beteiligt wären. Sie können dann zwar höhere Gewichte stemmen, doch der eigentlich zu trainierende Muskel wird damit nicht optimal trainiert. Die Bewegungsausführung leidet, die unwillentlich einspringende Muskulatur, wie auch Sehnen und Bänder, sind einem hohen Verletzungsrisiko ausgesetzt.

Eine langsame Bewegungsausführung trainiert die gewünschte Muskelgruppe isoliert und führt zu optimalen Trainingsergebnissen.

Experten stimmen darin überein, dass sowohl das Heben als auch das Senken des Gewichts ca. zwei Sekunden dauern soll. Diese Formel zu Grunde gelegt, kann man leicht ausrechnen, wie lange ein Set üblicherweise dauert:

- Ein Durchgang mit 6-8 Wiederholungen dauert 24-32 s (Ø 28 s)
- Ein Durchgang mit 8-12 Wiederholungen dauert 32-48 s (Ø 40 s)
- Ein Durchgang mit 12-15 Wiederholungen dauert 48-60 s (Ø 54 s)

Manche Übungen, freilich, dauern doppelt so lange, wenn nämlich der Arm bzw. das Bein separat trainiert werden sollen (wie Lunge oder One-arm Row). Die Erholungszeit zwischen den Durchgängen bleibt aber unverändert.

Vergessen Sie die Pausen nicht. Die Pausen zwischen den Sets geben den Muskeln Gelegenheit, das während der Belastung angefallene Laktat (ein chemisches Produkt, das bei sportlicher Belastung anfällt und für das Brennen der Muskeln bzw. die Ermüdung sorgt) abzubauen. Die Länge der Pause bestimmt sich durch die Höhe der vorherigen Belastung. Je höher das Gewicht (bei niedriger Wiederholungszahl), desto länger die Pause.

Die Pause zwischen Sets von 8-12 Wiederholungen sollte ca. 30-60 s betragen (12-15 Wiederholungen entsprechen 15-30 s Pause; 6-8 Wiederholungen entsprechen 60-90 s). Die Pausengestaltung kann natürlich, je nachdem, ob man nun gerade viel oder wenig Zeit zum Training hat, variieren. Dies verändert allerdings das Trainingsziel:

Wer die Pausen kürzer als angegeben gestaltet, hebt zwangsläufig geringere Gewichte als bei längerer Pause. Stattdessen kann er aber vielleicht eine höhere Anzahl an Übungen trainieren. Das Training mit kürzeren Pausen und geringeren Gewichten wirkt daher eher aerob. Es verbessert das Herz-Kreislauf-System und erhöht die Fettverbrennung. Längere Pausen (bis 2 min) dagegen erlauben das Heben von höheren Gewichten, da der Muskel nach dem letzten Set optimal erholt ist. Dieses Buch enthält 120 Trainingsprogramme, denen diese Prinzipien zu Grunde liegen. Nun ist es an Ihnen, sie nach Ihren Wünschen zusammenzustellen.

In der folgenden Tabelle sind alle Möglichkeiten aufgeführt.

6-8 WIEDERHOLUNGEN PRO DURCHGANG

Bei einem Programm mit 6-8 Wiederholungen dauert jeder Durchgang ca. 28 s (6-8 x Heben und Senken des Geräts).

Bei einer angenommenen Pause von 30 s dauert ein Durchgang inklusive Pause also 58 s.

Sie benötigen bei einer *Pausenlänge von 30 s* also folgende Zeit für ... Durchgänge.

1 Set	58 s
10 Sets	unter 10 min
20 Sets	unter 20 min
30 Sets	unter 30 min
45 Sets	unter 45 min
60 Sets	unter 60 min

Bei einer *Pausenlänge von 45 s* benötigen Sie für

1 Set	73 s
8 Sets	unter 10 min
16 Sets	unter 20 min
24 Sets	unter 30 min
36 Sets	unter 45 min
49 Sets	unter 60 min

Bei einer *Pausenlänge von 60 s* benötigen Sie für

1 Set	88 s
6 Sets	unter 10 min
13 Sets	unter 20 min
20 Sets	unter 30 min
30 Sets	unter 45 min
40 Sets	unter 60 min

Bei einer *Pausenlänge von 90 s* benötigen Sie für

1 Set	2 min
5 Sets	unter 10 min
10 Sets	unter 20 min
15 Sets	unter 30 min
23 Sets	unter 45 min
30 Sets	unter 60 min

Bei einer *Pausenlänge von 2 min* benötigen Sie für

1 Set	2:28 min
4 Sets	unter 10 min
8 Sets	unter 20 min
12 Sets	unter 30 min
18 Sets	unter 45 min
24 Sets	unter 60 min

8-12 WIEDERHOLUNGEN PRO DURCHGANG

Bei einem Programm mit 8-12 Wiederholungen dauert jeder Durchgang ca. 40 s. Bei einer angenommenen Pause von 15 s dauert ein Durchgang inklusive Pause also 55 s.

Sie benötigen bei einer *Pausenlänge von 15 s* also folgende Zeit für … Durchgänge.

1 Set	55 s
10 Sets	unter 10 min
21 Sets	unter 20 min
32 Sets	unter 30 min
49 Sets	unter 45 min
65 Sets	unter 60 min

Bei einer *Pausenlänge von 30 s* benötigen Sie für

1 Set	70 s
8 Sets	unter 10 min
17 Sets	unter 20 min
25 Sets	unter 30 min
38 Sets	unter 45 min
51 Sets	unter 60 min

Bei einer *Pausenlänge von 45 s* benötigen Sie für

1 Set	85 s
6 Sets	unter 10 min
13 Sets	unter 20 min
20 Sets	unter 30 min
30 Sets	unter 45 min
40 Sets	unter 60 min

Bei einer *Pausenlänge von 60 s* benötigen Sie für

1 Set	100 s
6 Sets	unter 10 min
12 Sets	unter 20 min
18 Sets	unter 30 min
27 Sets	unter 45 min
36 Sets	unter 60 min

Bei einer *Pausenlänge von 90 s* benötigen Sie für

1 Set	2:10 min
5 Sets	unter 10 min
9 Sets	unter 20 min
13 Sets	unter 30 min
20 Sets	unter 45 min
27 Sets	unter 60 min

12-15 WIEDERHOLUNGEN PRO DURCHGANG

Bei einem Programm mit 12-15 Wiederholungen dauert jeder Durchgang ca. 54 s Bei einer angenommenen Pause von 15 s dauert ein Durchgang inklusive Pause also 69 s.

Sie benötigen bei einer *Pausenlänge von 15 s* also folgende Zeit für .... Durchgänge.

1 Set	69 s
8 Sets	unter 10 min
17 Sets	unter 20 min
25 Sets	unter 30 min
38 Sets	unter 45 min
51 Sets	unter 60 min

Bei einer *Pausenlänge von 30 s* benötigen Sie für

1 Set	84 s
6 Sets	unter 10 min
13 Sets	unter 20 min
20 Sets	unter 30 min
30 Sets	unter 45 min
40 Sets	unter 60 min

Bei einer *Pausenlänge von 45 s* benötigen Sie für

1 Set	99 s
6 Sets	unter 10 min
12 Sets	unter 20 min
18 Sets	unter 30 min
27 Sets	unter 45 min
36 Sets	unter 60 min

Bei einer Pausenlänge von 60 s benötigen Sie für

1 Set	114 s
5 Sets	unter 10 min
10 Sets	unter 20 min
15 Sets	unter 30 min
23 Sets	unter 45 min
30 Sets	unter 60 min

Nach dem Training, beachten Sie auftretende Schmerzen. Leicht schmerzende Muskeln während oder nach der Belastung sind normal. Eigentlich sind sie sogar ein Zeichen für die Wirksamkeit des Trainings. Denn Ihre Muskeln arbeiten während des Krafttrainings unter anaeroben Bedingungen. Hierdurch entstehen Abfallprodukte im Körper, es wird Laktat gebildet. Außerdem werden kleinste Muskelzellen zerstört. In den folgenden Stunden oder Tagen ist der Körper dann mit Aufräumarbeiten beschäftigt. Bis diese beendet sind und die Muskulatur wieder erholt ist, schmerzt sie.

Wenn sich allerdings während der Bewegung der Muskel verkrampft, beenden Sie die Übung sofort und versuchen Sie gegebenenfalls leicht zu dehnen, bis er sich wieder entkrampft.

Fühlen Sie dagegen einen stechenden Schmerz während der Bewegung, beenden Sie die Übung und gönnen Sie der betreffenden Stelle Ruhe. Sollte der Schmerz nach einigen Tagen nicht verschwunden sein, müssen Sie eventuell einen Arzt aufsuchen.

Notieren Sie Ihre Trainingsergebnisse. Einen Überblick über sein tägliches Training zu haben, ist ebenso wichtig, wie seine finanziellen Ausgaben im Blick zu haben. Um schnelle Resultate zu erreichen, muss jedes Training effektiv gestaltet werden. Hierzu sollten Sie immer genau über Ihre vorherigen Trainingsergebnisse (Wiederholungszahlen, Sets, Pausenzeiten, Gewichte ...) informiert sein. Eine gute Methode ist das Führen eines Trainingstagebuchs, in das Sie alle wichtigen Details eintragen.

Behalten Sie Ihren Trainingsplan im Auge. Muskulatur ist anpassungsfähig. Sie gewöhnt sich schnell an neue Belastungen, indem sie für die gleichen Übungen nach einigen Trainingswochen weniger Energie braucht und sich schneller von der Belastung erholt. Dies setzt allerdings auch den Trainingseffekt herab. Daher sollten Sie regelmäßig alle 3-4 Wochen kleine Veränderungen in Ihrem Trainingsplan vornehmen, sei es, das Gewicht zu erhöhen, die Reihenfolge der Übungen umzustellen oder neue Übungen auszuprobieren. 120 verschiedene Workouts in diesem Buch helfen Ihnen, Eintönigkeit zu vermeiden und Überlastungserscheinungen entgegenzuwirken.

DIE MUSKELN IHRER AUFMERKSAMKEIT

Muskulatur ist anpassungsfähig. Sie gewöhnt sich bereits nach 6-8 Trainingseinheiten an neue Belastungen, benötigt für die gleichen Übungen weniger Energie und erholt sich daher schneller. Dies setzt den Trainingseffekt herab, sodass neue Reize gesetzt werden müssen.

Jeder Trainierende hat bestimmte Muskelgruppen im Blick, die er gerne verändern möchte. Der schnellste Weg, einen Körper auszubilden, der *aussieht*, als könne er allen Belastungen standhalten, ist, sich Bizeps, Brust- und Rückenmuskulatur zu widmen. Der schnellste Weg allerdings, einen Körper auszubilden, der *in der Lage* ist, allen Belastungen standzuhalten, ist, alle Hauptmuskelgruppen abzudecken. Wer sich nur bestimmten Muskelgruppen widmet, zerstört das natürliche Gleichgewicht, in dem die Muskeln zusammen arbeiten. Er überlastet die schwächeren Muskeln und unterfordert gleichzeitig die starken. Dies führt zu Muskelschmerzen, Müdigkeit, mangelnder Ausdauer und natürlich zu Überlastungsschäden. Besonders schade ist aber, dass der Trainierende trotz aller Mühe sein volles Potenzial nie ausschöpfen wird.

Wenn Sie also nicht nur trainiert aussehen, sondern auch wirklich trainiert *sein wollen*, widmen Sie sich ausgeglichen allen Muskelgruppen.

Im Folgenden beschreibe ich im Einzelnen die Wirkungsweise eines jeden Muskels.

DIE VORDERANSICHT VON KOPF BIS FUSS

IHRE SCHULTERN

Was Sie wissen sollten: Die Schultern bestehen aus drei Muskelsträngen. Die vorne und seitlich befindlichen Anterior- und Medialmuskeln beginnen am Schlüsselbein. Der auf der Rückseite der Schulter befindliche Posteriormuskel beginnt am Schulterblatt (*Scapula*). Alle drei Muskelstränge winden sich ineinander und enden gemeinsam am Oberarmknochen (*Humerus*).

Die Aufgabe der Schultermuskulatur: Ihre Schultermuskeln sind verantwortlich für das Heben und Senken der Arme. Jeder Strang hat dabei seine eigene Aufgabe: Der Anteriormuskel hebt den Arm vor dem Körper. Der Medialmuskel hebt den Arm seitlich vom Körper und der Posteriormuskel hebt den Arm hinter dem Körper.

Bonus: Warum trainierte Schultermuskeln für doppelt so gutes Aussehen sorgen: In Kombination mit einem gut ausgebildeten Rücken sorgen stärkere, breitere Schultern für einen insgesamt breiteren Oberkörper, was wiederum Ihre Gürtellinie schlanker erscheinen lässt. Außerdem helfen sie während des Gewichthebens schwächeren Muskeln, wie Brust, Rücken oder Bizeps, aus. Sie bewahren diese damit vor schnellerer Ermüdung, was Ihnen ein intensiveres Training dieser Muskelgruppen ermöglicht.

IHRE BRUST

Was Sie wissen sollten: Die beiden Hauptmuskeln der Brust sind *M. pectoralis major* und *M. pectoralis minor.* Der M. pectoralis major ist ein fächerartiger Muskel, der in der Körpermitte seinen Anfang nimmt, sich über beide Seiten der Brust erstreckt, bevor er sich mit dem Oberarmknochen verbindet. Dazwischen liegt der M. pectoralis minor, ein dünnerer Muskel, der auf Höhe der Rippen seinen Anfang nimmt und sich dann ebenfalls mit dem Oberarm verknüpft.

Die Aufgabe der Brustmuskulatur: Die Brustmuskeln bewegen Ihre Arme in verschiedenen Winkeln vor dem Körper einwärts über Kreuz.

IHR BIZEPS

Was Sie wissen sollten: Der Bizeps besteht aus zwei separaten Muskeln, die am Schultergelenk befestigt sind und am *Radius*, einem der beiden Knochen im Unterarm, ansetzen.

Zwischen Bizeps und Oberarmknochen befindet sich der *M. brachialis*, ein dünner Muskel, der an der Elle, dem anderen Unterarmknochen, ansetzt.

Die Aufgabe des Bizeps: Der Bizeps ist der Oberarmbeuger, d. h., er ist verantwortlich für das Beugen des Arms. Er führt außerdem die Drehbewegung des Unterarms aus, bei der Ihre Handflächen mal zum Boden, mal zum Himmel zeigen.

IHRE UNTERARME

Was Sie wissen sollten: In Ihren Unterarmen befinden sich zwei Muskelgruppen:

- der *Flexor* oder Beugemuskel, der sich auf der Innenseite des Unterarms befindet, am Ende des Oberarmknochens ansetzt und am Handgelenk endet und
- der *Extensor* oder Streckmuskel, der sich auf der anderen Seite des Unterarms befindet, ebenso am Oberarmknochen ansetzt und sich bis zur Hand erstreckt.

Die Aufgabe der Unterarmmuskeln: Der Beuger zieht Ihr Handgelenk nach oben, während der Strecker Ihr Handgelenk nach unten bewegt.

Bonus: Warum trainierte Unterarmmuskeln für doppelt so gutes Aussehen sorgen: Kaum einer schenkt diesen winzigen Muskeln viel Beachtung – und dennoch: Trainierte Unterarmmuskeln ermöglichen Ihnen festeres Zugreifen bei allen Zieh- und Drehbewegungen, wie in den meisten Übungen für Rücken und Bizeps. Wenn Sie also Zeit übrig haben, trainieren Sie diese Muskeln gesondert, denn sie verhelfen Ihnen indirekt dazu, mehr Nutzen aus Ihren Bizeps- und Ihren Rückenübungen zu ziehen.

IHRE BAUCHMUSKULATUR

Was Sie wissen sollten: Ihre Bauchmuskulatur besteht aus vier verschiedenen Muskelgruppen – dem *M. rectus abdominis*, dem *M. obliquus externis abdominis*, dem *M. obliquus internis abdominis* und dem *M. transversus abdominis*.

Der M. rectus abdominis verläuft vom Brustbein bis zum Schambein. Ein gesondertes Training dieses Muskels sorgt für das sogenannte „Sixpack"-Aussehen.

Internaler und externaler M. obliquus verlaufen paarweise auf beiden Seiten der Hüfte und liegen diagonal über dem Bauch.

Der M. transversus abdominis liegt versteckt tief unter dem externalen und dem internalen M. obliquus.

Die Aufgabe der Bauchmuskulatur: Der M. rectus abdominis bewegt den Oberkörper in Richtung Hüfte. M. obliquus internalis und M. obliquus externalis arbeiten zusammen und führen Seitwärtsbewegungen des Oberkörpers aus. Außerdem beugen sie den Oberkörper in Richtung Hüfte. Der M. transversus abdominis ist dafür verantwortlich, den gesamten Bauch nach innen zu bewegen und damit die inneren Organe zu schützen, während er Ihr Rückgrat unterstützt.

IHRE HÜFTBEUGER (FLEXOREN)

Was Sie wissen sollten: Die Hüftbeuger befinden sich auf der Vorderseite der Oberschenkel und bestehen aus zwei Muskelgruppen, dem *M. iliacus* und dem *M. psoas major.* Zusammen werden beide als *Iliopsoasmuskel* bezeichnet. Der M. iliacus setzt am Becken an und ist mit dem Oberschenkelknochen verknüpft. Der M. psoas major setzt an der Lendenwirbelsäule an und endet ebenfalls am Oberschenkelknochen.

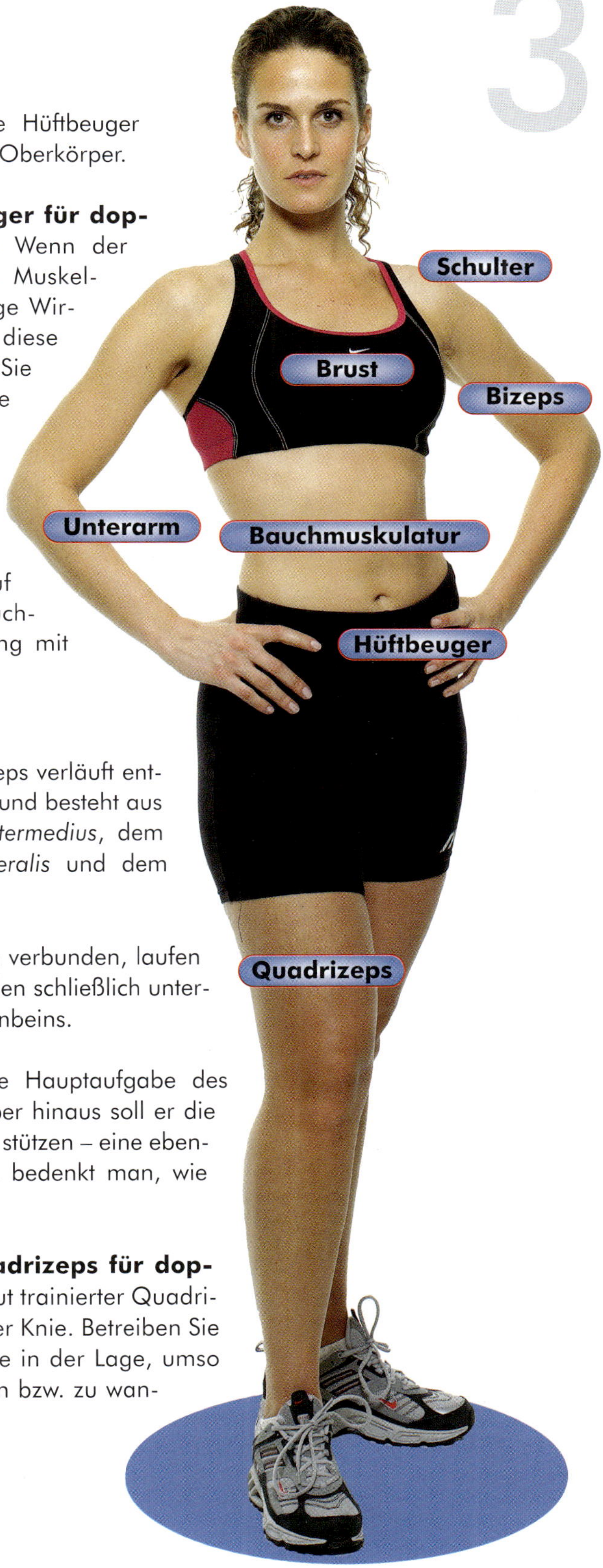

Die Aufgabe der Hüftbeuger: Die Hüftbeuger bewegen Ihre Oberschenkel in Richtung Oberkörper.

Bonus: Warum trainierte Hüftbeuger für doppelt so gutes Aussehen sorgen: Wenn der Hüftbeuger auch keine gut sichtbare Muskelgruppe ist, so hat er dennoch vielfältige Wirkungen: Je stärker und dehnfähiger diese Muskeln sind, desto intensiver können Sie verschiedene andere Übungen für Beine und Oberkörper trainieren. Außerdem ermöglichen Ihnen gut dehnfähige Hüftbeuger einen längeren Schritt beim Laufen, was letztlich die Laufgeschwindigkeit erhöht. Ferner wirkt diese Muskelgruppe stabilisierend auf Ihr Becken und hält es während der Bauchmuskelübungen in perfekter Ausrichtung mit der Wirbelsäule.

IHR QUADRIZEPS

Was Sie wissen sollten: Der Quadrizeps verläuft entlang der Vorderseite Ihrer Oberschenkel und besteht aus vier Muskelgruppen: dem *M. vastus intermedius*, dem *M. rectus femoris,* dem *M. vastus lateralis* und dem *M. vastus medialis*.

Alle sind mit dem Oberschenkelknochen verbunden, laufen dann am Oberschenkel entlang und enden schließlich unterhalb des Knies am oberen Teil des Schienbeins.

Die Aufgabe des Quadrizeps: Die Hauptaufgabe des Quadrizeps ist die Beinstreckung. Darüber hinaus soll er die Innen- und Außenseiten der Kniegelenke stützen – eine ebenfalls nicht zu unterschätzende Aufgabe, bedenkt man, wie verletzungsanfällig die Knie sind.

Bonus: Warum ein trainierter Quadrizeps für doppelt so gutes Aussehen sorgt: Ein gut trainierter Quadrizeps vermindert das Verletzungsrisiko der Knie. Betreiben Sie also gleichzeitig Ausdauersport, sind Sie in der Lage, umso mehr Kilometer verletzungsfrei zu laufen bzw. zu wandern und mit dem Rad zu fahren.

DIE RÜCKANSICHT VON KOPF BIS FUSS

IHR M. TRAPEZIUS (OBERE RÜCKENMUSKULATUR)

Was Sie wissen sollten: Dieser flache, dreieckförmige Muskel beginnt am Hinterkopf und steckt am anderen Ende in Schlüsselbein und Schulterblatt. Er stärkt den oberen Teil von Nacken und Schultern.

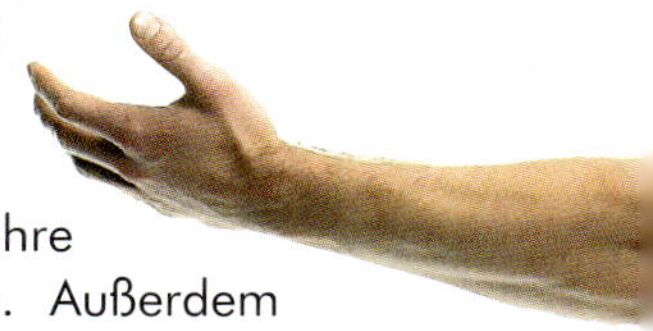

Die Aufgabe des M. trapezius: Der M. *trapezius* zieht Ihre Schulterblätter zusammen und bewegt sie nach unten. Außerdem ermöglicht er Ihnen das Hochziehen Ihrer Schultern.

IHR M. RHOMBOIDEUS (SCHULTERGÜRTELMUSKULATUR)

Was Sie wissen sollten: Der M. *rhomboideus* liegt versteckt unterhalb des M. trapezius im oberen Rücken zwischen den Schulterblättern.

Die Aufgabe des M. rhomboideus: Der M. rhomboideus hilft dem M. trapezius beim Zusammenziehen der Schulterblätter.

Ein trainierter M. latissimus dorsi lässt Sie am oberen Rücken breiter aussehen. Der Lat läuft zur Gürtellinie schlank zu, was dem Rücken ein V-förmiges Aussehen verleiht und dabei die Körpermitte schlanker aussehen lässt.

IHR M. LATISSIMUS DORSI (BREITER RÜCKENMUSKEL)

Was Sie wissen sollten: Der M. *latissimus dorsi* ist ein fächerförmiger Muskel, der unterhalb der Achseln am seitlichen Rücken verläuft. Er beginnt tief am unteren Teil der Wirbelsäule, erstreckt sich dann *über* die Breite Ihres Rückens, bevor er am Oberarmknochen ausläuft, wo er auf die Schultern trifft.

Die Aufgabe des M. latissimus dorsi: Der M. latissimus dorsi hat zwei Hauptaufgaben: Befinden sich Ihre Arme ausgestreckt über dem Körper, zieht er sie nach unten. Befinden sie sich vor dem Körper, zieht er die Arme an den Körper heran.

Bonus: Warum ein trainierter M. latissimus dorsi (Lat) für doppelt so gutes Aussehen sorgt: Der M. latissimus dorsi ist der größte Rückenmuskel und verändert daher Ihre Rückansicht erheblich: Ein trainierter M. latissimus dorsi lässt Sie von hinten am oberen Rücken viel breiter aussehen. Zur Gürtellinie läuft er schlank zu, was dem Rücken ein V-förmiges Aussehen verleiht, dabei die Körpermitte schlanker aussehen lässt.

IHR UNTERER RÜCKEN

Was Sie wissen sollten: Der M. *erector spinae* beginnt am Hinterkopf, verläuft entlang der Wirbelsäule und endet auf Höhe des Beckens. Er besteht aus zwei Muskelsträngen, einer auf jeder Seite der Wirbelsäule.

Die Aufgabe des M. erector spinae: Wenn Sie vornüber gelehnt stehen, streckt die untere Rückenmuskulatur Ihren Oberkörper. Sie ist verantwortlich für eine aufrechte Haltung im Alltag. Sie verhilft Ihnen außerdem dazu, sich zurückzulehnen in eine „Brückenposition".

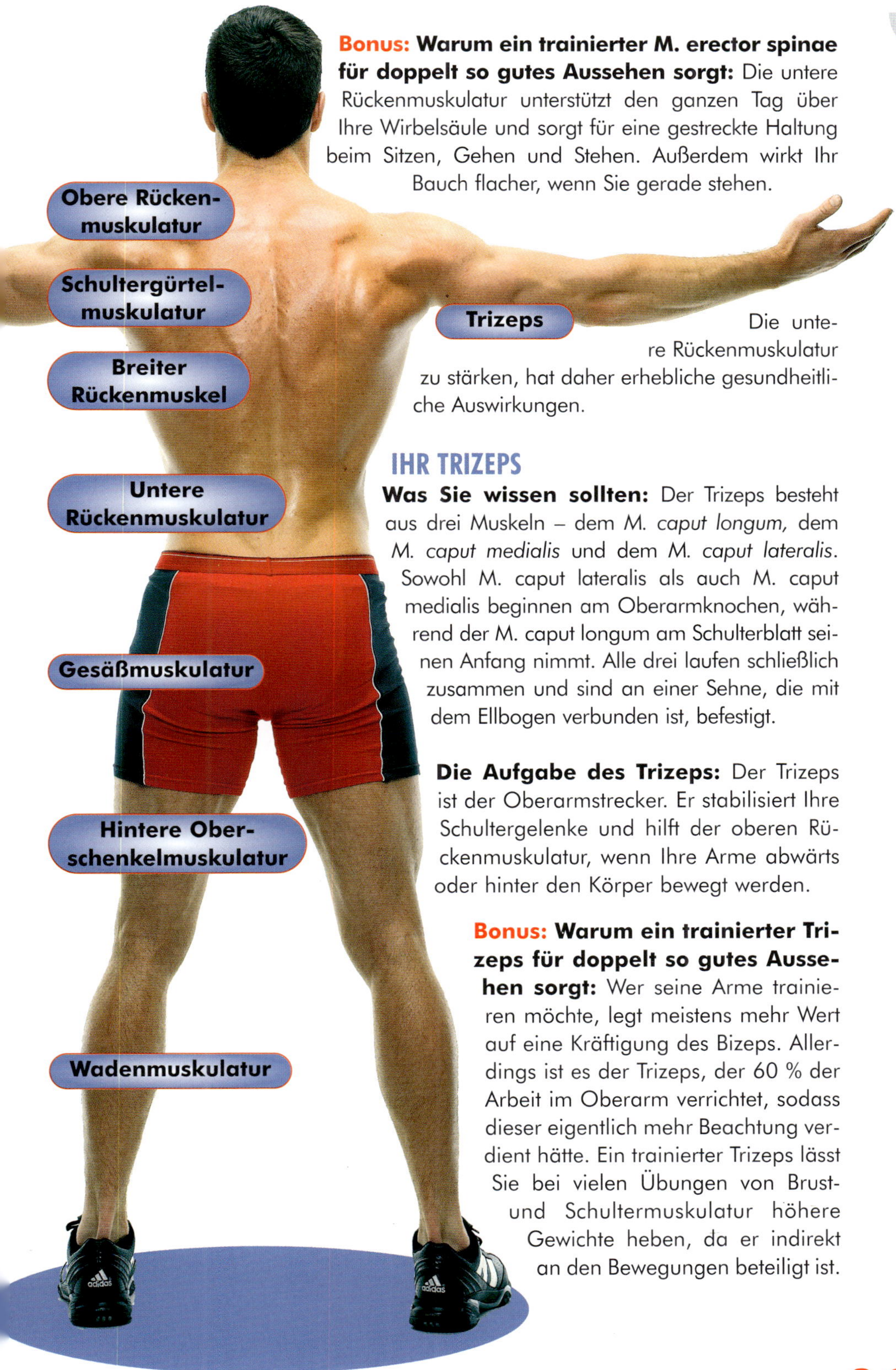

Bonus: **Warum ein trainierter M. erector spinae für doppelt so gutes Aussehen sorgt:** Die untere Rückenmuskulatur unterstützt den ganzen Tag über Ihre Wirbelsäule und sorgt für eine gestreckte Haltung beim Sitzen, Gehen und Stehen. Außerdem wirkt Ihr Bauch flacher, wenn Sie gerade stehen. Die untere Rückenmuskulatur zu stärken, hat daher erhebliche gesundheitliche Auswirkungen.

IHR TRIZEPS

Was Sie wissen sollten: Der Trizeps besteht aus drei Muskeln – dem M. *caput longum*, dem M. *caput medialis* und dem M. *caput lateralis*. Sowohl M. caput lateralis als auch M. caput medialis beginnen am Oberarmknochen, während der M. caput longum am Schulterblatt seinen Anfang nimmt. Alle drei laufen schließlich zusammen und sind an einer Sehne, die mit dem Ellbogen verbunden ist, befestigt.

Die Aufgabe des Trizeps: Der Trizeps ist der Oberarmstrecker. Er stabilisiert Ihre Schultergelenke und hilft der oberen Rückenmuskulatur, wenn Ihre Arme abwärts oder hinter den Körper bewegt werden.

Bonus: **Warum ein trainierter Trizeps für doppelt so gutes Aussehen sorgt:** Wer seine Arme trainieren möchte, legt meistens mehr Wert auf eine Kräftigung des Bizeps. Allerdings ist es der Trizeps, der 60 % der Arbeit im Oberarm verrichtet, sodass dieser eigentlich mehr Beachtung verdient hätte. Ein trainierter Trizeps lässt Sie bei vielen Übungen von Brust- und Schultermuskulatur höhere Gewichte heben, da er indirekt an den Bewegungen beteiligt ist.

IHR GESÄSSMUSKEL (M. GLUTAEUS)

Was Sie wissen sollten: Der Gesäßmuskel besteht aus drei Teilen: dem M. *glu-teus maximus, medius* und *minimus*. Der M. glutaeus maximus, einer der stärksten und größten Muskeln Ihres Körpers, beginnt am Hüftknochen und ist an der Rückseite des Oberschenkelknochens befestigt. M. glutaeus medius und M. gluateus minimus nehmen ebenfalls ihren Anfang am Hüftknochen, enden aber an den Seiten des Oberschenkelknochens.

Die Aufgabe der Gesäßmuskeln: Der M. glutaeus maximus hilft der hinteren Oberschenkelmuskulatur, das Bein gestreckt nach hinten zu bewegen. Während dessen arbeiten M. glutaeus medius und M. glutaeus minimus zusammen, um Ihr Bein gestreckt zur Seite zu heben.

IHRE HINTERE OBERSCHENKELMUSKULATUR

Was Sie wissen sollten: Die hintere Oberschenkelmuskulatur besteht aus drei Muskeln, die alle am Hüftknochen beginnen, sich über den gesamten hinteren Oberschenkel erstrecken und dann entweder am Schienbein oder am Fibulaköpfchen, einem winzig kleinen Knochen an der Außenseite des Knies, enden.

Die Aufgabe der hinteren Oberschenkelmuskulatur: Die hintere Oberschenkelmuskulatur ist der Beinbeuger. Sie ist für das gestreckte Rückwärtsbewegen des Beins und das Beugen des Knies zuständig, wenn der Unterschenkel in Richtung Gesäß bewegt wird.

IHRE WADENMUSKULATUR

Was Sie wissen sollten: Unter dem Knie befinden sich zwei Muskelgruppen: der M. *gastrocnemius* und der M. *soleus*. Der M. gastrocnemius ist ein gut sichtbarer, runder Muskel an der Außenseite der Wade. Der M. soleus verläuft tiefer unterhalb des Gewebes. Er ist flacher und befindet sich unterhalb des M. gastrocnemius.

Die Aufgabe der Wadenmuskulatur: Die Wadenmuskeln bewegen den Fuß abwärts. Sie helfen außerdem beim Abwinkeln des Knies.

Bonus: Warum trainierte Waden für doppelt so gutes Aussehen sorgen: Zusammen mit den Armen gehören die Unterschenkel zu den auffälligsten Körperteilen. Sobald man im Sommer Shorts trägt, sind diese gut sichtbar! Wer also vermeiden will, dass zu dünne Beine unter den Hosen herausschauen, der sollte seiner Wadenmuskulatur besondere Beachtung schenken. Außerdem erfordern die meisten Quadrizepsübungen die Mithilfe der Wadenmuskulatur. Wer diese stärkt, vermeidet, dass der Quadrizeps zu schnell ermüdet.

WELCHE GERÄTE BENÖTIGEN SIE?

In Anbetracht der Vielzahl auf dem Markt erhältlicher Fitnessgeräte mögen Sie denken, dass Sie hier wohl das umfangreichste Kapitel erwartet. Weit gefehlt! Alles, was Sie wirklich brauchen, ist eine Hantelbank und ein paar verstellbare Hanteln. Haben Sie darüber hinaus ein Fitnessstudio zur Verfügung, finden Sie dort alle Geräte, die für die Übungen in meinem Buch benötigt werden.

Möchten Sie sich selbst Geräte anschaffen, dann vergleichen Sie den Aufbau Ihres eigenen Kraftraums mit dem Beginn einer Partnerschaft: Jeder Schritt will gut überlegt sein. Nehmen Sie sich Zeit, um zunächst die einzelnen Übungen kennen zu lernen und zu trainieren. Welche Geräte Sie benötigen, hängt von Ihrem Trainingszustand ab. Erst nach einiger Zeit finden Sie heraus, welche Geräte in welcher Reihenfolge gekauft werden sollten. Es ist also Zurückhaltung angeraten, bevor Sie übermäßig viel Geld in die oft sehr teuren Geräte investieren.

1. SCHRITT: BESTIMMEN SIE ZUNÄCHST, WIE VIEL GELD SIE AUSGEBEN KÖNNEN

An jeder Straßenecke werden dem kaufwilligen Trainingseinsteiger Fitnessgeräte zu horrenden Preisen angeboten. Verlockende Langzeitratenzahlungen sollen die Entscheidung zum Kauf erleichtern. Doch ich rate jedem Anfänger, sein Training im Fitnessstudio oder mit der Mindestausstattung von Hantelbank und einem Paar Kurzhanteln zu beginnen.

Hierdurch stellen Sie sicher, dass sie nicht Ihr hart verdientes Geld zum Fenster hinausgeworfen haben, sollten Sie nach kurzer Zeit Ihre Motivation zum Training verlieren. Also, überlegen Sie gut, wie viel Geld Sie aufs Spiel setzen wollen, bevor Sie den ersten Kauf tätigen. In jedem Fall sind Sie auf der sicheren Seite, wenn Sie vor der ersten großen Anschaffung drei Monate regelmäßigen Trainings hinter sich gebracht haben.

2. SCHRITT: KAUFEN SIE DIE GERÄTE IN DER RICHTIGEN REIHENFOLGE

Um Ihren eigenen Fitnessraum einzurichten, benötigen Sie nicht viel Geld. Eine Vielzahl der Übungen in diesem Buch lässt sich mit einem Paar verstellbarer Kurzhanteln und einer Hantelbank durchführen. Natürlich sieht eine High-Tech-Trainingsmaschine imposanter aus, als ein paar Kurzhanteln. Letztlich können Sie diese aber nur sehr begrenzt einsetzen. Ein Kardiogerät, wie z. B. ein Laufband, ein Spinningbike oder einen Elypsentrainer, sollten Sie sich als besondere Belohnung nach Erreichen eines wichtigen Trainingsziels aufheben. Diese Geräte sind keinesfalls notwendig, um Ihre Ziele zu erreichen.

DER ANFÄNGER
(IN DEN ERSTEN SECHS TRAININGSMONATEN)

In diesem Stadium benötigen Sie kaum Material. Ihr Körper belohnt jedes Training mit Leistungssteigerung und es braucht nicht viel, um Woche für Woche einen Schritt weiter zu kommen. Hier beschreibe ich die wichtigsten Geräte für die ersten Trainingsmonate:

Ein Paar verstellbare Kurzhanteln: Im Anfangsstadium absolvieren Sie folgende Übungen, um sich einen eindrucksvollen Körperbau anzutrainieren: Chest Press, Chest Fly, One-arm Row, Shoulder Press, Biceps Curl und Triceps Extensions, Ausfallschritte (Lunge) und Kniebeugen (Squat). Für alle diese muskelaufbauenden Übungen brauchen Sie nichts weiter als ein Paar Kurzhanteln, deren Gewichtsscheiben Sie verändern können.

Achten Sie beim Kauf darauf, dass Sie keine Hanteln wählen, bei denen man Werkzeug braucht, um die Befestigungsspiralen an- und abzuziehen. Dies kostet zu viel Zeit. Wählen Sie stattdessen Spiralen, die man manuell einfach und schnell auf- und abziehen kann. Mit einem Handgriff hat man das Gewicht abgenommen und ein anderes aufgesteckt. Die durchschnittlichen Kosten für ein solches Paar Hanteln betragen 30-40,- € und weitere 5-12,- € für die Gewichtsscheiben.

Kurzhanteln

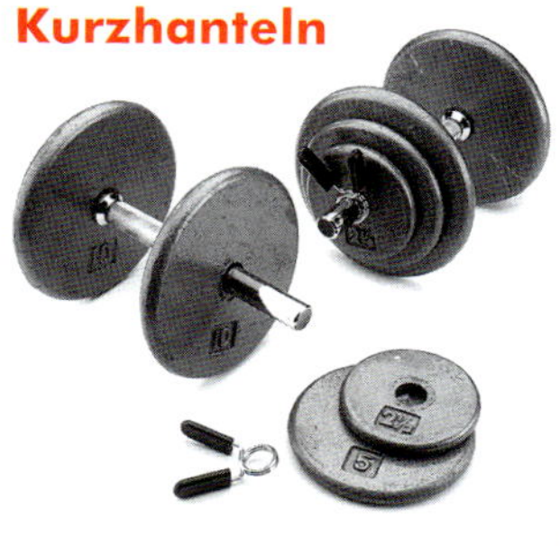

Hantelbank

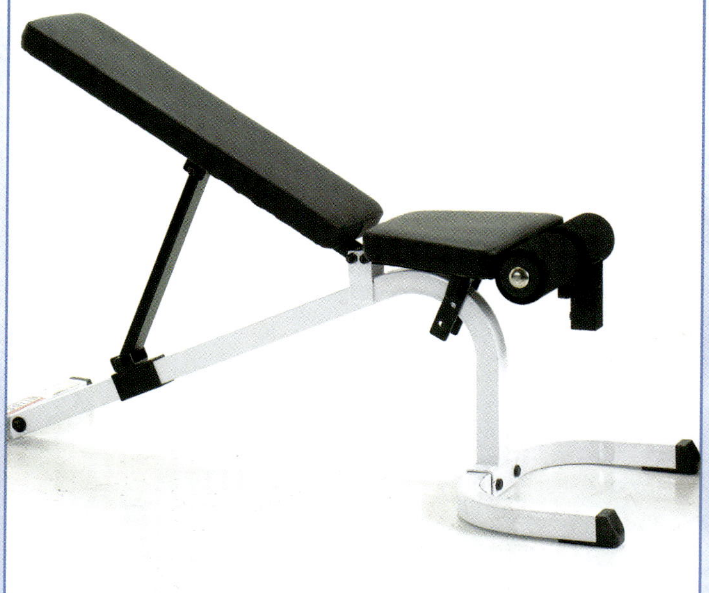

Matte

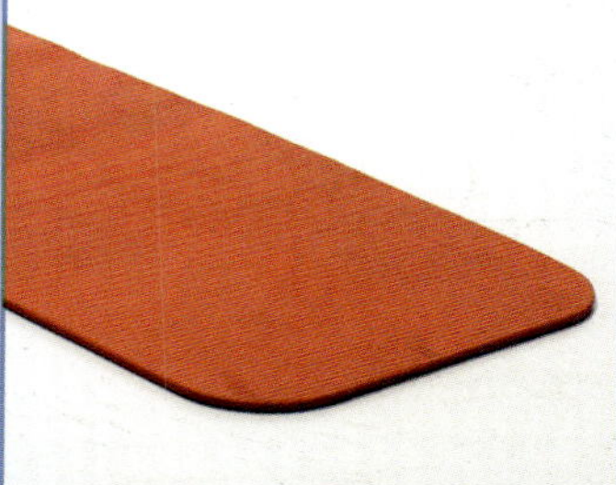

Eine verstellbare Hantelbank: Ohne eine solche, in Höhe und Neigung verstellbare Hantelbank kann man keine Brustübungen ausführen. Sie gehört daher zur Grundausstattung eines jeden Fitnesssportlers. Die durchschnittlichen Kosten betragen 45-80,- €.

Eine Matte: Bauchmuskelübungen sind schmerzvoll. Man sollte daher unnötige zusätzliche Schmerzen der Wirbelsäule, hervorgerufen durch das Liegen auf hartem Untergrund, vermeiden. Dies ist nicht einmal teuer, denn die durchschnittlichen Kosten für eine Matte betragen nur zwischen 8,- und 15,- €.

Ein Pezziball: Die durchschnittlichen Kosten für einen solchen Pezziball betragen 15-30,- €. Er ermöglicht Dutzende verschiedener Übungen zur Stabilisierung, Kräftigung und Stretching.

Eine Klimmzugstange: Die meisten Sportler übergehen Übungen zum Hochziehen des Eigengewichts zugunsten des Latziehens. Doch der schnellste Weg zu einem breiten, starken Rücken sind Klimmzüge. Durchschnittliche Kosten: 10-15,- €

Ein Springseil: Das Springseil braucht weniger Platz als eine Bierflasche und verbrennt dabei bis zu 800 Kalorien pro Stunde! Das ist deutlich mehr, als Sie jemals auf der Radrolle oder dem Spinningbike verbrauchen könnten – bei einem um 100 % niedrigeren Preis – Kosten nur 5-15,- €!

Klimmzugstange

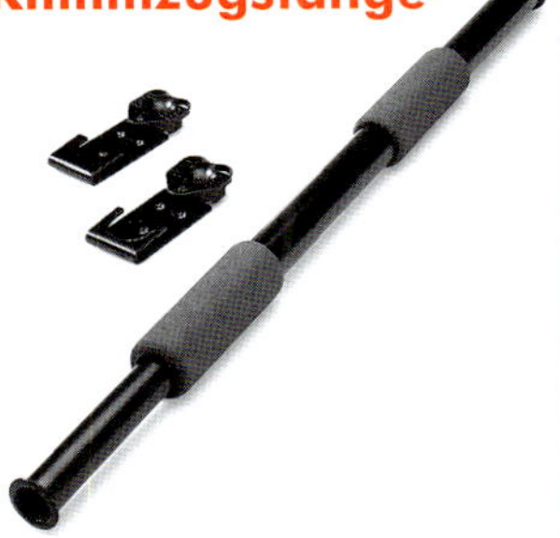

Pezziball

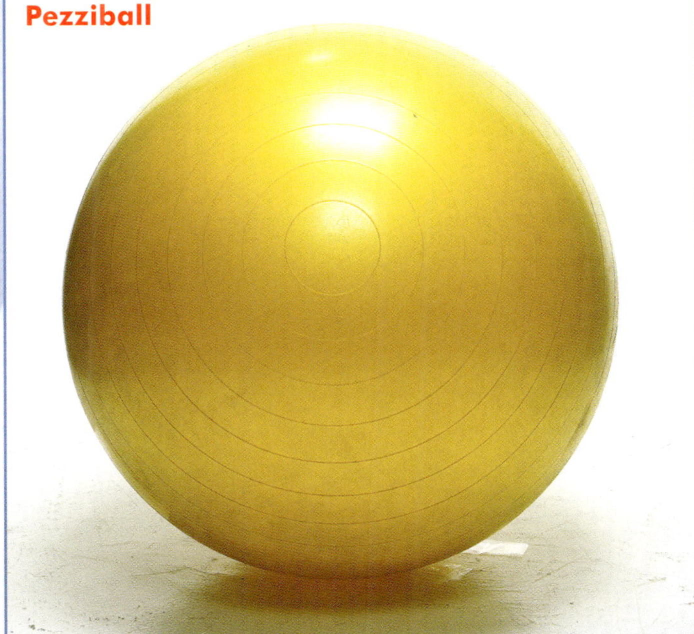

Springseil

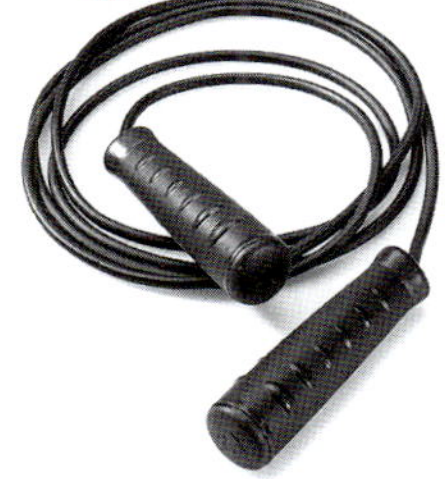

Gesamtkosten aller Geräte: 120-215,- €

DER FORTGESCHRITTENE
(SECHS MONATE – DREI JAHRE TRAINING)

Sportler, die in diesem Bereich trainieren, sehen sich mit dem Problem konfrontiert, dass die Übungen, die einst für hervorragende Trainingsergebnisse sorgten, plötzlich mehr oder weniger wirkungslos erscheinen. Abwechslung und neue Herausforderungen müssen her. Hierzu wird zwar weiter auf das bereits verwendete Material zurückgegriffen, doch nun sollten weitere Geräte angeschafft werden, die neue Übungsformen ermöglichen.

Ein Langhantelset: Der Vorteil einer Langhantel gegenüber der Kurzhantel ist offensichtlich: Man kann sie mit mehr Gewicht bestücken, was dem fortgeschrittenen Sportler bessere Trainingseffekte bringt. Beim Kauf sollten Sie darauf achten, nicht Hantelstange und Gewichtscheiben separat zu kaufen, sondern ein preiswertes Set zu bekommen.

Langhantelset

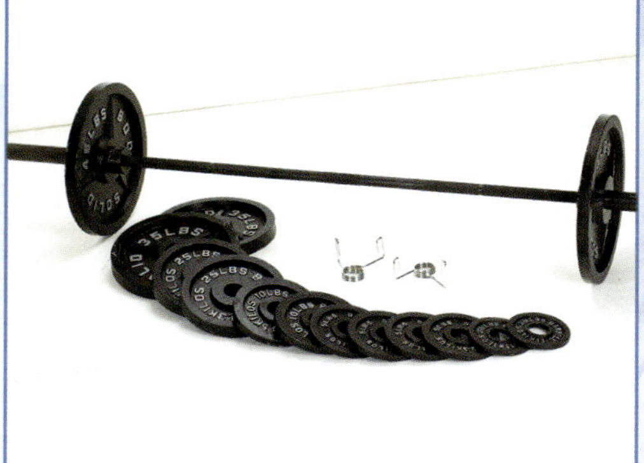

Hantelbank

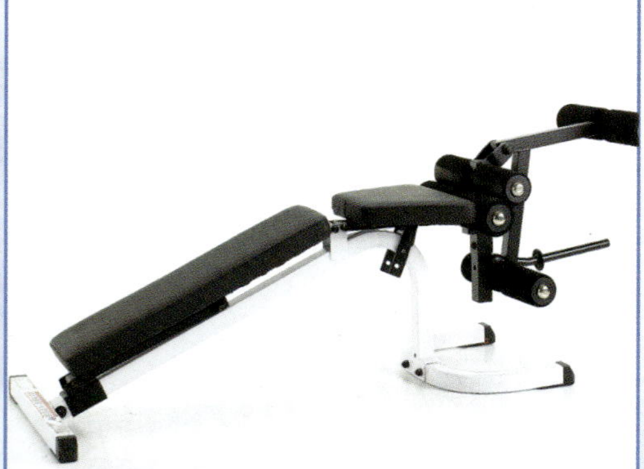

Fast in jedem Sportgeschäft bekommen Sie ein Set mit bis zu 150 kg für 80-150,- €. In diesem Set sind enthalten: die Stange, diverse Gewichtsscheiben unterschiedlicher Größe und Befestigungsspiralen. Achten Sie auch hier darauf, dass diese manuell mit einem Griff abzuziehen sind, um Zeit einzusparen.

Eine Hantelbank mit Beinstreck- (Extension) und Beinbeuge- (Curl) Befestigung, die man sowohl neigen (decline) als auch aufrecht stellen (incline) kann: Neben Kniebeugen und Ausfallschritten bietet Ihnen dieses Gerät eine Vielzahl zusätzlicher Trainingsmöglichkeiten für die Beine. Die mehrfach verstellbare Abwinklungsmöglichkeit dieser Bank ermöglicht Ihnen das intensivere Trainieren einzelner Muskeln in den Beinen. Wenn Sie für dieses Gerät etwas mehr Geld investieren möchten, lohnt sich die Anschaffung einer olympischen Bank, da diese auf der einen Seite robuster als eine herkömmliche Bank ist, und auf der anderen Seite breit genug ist, um mit einer 1,80 m langen, olympischen Langhantel zu arbeiten. Dies ist von Vorteil, wenn man z. B. Brustübungen mit der Langhantel durchführen möchte. Die durchschnittlichen Kosten hierfür betragen allerdings 160-400,- €.

Ein oder zwei Paare sechseckiger Kurzhanteln: Die durchschnittlichen Kosten für ein Paar nicht verstellbare Kurzhanteln betragen nur ca. 40,- €. Nach einiger Zeit wissen Sie, welche Gewichte Sie häufiger benutzen. Dann ist es ratsam, sich 1-2 Paar dieser Hanteln anzuschaffen, da sie Ihnen das ständige Wechseln der Gewichtsscheiben ersparen und sie außerdem besser in der Hand liegen.

Ein Kabelzugturm: Dieses Gerät kann einfach am Ende der Bank befestigt werden. Es ist zwar vorwiegend für Rückenübungen vorgesehen, doch mit etwas Kreativität ist es auch für Bizeps-, Trizeps- und Schulterübungen zu nutzen. Kosten: 40-60,- €.

Kabelzugturm

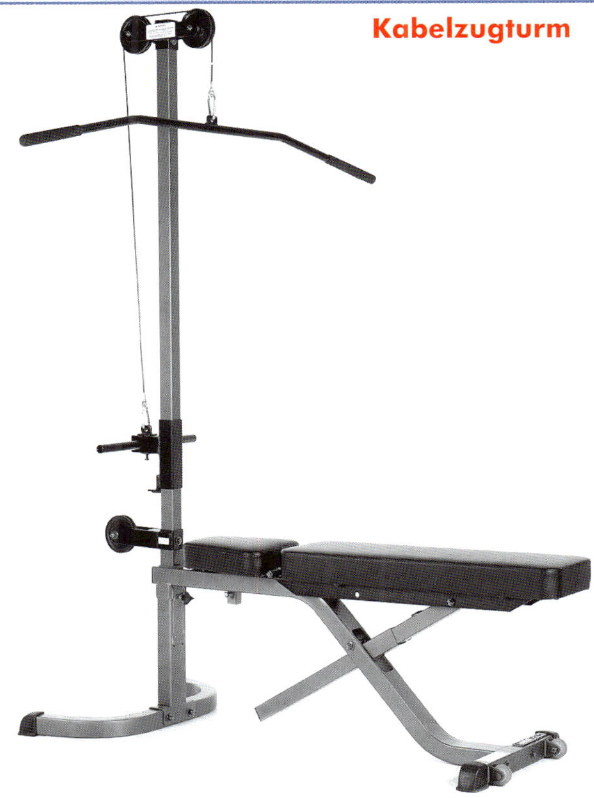

Kurzhanteln

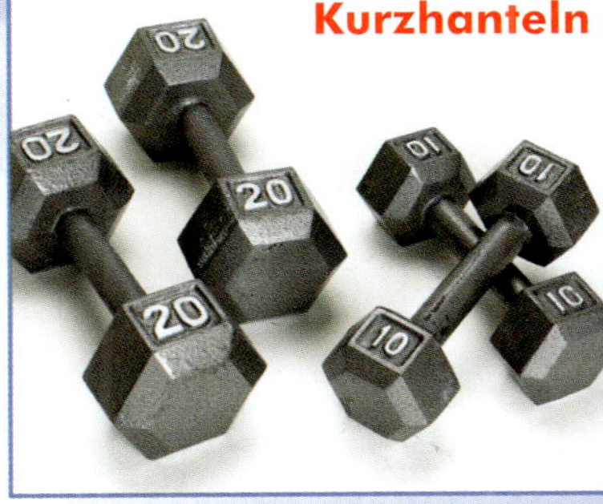

Gesamtkosten aller Geräte: 320-600,- € und mehr

NACH DREI TRAININGSJAHREN

Nach mehreren Jahren konstanten Trainings kennen Sie die meisten Übungen und Ihren Körper gut. Sie haben einige Hochs und Tiefs überstanden, ohne das Training aufzugeben. Nun ist es Zeit, Ihren Körper mit neuen Trainingsformen zu fordern, um Leistungsstagnation zu vermeiden. Vielseitigkeit im Trainingsalltag ist nun wichtiger denn je. Zusätzlich zu den bisher beschriebenen Geräten können Sie nun über weitere Anschaffungen nachdenken. Sie sind zwar kostspielig, doch scheint Training ein Teil Ihres Lebens zu sein, sodass sich weitere Investitionen für die Zukunft lohnen.

Ein Set nicht verstellbarer Kurzhanteln: In Gewichtsschritten von 1-2 kg sollten Sie sich nun ein komplettes Set von Kurzhanteln besorgen. Dieses Set sollte mit 3 kg beginnen und bis zu Ihrem höchsten, derzeit benutzten Gewicht gehen. Verstellbare Hanteln gehören jetzt, da Sie Übungsfolgen mit kurzen Pausen trainieren müssen, der Vergangenheit an. Dies wäre mit dem ständigen Umbauen der Gewichte nicht realisierbar. Durchschnittliche Kosten: 250-350,- € für Hanteln von 3-25 kg.

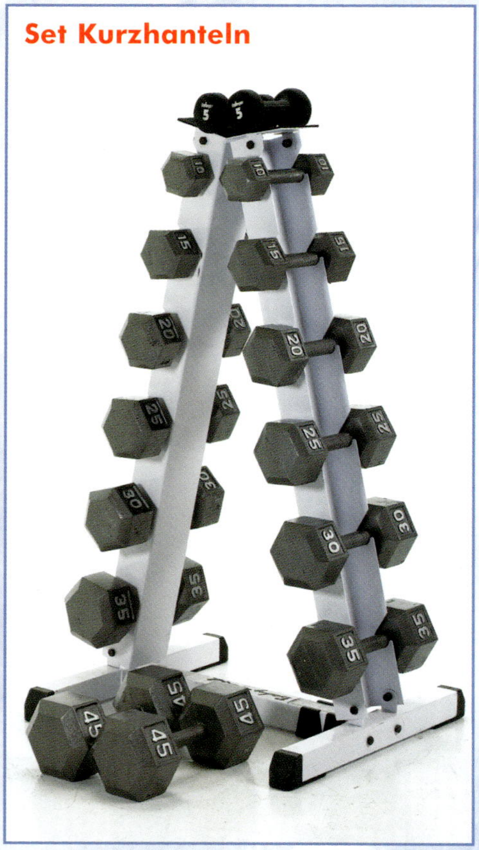
Set Kurzhanteln

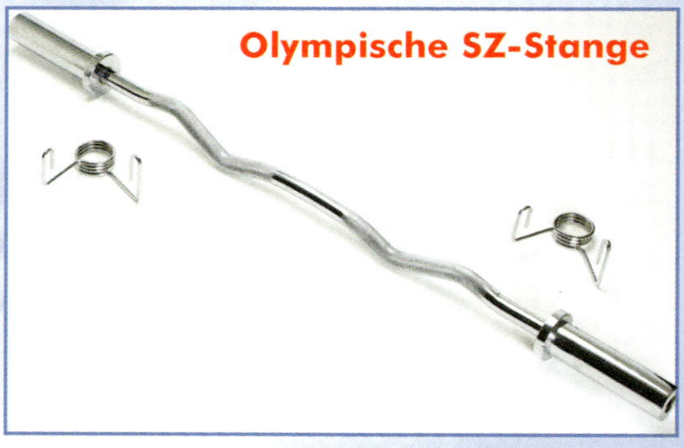
Olympische SZ-Stange

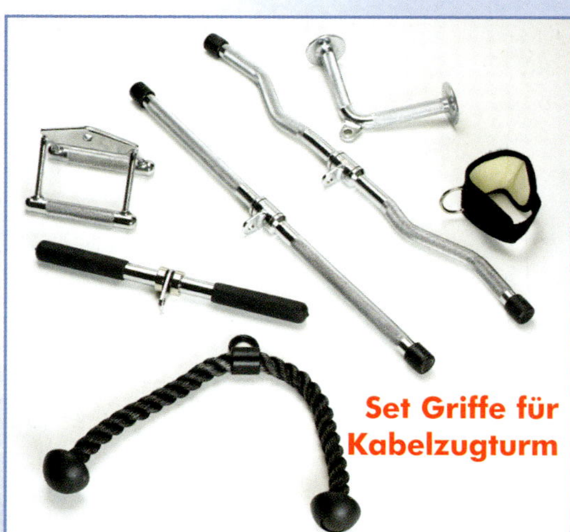
Set Griffe für Kabelzugturm

Eine olympische SZ-Stange: Diese, im Mittelteil zweifach leicht gebogene Stange vermindert das Verletzungsrisiko. Sie verwenden sie für Bizeps- und Ruderübungen. Die leichte Biegung dort, wo die Hände greifen, ist anatomisch günstiger für die Handgelenke und schützt diese vor Überlastungen. Durchschnittliche Kosten: 45-80,- €.

Ein Set unterschiedlicher Griffe bzw. Stangen für den Kabelzugturm: Diese Griffe sind vielseitig für Ihr Training verschiedenster Muskelgruppen anzuwenden. Jeder Griff kostet nur ca. 20,- € und bringt neue Variation in den Trainingsalltag. Sie können wählen zwischen zweigriffigem Seil, V-Griff, SZ-Stange, gerader Stange, geschlossenem Griff und Beinmanschette.

Ein Kardiogerät: Jetzt ist die Zeit gekommen, Geld in ein Kardiogerät zu investieren. Da diese Geräte meist sehr teuer sind, bedenken Sie vor der Anschaffung genau, welches Ihnen am ehesten zusagt: Je nach Platz, Vorlieben oder körperlicher Defizite können Sie sich z. B. entscheiden für einen Stepper (wenn Sie Ihr Augenmerk auf die hintere Oberschenkelmuskulatur legen wollen), für eine Radrolle (wenn hierfür genügend Platz vorhanden ist) oder für einen Hometrainer (wenn Sie Ihre Knie möglichst wenig belasten möchten). Hier haben wir eine große Bandbreite an Kosten: Zwischen 80,- und 4.000,- € ist alles möglich.

Gesamtkosten aller Geräte: 400 - über 4.500,- €

SIE HABEN ZEIT, ABER HABEN SIE AUCH DEN PASSENDEN RAUM?

Die meisten Experten stimmen überein, dass der beste Weg zur Motivationserhaltung ein separater Fitnessraum ist. Doch auf Seiten der Sportler werden gerade hier die größten Fehler begangen: Sie wählen nicht selten den unattraktivsten Raum des Hauses, ohne zu bedenken, wie wichtig es ist, seinen Trainingsraum motiviert zu betreten.

Bevor Sie sich also für einen Raum entscheiden, beantworten die folgenden fünf Fragen. Können Sie sie alle mit *ja* beantworten, dann haben Sie den passenden Raum für Ihr Training gefunden.

1.) **Bietet der Raum genügend Platz?** Bedenken Sie, welche Geräte Sie anschaffen möchten und wie viel Platz Sie hierfür benötigen. Anlehnend an die Richtlinien des *American Council on Exercise,* sollten im Folgenden einige Richtlinien für den Platzbedarf der am häufigsten benutzten Geräte beachtet werden:

Radrolle:	2,7 m^2
Hometrainer:	1 m^2
Freie Gewichte:	2-5 m^2
Matte:	1 m^2
Trainingsstation:	3 m^2
Multistation:	5-20 m^2

Bedenken Sie außerdem die Höhe Ihres Raums. Manche Fitnessgeräte haben bis zu 2 m hohe Befestigungen.

2.) **Ist der Raum hell genug?** Studien haben gezeigt, dass Dunkelheit Ihren Körper in entspannte Stimmung versetzt – das ist keine gute Voraussetzung für effektives Training. Wählen Sie daher einen Raum mit möglichst viel Tageslicht aus.

3.) **Sind genügend Fenster vorhanden?** Während des Trainings braucht Ihr Körper vermehrt Sauerstoff. Ein steter Luftaustausch ist daher unvermeidlich. Je besser Sie den Raum belüften können, desto angenehmer lässt es sich trainieren. Wenn Sie keinen Raum mit Fenstern zur Verfügung haben, stellen Sie sicher, dass genügend Platz vorhanden ist, um Ventilatoren aufzustellen.

4.) **Hat der Raum genügend Steckdosen?** Für Kardiogeräte, Ventilatoren, Licht, Stereoanlage etc. werden Stromanschlüsse benötigt. Bedenken Sie dies bei der Wahl des Trainingsraums.

5.) **Ist der Bodenbelag geeignet?** Kardiogeräte und kompakte Fitnessgeräte sind schwer. Stellen Sie daher sicher, dass der Boden dem Gewicht standhält. Bedenken Sie außerdem, dass beim Training viel Schweiß tropft. Um Schimmelbildung zu vermeiden, wählen Sie einen Belag, auf dem Schweiß leicht abzuwischen ist. Eventuell sollten Sie als Lärmdämmmaßnahme zusätzliche Gummiplatten unterlegen, um unterhalb liegende Räume zu schützen.

Zeit sparen!

Verbringen Sie mehr Zeit mit ..... Selbstgesprächen

Sie haben keine Lust, beim Ausdauertraining ständig Ihren Puls im Auge zu behalten? Kein Problem! Es gibt eine sehr einfache Maßnahme, um zu wissen, ob Sie intensiv genug trainieren: Führen Sie Selbstgespräche. Wenn Ihre Gedanken gänzlich mühelos einem Thema folgen können, dann ist Ihre Trainingsintensität vermutlich zu niedrig. Wird es schwieriger, in ganzen Sätzen zu denken, dann befinden Sie sich am oberen Rand des aeroben Bereichs, dem Bereich, der die besten Trainingsergebnisse bringt.

3

WELCHE ERGEBNISSE MÖCHTEN SIE ERREICHEN?

So schwierig es für Sie ist, bereits eine Woche im Voraus abzuschätzen, wie viel Zeit Ihnen letztendlich zum Training bleibt, so schwierig ist es für den Autor, zu wissen, auf welche Ergebnisse Sie hinarbeiten! Und dennoch, keine Sorge, dieses Buch bietet vier verschiedene Pläne, mit denen Sie *jedes* Ergebnis erzielen können. Möchten Sie Gewicht verlieren und ein schlankeres Aussehen bekommen? Wollen Sie schlanke, aber kräftige Muskeln bekommen? Möchten Sie vielleicht so breit und kräftig wie nur möglich aussehen? Oder streben Sie eine vielseitige Mischung aus allem an? Wie auch immer Ihre Ziele lauten, hier finden Sie die passenden Programme.

In den Kapiteln 5-10 finden Sie alle Trainingsprogramme. Kapitel 5 beginnt mit Plänen für diejenigen, die einen Tag pro Woche trainieren wollen. Im nächsten Kapitel finden Sie die Pläne für zwei Trainingseinheiten pro Woche. Diesem Prinzip folgend, finden Sie schließlich in Kapitel 10 die Pläne für sechs Trainingseinheiten pro Woche. Wenn Sie sogar jeden Tag trainieren möchten, finden Sie die Anleitung hierzu in Kapitel 11.

Jedes Kapitel ist in fünf Untergruppen unterteilt, je nachdem, ob Sie 10, 20, 30, 45 oder 60 Minuten pro Session trainieren möchten.

Sie finden also insgesamt 30 Untergruppen in den Kapiteln 5-10. Diese 30 Gruppen sind nochmals vierfach unterteilt, abhängig davon, welches Trainingsziel Sie verfolgen. Sie finden das passende Training für Gewichtsabnahme, schlanke Muskeln, kräftige Muskeln oder eine Mischung aus allem. Somit haben Sie am Ende 120 unterschiedliche Trainingsprogramme für alle Bedürfnisse und zeitlichen Möglichkeiten zu Ihrer Verfügung

Und so geht's:

1. Sie gehören zu denjenigen Trainierenden, die vorwiegend Gewicht verlieren und schlanker aussehen wollen?

Dann entscheiden Sie, wie viele Tage pro Woche bzw. Minuten pro Session Sie trainieren möchten und wählen das *Fett-Weg-Sofortprogramm*!

Hiermit gehören Sie zur größten Gruppe aller Trainierenden.

Gewichtsabnahme ist sowohl bei Frauen als auch bei Männern der Hauptgrund, sich einem regelmäßigen Training zu verschreiben. Leider ist dieses Training auch mit den meisten Fehlern und Missverständnissen behaftet. Doch keine Sorge, Sie erfahren in diesem Buch alles, was Sie zum Thema *Training und Gewichtsabnahme* wissen müssen. Ihr Ziel ist es, mit möglichst geringem Widerstand möglichst viele Kalorien zu verbrennen. Hierbei sollen vor allem Ihre langsamen, weißen

Die Wiederholungszahl auf 12-15 heraufzusetzen und Komplexübungen zu wählen, ist ein Trick, den die meisten Bodybuilder anwenden, um Körperfett zu reduzieren und gleichzeitig den Muskeltonus heraufzusetzen.

Muskelfasern aktiviert werden, die in der Lage sind, über einen möglichst langen Zeitraum möglichst hohe Leistung zu bringen. Sie trainieren 12-15 Wiederholungen und wählen vornehmlich Komplexübungen, die mehrere Muskelgruppen gleichzeitig ansprechen, um den Effekt auf das Herz-Kreislauf-System zu erhöhen und den Gesamtkalorienverbrauch heraufzusetzen. Damit wird gleichzeitig Körperfett reduziert und der Muskeltonus erhöht. Eine verkürzte Pause zwischen den einzelnen Übungen trägt dazu bei, die Belastung im aeroben Bereich zu halten. Die Herzfrequenz bleibt während des gesamten Trainings erhöht, sodass Ihr Krafttraining einem aeroben Ausdauertraining ähnelt. Manche Übungen zielen auf definierte Muskulatur ab, doch bleibt als Trainingsziel immer, schlanke Muskelfasern zu erhalten und dabei Körperfett und Wassergehalt zu reduzieren.

Wenn Gewichtsabnahme Ihr Hauptziel ist, dann werden Ihre Trainingseinheiten in die Bereiche Kraft und Ausdauer aufgeteilt. Das bedeutet, insbesondere an Tagen, wo Sie nur wenig Zeit zum Training haben, steht ein reines Ausdauertraining auf dem Programm. Sie müssen wissen, dass kein anderes Training so intensiv Fett verbrennt wie Ausdauertraining, sodass hierauf nicht verzichtet werden kann.

Ab S. 53 erfahren Sie alles über *aerobes* Training. Dieses Kapitel ist für alle Trainierenden mit dem Ziel der Gewichtsabnahme geschrieben. Natürlich stehen die Trainingsprogramme für das Training an Gewichten im Zusammenhang mit den Ausdauerprogrammen. Lesen Sie die Informationen genau, denn je besser Sie die Grundlagen verstehen, desto zeitsparender und effektiver können Sie trainieren.

2. Sie gehören zu denjenigen Trainierenden, die sich ein sportlich schlankes Aussehen erarbeiten wollen?

Dann entscheiden Sie, wie viele Tage pro Woche bzw. Minuten pro Session Sie trainieren möchten und wählen das *Muskel-Sofortprogramm*!

Sie haben Glück, denn sich einen muskulös und schlank aussehenden Körper anzutrainieren, ist relativ einfach. Folgen Sie nur den Richtlinien in diesem Buch und Sie stellen schnell Veränderungen an Ihrem Körper fest. Im Gegensatz zum Training mit dem Ziel der Gewichtsabnahme ist hier die effektivste Methode das Isolieren der Muskelgruppen. Je weniger andere Muskeln beim Aufbau einer bestimmten Muskelgruppe beteiligt sind, desto schneller wächst der trainierte Muskel. Sie trainieren 8-12 Wiederholungen mit einer Pausenlänge von ca. 30-90 s. Dies spricht vor allem die schnellen, weißen Muskelfasern an. Diese sind weitaus schneller zu entwickeln, als die langsamen, roten Muskelfasern, die für Ausdauerbelastungen benötigt werden. Somit lassen die erwünschten Ergebnisse nicht lange auf sich warten.

Alle 30 *Muskel-Sofortprogramme* beachten diese Grundsätze. Sie können sie täglich nach Ihren Bedürfnissen auswählen.

3. Sie möchten sich ein besonders muskulöses, kräftiges Aussehen erarbeiten?

Dann entscheiden Sie, wie viele Tage pro Woche bzw. Minuten pro Session Sie trainieren möchten und wählen das *Kraft-Sofortprogramm*!

Wenn Sie Masse aufbauen möchten, müssen Sie vornehmlich Komplexübungen aussuchen, also Übungen, die mehrere Muskelgruppen gleichzeitig trainieren. Hierzu gehören z. B. Squats, Bench Press. Das Ziel ist, möglichst hohe Gewichte zu stemmen. Dies lässt sich nur erreichen, wenn mehrere Muskelgruppen zusammenarbeiten. Aus demselben Grund wählt man auch vorzugsweise freie Übungsformen im Gegensatz zu Übungen an einer Gerätestation. Diese Stationen zielen darauf ab, das Einspringen anderer Muskelgruppen zu vermeiden. Gleichzeitig wird dem Trainierenden aber auch die Arbeit abgenommen, selbst für Halt zu sorgen. Dies möchte der auf Masse trainierende Athlet vermeiden. Er benutzt daher vorzugsweise freie Hanteln und lässt damit mehrere Muskelgruppen gleichzeitig arbeiten. Hierdurch kann er höhere Gewichte stemmen. Diese Trainingsform erfordert aber auch längere Pausen. Hier sind 60-90 s oder mitunter sogar bis zu mehrere Minuten Pause angemessen.

Alle 30 *Kraft-Sofortprogramme* bauen auf diesen Grundsätzen auf. Sie können also auch hier frei nach Ihren Wünschen aussuchen und sehen vielleicht bald schon kräftiger aus, als erwartet!

4. Sie streben eine Mischung aus den drei zuvor beschriebenen Typen an – Sie möchten Gewicht verlieren, muskulös und definiert aussehen?

Dann entscheiden Sie, wie viele Tage pro Woche bzw. Minuten pro Session Sie trainieren möchten und wählen das *Ganzkörper-Sofortprogramm*!

Nicht jeder Trainierende hat ein genaues Trainingsziel vor Augen. Manche von uns gehen ins Fitnessstudio, um dem Körper Gutes zu tun und dabei ein möglichst abwechslungsreiches Trainingsprogramm zu haben. Motiviert zu bleiben, ist für Sie wichtiger, als ein bestimmtes, konkretes Ziel zu verfolgen. Für diese Sportler ist dies genau der richtige Plan, denn er vereint Teile aus allen drei vorgenannten Programmen, sodass der Trainierende aus allen Bereichen die wichtigsten Elemente trainiert, ohne dass jemals Langeweile oder Eintönigkeit entstehen könnte. Darüber hinaus entwickelt er mit diesem Training für jede erdenkbare Sportart oder Alltagsbelastung einen funktionalen, gesunden und belastbaren Körper.

Wenn Sie nach dem *Ganzkörper-Sofortprogramm* trainieren möchten, ist es aber unvermeidlich, die Grundsätze des Herz-Kreislauf-Trainings zu kennen, da sie Teil Ihres Trainings sind. Ab S. 53 finden Sie Angaben zum Training nach Pulswerten, welche Sie benötigen, um in kürzester Zeit möglichst viele Kalorien zu verbrennen.

Wenn Sie darüber hinaus ein absoluter Trainingsanfänger sind, sollten Sie alle drei Pläne kennen und verstehen, bevor Sie mit dem Training beginnen. Nach einigen Monaten haben Sie dann vermutlich mit allen spannenden Trainingsinhalten Bekanntschaft gemacht.

Ein kleines Zahlenspiel, bevor es losgeht

Sie meinen, all diese Zahlen können Sie sich unmöglich einprägen? Kein Problem, Sie müssen nur Ihr Trainingsziel bestimmen und dann in der Ihrem Alter entsprechenden Spalte nachsehen. Dort finden Sie den Pulsbereich, in dem Sie trainieren sollten – ganz einfach!

Nach Meinung der meisten Experten haben Frauen von Natur aus einen etwas höheren Maximalpuls als Männer. Trotzdem gilt diese Tabelle natürlich auch für Frauen. Sie müssen lediglich zum angegebenen Wert sechs Schläge hinzuaddieren.

Alter	HF-max (pro min)	Gesundheitstraining 50-60 % der HFmax *(niedrige Intensität)*	Fettverbrennung 60-70 % der HFmax *(mittlere Intensität)*	Ausdauerentwicklung 70-80 % der HFmax *(hohe Intensität)*
20	**200**	100-120	120-140	140-160
25	**195**	97-117	117-137	137-156
30	**190**	95-114	114-133	133-152
35	**185**	92-111	111-129	129-148
40	**180**	90-108	108-126	126-144
45	**175**	87-105	105-122	122-140
50	**170**	85-102	102-119	119-136
55	**165**	82-99	99-115	115-132
60	**160**	80-96	96-112	112-128
65	**155**	77-93	93-108	108-124
70	**150**	75-90	90-105	105-120
75	**145**	72-87	87-101	101-116

Zeit sparen!

Verbringen Sie weniger Zeit ... mit Zählen!

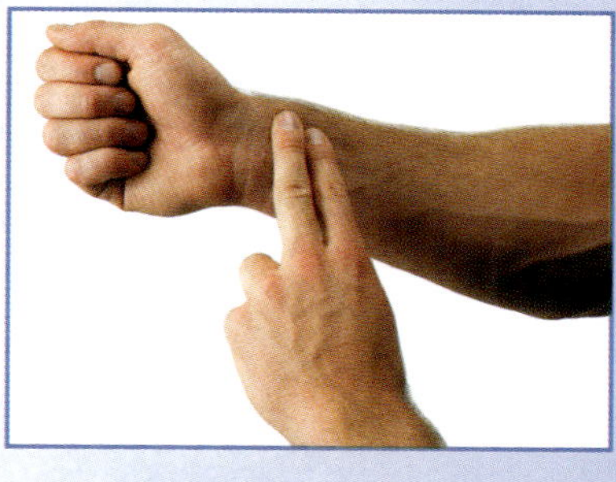

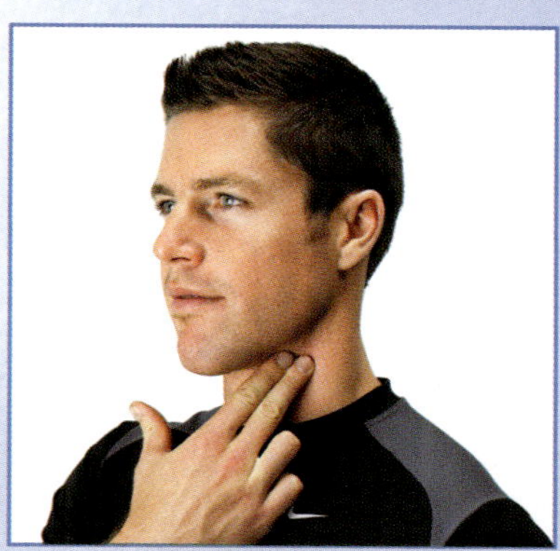

Wenn Sie Ihre Herzfrequenz ermitteln wollen, müssen Sie Ihr Training nicht für eine ganze Minute unterbrechen. Sechs Sekunden genügen und schon kann es weitergehen.

Zum Ermitteln Ihrer Herzfrequenz nehmen Sie einfach die Fingerspitzen von Zeige- und Mittelfinger und legen Sie sie auf die Schlagader an der Innenseite Ihres Handgelenks (unterhalb des Daumens). Hier fühlen Sie den Puls sehr gut. Noch einfacher ist es, Sie ertasten den Puls an der Halsschlagader. Diese verläuft beidseitig vorne am Hals herunter.

Nun messen Sie 6 s lang, multiplizieren den Betrag mit 10 und schon haben Sie Ihren aktuellen Pulswert ermittelt.

Wenn Sie feststellen, dass der Wert höher oder niedriger ist als in der Tabelle angegeben, drosseln oder erhöhen Sie Ihr Trainingstempo, bis Sie sich im angegebenen Bereich befinden. Als Trainingsanfänger müssen Sie vermutlich alle paar Minuten messen, doch nach einigen Trainingseinheiten haben Sie ein gutes Tempogefühl entwickelt, sodass Sie seltener anhalten müssen.

Zeit sparen!

Verbringen Sie weniger Zeit damit, ... herauszufinden, welches das beste Herz-Kreislauf-Training ist!

Die meisten Menschen verbinden mit Herz-Kreislauf-Training nur die Sportarten Laufen, Radfahren und Seilspringen. Doch es gibt vielfältige Möglichkeiten, sein Herz-Kreislauf-System zu trainieren. Jede Aktivität, die das Herz im angegebenen Bereich schlagen lässt und den Sauerstoffbedarf heraufsetzt, eignet sich dazu, die Ausdauer zu verbessern. Dazu gehören zum einen verschiedene Kardiogeräte, die Sie im Fitnessstudio vorfinden. Ebenso zählen aber auch Schwimmen, Ballsportarten oder Tätigkeiten des Alltags, wie Unkraut jäten, Rasen mähen etc. dazu. Bedingung ist lediglich, dass Sie während des angegebenen Zeitraums Ihre Herzfrequenz im Bereich von 50-60 % (niedrige Intensität), 60-70 % (mittlere Intensität) bzw. 70-80 % (hohe Intensität) halten.

Die Kardiogeräte im Fitnessstudio haben gute Ergebnisse für die Ausdauerentwicklung gezeigt. Es ist daher sinnvoll, sich mit deren Funktionsweise vertraut zu machen, denn manchmal ist es aus Zeitgründen einfacher, eines dieser Geräte für das Herz-Kreislauf-Training zu benutzen.

Im Folgenden finden Sie einige Grundlagen für fünf verschiedene Ausdauersportarten. Die Informationen sollen Ihnen helfen, die ausgewählte Sportart in der Intensität zu variieren.

LAUFEN

Erhöhen Sie die Intensität, indem Sie ... das Lauftempo erhöhen, bergauf laufen, auf Sand, Gras oder weichem, unebenem Untergrund laufen.
Senken Sie die Intensität, indem Sie ... langsamer laufen, auf flachem, ebenem Untergrund laufen, 10 s laufen und 10 s gehen (natürlich können Sie die Intervalle variieren).
Vermeiden Sie es, ... bergab zu laufen, um die Intensität zu vermindern. Wenn Sie steiler als 3-4 % bergab laufen, wirkt das belastend auf die Knie.

GEHEN

Erhöhen Sie die Intensität, indem Sie ... schneller gehen oder steilere Strecken bergauf gehen oder einen unebenen Untergrund wählen. Sie können auch einen Rucksack mit leichten Gewichten tragen.
Senken Sie die Intensität, indem Sie ... langsamer gehen oder einen flachen, ebenen Untergrund wählen.
Vermeiden Sie es, ... Gewichtsmanschetten an Hand- oder Fußgelenken zu tragen. Dies verändert Ihren Schritt und belastet Ihre Knie und andere Gelenke.

RADFAHREN

Erhöhen Sie die Intensität, indem Sie ... die Trittfrequenz erhöhen oder durch die Wahl eines anspruchsvolleren Geländes den Widerstand erhöhen. Beachten Sie immer einen runden Tritt beizubehalten. Statt nur ein Pedal herunterzudrücken, müssen Sie gleichzeitig mit dem anderen Fuß das gegenübe liegende Pedal hochziehen.
Senken Sie die Intensität, indem Sie ... langsamer fahren, ein flacheres Gelände zu wählen oder zwischenzeitlich einbeinig fahren.
Vermeiden Sie es, ... mit zu großem Widerstand zu fahren (anspruchsvolles Gelände oder zu große Gänge), denn dies führt zu Knieproblemen, wenn die Muskulatur nicht ausreichend vorbereitet ist.

SEILSPRINGEN

Erhöhen Sie die Intensität, indem Sie ... mit höherer Frequenz springen oder Ihre Arme beim Springen weiter vom Körper entfernt halten.
Senken Sie die Intensität, indem Sie ... im Wechsel 1-2 x springen und dann für 2-3 s pausieren.
Vermeiden Sie es, ... höher zu springen, da dies die Knie belastet.

SCHWIMMEN

Erhöhen Sie die Intensität, indem Sie ... schneller schwimmen, oder einen Schwimmstil wählen, der beide Arme und Beine simultan belastet.
Senken Sie die Intensität, indem Sie ... langsamer schwimmen, Ihre Gleitphase verlängern oder die Hände so durch das Wasser ziehen, dass sie möglichst wenig Was-

serwiderstand haben (wenn Sie dagegen schnell vorwärts kommen wollen, müssen Sie einen möglichst hohen Wasserwiderstand auf den Handflächen verspüren).
Vermeiden Sie es, … ohne Aufsicht mit hoher Intensität zu schwimmen. Insbesondere in offenen Gewässern ist es sicherer, am Ufer entlang zu schwimmen, als in hohem Tempo auf das Meer oder den See hinauszuschwimmen.

DER WICHTIGSTE ALLER MUSKELN!

Wenn Sie zu denjenigen gehören, die dem *Fett-Weg-* oder dem *Ganzkörper-Sofortprogramm* folgen, sollten Sie diesen Teil lesen, bevor Sie mit dem Training beginnen. Warum? Viele Ihrer Trainingseinheiten beinhalten Herz-Kreislauf-Training, um Fette zu verbrennen oder um Gewicht zu verlieren. Sie müssen daher einige Grundsätze des Ausdauertrainings verstehen, bevor Sie zum Kapitel mit den Trainingseinheiten übergehen. Doch auch wenn Gewichtsreduktion *nicht* Ihr Hauptziel ist, möchten Sie vielleicht einige Ausdauertrainingseinheiten in Ihr Training einfügen. Es ist daher nützlich, sich vorerst mit einigen Grundsätzen vertraut zu machen:

BLEIBEN SIE SO JUNG, WIE SIE SICH FÜHLEN!

Ab etwa dem 30. Lebensjahr reduziert sich Ihre Stoffwechseltätigkeit. Das bedeutet, der Körper verbrennt Kalorien nicht mehr in derselben Geschwindigkeit, sodass überschüssige Kalorien als Fett gespeichert werden. Hierin liegt begründet, dass die meisten über 30-Jährigen jährlich etwa ein Pfund an Fett zunehmen. Um diesem Effekt entgegenzuwirken, muss das Training nun vermehrt aerobe Ausdauereinheiten beinhalten. Doch welche Sportarten eignen sich als Ausdauertraining? Jede Aktivität, die Ihre Herzfrequenz erhöht, trainiert Ihre Lungen, führt zu einem effizienteren Sauerstofftransport und verbessert damit die Ausdauerleistung.

Doch Herz-Kreislauf-Training wirkt sich nicht nur auf Fettverbrennung und Gewichtsreduktion aus: Viel wichtiger noch ist der positive Effekt auf Lungen und Blutzirkulation, der lebensverlängernd wirken kann.

TRAINIEREN SIE IHREN HERZMUSKEL

Viele Trainierende wissen gar nicht, wie einfach es ist, den Herzmuskel zu trainieren. Und dabei verhilft ein gut trainierter Herzmuskel dazu, alle anderen Muskeln Ihres Körpers viel müheloser und effizienter zu trainieren!

Ein gut trainierter Herzmuskel transportiert mit mehr Sauerstoff angereichertes Blut als ein untrainiertes Herz. Trainierende des *Fett-Weg-Sofortprogramms* oder des *Ganzkörper-Sofortprogramms* benötigen genau diesen Extraschub, den ein trainiertes Herz ermöglicht, um die schwierigen Übungen durchzuhalten.

Darüber hinaus gilt es als erwiesen, dass regelmäßiges Herz-Kreislauf-Training die Menge des guten Cholesterins (HDL) erhöht und gleichzeitig den Spiegel des schlechten Cholesterins (LDL) senkt. Dies sind zwei wichtige Faktoren, um das Risiko einer Herzerkrankung zu vermindern.

Ferner wird die Wahrscheinlichkeit, an Diabetes, Bluthochdruck oder einigen Krebsleiden zu erkranken, durch Herz-Kreislauf-Training ebenfalls erheblich vermindert!

Zeit sparen!

Verbringen Sie mehr Zeit ... Ihr Training zu variieren!
Wenn Sie nicht regelmäßig kleine Veränderungen in Ihr Training einbauen, können sich Ihre Muskeln nicht in der Form weiterentwickeln, wie Sie es sich wünschen. Denn nur wenn sich Ihre Muskeln regelmäßig an neue Reize gewöhnen müssen, entwickeln sie sich stetig weiter.

Dieses Buch bietet Ihnen bereits 120 verschiedene Möglichkeiten, Ihr Training zu variieren. Darüber hinaus sollten Sie zwei weitere, sehr einfache Variationsmöglichkeiten für Ihr Training immer im Kopf behalten:

Führen Sie die Übungen mitunter im Sitzen aus. Kurzhantel- oder Curlübungen werden meist im Stehen ausgeführt. Wenn Sie sie aber ab und zu im Sitzen trainieren, können Sie die Zielmuskulatur effektiver trainieren. Bei der sitzenden Ausführung muss das Gewicht um etwa 20 % reduziert werden, da hier wirklich nur die gewünschte Muskulatur trainiert wird und z. B. Ihre Rückenmuskeln nicht mit beansprucht werden. Wenn Sie keine Bank zur Verfügung haben, können Sie sich stattdessen auch hinknien. Achten Sie in diesem Fall streng darauf, dass Sie Ihren Rücken gerade und in einer Linie mit Ihren Oberschenkeln halten.

Stoppen Sie Ihre Bewegung. Eine weitere Möglichkeit, Ihr Training auf einfache Weise zu variieren, besteht darin, kurze Pausen einzulegen: Während Sie das Gewicht heben oder senken, halten Sie die Bewegung für einen kurzen Moment an. Dies bewirkt eine höhere Belastung und damit eine schnellere Ermüdung des zu trainierenden Muskels. Ferner trainiert es Koordination und Balance.

UM INS TRAINING EINZUSTEIGEN, MÜSSEN SIE KEIN EXPERTE SEIN

In welcher Form und in welchem Umfang Sie Ausdauertraining in Ihr Training einfügen, hängt von Ihren Zielen ab. Doch unabhängig davon, für welchen Trainingsplan Sie sich entscheiden, sollte ein gewisses Maß an Ausdauertraining immer dazugehören.

Untersuchungen haben gezeigt, dass ein 20-minütiges Ausdauertraining mittlerer Intensität 3 x pro Woche günstige Effekte auf die Ausdauerleistung hat.

Natürlich bedeutet das nicht, dass man den Umfang nicht auch erweitern oder reduzieren kann, doch scheint das angegebene Maß das Minimum zur Entwicklung der Ausdauer zu sein.

Der Sportler, der nach dem *Muskel-Sofort-* oder dem *Kraft-Sofortprogramm* trainiert, ist erpicht darauf, nicht zu viele Kalorien zu verbrennen, um das Muskelwachstum nicht zu mindern. Dennoch sollten auch diese Sportler zu Gunsten ihrer Gesundheit ein gewisses Maß an Ausdauertraining in ihr Training einbauen.

Wer dagegen nach dem *Fett-Weg-Sofortprogramm* trainiert, sollte sein Ausdauertraining so gestalten, dass er in jedem Training zusätzliche Kalorien verbrennt, um möglichst schnell an Gewicht zu verlieren.

Trainierende des *Ganzkörper-Sofortprogramms* streben zum einen nach einem schlank aussehenden, zum anderen aber eben auch gut funktionierenden Körper. Ihr Ziel ist es, Aussehen und Ausdauer gleichermaßen zu verbessern.

Was Sie hierüber wissen müssen:
Wir beginnen mit ein wenig einfacher Mathematik:

Die Ausgangszahl ist 220. Hiervon ziehen Sie Ihr Lebensalter ab. Wenn Sie z. B. 30 Jahre alt sind, bedeutet das 220–30. Sie erhalten in diesem Fall den Wert 190.

Um mit dem Ausdauertraining zu beginnen, ist das die einzige Zahl, die Sie wissen müssen. Es handelt sich hierbei um Ihre *maximale Herzfrequenz* (MHF), die maximale Anzahl an Pulsschlägen pro Minute.

Dies ist zwar nur ein ungefährer Wert, doch ist dies die Methode, die von allen führenden Wissenschaftlern in der Literatur angewandt wird.

Natürlich kann man diesen Wert auch genauer ermitteln. Dies ist aber recht aufwändig und nur über einen Ausbelastungstest möglich.

Ausdauertraining bedeutet zunächst nichts anderes, als Ihre Herzfrequenz für eine bestimmte Zeit bis zu einem bestimmten Wert zu erhöhen. Dabei ist es zunächst nicht wichtig, wie hoch genau Ihre Herzfrequenz ist, Kalorien werden in jedem Falle verbrannt.

Das erzielte Ergebnis, hängt dann davon ab, wie lange Sie welche Herzfrequenz halten.

50-60 % IHRER MHF

Hierbei handelt es sich um den Trainingsbereich niedriger Intensität.
In diesem Bereich trainieren Sie z. B. zum Aufwärmen Ihrer Muskulatur oder am Ende einer harten Belastung zum Cool down. Dieser Bereich ist unter anderem geeignet für Trainierende, die ihren Muskelumfang erhalten wollen, aber aus Gesundheitsgründen ein wenig Ausdauertraining einbauen wollen.

60-70 % IHRER MHF

Dies ist die optimale Zone, um effektiv Fette zu verbrennen. Daher ist dieser mittlere Intensitätsbereich auch der populärste aller Trainingsbereiche.

70-80 % IHRER MHF

Das Training in diesem hohen Intensitätsbereich verfolgt verschiedene Ziele:

Es ist z. B. geeignet für Sportler mit nur geringem Zeitbudget, die mit wenig Aufwand versuchen, möglichst effizient Fette zu verbrennen. Außerdem trainiert es sehr effektiv die Herz- und Lungenkapazität. Es verschiebt Ihre aerobe Schwelle nach oben und verbessert damit spürbar Ihre Ausdauer. Außerdem hat es positive gesundheitliche Auswirkungen und vermindert das Risiko von Herz-Kreislauf-Erkrankungen. Doch eignet sich das Training in diesem hohen Intensitätsbereich nicht für Sportler, die Muskelumfang und Maximalkraft erhalten wollen, da es schlanke Muskelfasern produziert und mitunter auch zu Muskelabbau führt.

80 % UND MEHR

Es ist zwar möglich, in einem Herzfrequenzbereich von über 80 % zu trainieren, doch die meisten Leser dieses Buches wollen zwar einen sportlichen Körper ausbilden, sind aber nicht darauf aus, sich bis an ihre Grenzen oder darüber hinaus zu belasten. Somit ist dieser Herzfrequenzbereich Ausdauersportlern hohen Niveaus vorbehalten, die ihre maximale Sauerstoffaufnahmefähigkeit (VO_2max) verbessern wollen.

Vielleicht scheint Ihnen das Training in diesem Herzfrequenzbereich besonders geeignet zu sein, *noch mehr* Kalorien in kurzer Zeit zu verbrennen. Doch dies ist ein falscher Schluss. Denn diese Trainingsform ist sehr hart für den Körper und gleichzeitig mit einem hohen Verletzungsrisiko verbunden.

NOCH EINE KLEINIGKEIT VOR DEM START ...

In diesem Buch finden Sie 120 verschiedene Übungen, um Ihr Training zu variieren. Nutzen Sie sie, um regelmäßig Abwechslung in Ihr Training zu bringen!

Nach einiger Zeit verbrennt Ihr Körper bei den gleichen Übungen weniger Kalorien und nutzt weniger Muskelfasern. Die Effektivität Ihres Trainings geht zurück. Um diesen Teufelskreis zu unterbrechen, müssen Sie regelmäßig kleine Veränderungen in Ihr Training einbauen.

Wie bereits an früherer Stelle erwähnt, gewöhnt sich Ihr Körper innerhalb von 5-6 Trainingseinheiten an neue Belastungen und kann sich nach einer Weile nicht mehr weiterentwickeln, wenn er nicht wieder neu gefordert wird. Daher nutzen Sie diesen Übungsreichtum, um neue Übungen in Ihr Training einzufügen, auch wenn Ihre wöchentlich verfügbaren Zeitfenster gleich bleiben.

Auch wenn Sie regelmäßig 4 x pro Woche trainieren, wechseln Sie von 3 x pro Woche zu 5 x pro Woche. Haben Sie 45 Minuten Zeit, trainieren Sie mal 30, mal 60 Minuten. Variieren Sie so Ihr Training alle 1-2 Monate, um Herz und Muskulatur wieder aufs Neue zu fordern.

Viele Trainierende neigen dazu, Trainingsformen, die sich als wirksam erwiesen haben, nicht zu verändern. Doch in Wirklichkeit führt genau dieser Mangel an Neuerungen meist dazu, Weiterentwicklung zu hemmen.

Ob Sie nun darauf abzielen, Fette zu verbrennen, Ihren Brustumfang zu vergrößern oder die gesamte Körpermuskulatur zu entwickeln: Alle diese Veränderungen sind das Ergebnis von Trainingsreizen, denen Sie Ihren Körper ausgesetzt haben. Doch bedenken Sie, dass Ihr Körper auf neue Reize immer mit Anpassung reagiert, weniger Kalorien benötigt, weniger Muskelfasern zur Verrichtung der Arbeit benutzt. Kurzum: Der Trainingseffekt wird herabsetzt. Diesen Teufelskreis müssten

Sie unterbrechen, indem Sie regelmäßig neue Übungen in Ihr Training einbauen. Sollte Sie Ihre berufliche Belastung regelmäßig dazu nötigen, Ihr Training zu variieren, können Sie aus der Not eine Tugend machen. Trainingszeit, -intensität, -dauer und -inhalt ständig Ihren Zeitverhältnissen anzupassen, erweist sich dann sogar als Vorteil. Unsere 48 „Anytime-Exercises" in Kapitel 4 können auf verschiedene Arten und mit unterschiedlichen Geräten trainiert werden. Wenn Sie also z. B. den Drei-Tage-Plan mit acht Übungen wählen, müssen Sie nur alle paar Wochen andere Übungen aussuchen und schon fühlt es sich für Ihren Körper an, als würden Sie etwas komplett Neues trainieren.

Eine letzte Anmerkung.....

Bevor Sie nun die Trainingspläne in diesem Buch in Angriff nehmen, sollten Sie eines wissen:

Die positiven Veränderungen, die wir von unserem Körper erwarten – Reduktion von Körperfett, Aufbau von Muskulatur, Stemmen höherer Gewichte, Toleranz von intensiverem oder umfangreicherem Training –, stellen sich nicht immer sofort, und vor allem nicht kontinuierlich ein. Vielleicht sind Ihre Fortschritte in der Anfangsphase immens und dann stagnieren Sie für eine längere Zeit. Wahrscheinlich treten regelmäßig Tage oder Wochen auf, in denen Sie eventuell sogar Rückschritte bemerken. Sollte dies der Fall sein, dann stellen Sie bitte nicht sofort Ihr Training in Frage. Meist ist es nicht das Training, welches nicht angemessen ist, sondern die Lebensumstände, die Erfolg und Leistungszuwachs nicht zu jedem Zeitpunkt möglich machen.

Sie wissen bereits, wie sich Übertraining auf Ihren Trainingsfortschritt auswirken kann. Doch es gibt viele andere Umstände, die zu Trainingsrückschritten führen, wie veränderte Ess- bzw. Schlafgewohnheiten oder täglicher Stress.

Die meisten Trainierenden stellen in einer Phase des Stagnierens viel zu schnell ihr Trainingsprogramm in Frage und berauben sich damit selbst des Erfolgs, den sie auf Grund ihres harten Trainings eigentlich verdient hätten.

Wann immer Sie Rückschritte in Ihrer Form bemerken, bedenken Sie, dass die Ursachen wahrscheinlich außerhalb Ihres Trainings liegen. Anstatt über Veränderungen Ihres Trainingsprogramms nachzudenken, gehen Sie zurück zu diesem Kapitel und beantworten Sie aufs Neue die folgenden Fragen. Wenn Sie eine von ihnen mit *ja* beantworten, ist dies vermutlich die Erklärung, warum Ihr Körper nicht in der Lage ist, zu geben, was Sie von ihm erwarten.

1. Hatten Sie heute übermäßigen Stress bei der Arbeit oder zu Hause?
2. Haben Sie in der letzten Nacht weniger als 8 Stunden geschlafen?
3. Haben Sie heute weniger als 2 Liter Wasser, Saft oder Milch getrunken?
4. Haben Sie heute weniger als 5 Portionen Obst oder Gemüse gegessen?
5. Haben Sie heute mehr als 60 g Fett zu sich genommen?
6. Haben Sie heute weniger als 250 g Eiweiß (Fisch, Huhn oder mageres Fleisch) gegessen?
7. Haben Sie heute Alkohol getrunken?
8. Führen Sie schon seit über 2 Monaten exakt die gleichen Übungsformen aus?

KAPITEL 4

IHRE 48 „ANYTIME-EXERCISES“

4

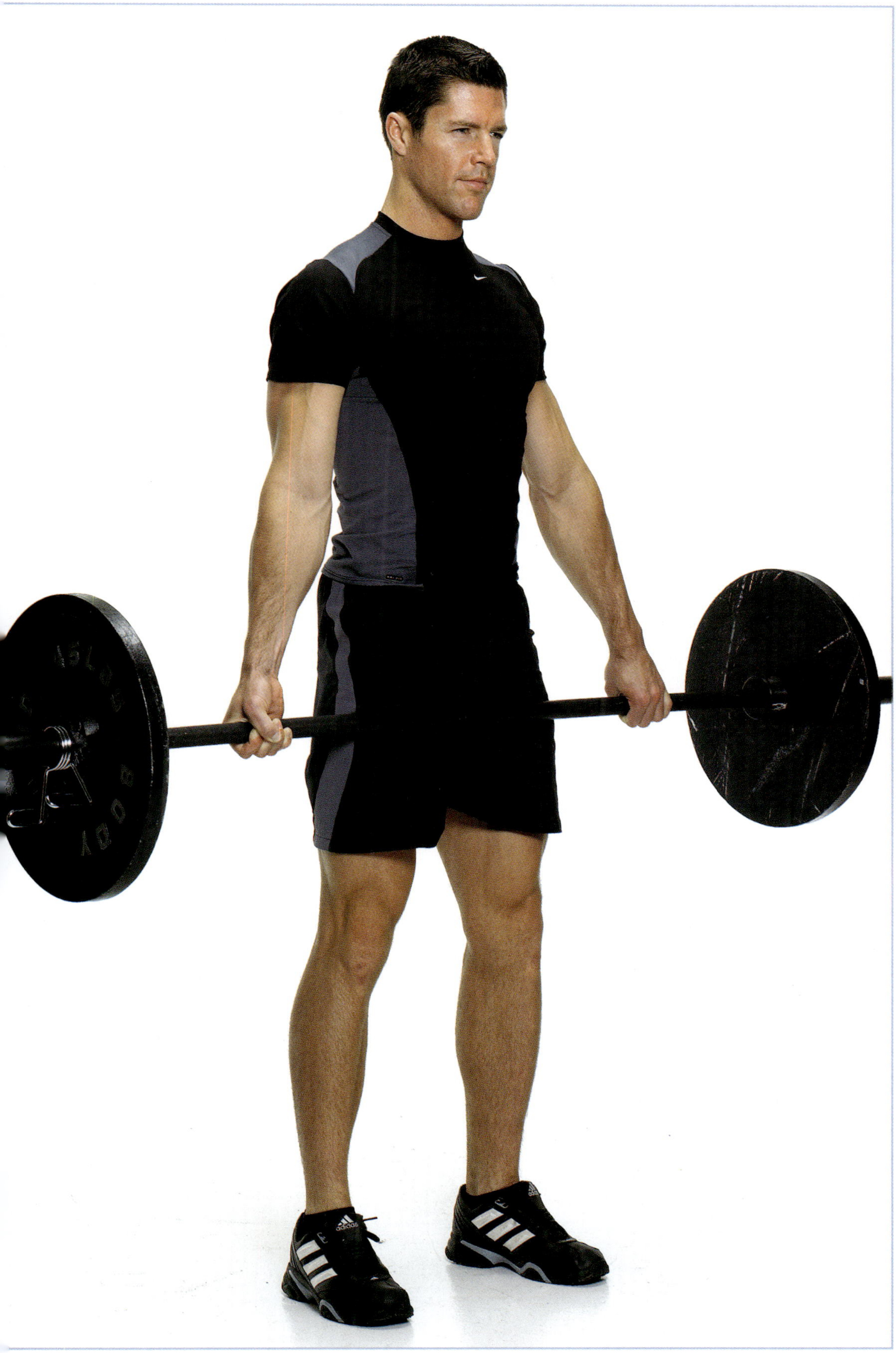

SIE WISSEN, WIE VIELE TAGE SIE PRO WOCHE TRAINIEREN WOLLEN

Sie wissen, wie viel Zeit Sie pro Training investieren wollen? Und Sie wissen auch, mit welchem Trainingsziel Sie trainieren? Gut, dann müssen Sie nur noch die richtigen Übungsformen aussuchen und schon geht es los. Doch was bedeutet eigentlich „Anytime-Exercise"?

„Anytime-Exercise" heißt, dass dies, unabhängig davon, wo Sie sich befinden, was Sie über Training bereits wissen, welche Ziele Sie verfolgen, dies die richtigen Übungen für Sie sind. Um dieses Buch richtig anzuwenden, müssen Sie keine Vorkenntnisse im Fitnessbereich haben.

Im Gegensatz zu anderen Büchern, wo Übungen nach Muskelgruppen unterteilt sind, sind die Übungen alphabetisch geordnet, sodass Sie sie sehr schnell finden können. Wenn Sie nicht wissen, welche Übung welche Muskelgruppe trainiert, finden Sie unterhalb jedes Übungsnamens Informationen. Hier wird jeweils erläutert, welche Muskelgruppe trainiert wird. Die 48 „Anytime-Exercises" geben Ihnen immer ausreichend Möglichkeiten, Ihr Training Ihren Lebensumständen anzupassen. Wo immer Sie sich gerade aufhalten, Sie finden die passenden Übungen.

MACHEN SIE ALLES RICHTIG FÜR OPTIMALE ERGEBNISSE!

Sollten Sie jemals andere wegen ihres schönen Körpers bewundert haben, ist diese Zeit jetzt vorbei! Andere haben vielleicht nicht mehr trainiert, sondern nur richtiger. Ihr Geheimnis ist nicht, noch mehr zu trainieren, sondern zu wissen, *wie* trainiert werden muss. Manchmal sind es kleinste Veränderungen, die eine Übung völlig nutzlos machen und vielleicht sogar Muskelgruppen unnötigem Stress aussetzen. Sie sollten daher versuchen, von Beginn an alle Übungen richtig auszuführen.

Wenn Sie den Anleitungen in diesem Buch folgen, gelingt Ihnen das und Sie können mit jeder Übung den maximalen Effekt erzielen, um aus Ihrem Körper das Letzte herauszuholen.

Wenn Sie die nötigen Geräte zur Verfügung haben, sollte Ihr Training immer mit den ersten Übungen jeder Sektion beginnen. Nur für den Fall, dass Ihnen nicht die passenden Geräte zur Verfügung stehen oder Sie vielleicht eine besondere Herausforderung suchen, können Sie gleich zu Beginn andere Übungen aussuchen. Auf diesen Fall wird aber später noch einmal eingegangen.

SIE HABEN ZUSÄTZLICHE GERÄTE?

Wer Mitglied in einem Fitnesscenter ist oder einen gut ausgestatteten Fitnessraum zu Hause hat, vielleicht auch Trainingspartner, die ebenfalls über viele Geräte verfügen, ist natürlich im Vorteil, denn er kann seine Übungen umso variationsreicher gestalten. Letztendlich führt jede zusätzliche Variation zu noch intensiverem Training, noch mehr Fettab- und Muskelaufbau.

SIE HABEN GAR KEINE GERÄTE?

Die meisten Fitnessbücher setzen eine Vielzahl an Geräten voraus. Dies kann für Sportler zum Problem werden, wenn sie nämlich z. B. kein Geld haben, um sich Geräte anzuschaffen, wenn sie vielleicht in einem Hotel untergebracht sind, das gerade mal eben über fließendes Wasser verfügt, aber natürlich nicht über einen Kraftraum. In diesem Fall helfen Ihnen die 48 „Anytime-Exercises". Sie sind auch ohne Geräte immer und überall durchführbar.

Bei jeder der Übungen ist eine Version angegeben, bei der Sie nichts weiter als ein Paar Kurzhanteln benötigen. Wenn nichts vermerkt ist, dann wird die Originalversion bereits mit Kurzhanteln – oder nur mit Eigengewicht – durchgeführt.

Das Geheimnis, in Form zu kommen, besteht nicht etwa darin, wie viel trainiert wird, sondern wie man trainiert. Achtung: Kleinste Veränderungen im Bewegungsablauf können eine Übungsform schon völlig sinnlos machen!

Bei allen Übungen ist zu beachten, dass, sofern es nicht ausdrücklich anders vermerkt ist, Ellbogen- und Kniegelenke zu keinem Zeitpunkt völlig durchgestreckt sind, sondern immer ein wenig Spiel haben!

Wenn Sie nun die Zeit und ein Paar Kurzhanteln zur Verfügung haben, kann das Training losgehen – jeden Tag, jede Woche, bis ans Ende Ihres Lebens, wenn Sie wollen.

WAS GENAU IST EIGENTLICH „LIGHT WEIGHT"?

Sie werden feststellen, dass einige der „Anytime-Exercises" leichte Medizinbälle, Kurz- oder Langhanteln erfordern. Da nun aber, was für den einen leicht ist, für den anderen erfahrungsgemäß schon ziemlich schwer sein kann, ist an dieser Stelle eine kleine Einführung notwendig: Sie sollten jedes Training mit dem Mindestgewicht beginnen und dann kontinuierlich und in kleinen Schritten das Gewicht steigern - so lange, bis Sie die geforderte Wiederholungszahl schaffen.

Wenn Sie z. B. eine Übung mit einer oder zwei *leichten Kurzhanteln* durchführen sollen, dann beginnen Sie mit einer 500-g-Hantel. Üblicherweise steigert sich das Gewicht von Kurzhanteln erst in 500-g-Schritten, dann in 1-kg- und ab 10 kg Gewicht schließlich in 2,5-kg-Schritten.

Ist eine Übung mit einer leichten *Langhantel* durchzuführen, dann beginnen Sie mit der Hantelstange ohne zusätzliches Gewicht. Eine normale, 1,50-2 m lange Hantelstange wiegt üblicherweise 6-10 kg. Eine 2 m lange, olympische Langhantelstange z. B. wiegt ca. 25 kg. Die kürzere, ca. 1,50 m lange Stange dagegen wiegt etwa 15 kg.

Sobald Ihnen das Gewicht zu leicht erscheint, können Sie auf jeder Seite der Stange 1 kg Gewicht auflegen.

Beim Training mit dem leichten *Medizinball* beginnen Sie mit dem leichtesten Ball, den Sie finden können (ca. 1 kg). Das Gewicht von Medizinbällen steigt dann meist in 1-kg-Schritten.

Die „Anytime-Exercises" Checkliste

1. BENCH PRESS (BANKDRÜCKEN)
2. BENT-OVER REVERSE RAISE (REVERSE RAISE VORGEBEUGT)
3. BENT-OVER ROW (RUDERN VORGEBEUGT)
4. BICEPS CURL
5. CHEST FLY (BRUST FLY)
6. CLOSE-GRIP PULLDOWN (PULLDOWN GESCHLOSSEN, ODER „KLIMMZUG")
7. CRUNCH
8. DEADLIFT
9. DECLINE PRESS
10. DIPS
11. FRONT RAISE (FRONTHEBEN)
12. FRONT SQUAT (KNIEBEUGE)
13. GOOD MORNING
14. HAMMER CURL
15. INCLINE FLY
16. INCLINE PRESS
17. KICKBACK
18. LATERAL RAISE (HEBEN SEITLICH)
19. LAT PULLDOWN (LATZIEHEN)
20. LEG CURL (BEIN CURL)
21. LEG EXTENSION (BEIN EXTENSION)
22. LUNGE (AUSFALLSCHRITT)
23. LYING TRICEPS PRESS (TRIZEPSPRESSE LIEGEND)
24. ONE-ARM ROW (RUDERN EINARMIG)

25. ONE-ARM TRICEPS EXTENSION (TRIZEPS EXTENSION EINARMIG)
26. POWER CLEAN
27. PREACHER CURL
28. PULLOVER
29. PUSH PRESS
30. REVERSE CRUNCH
31. REVERSE CURL
32. REVERSE LUNGE
33. SEATED CALF RAISE (WADENHEBEN SITZEND)
34. SEATED SHOULDER PRESS (SCHULTERPRESSE SITZEND)
35. SEATED TRICEPS EXTENSION (TRIZEPS EXTENSION SITZEND)
36. SHRUG (SCHULTERHEBEN)
37. SIDE LUNGE (LUNGE SEITLICH)
38. SIDE RAISE
39. SQUAT (KNIEBEUGE)
40. STANDING CALF RAISE (WADENHEBEN IM STAND)
41. TRICEPS PUSHDOWN
42. TWISTING CRUNCH (CRUNCH SEITLICH)
43. TWISTING LEG THRUST (BEINHEBEN SEITLICH)
44. TWISTING TOE TOUCH (ZEHENTIPPEN SEITLICH)
45. UPRIGHT ROW (RUDERN AUFRECHT)
46. V-UP MIT TWIST (V-UP MIT DREHUNG)
47. WRIST CURL (HANDGELENK CURL)
48. WRIST EXTENSION (HANDGELENKSTRECKUNG)

ANYTIME-EXERCISE NR. 1 „BENCH PRESS“

WELCHE MUSKELN ARBEITEN? BRUST, VORDERER DELTAMUSKEL, TRIZEPS

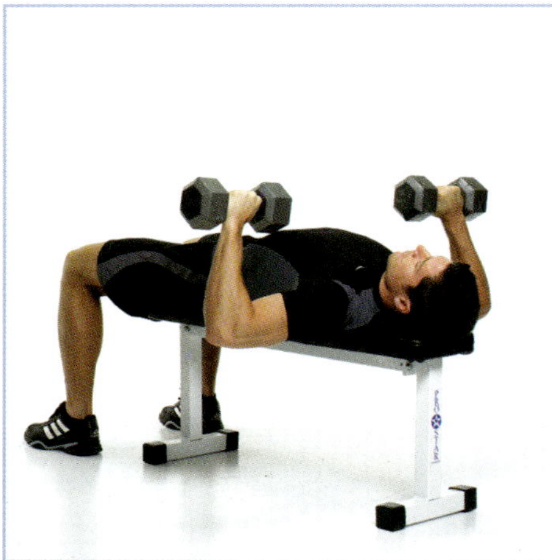

Optimales Ergebnis durch genaue Ausführung!

Sie liegen rücklings auf einer Hantelbank. Die Beine sind angewinkelt, die Füße stehen flach auf dem Boden. In beiden Händen halten Sie eine Kurzhantel, jeweils auf beiden Seiten neben der Brust. Die Arme sind um 90° gebeugt, beide Handflächen zeigen zu den Knien. Nun drücken Sie das Gewicht mit beiden Händen gleichzeitig nach oben, bis die Arme gestreckt sind. Dann führen Sie die Arme langsam wieder in die Ausgangsposition zurück und wiederholen die Übung.

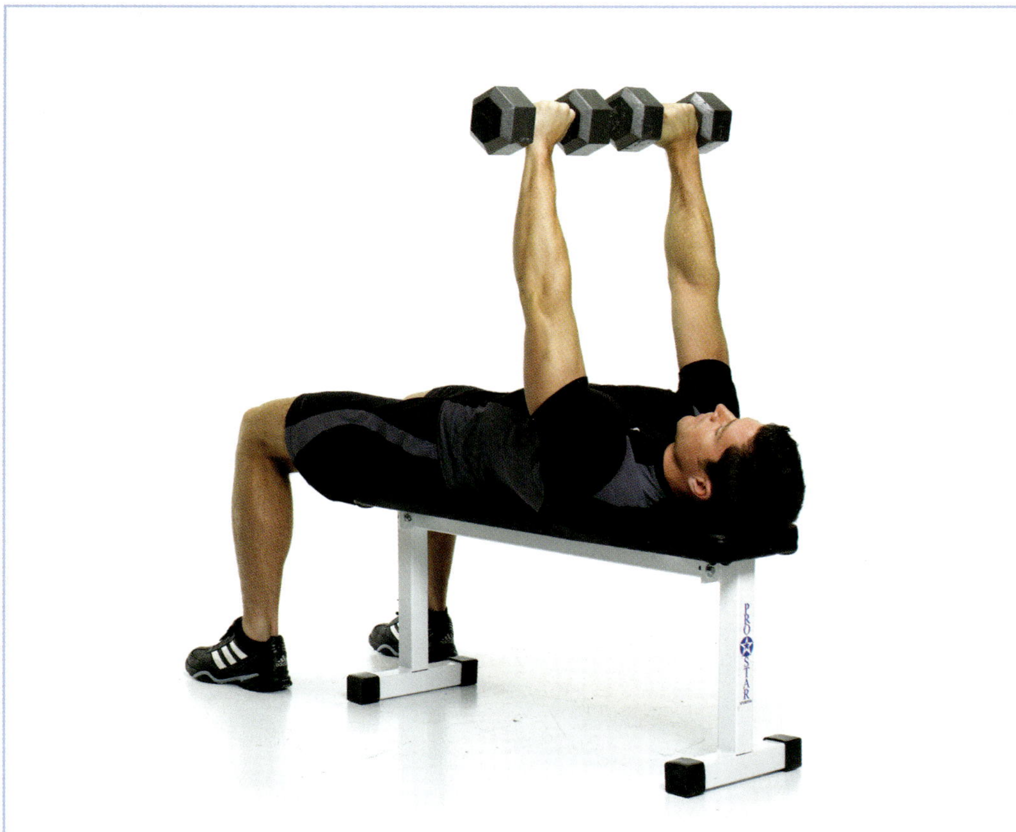

Sie haben zusätzliches Material?

Wenn Sie eine Langhantel zur Verfügung haben, können Sie die Übung auch hiermit ausführen. Sie nehmen die gleiche Ausgangsposition ein und fassen die Hantel dabei etwas weiter als schulterbreit. Dann nehmen Sie sie aus der Halterung und halten Sie sie zunächst einmal mit gestreckten, senkrecht zum Boden stehenden Armen. Dann lassen Sie die Hantel so weit absinken, bis sie Ihre Brust berührt, um sie schließlich wieder nach oben zu drücken. Wiederholen Sie die Übung.

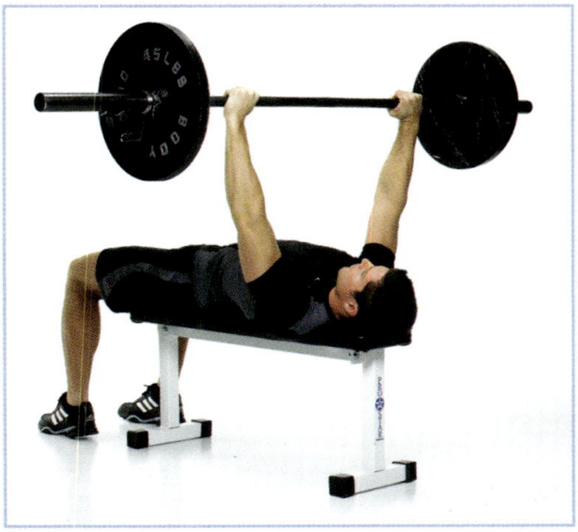

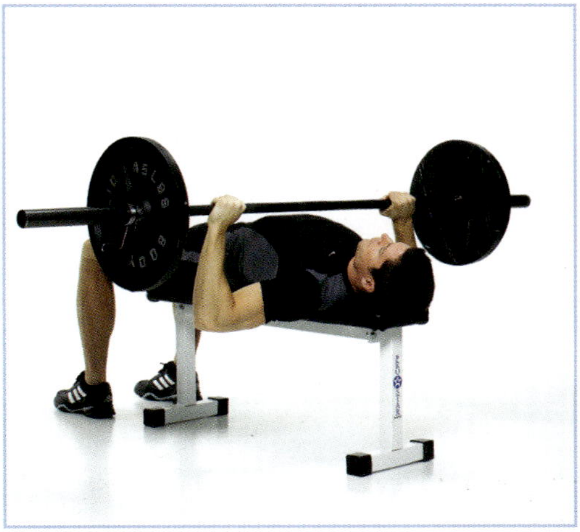

Sie haben gar kein Material?

Wenn Sie gar keine Geräte zur Verfügung haben, können Sie ebenso gut Liegestütze durchführen. Hierbei stützen Sie sich mit schulterbreit geöffneten Händen auf den Boden, die Arme sind gestreckt. Beide Beine sind geschlossen und ebenfalls gestreckt. Die Füße zeigen nach innen und nur die Fußballen berühren den Boden. Von Kopf bis Fuß sollte Ihr Körper nun eine Linie bilden, während der Blick zum Boden gerichtet ist. Senken Sie jetzt Ihren Körper so weit ab, bis die Oberarme parallel zum Boden sind, ohne dabei den Kopf zu bewegen. Nach einer kurzen Pause drücken Sie Ihren Körper wieder nach oben. Wiederholung.

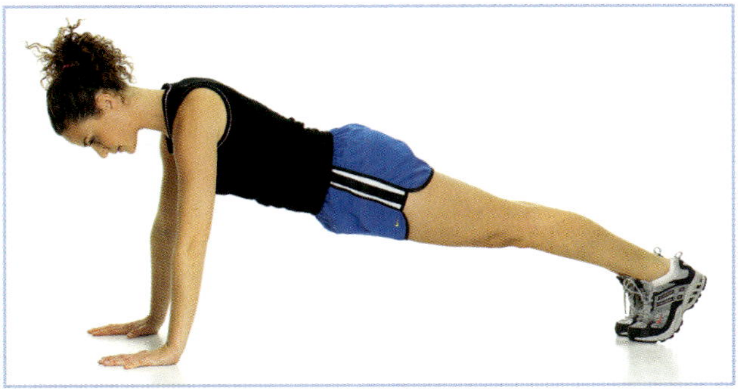

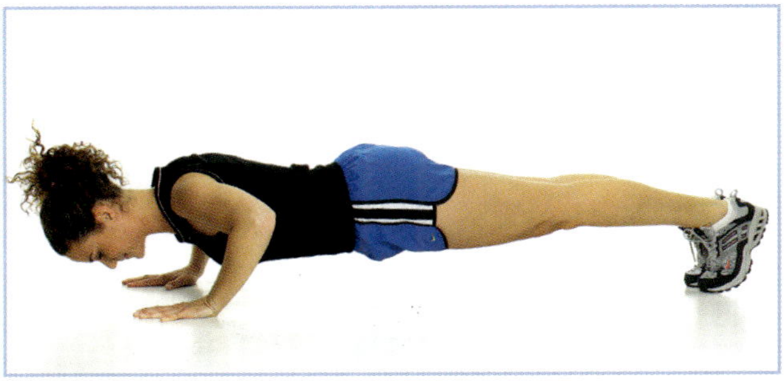

ANYTIME-EXERCISE NR. 2 „BENT-OVER REVERSE RAISE“

WELCHE MUSKELN ARBEITEN? HINTERER DELTAMUSKEL UND MITTLERER TRAPEZIUSMUSKEL

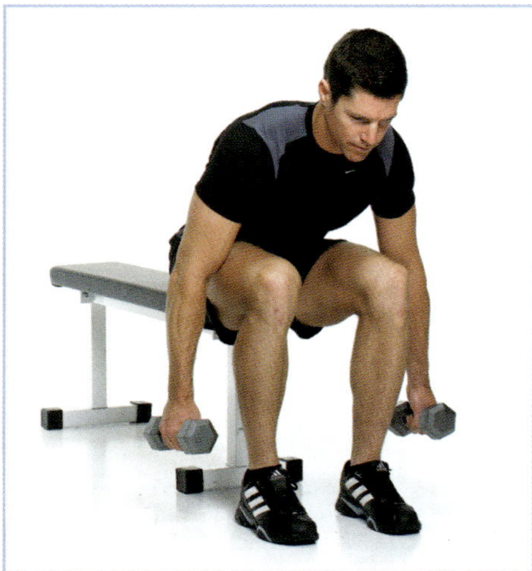

Optimales Ergebnis durch genaue Ausführung!

Setzen Sie sich mit zwei leichten Kurzhanteln ans Ende einer Hantelbank. Beide Arme hängen seitlich gestreckt herunter, die Handflächen zeigen zueinander. Lehnen Sie sich so weit nach vorne, bis Oberkörper und Oberschenkel etwa einen 45°-Winkel bilden. Nun heben Sie Ihre Arme hinter Ihrem Körper an, bis sie parallel zum Boden sind. Sie bleiben hierbei ständig gestreckt. Dann lassen Sie die Arme langsam wieder zur Ausgangsposition sinken und wiederholen die Übung.

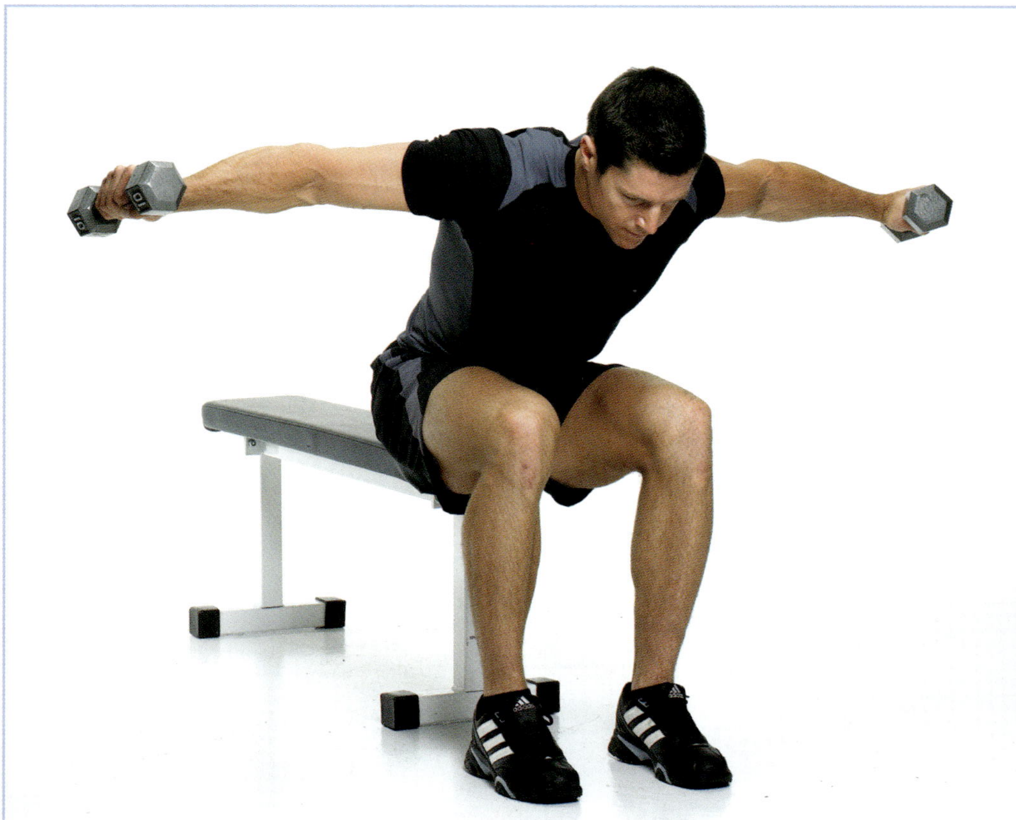

Sie haben zusätzliches Material?
Wenn Sie über einen Kabelzugturm mit niedrigem Zug verfügen, können Sie dieselbe Übung auch hier ausführen. Sie stehen mittig zwischen den beiden Kabeltürmen mit den Füßen schulterbreit auseinander und mit den Beinen leicht gebeugt. Ihr Oberkörper ist parallel zum Boden vornübergebeugt, wobei der Rücken gestreckt ist. Nun nehmen Sie die Griffe mit beiden Händen über Kreuz vor den Körper. Die Handrücken zeigen zueinander. Sie heben jetzt langsam die Arme seitlich nach oben, bis sie sich parallel zum Boden befinden. Die rechte Hand zieht am linken Seil, die linke Hand am rechten Seil. Dann senken Sie die Arme langsam wieder herab und wiederholen die Übung.

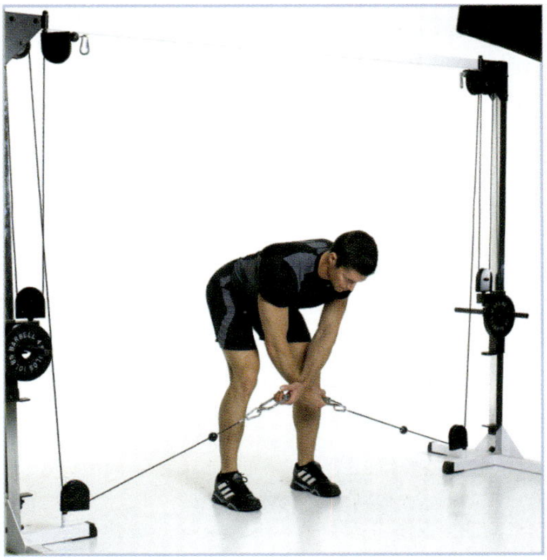

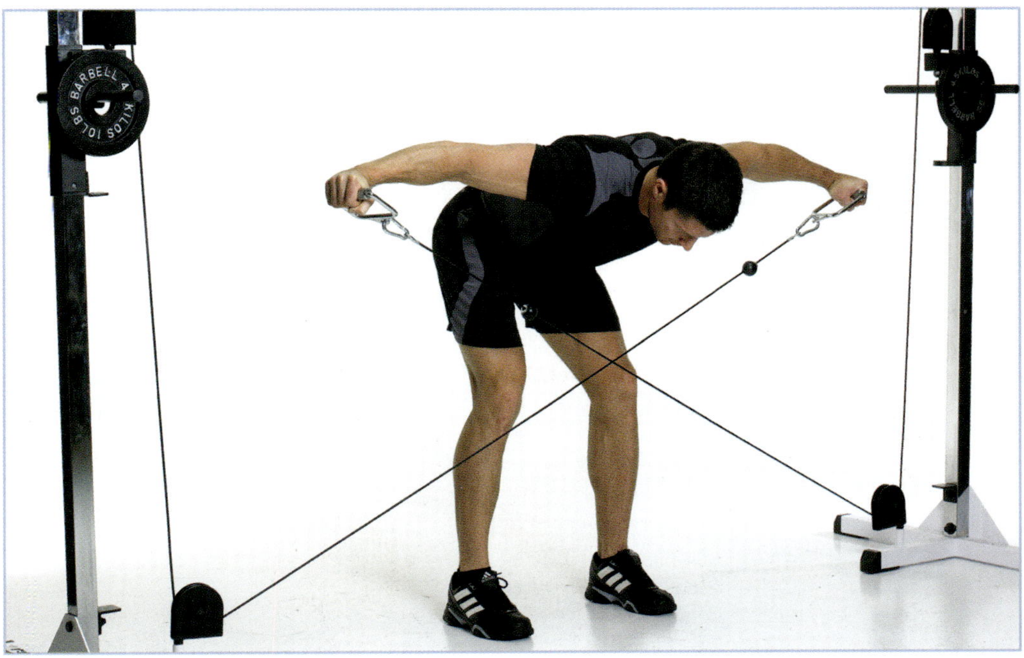

ANYTIME-EXERCISE NR. 3 „BENT-OVER ROW"

WELCHE MUSKELN ARBEITEN? M. LATISSIMUS DORSI, M. TRAPEZIUS, HINTERER DELTAMUSKEL, BIZEPS

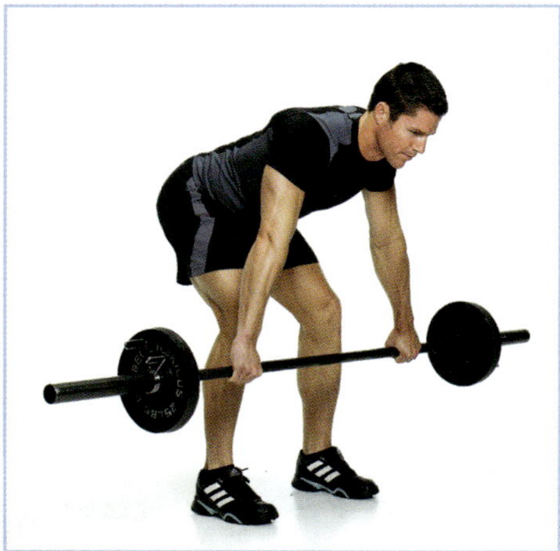

Optimales Ergebnis durch genaue Ausführung!

Sie stehen mit leicht gebeugten Knien und den Füßen schulterbreit auseinander auf dem Boden. Vor Ihnen liegt eine Langhantelstange. Sie beugen Ihren Oberkörper nach unten, bis der Rücken etwa parallel zum Boden zeigt. Nun greifen Sie die Stange etwas weiter als schulterbreit, wobei die Handrücken nach oben zeigen. Sie ziehen die Stange zum Körper, bis sie die Brust berührt, wobei Rücken und Beine ihre Position nicht verändern. Dann senken Sie die Stange langsam wieder, bis die Arme wieder gestreckt nach unten zeigen und wiederholen die Übung.

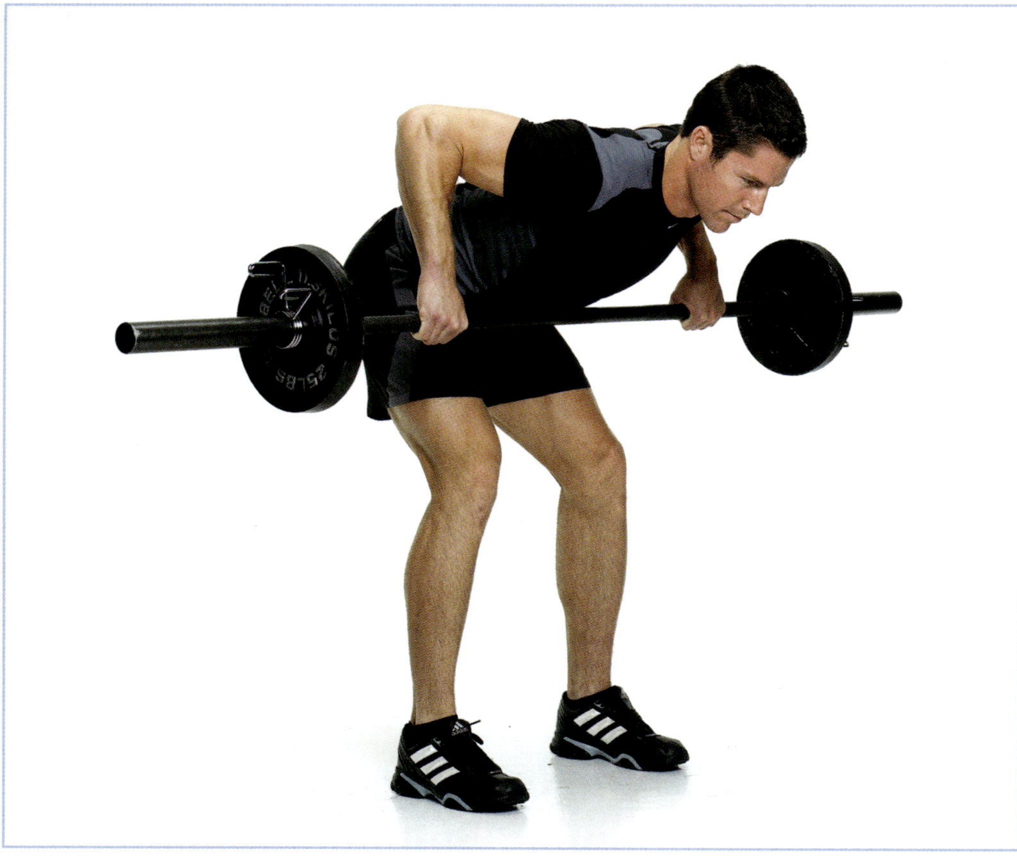

Sie haben zusätzliches Material?

Wenn Sie über einen Kabelzugturm mit niedrigem Zug und gerader Stange verfügen, können Sie die Übung auch hieran ausführen. Sie sitzen mit leicht gebeugten Knien auf dem Boden. Beugen Sie Ihre Hüfte und lehnen Sie sich vor, um die Stange zu greifen. (Die Hände sollten etwas weiter als schulterbreit greifen.) Dann lehnen Sie sich wieder zurück, bis der Rücken gestreckt ist. Achten Sie darauf, dass Sie den Rücken gerade halten und ihn nicht zu weit nach hinten beugen, da dies zu Rückenproblemen führen kann. Nun ziehen Sie die Stange an Ihren Körper heran, ohne dabei die Position von Beinen und Rücken zu verändern.

Anschließend strecken Sie die Arme wieder zurück zur Ausgangsposition und wiederholen die Übung.

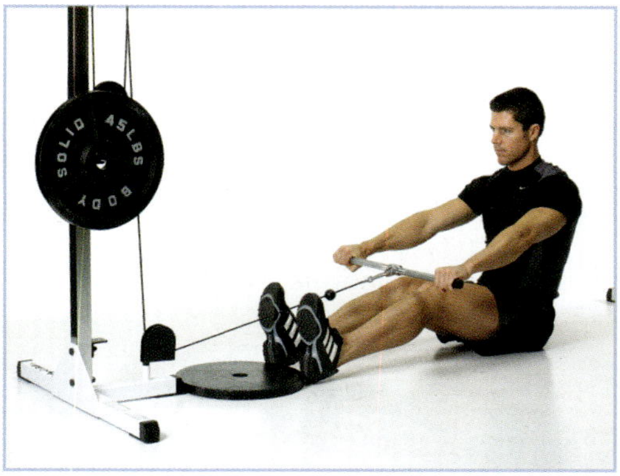

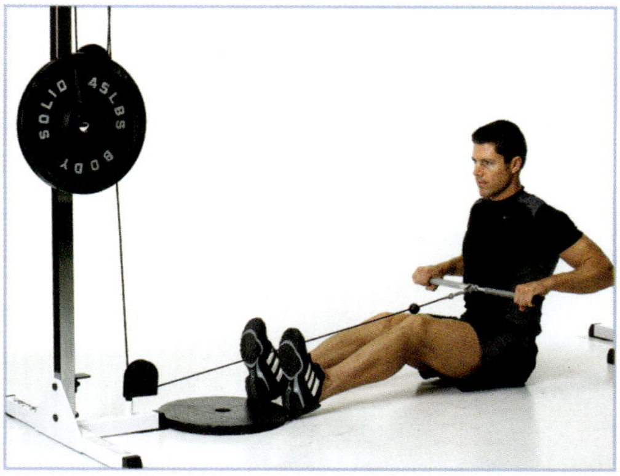

Sie haben gar kein Material?

Wenn Sie gar keine Geräte zur Verfügung haben, nehmen Sie zwei Kurzhanteln und halten Sie sie mit gestreckten, nach unten hängenden Armen, sodass die Handflächen zueinander zeigen. Nun beugen Sie Ihren Oberkörper in der Hüfte nach unten, bis der Rücken etwa parallel zum Boden zeigt. Die Knie sind nicht vollständig durchgestreckt. Nun ziehen Sie beide Hände zum Körper, bis die Hanteln die Seiten Ihrer Brust berühren. Nach einer kurzen Pause bewegen Sie die Arme in die Ausgangsposition zurück und wiederholen die Übung. Beachten Sie auch hier, dass nur die Arme bewegt werden, während der restliche Körper ruhig bleiben sollte.

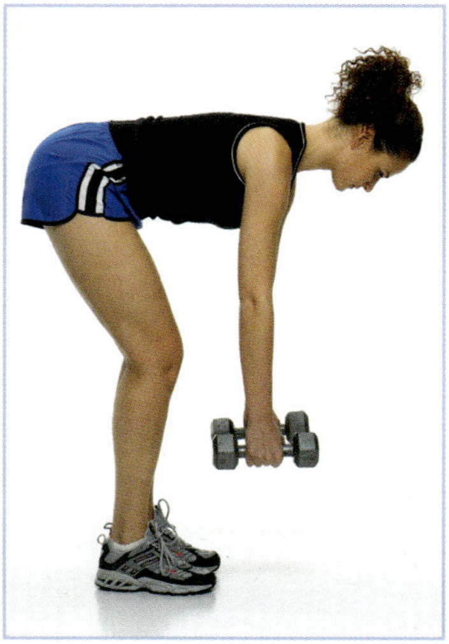

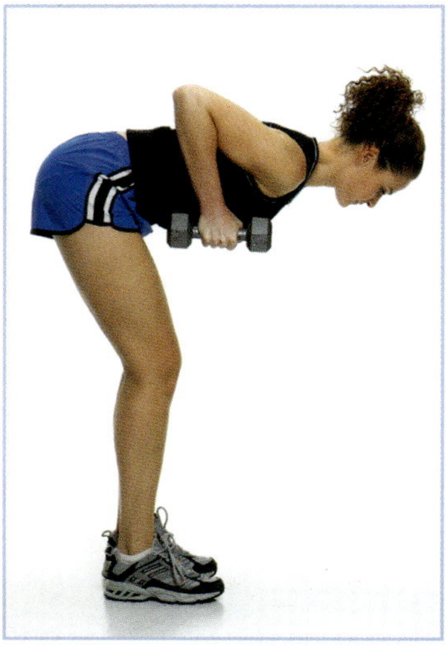

ANYTIME-EXERCISE NR. 4 „BICEPS CURL"

WELCHE MUSKELN ARBEITEN? BIZEPS UND UNTERARME

Optimales Ergebnis durch genaue Ausführung!

Sie halten mit ausgestreckten Armen eine Langhantel im Unterhandgriff, d. h., die Handflächen zeigen nach oben. Hände und Füße sind etwa schulterbreit geöffnet. In der Ausgangsposition berührt die Hantel Ihre Oberschenkel. Während der Bewegung bleiben Oberarme und Ellbogen fixiert. Die Unterarme bewegen nun die Stange zum Oberkörper, bis sie die Brust berührt. Dann wird die Stange wieder gesenkt und die Übung wiederholt.

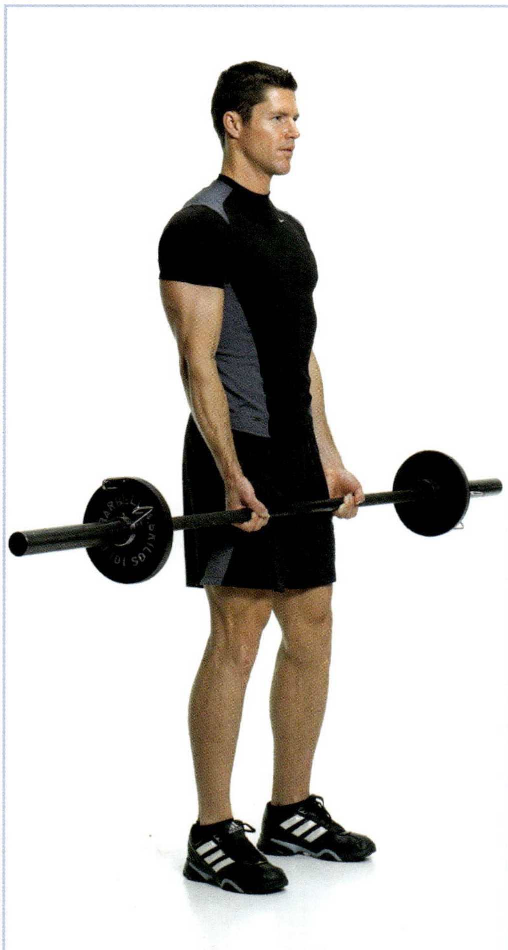

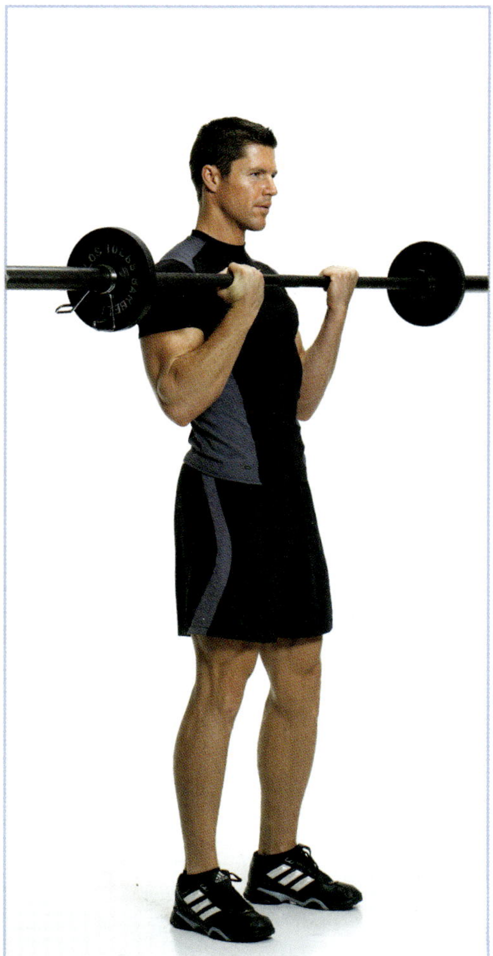

Sie haben zusätzliches Material?

Dann bringen Sie eine gerade Stange an einem Kabelzugturm mit niedrigem Zug an. Positionieren Sie sich in Blickrichtung Kabelturm in etwa 50 cm Entfernung und greifen Sie die Stange im Unterhandgriff, beide Handflächen zeigen nach oben. Fixieren Sie Ihre Ellbogen und bewegen Sie die Stange in Richtung Kinn. Dann lassen Sie die Stange wieder absinken und wiederholen die Übung.

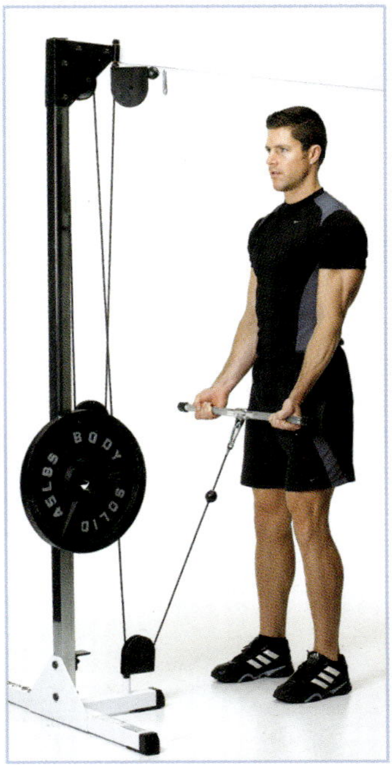

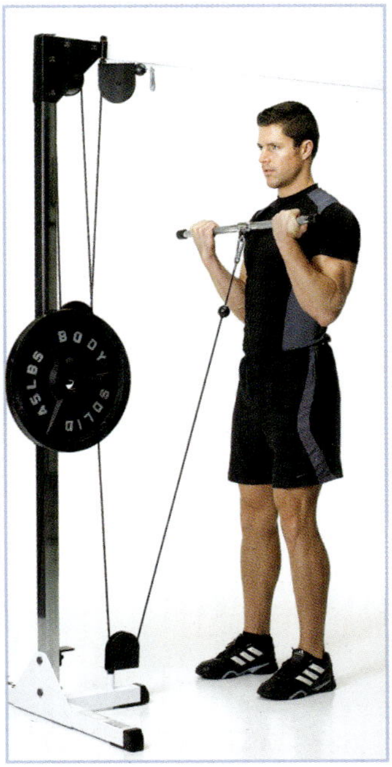

Sie haben gar kein Material?

Sie halten zwei Kurzhanteln, die Arme hängen seitlich am Körper herab. Die Handflächen zeigen nach vorne. Während Sie Ihren Rücken immer gerade halten, bewegen Sie nun Ihre Unterarme nach oben, bis die Gewichte auf Höhe Ihrer Schulter angekommen sind. Dann die Arme wieder sinken lassen und die Übung wiederholen.

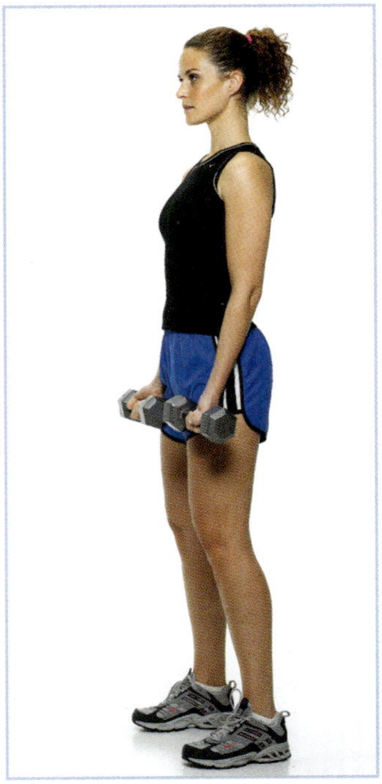

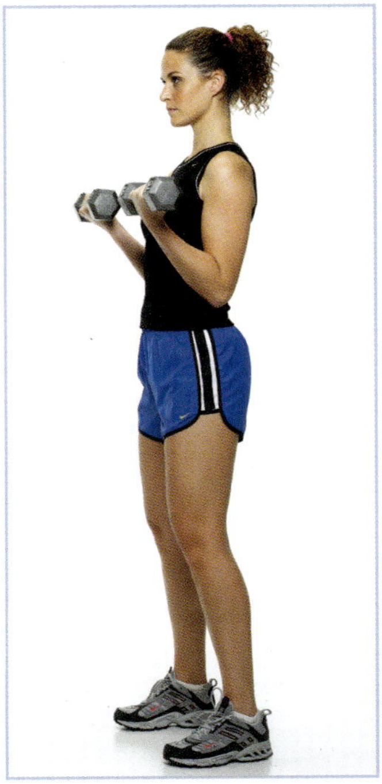

ANYTIME-EXERCISE NR. 5 „CHEST FLY"

WELCHE MUSKELN ARBEITEN? BRUSTMUSKELN, SCHULTERMUSKELN UND VORDERER SERRATUSMUSKEL (AM BRUSTKORB ENTLANG)

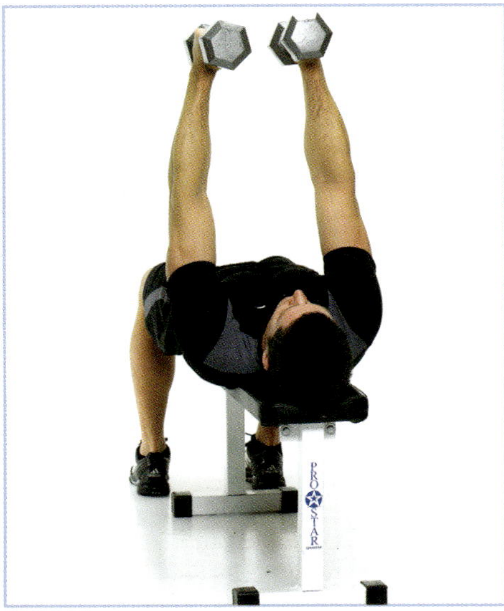

Optimales Ergebnis durch genaue Ausführung!

Sie liegen flach auf einer Hantelbank und halten eine Kurzhantel in jeder Hand. Ihre Beine sind angewinkelt, sodass die Füße flach auf dem Boden stehen. In der Ausgangsposition befinden sich die Arme mit leicht gebeugten Ellbogen oberhalb der Brust, wobei sich die Hanteln fast berühren und die Handflächen zueinander zeigen. Nun bewegen Sie Ihre Arme langsam in einem Bogen nach unten, bis die Oberarme waagerecht zum Boden sind und die Unterarme zu ihnen einen rechten Winkel bilden. Dann bewegen Sie die Arme im selben Bogen wieder nach oben, bis die Hanteln oberhalb der Brust wieder zusammenkommen. Anschließend wiederholen Sie die Übung.

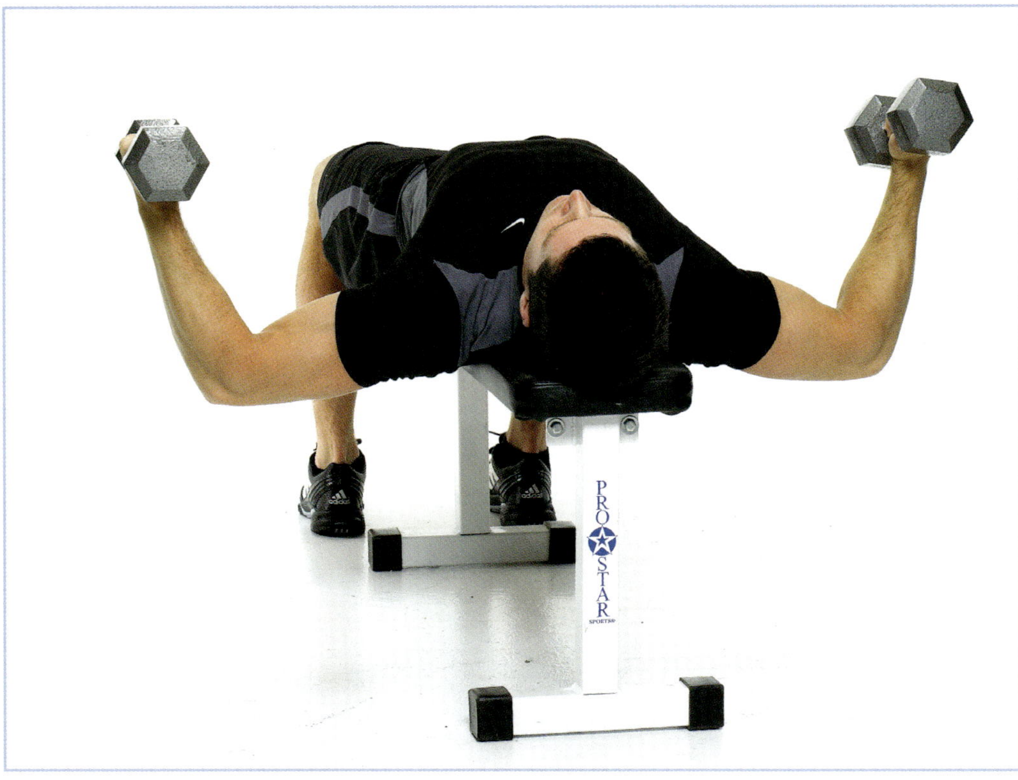

Sie haben zusätzliches Material?

Dann stellen Sie eine Hantelbank zwischen zwei Kabeltürme mit niedrigem Zug und legen sich rücklings auf die Bank. In jeder Hand halten Sie einen Kabelgriff. Wie vorher beschrieben, bewegen Sie die Arme von der gleichen Ausgangsposition in einem Halbkreis nach unten, bis die Oberarme waagerecht zum Boden sind. Dann führen Sie die gleiche Bewegung nach oben aus und wiederholen die Übung.

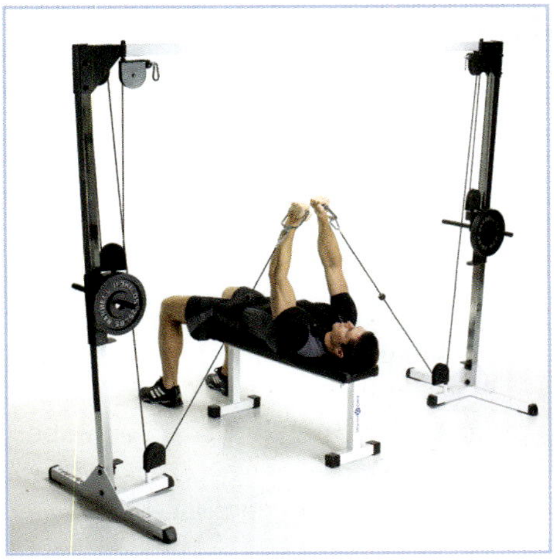

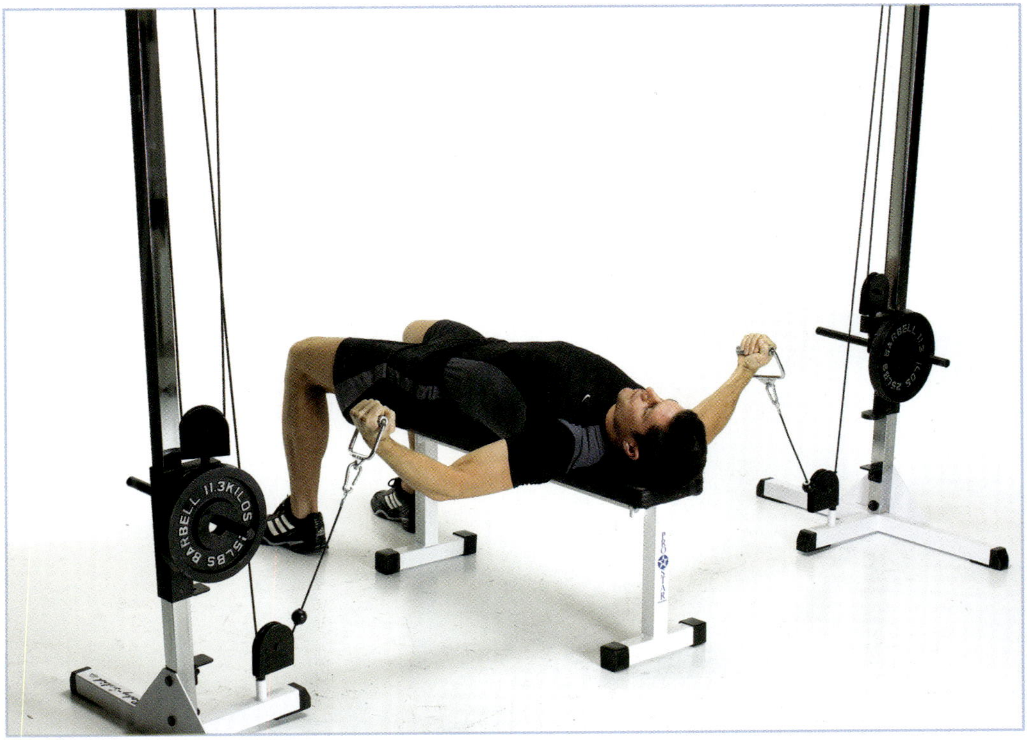

ANYTIME-EXERCISE NR. 6 „CLOSE-GRIP PULLDOWN“ BZW. „KLIMMZUG"

WELCHE MUSKELN ARBEITEN? M. LATISSIMUS DORSI

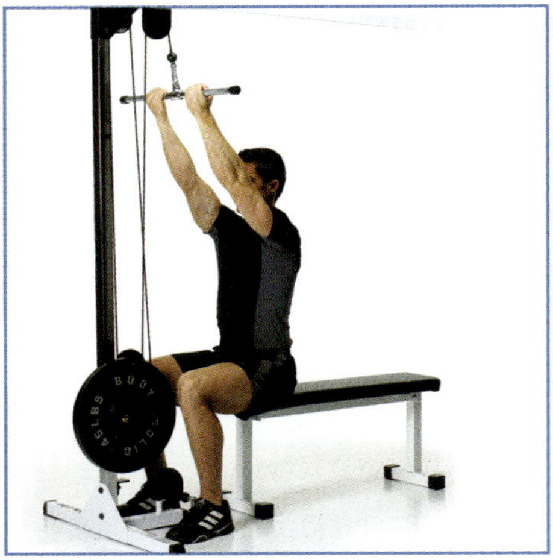

Optimales Ergebnis durch genaue Ausführung!

Sie sitzen an einem Kabelzugturm mit hohem Zug und gerader Stange und halten die Stange im Unterhandgriff. Die Hände sind etwa 15 cm voneinander entfernt, die Handflächen zeigen nach oben. Nun ziehen Sie die Stange zur Brust, wobei der Rücken ständig gerade und gestreckt bleibt. Dann lassen Sie die Stange wieder langsam nach oben gleiten, bis die Arme fast gestreckt sind und wiederholen die Übung.

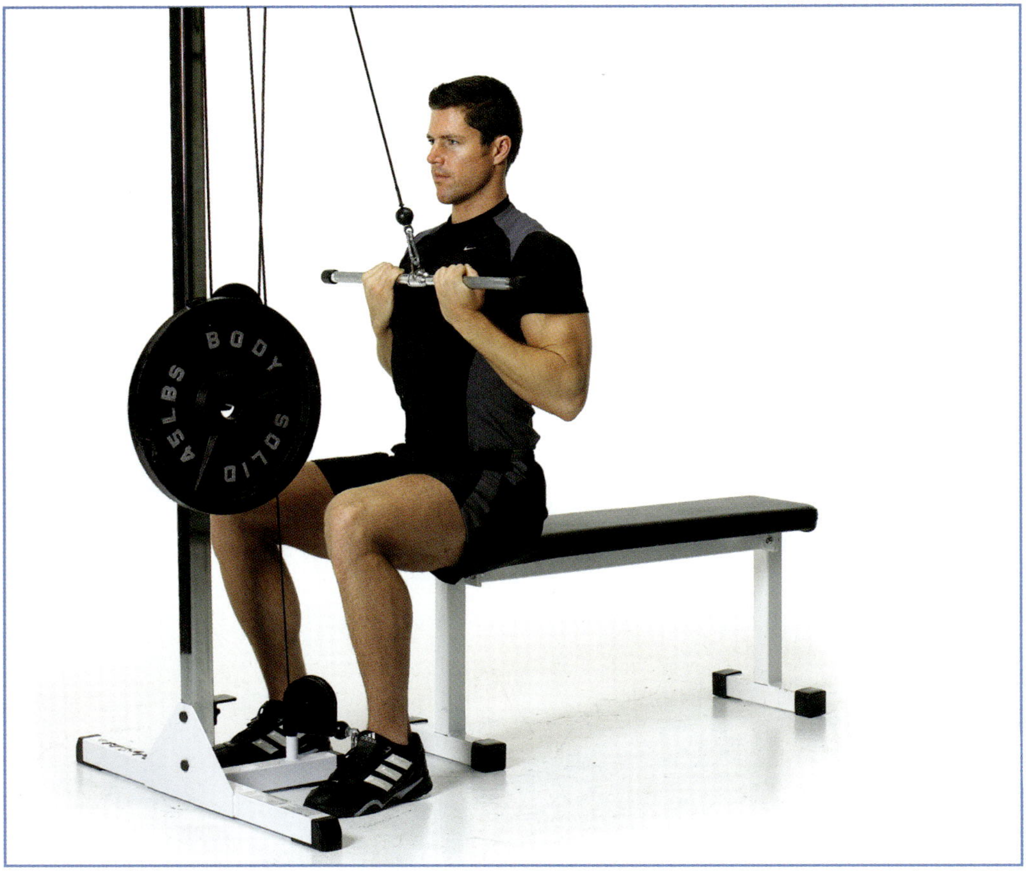

Sie haben zusätzliches Material?
Sie liegen bäuchlings auf einer schrägen Hantelbank, die Sie auf ca. 30-40° eingestellt haben. Oberkörper und Gesicht liegen auf der Bank. Die Beine zeigen nach hinten, die Fußballen stehen auf dem Boden. In beiden Händen halten Sie eine Kurzhantel. Die Handflächen zeigen zueinander, die Arme werden hängen gelassen. Während nun Ihre Oberarme ständig nahe am Oberkörper gehalten werden, ziehen Sie die Gewichte zur Brust, bis Ihre Ellbogen eine Linie mit Ihrem Rücken bilden. Dann bewegen Sie die Arme wieder nach unten, bis sie wieder seitlich am Körper herabhängen und wiederholen die Übung.

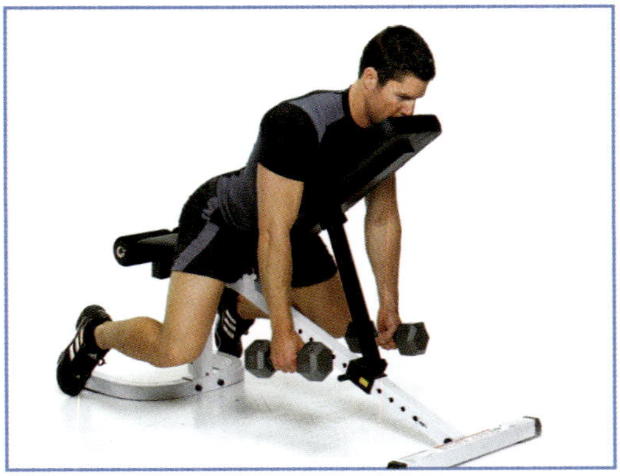

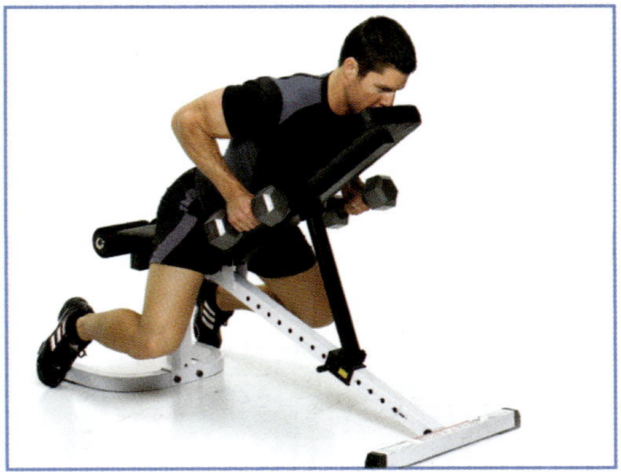

Sie haben gar kein Material?
Dann können Sie an jeder beliebigen Stange Klimmzüge machen. Hierzu hängen Sie sich im Unterhandgriff an die Stange. Die Hände sind 15-20 cm voneinander entfernt und die Handflächen zeigen nach hinten. Die Füße haben keinen Bodenkontakt. Dann ziehen Sie sich an den Armen nach oben, bis sich das Kinn über der Stange befindet. Schließlich lassen Sie Ihren Körper langsam wieder nach unten gleiten und wiederholen die Übung.

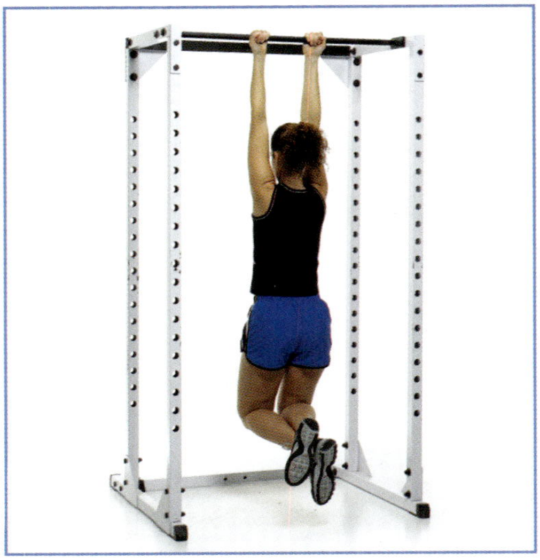

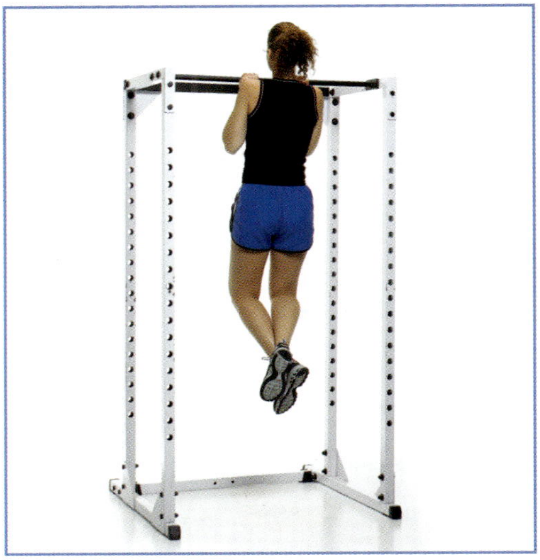

ANYTIME-EXERCISE NR. 7 „CRUNCH“

WELCHE MUSKELN ARBEITEN? OBERER M. RECTUS ABDOMINIS

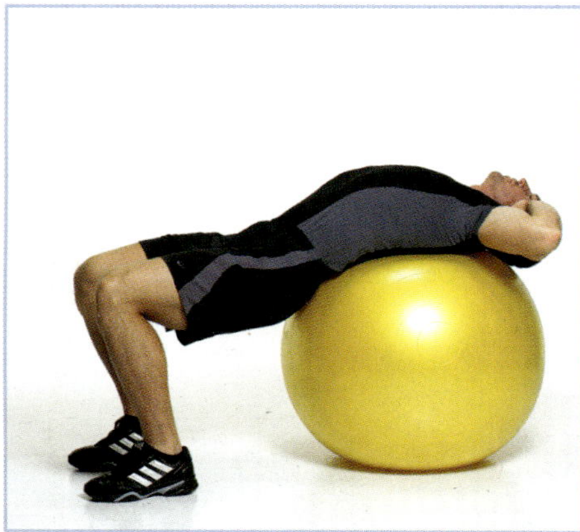

Optimales Ergebnis durch genaue Ausführung!

Setzen Sie sich auf einen Pezziball. Ihre Füße stehen flach auf dem Boden. Nun lehnen Sie sich langsam zurück und rollen sich vorwärts mit der Wirbelsäule am Ball entlang, bis nur noch Kopf, Schultern und Rücken den Ball berühren. Der Rücken folgt der gewölbten Form des Balls. Die Hände halten Sie seitlich hinter den Ohren. Nun versuchen Sie, die Balance zu halten, während Sie Kopf, Arme und oberen Rücken anheben. Dann senken Sie den Rücken wieder ab und wiederholen die Übung.

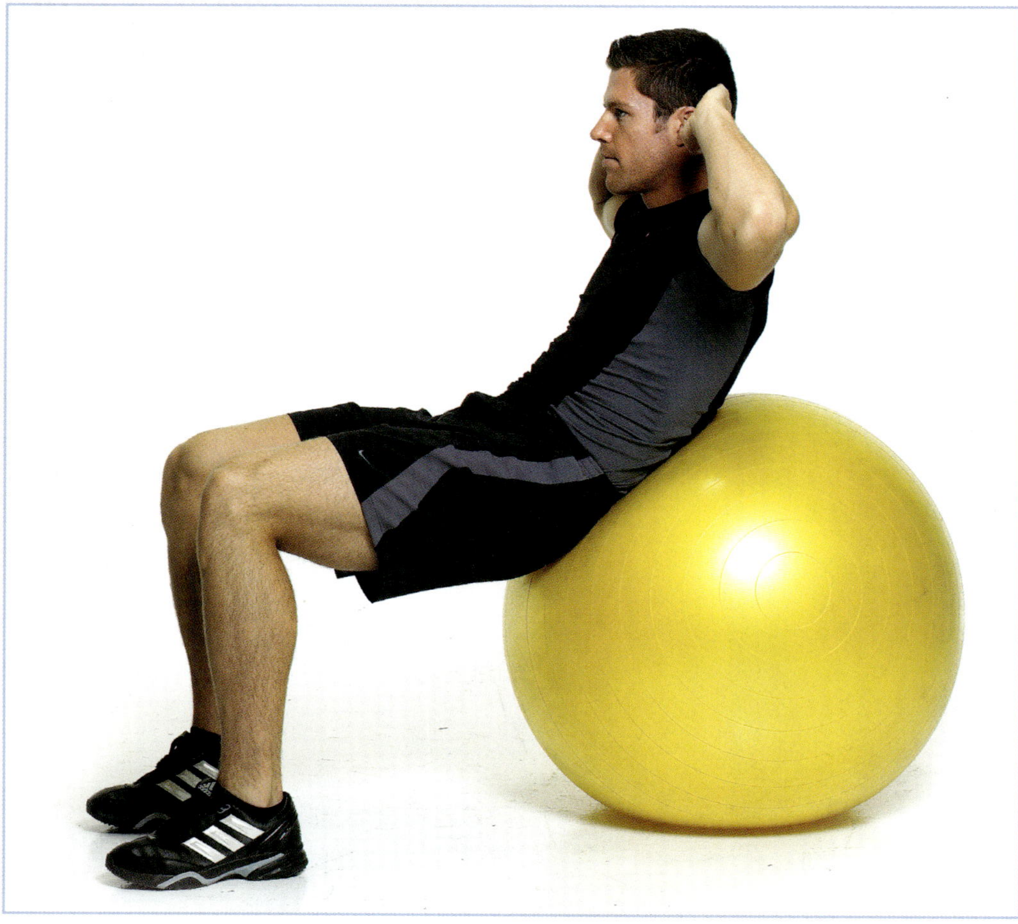

Sie haben zusätzliches Material?

Sie knien sich rücklings an einen Kabelzugturm mit hohem Zug und Seilbefestigung und greifen das Seil mit beiden Händen. Ihre Hände halten Sie entweder seitlich neben den Ohren (Handflächen nach innen gedreht) oder unterhalb des Kinns (Handflächen berühren den oberen Brustbereich). Nun halten Sie Ihre Hände fixiert, beugen die Hüfte und bewegen dadurch langsam Ihren Oberkörper, so weit es angenehm ist, nach unten. Ebenso langsam richten Sie sich dann wieder auf. Wiederholen Sie die Übung.

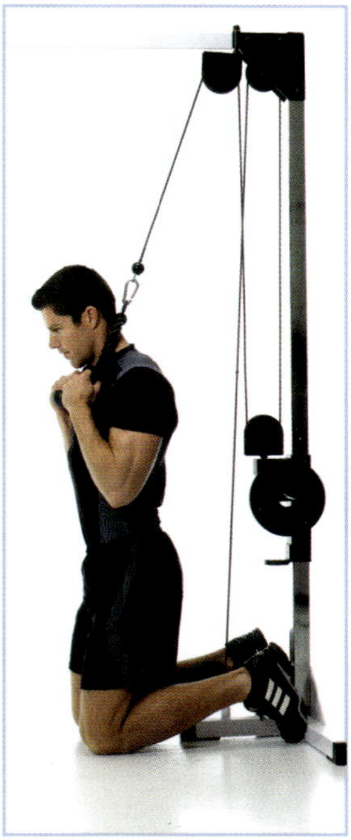

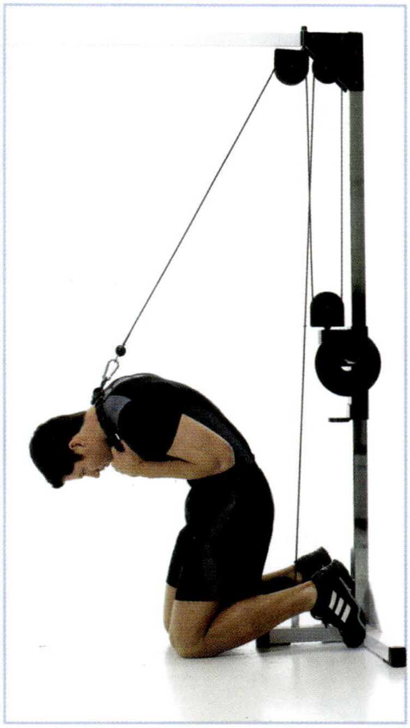

Sie haben gar kein Material?

Legen Sie sich rücklings flach auf den Boden oder eine Matte und ziehen Sie die Beine an. Ihre Füße stehen etwa schulterbreit auseinander komplett auf dem Boden. Die Arme liegen ebenfalls auf dem Boden, die Hände berühren den Kopf hinter den Ohren. Beim Ausatmen heben Sie nun Kopf und Rumpf in Richtung Knie, bis die Schulterblätter nicht mehr den Boden berühren. Die Füße bleiben dabei stetig auf dem Boden und auch die Hände werden nicht vom Kopf weg bewegt. Stellen Sie sich vor, Ihr Oberkörper sei ein Akkordeon und Ihre Rippen bewegten sich zur Hüfte. Senken Sie den Kopf wieder ab und wiederholen Sie die Übung.

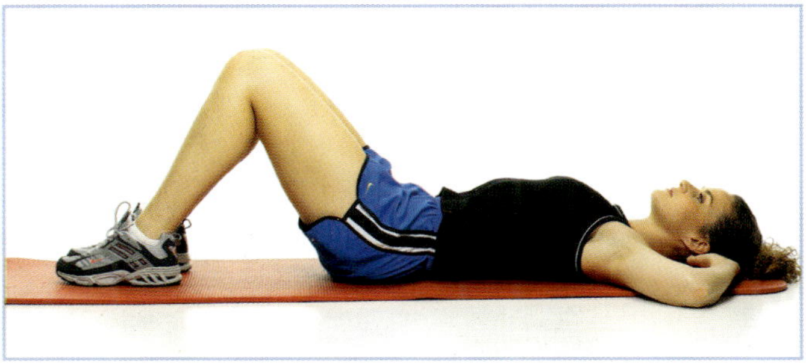

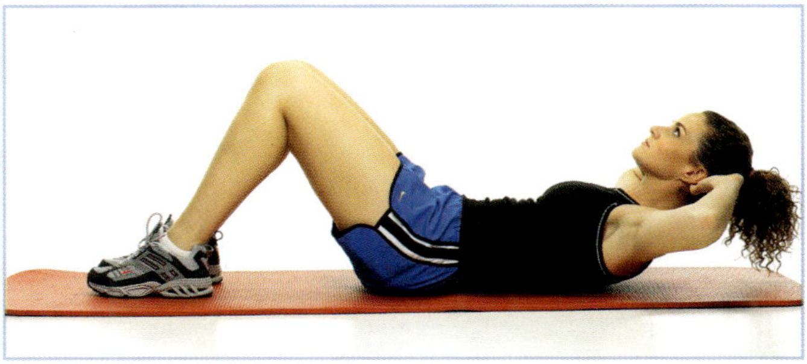

ANYTIME-EXERCISE NR. 8 „DEADLIFT"

WELCHE MUSKELN ARBEITEN? GESÄSSMUSKELN, HINTERE OBERSCHENKELMUSKULATUR, QUADRIZEPS, M. LATISSIMUS DORSI, M. TRAPEZIUS, M. ERECTOR SPINAE, UNTERARME, SCHRÄGE UND GERADE BAUCHMUSKULATUR

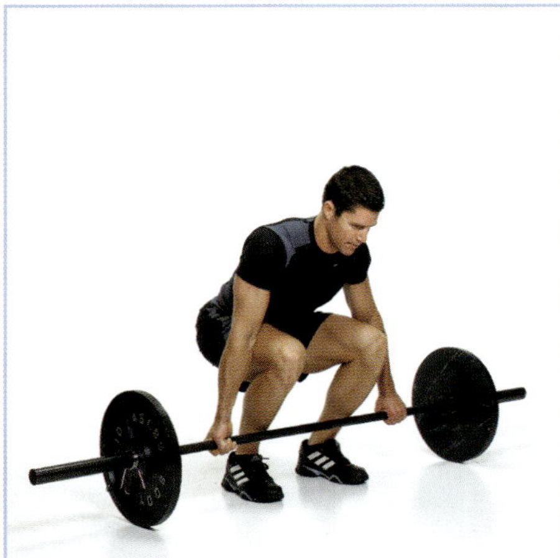

Optimales Ergebnis durch genaue Ausführung!

Vor Ihnen auf dem Boden liegt eine Langhantelstange. Ihre Füße platzieren Sie schulterbreit geöffnet genau unterhalb der Stange. Nun gehen Sie in die Knie und greifen die Stange mit einer Hand im Unterhandgriff, mit der anderen Hand im Oberhandgriff, etwas breiter als schulterbreit. Kopf und Rücken ständig gerade haltend, stehen Sie langsam auf und halten dabei die Stange ständig eng am Körper. Wenn die Beine fast gestreckt sind, haben Sie die Endposition erreicht. Mit gestrecktem Rücken gehen Sie nun wieder in die Knie und wiederholen die Übung.

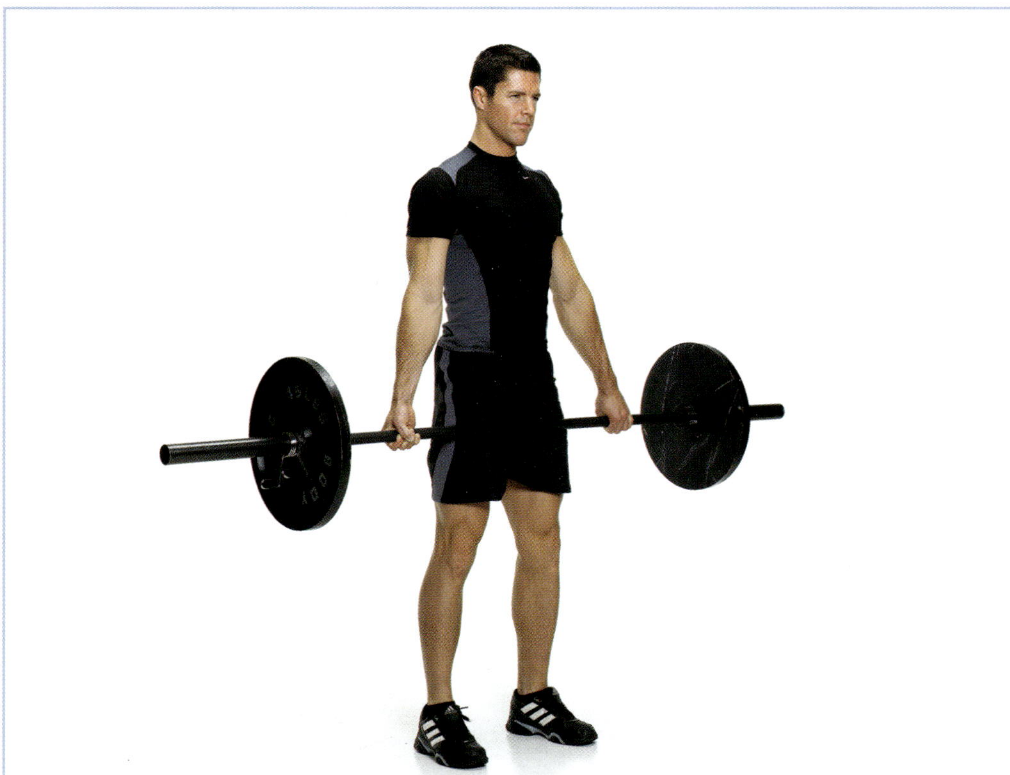

Sie haben zusätzliches Material?

Anstatt die Langhantelstange auf den Boden zu legen, können Sie sie auch in Wadenhöhe auf einem *Powerrack* ablegen. Dies erspart Ihnen das Anheben des Gewichts vom Boden, was die Übung etwas leichter macht. Sie können daher mit höheren Gewichten effektiver arbeiten.

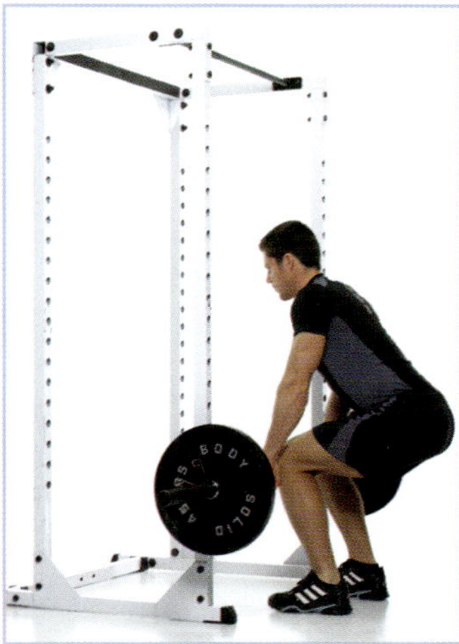

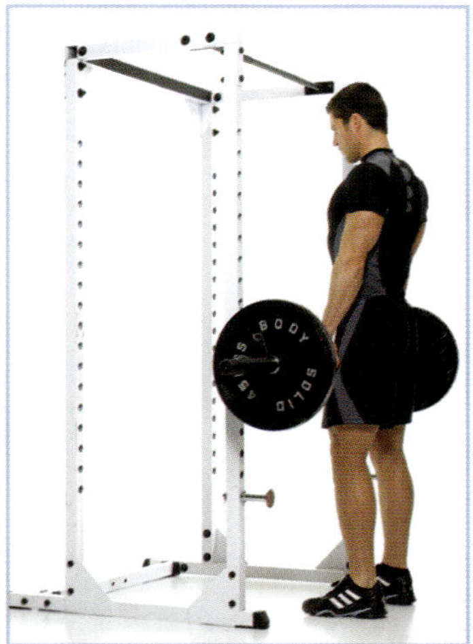

Sie haben gar kein Material?

Sie stehen mit den Füßen schulterbreit geöffnet auf dem Boden. Seitlich neben den Füßen sind zwei Kurzhanteln platziert. Nun gehen Sie in die Knie und greifen die Hanteln. Die Handrücken zeigen nach außen. Halten Sie Kopf und Rücken gerade, während Sie sich langsam aufrichten, bis die Beine fast gestreckt sind. Achten Sie auch bei dieser Ausführung darauf, dass Sie die Gewichte stets eng am Körper halten. Dann gehen Sie wieder langsam und mit geradem Rücken in die Knie und wiederholen die Übung.

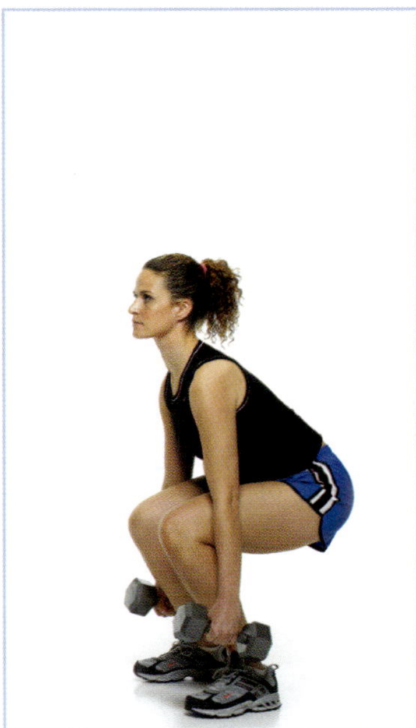

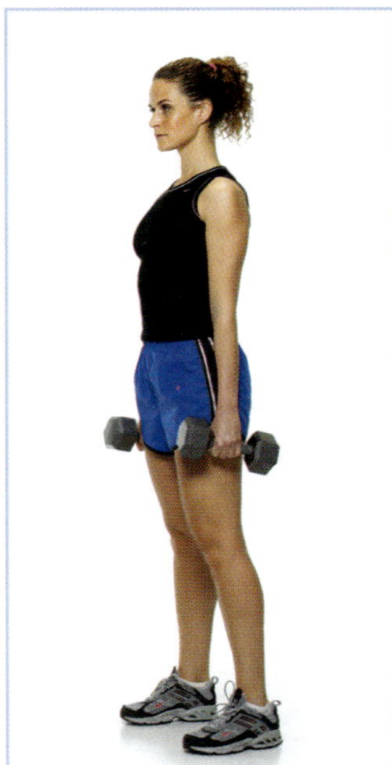

ANYTIME-EXERCISE NR. 9 „DECLINE PRESS"

WELCHE MUSKELN ARBEITEN? UNTERER BRUSTMUSKEL, SCHULTERMUSKULATUR UND TRIZEPS

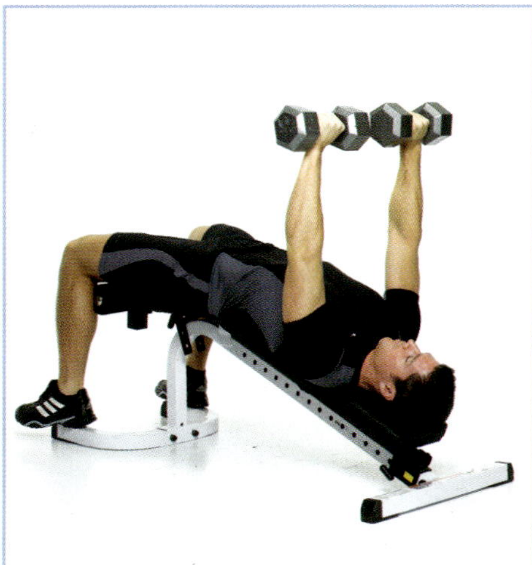

Optimales Ergebnis durch genaue Ausführung!

Sie liegen rücklings auf einer *Decline Bank*. Der Kopf befindet sich am niedrigen Ende. Die Füße stehen flach auf dem Boden oder am Fuß des Geräts. Mit gestreckten, nach oben zeigenden Armen halten Sie zwei Kurzhanteln über dem Kopf. Die Handflächen zeigen zu den Knien. Nun lassen Sie die Arme langsam sinken, bis die Oberarme parallel zum Boden stehen. Dabei werden die Arme im rechten Winkel gehalten, die Hanteln befinden sich in der Endposition leicht über Brusthöhe. Dann bewegen Sie die Hanteln wieder nach oben, bis die Arme fast gestreckt sind und wiederholen die Übung.

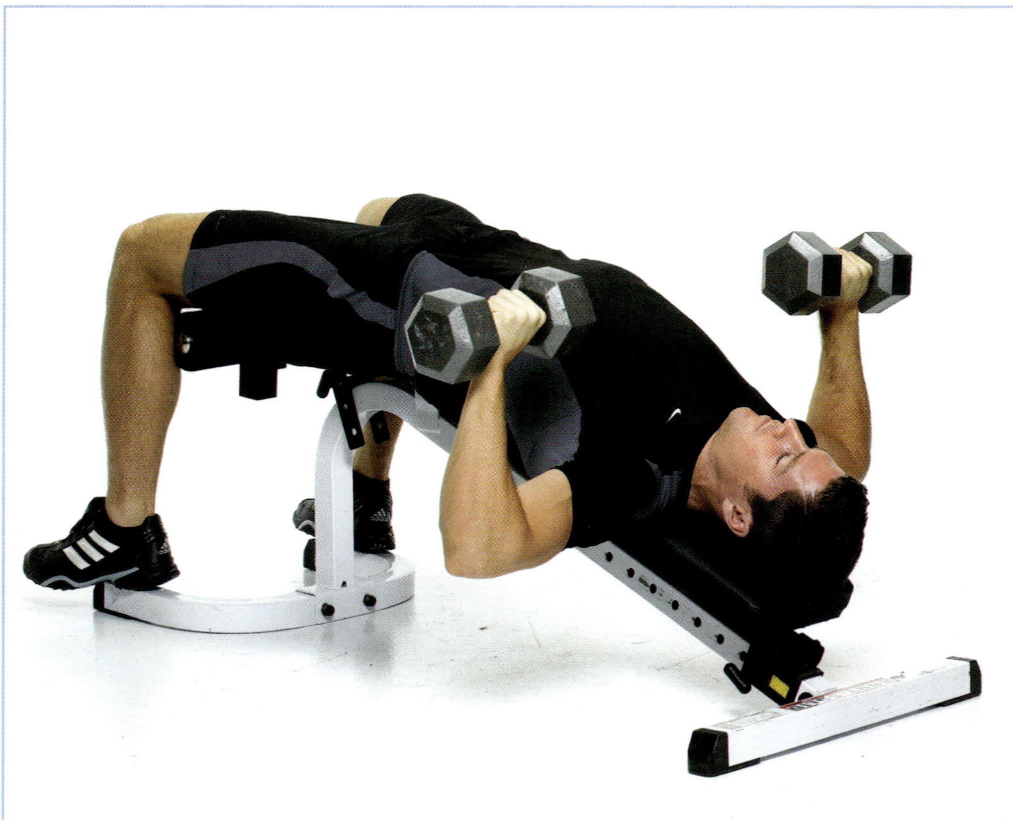

Sie haben zusätzliches Material?

Anstelle von Kurzhanteln benutzen Sie eine Langhantelstange. Diese halten Sie etwas weiter als schulterbreit im Oberhandgriff. Auch hier halten Sie die Langhantelstange mit senkrecht zum Boden zeigenden, nicht komplett durchgestreckten Armen. Sie lassen nun die Stange sinken, bis sie Ihre Brust berührt, heben sie wieder an und wiederholen die Übung.

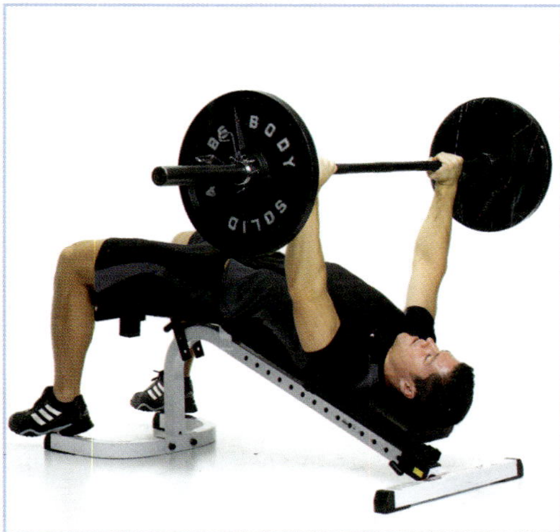

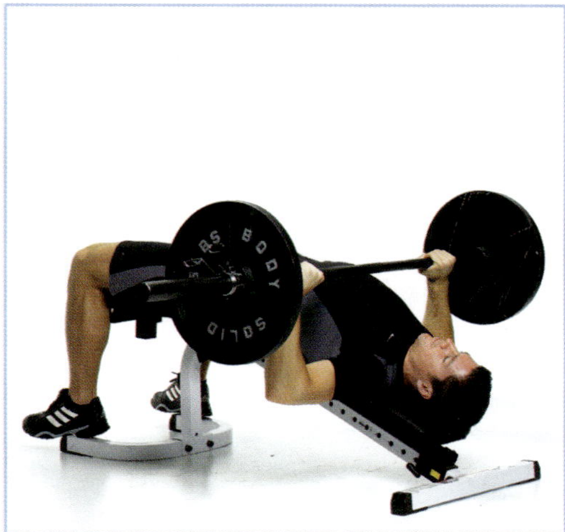

Sie haben gar kein Material?

Alternativ können Sie auch Treppenstufen nutzen: Sie stützen sich mit etwa schulterbreit geöffneten Händen auf der zweiten Treppenstufe ab. Die Beine sind gestreckt. Der gesamte Körper bildet eine Linie. Nun beugen Sie die Arme und bewegen damit Ihren ganzen Körper nach unten. Dann strecken Sie die Arme wieder und bewegen damit Ihren Körper in die Ausgangsposition zurück. Der gesamte Körper bleibt dabei ständig gestreckt. Wiederholen Sie die Übung.

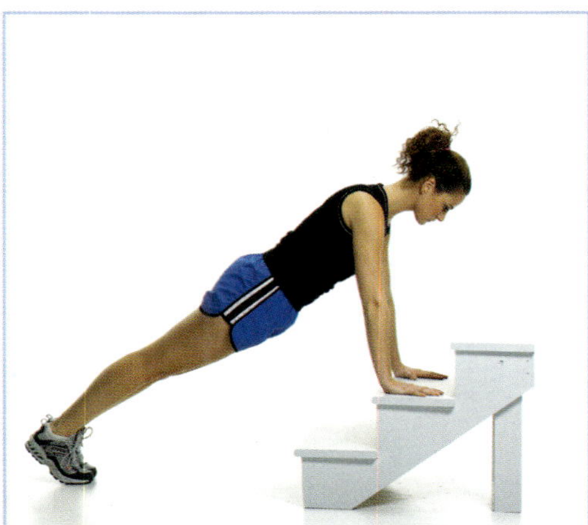

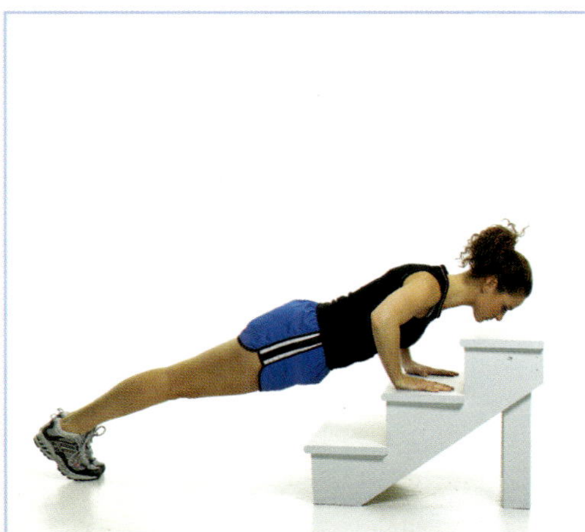

ANYTIME-EXERCISE NR. 10 „DIPS"

WELCHE MUSKELN ARBEITEN? TRIZEPS UND BRUSTMUSKULATUR

Optimales Ergebnis durch genaue Ausführung!
Sie stützen sich mit durchgestreckten Armen und nach innen zeigenden Handflächen auf einen Parallelbarren. Nun werden die Füße vom Boden abgehoben, sodass Sie Ihr Körpergewicht mit den Armen tragen müssen. Die Ellbogen bleiben möglichst dicht am Oberkörper. Um zu vermeiden, dass Ihre Füße bei der Abwärtsbewegung den Boden berühren, ziehen Sie die Unterschenkel an. Nun beugen Sie langsam Ihre Arme, bis die Oberarme parallel zum Boden sind. Dann strecken Sie die Arme wieder und wiederholen die Übung.

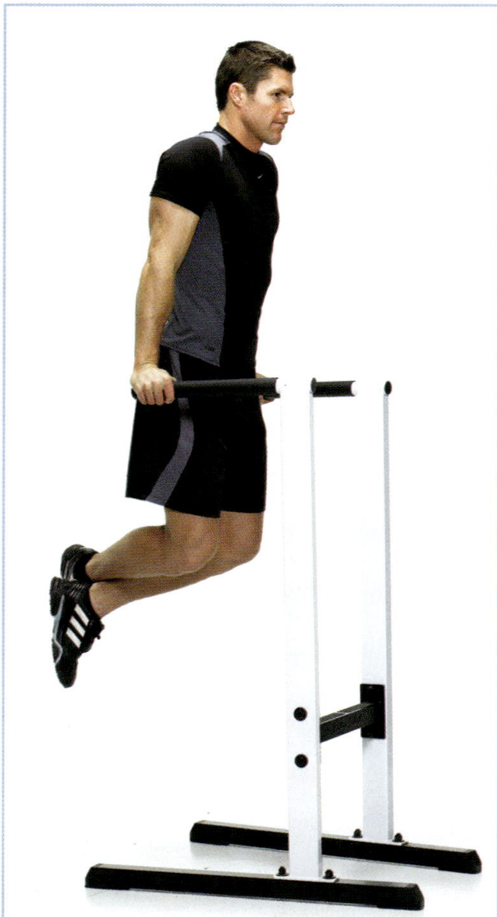

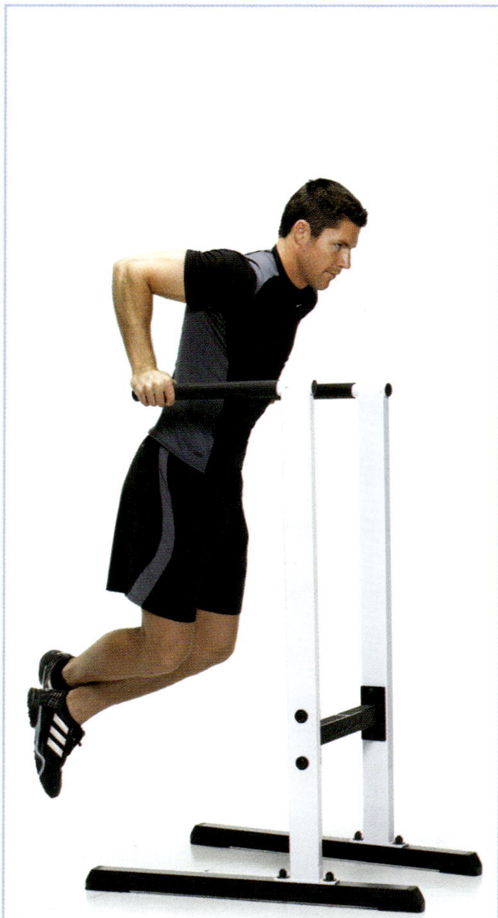

Sie haben zusätzliches Material?
Zusätzlich können Sie auch einen Gewichtsgürtel anlegen. Das anhängende Gewicht sollte etwa 20 % Ihres Körpergewichts wiegen. Sie stützen sich auch hier mit nach innen zeigenden Handflächen auf den Parallelbarren. Die Beine werden angewinkelt und die Arme während der Bewegung möglichst eng am Körper gehalten. Nun bewegen Sie den Körper nach unten, bis die Oberarme parallel zum Boden sind. Die Abwärtsbewegung sollte etwa vier Sekunden dauern. Versuchen Sie, das Gewicht auch in dieser unteren Position zu halten. Dann gehen Sie wieder in den Stütz und beginnen erneut.

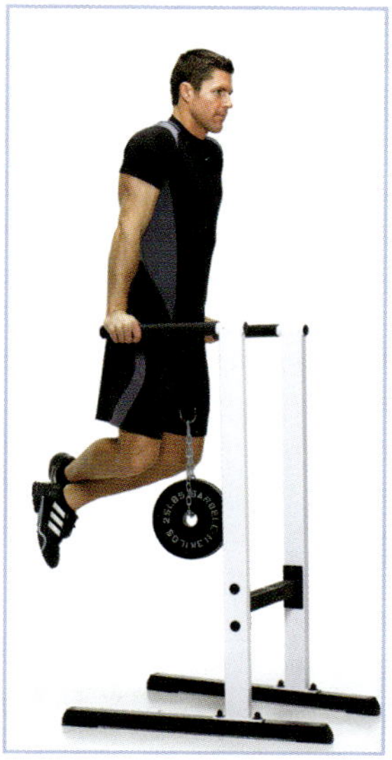

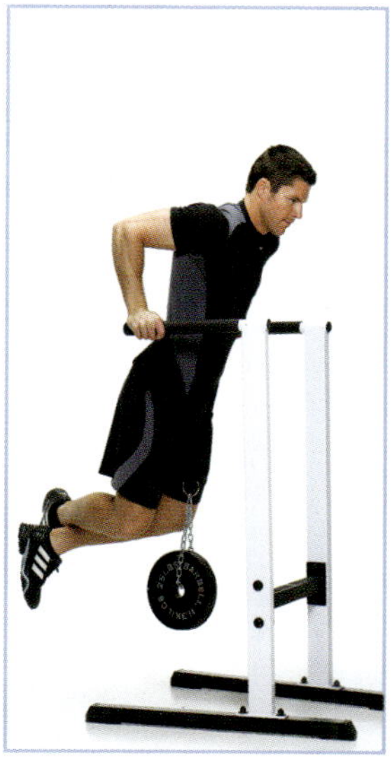

Sie haben gar kein Material?
Sie benötigen nur zwei stabile Barhocker, die Sie links und rechts neben sich aufstellen. Nun knien Sie zwischen den Hockern und stützen sich mit beiden Händen auf der Sitzfläche ab, wobei die Finger geradeaus nach vorne und die Ellbogen nach hinten zeigen. Sie halten auch hier die Unterschenkel während der Bewegung eingezogen. Nun strecken Sie langsam Ihre Arme und heben damit den Körper vom Boden ab. Die Ellbogen werden eng am Körper gehalten. Ohne die Position der Hände zu verändern, knicken Sie die Arme langsam wieder ein, bis die Füße fast den Boden berühren und beginnen erneut.

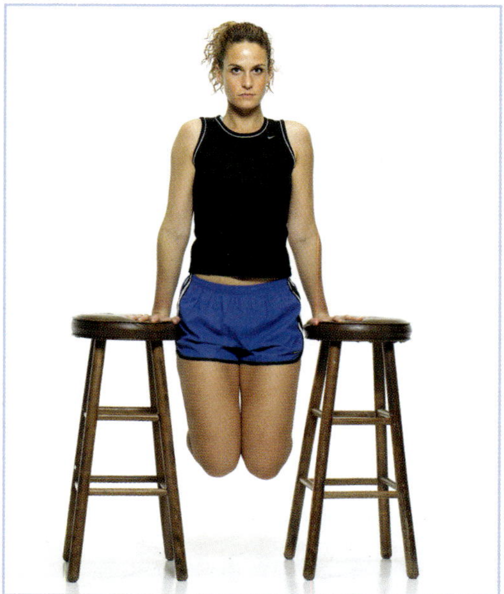

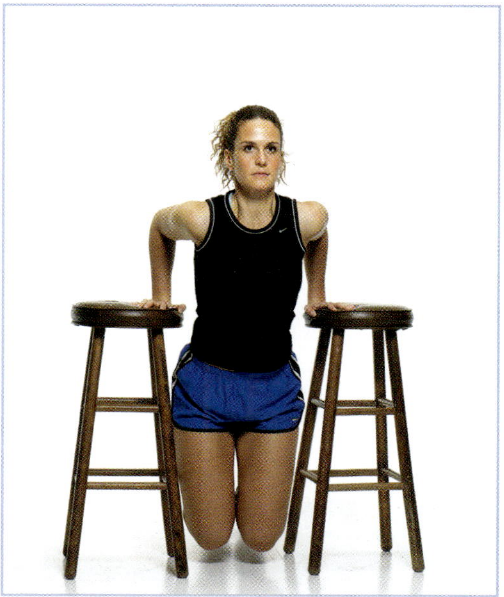

ANYTIME EXERCISE NR. 11 „FRONT RAISE“

WELCHE MUSKELN ARBEITEN? VORDERER DELTAMUSKEL

Optimales Ergebnis durch genaue Ausführung!

Sie stehen mit den Füßen etwa 40-50 cm auseinander und halten, die Hände etwa schulterbreit geöffnet, eine Langhantelstange. Die Arme lassen Sie hängen, die Handflächen zeigen zu den Oberschenkeln und die Finger berühren Ihre Daumen. Nun heben Sie die Hantelstange, bis die Arme etwa waagerecht zum Boden zeigen. Die Arme bleiben dabei gestreckt, der Rücken ist gerade. Dann lassen Sie die Stange langsam wieder sinken, bis sie fast Ihre Oberschenkel berührt und wiederholen die Übung.

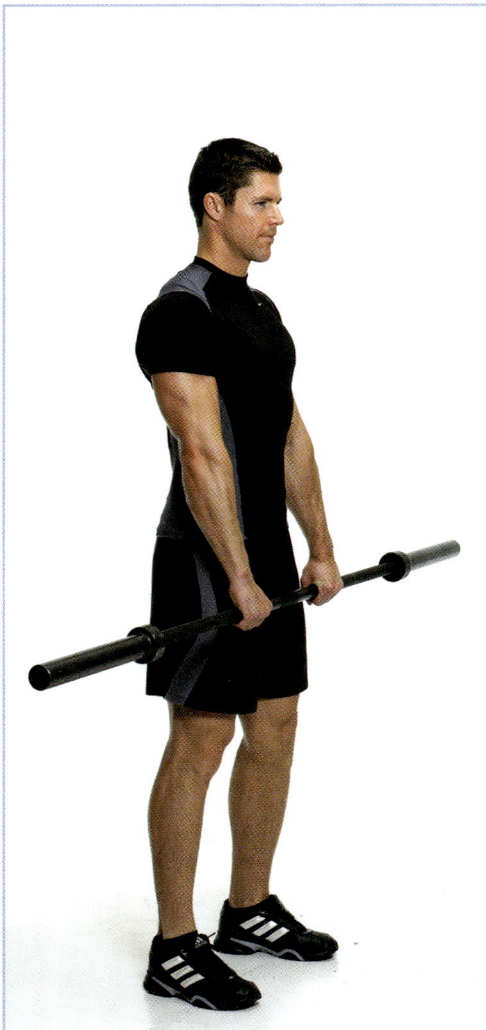

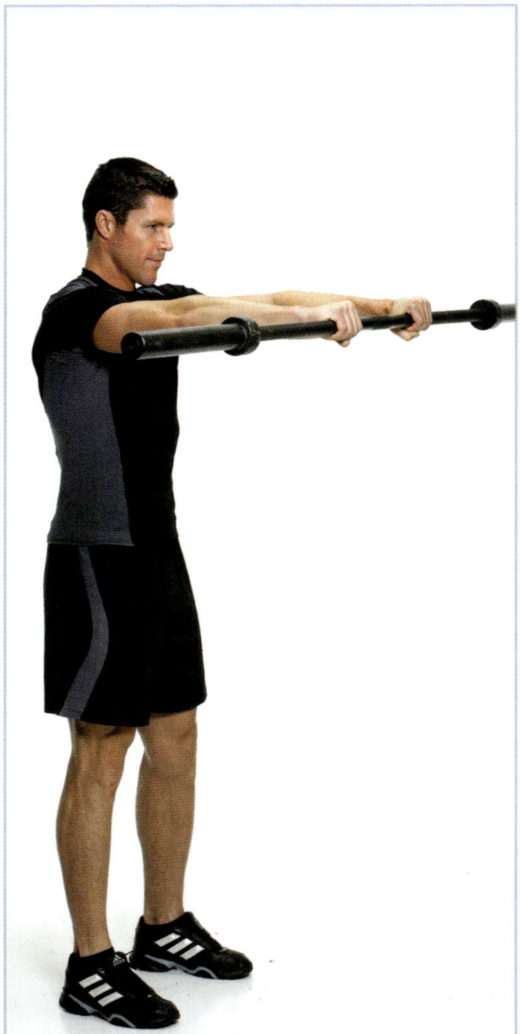

Sie haben zusätzliches Material?
Sie stehen mit dem Rücken an einem Kabelzugturm mit niedrigem Zug und halten den Griff in der rechten Hand, wobei Ihre Handfläche nach hinten zeigt. Nun heben Sie den Arm langsam vor Ihrem Körper an, bis er parallel zum Boden zeigt. Hierbei werden Rücken und Arme ständig gerade gehalten. Dann senken Sie den Arm langsam wieder bis zur senkrechten Ausgangsposition. Sie beenden den Set mit einem Arm, bevor Sie die Übung mit dem anderen Arm ausführen.

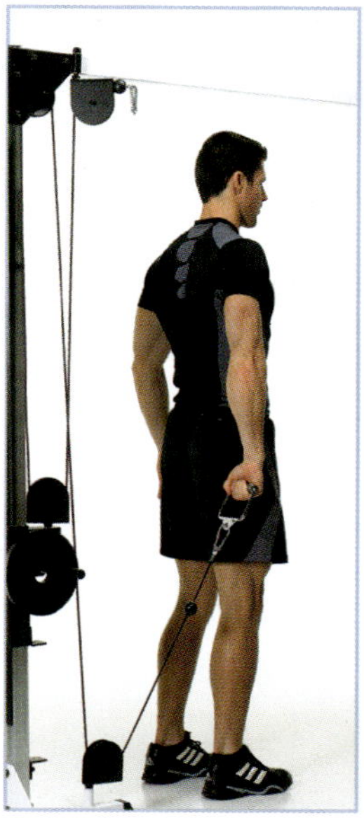

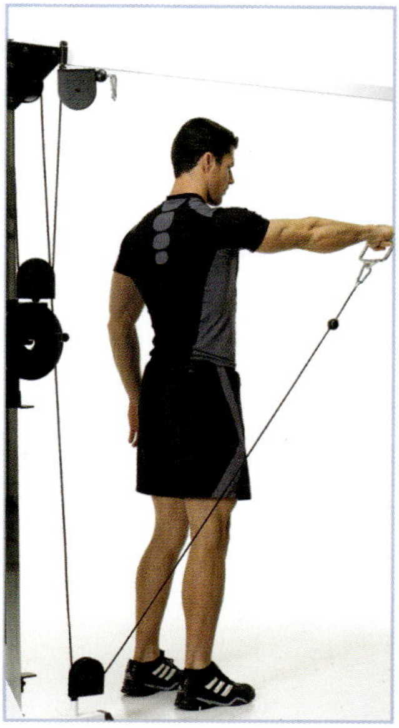

Sie haben gar kein Material?
Sie stehen mit den Füßen nur etwa 30 cm auseinander und halten zwei leichte Kurzhanteln in den Händen. Die Arme halten Sie vor Ihrem Körper, sodass sich die Hände vor den Oberschenkeln befinden. Die Handflächen zeigen zum Körper. Mit gestreckten Armen heben Sie nun die Kurzhanteln vor dem Körper an, bis sie parallel zum Boden zeigen. Dann senken Sie die Arme langsam wieder und wiederholen die Übung.

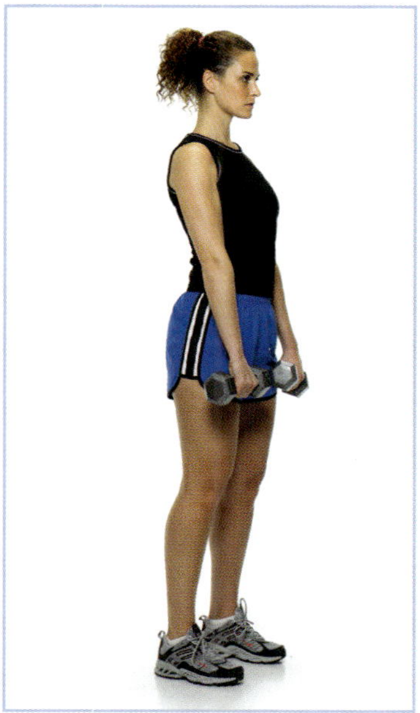

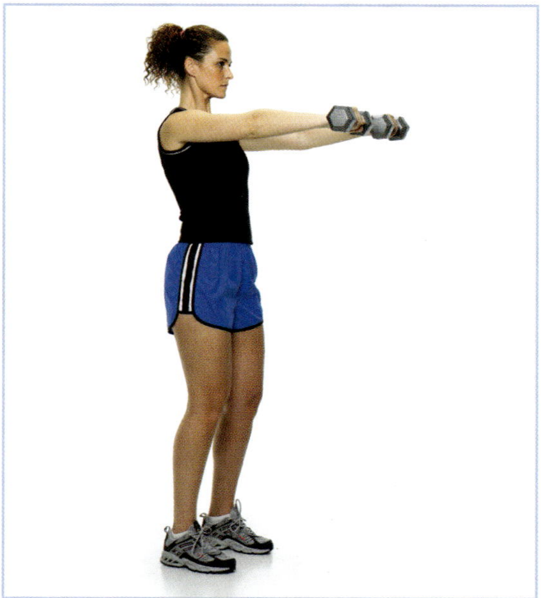

ANYTIME-EXERCISE NR. 12 „FRONT SQUAT“

WELCHE MUSKELN ARBEITEN? QUADRIZEPS UND GESÄSSMUSKULATUR

Optimales Ergebnis durch genaue Ausführung!

Sie stehen mit den Füßen etwa schulterbreit auseinander und halten zwei Kurzhanteln in der Hand. Sie heben die Hanteln an und lassen sie auf Ihren Schultern ruhen. Hierbei zeigen die leicht nach außen gedrehten Ellbogen nach vorne und die Handflächen zueinander. Nun gehen Sie langsam in die Knie, doch nur so weit, bis die Oberschenkel parallel zum Boden zeigen. Dann richten Sie sich langsam wieder auf und starten erneut.

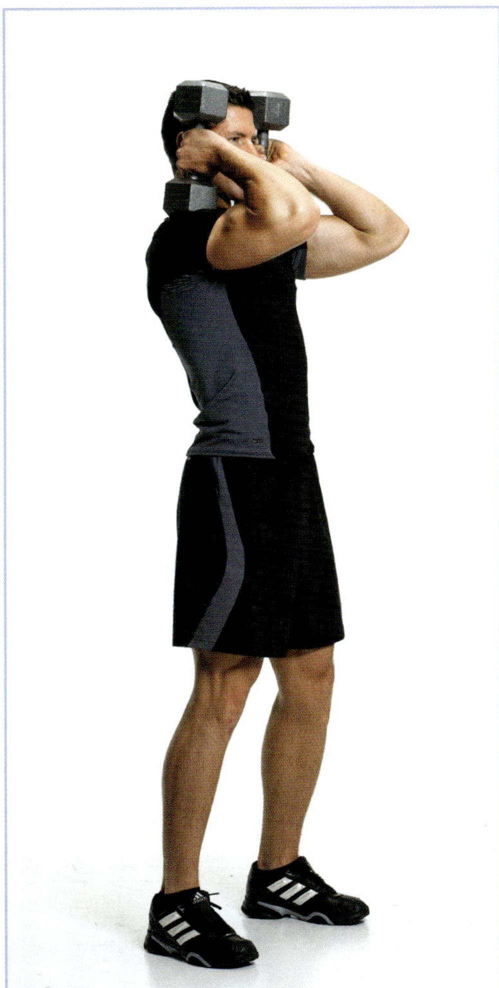

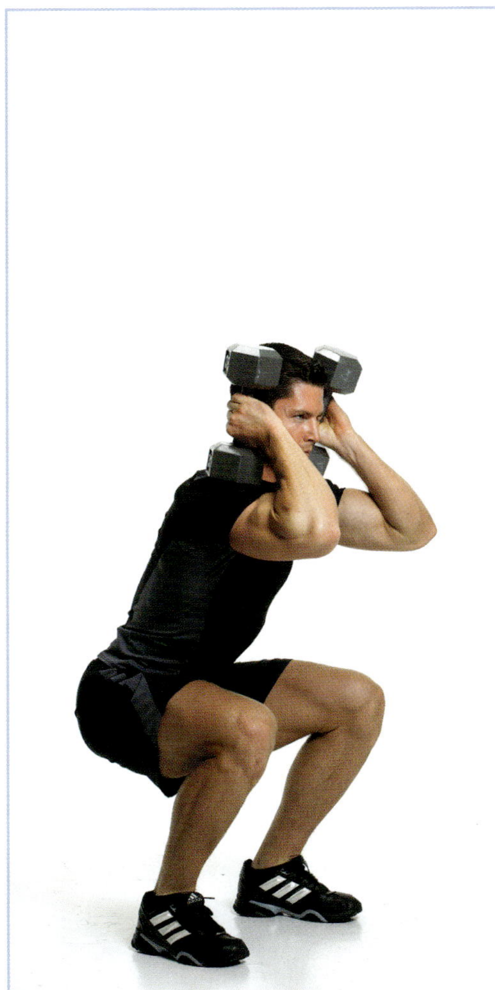

Sie haben zusätzliches Material?
Sie legen eine Langhantel in Brusthöhe auf ein *Squatrack*. Mit den Beinen schulterbreit auseinander und den Füßen geradeaus zeigend, treten Sie nun so dicht an das Rack heran, bis die Hantelstange Ihre obere Brust berührt. Sie greifen nun mit beiden Armen unter die Stange, überkreuzen sie über der Stange und fassen diese dann mit beiden Händen dicht beieinander, die Handflächen zeigen nach unten Richtung Brust. Mit dieser Überkreuzhaltung haben Sie den sichersten Halt der Stange. Sie ruht nun oberhalb Ihrer Brust. Mit gestrecktem Rücken gehen Sie jetzt in die Kniebeuge, bis die Oberschenkel parallel zum Boden zeigen. Dann richten Sie sich langsam wieder auf und wiederholen die Übung.

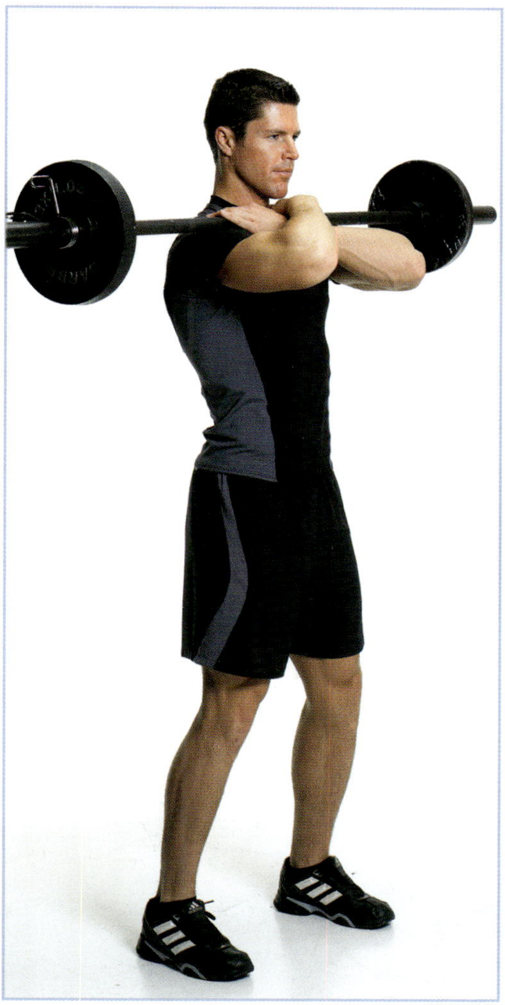

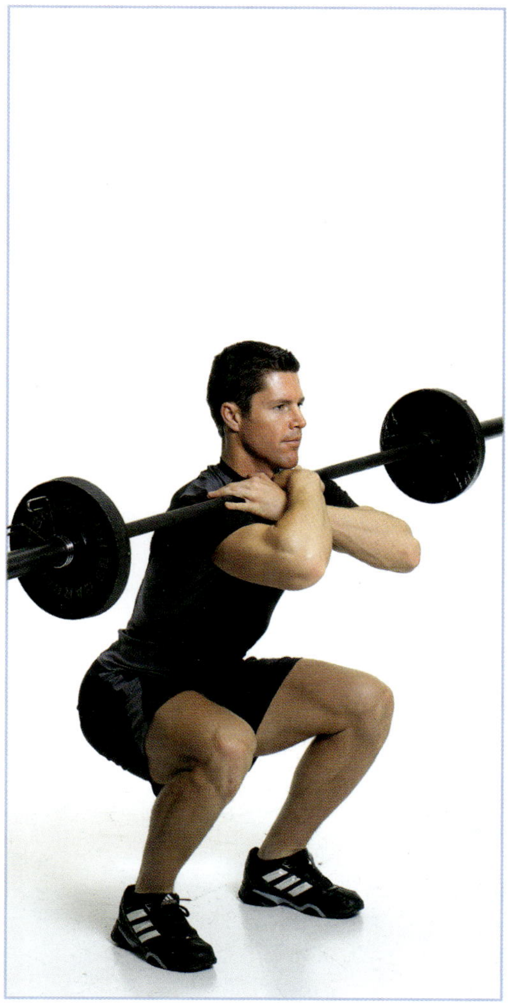

ANYTIME-EXERCISE NR. 13 „GOOD MORNING"

WELCHE MUSKELN ARBEITEN? HINTERE OBERSCHENKEL-, GESÄSS-, UND UNTERE RÜCKENMUSKULATUR

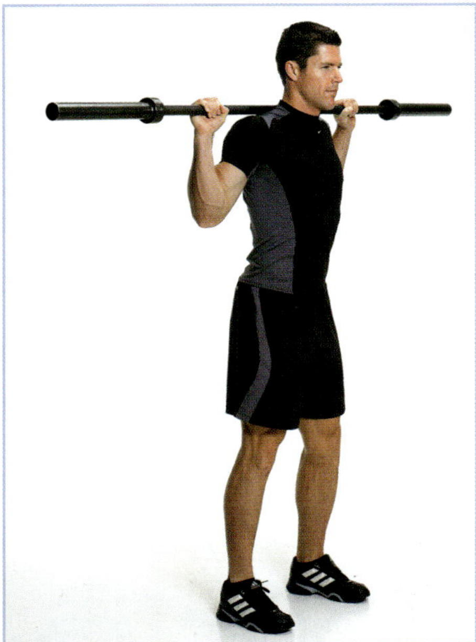

Optimales Ergebnis durch genaue Ausführung!

Sie stehen mit den Füßen etwa hüftbreit auseinander und halten eine leichte Langhantelstange auf den Schultern. Die Handflächen zeigen nach vorne. Sie halten den Rücken gerade und achten darauf, dass der Kopf in Verlängerung der Wirbelsäule gehalten wird. Nun kippen Sie den Oberkörper in der Hüfte langsam nach unten, bis er fast waagerecht Richtung Boden zeigt. Dann richten Sie sich langsam wieder auf und senken den Oberkörper erneut ab.

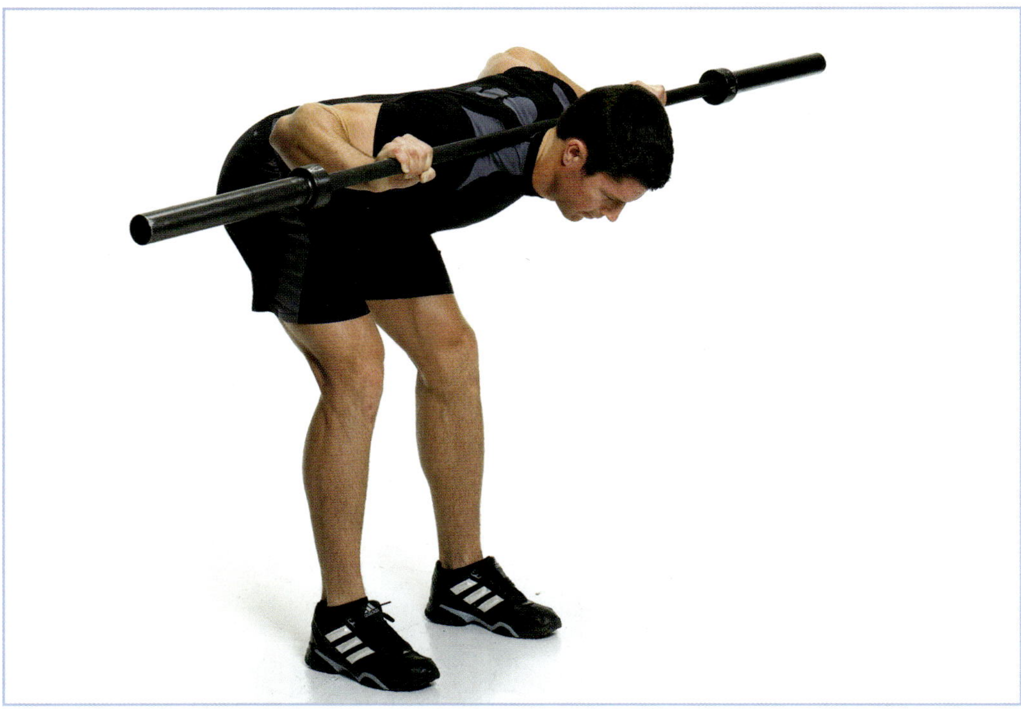

4

Sie haben zusätzliches Material?
Für diese Variation brauchen Sie eine *Hyperextensionbank*, die aber in den meisten Krafträumen vorhanden ist. Eine solche Bank hat vorne eine große horizontale Auflagefläche und hinten eine kleine, runde Rolle. Außerdem hat sie zwei Griffe an beiden Seiten unterhalb der Auflagefläche.

Um in die Ausgangsposition zu gelangen, halten Sie mit beiden Händen die Griffe und legen sich mit den Oberschenkeln zwischen die große und die kleine runde Auflagefläche. Die Beine sind nun gut fixiert zwischen den beiden Kissen. Jetzt nehmen Sie die Hände hinter den Kopf und beugen Ihren Oberkörper in der Hüfte nach unten, bis er fast senkrecht nach unten zeigt. Dies ist die Ausgangsposition. Von hier aus heben Sie den Oberkörper langsam an, bis er leicht höher als parallel Richtung Boden zeigt und Ihr Körper eine Linie bildet. Dann senken Sie den Oberkörper wieder und heben ihn erneut an.

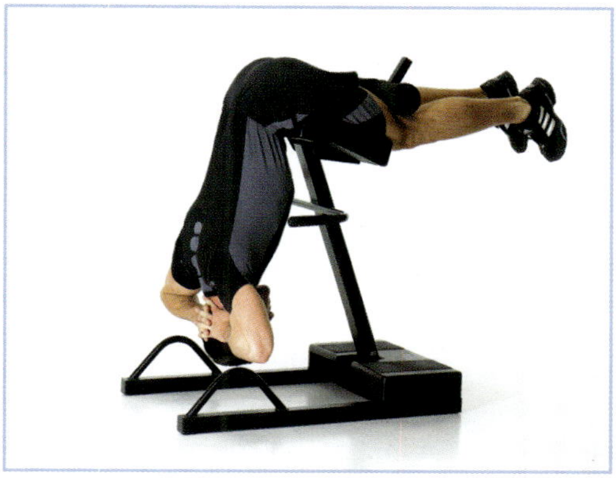

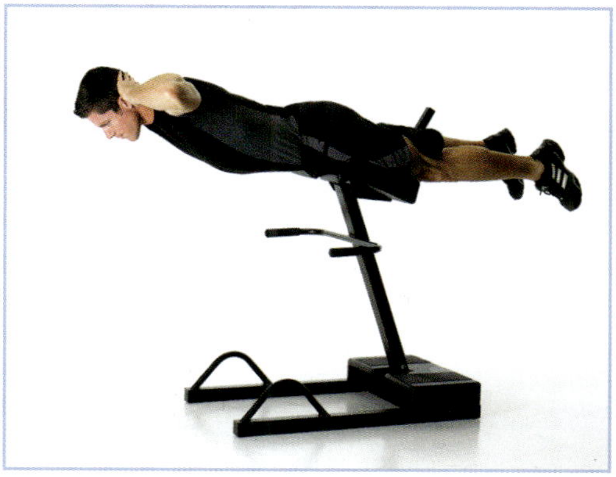

Sie haben gar kein Material?
Sie liegen, mit den Armen gestreckt nach vorne zeigend, bäuchlings auf einer Matte. Nun heben Sie gleichzeitig Arme, Brust, Kopf und Beine vom Boden. Diese Position halten Sie etwa zwei Sekunden und senken dann Oberkörper und Beine langsam wieder ab und starten von Neuem.

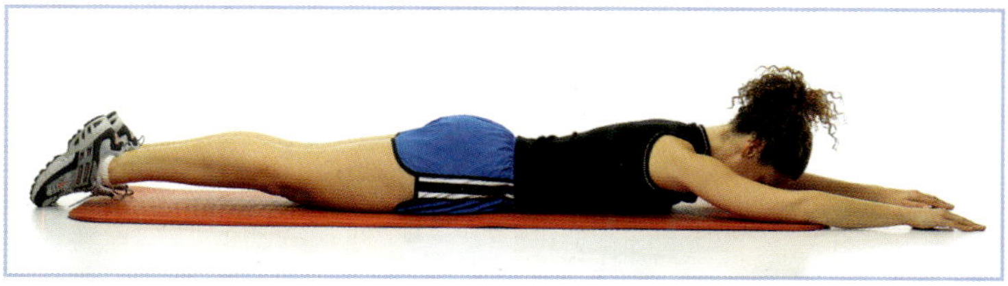

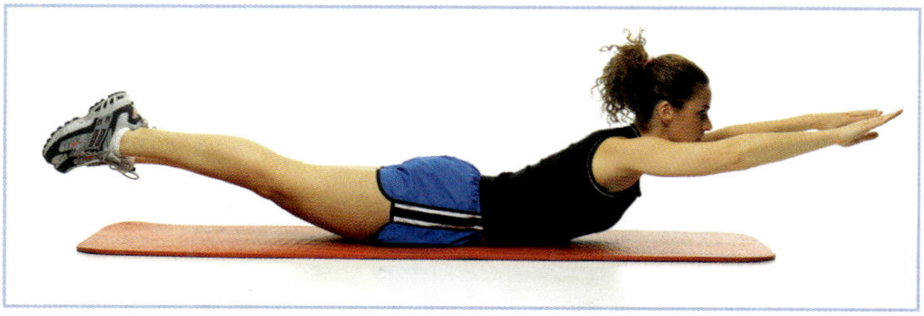

ANYTIME-EXERCISE NR. 14 „HAMMER CURL"

WELCHE MUSKELN ARBEITEN? BIZEPS UND UNTERARME

Optimales Ergebnis durch genaue Ausführung!
Sie halten, die Arme seitlich am Körper hängen lassend, zwei Kurzhanteln in beiden Händen. Die Handflächen zeigen nach innen. Mit gestrecktem Rücken heben Sie nun beide Unterarme an, bis die Daumen zu den Schultern zeigen. Achten Sie während der Bewegung darauf, dass die Handgelenke fixiert bleiben. Dann senken Sie langsam die Hanteln, bis die Arme wieder senkrecht nach unten zeigen und heben sie erneut an.

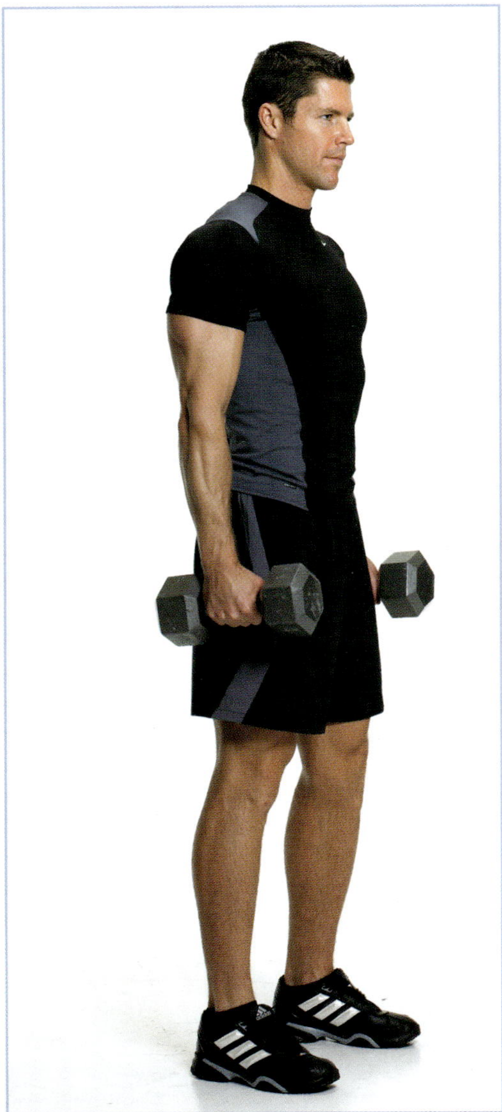

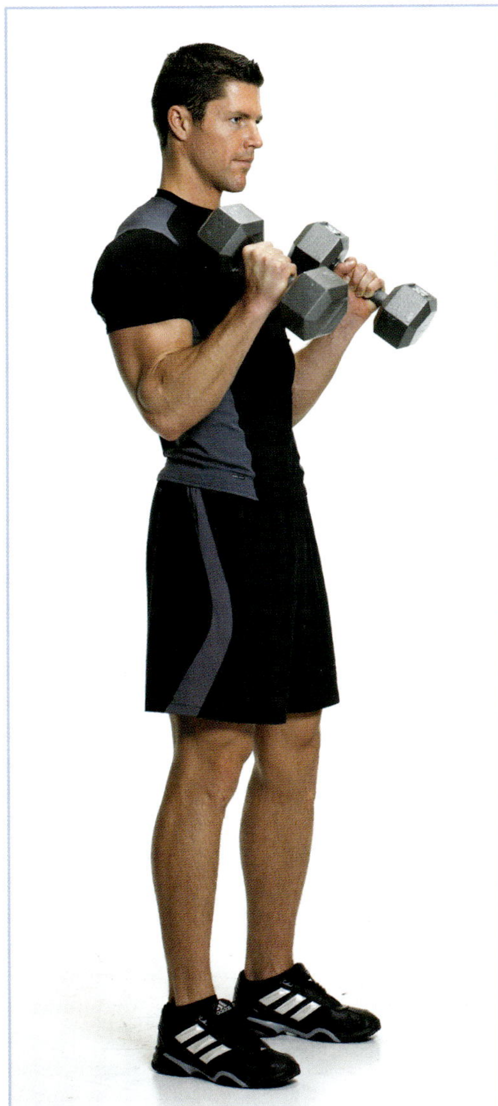

Sie haben zusätzliches Material?

Sie stehen in etwa 30-60 cm Entfernung an einem Kabelzugturm mit niedrigem Zug und Seilbefestigung. Das Seil halten Sie etwa schulterbreit mit beiden Händen, die Handflächen zeigen zueinander. Die Ellbogen halten Sie fixiert seitlich am Körper, während Sie Ihre Fäuste anheben, bis sie sich vor der Brust befinden. Dann senken Sie die Arme langsam wieder zurück zur Ausgangsposition vor Ihrem Körper und heben die Arme erneut an.

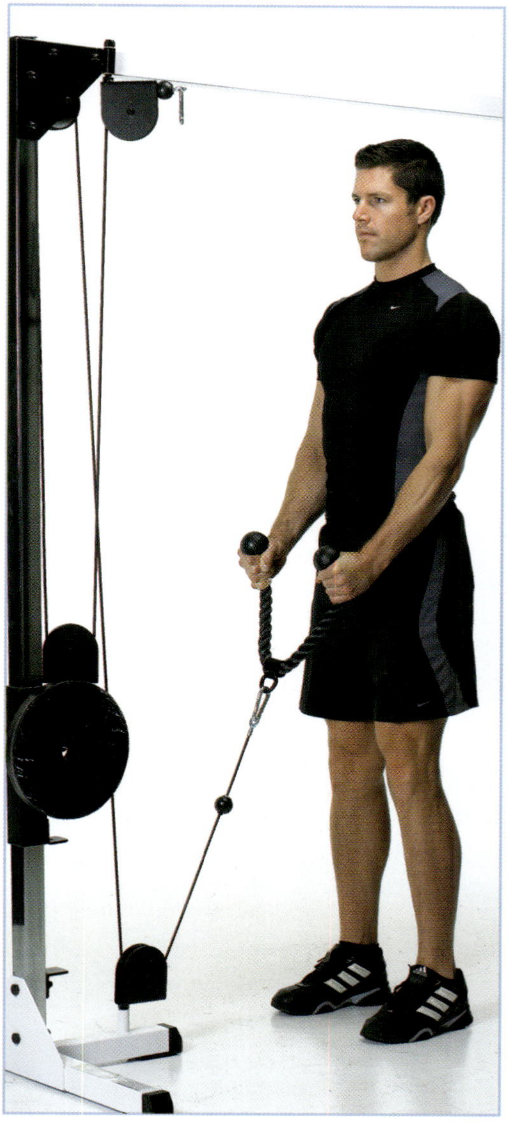

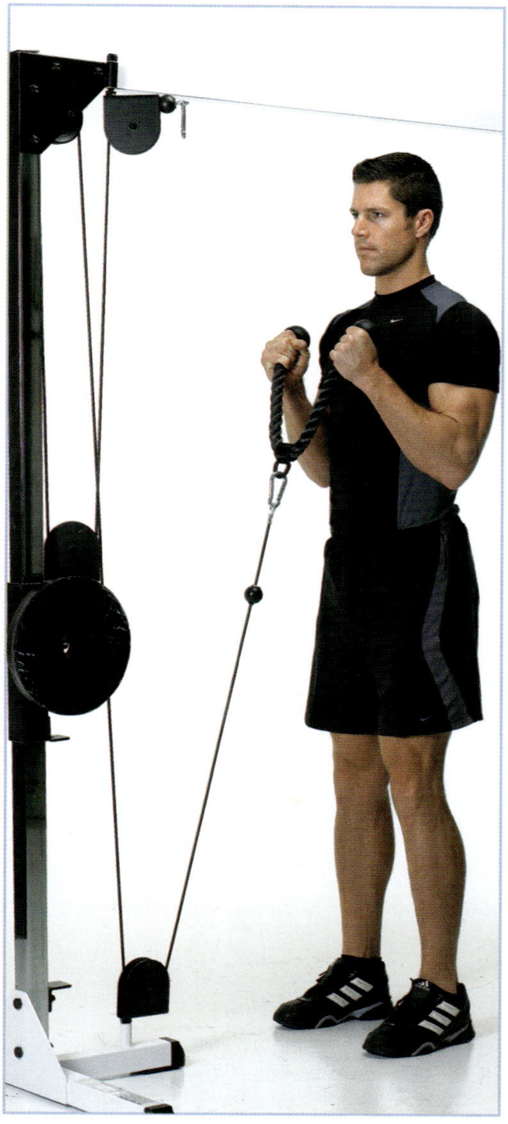

ANYTIME-EXERCISE NR. 15 „INCLINE FLY“

WELCHE MUSKELN ARBEITEN? OBERE BRUSTMUSKULATUR

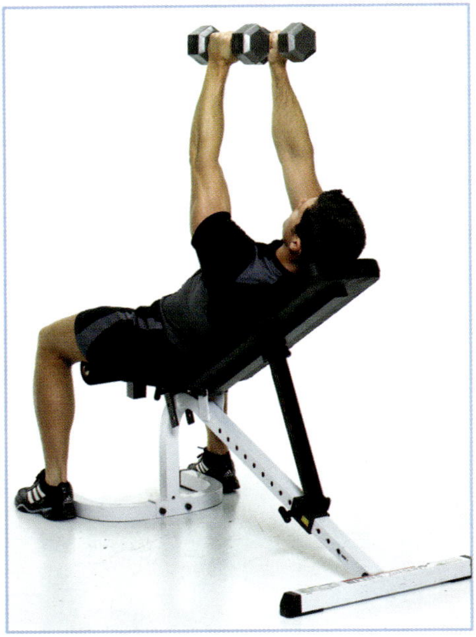

Optimales Ergebnis durch genaue Ausführung!

Sie liegen auf einer *Incline Bank* mit den Füßen flach auf dem Boden. Mit fast durchgestreckten Armen halten Sie ein Paar leichte Kurzhanteln über der Brust. Die Handflächen zeigen zueinander. Nun senken Sie die Hanteln langsam, einen Halbkreis beschreibend, bis die Oberarme parallel Richtung Boden zeigen. Dann kehren Sie die Bewegungsrichtung um, bis sich die Hanteln wieder über der Brust befinden und starten erneut.

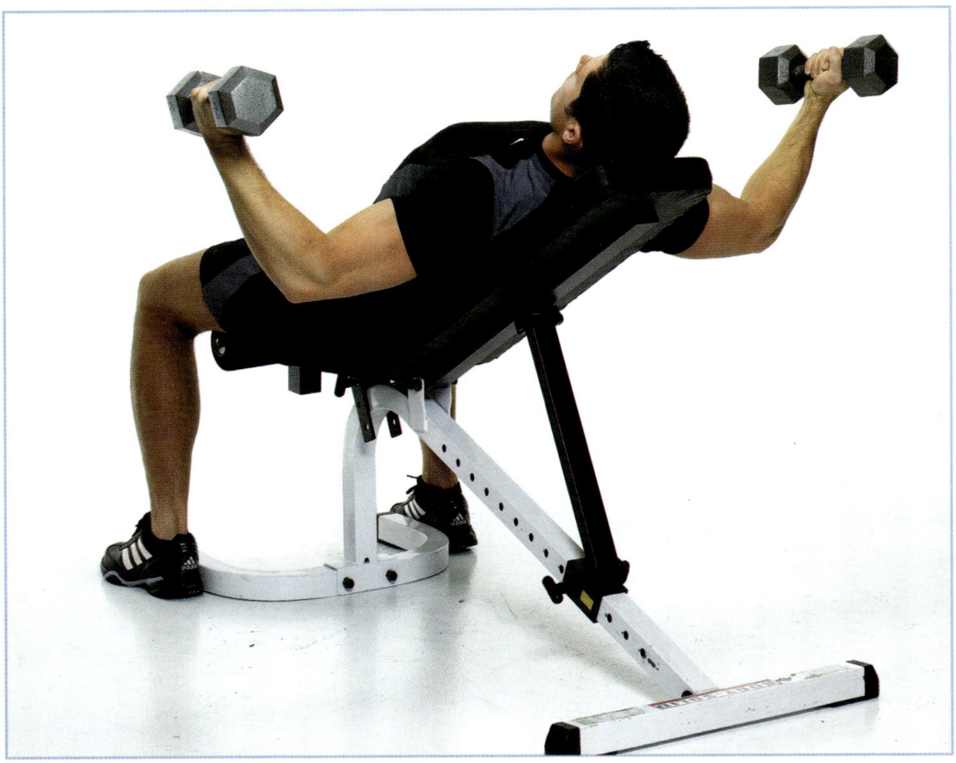

Sie haben zusätzliches Material?
Sie stellen eine *Incline Bank* zwischen zwei Kabelzugtürme mit tiefem Zug. Sie liegen rücklings auf der Bank und nehmen die Griffe in beide Hände. Nun strecken Sie die Arme, sodass sich die Griffe über Ihrer Brust befinden. Die Handflächen zeigen zueinander. Mit leicht gebeugten Ellbogen bewegen Sie nun, einen Halbkreis beschreibend, die Arme seitlich nach unten, bis die Oberarme parallel Richtung Boden zeigen. Dann heben Sie die Arme wieder in umgekehrter Bewegungsrichtung an und wiederholen die Übung.

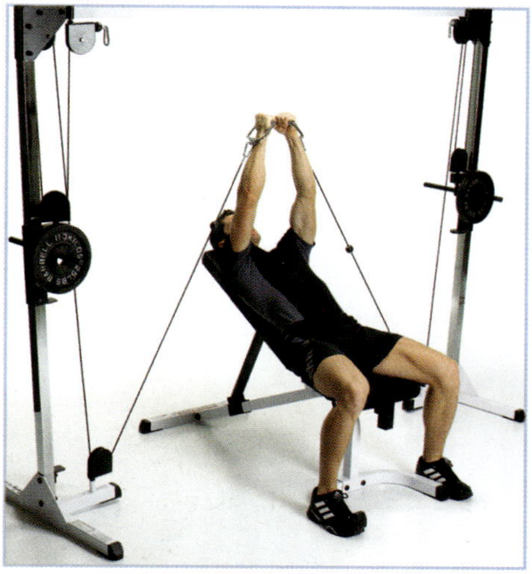

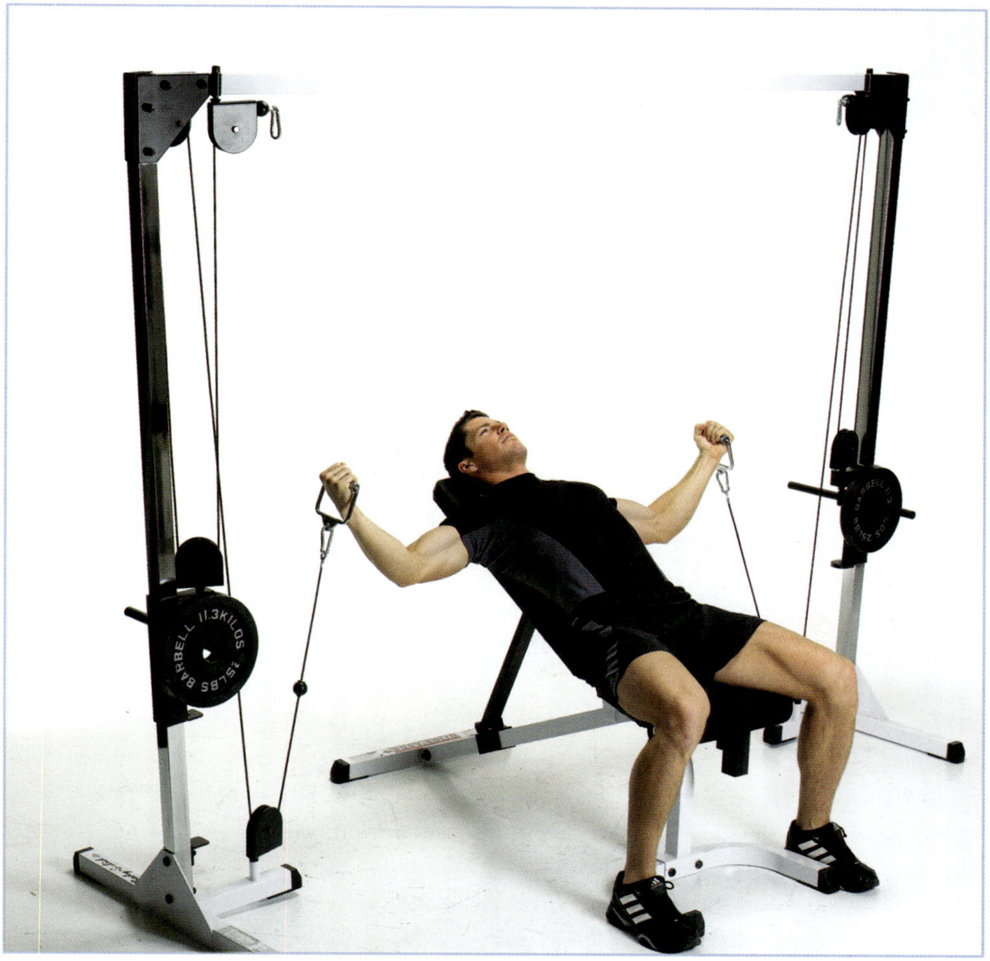

ANYTIME-EXERCISE NR. 16 „INCLINE PRESS“

WELCHE MUSKELN ARBEITEN? OBERE BRUSTMUSKULATUR

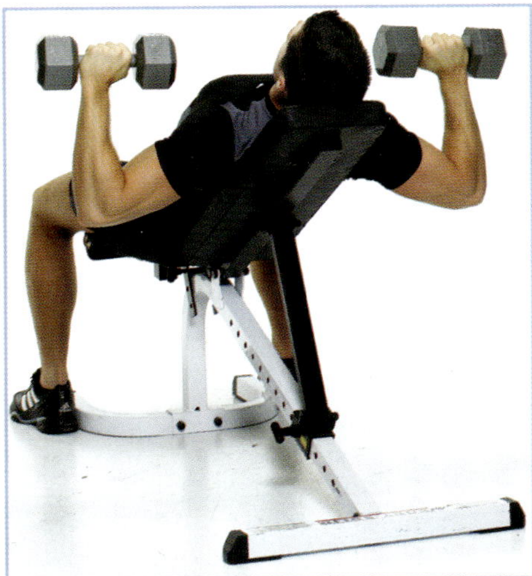

Optimales Ergebnis durch genaue Ausführung!

Sie liegen rücklings auf einer *Incline Bank* mit zwei Kurzhanteln in den Händen. Die Gewichte ruhen an der Außenseite der Brust, die Handflächen zeigen nach vorne. Nun heben Sie die Hanteln senkrecht, bis die Arme fast gestreckt sind und sich die Hanteln hoch über Ihrem Kopf berühren. Achten Sie darauf, dass die Ellbogen immer Spiel haben, um unnötigen Druck auf der Brustmuskulatur zu vermeiden. Dann senken Sie die Hanteln langsam wieder in die Ausgangsposition auf Brusthöhe und beginnen von vorn.

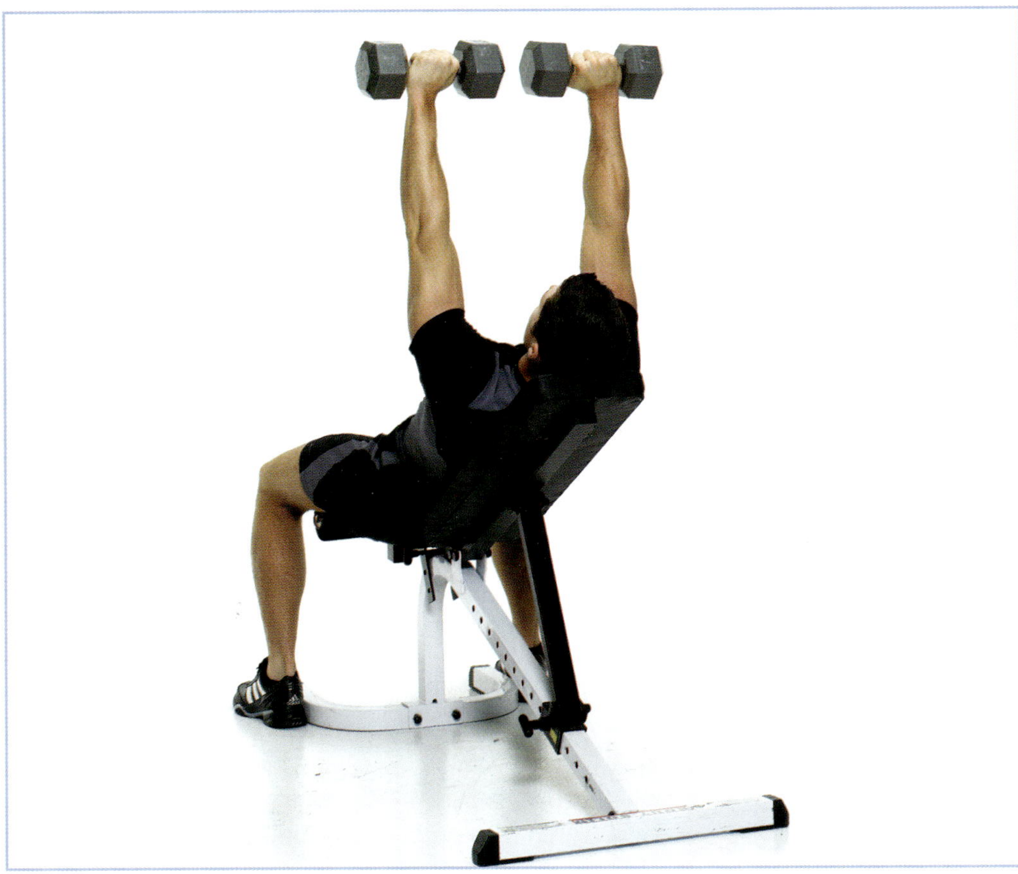

Sie haben zusätzliches Material?
Sie liegen rücklings auf einer *Incline Bank* und greifen, die Hände etwas weiter als schulterbreit, eine Langhantelstange. Die Arme sind gestreckt, die Handflächen zeigen nach vorne. Um die Stange aus dem Rack zu heben, benötigen Sie Hilfestellung. Dann bringen Sie sie über die Brust. Schließlich lassen Sie die Stange langsam sinken, bis sie Ihren oberen Brustbereich berührt. Dann heben Sie die Stange langsam wieder über Brusthöhe an und senken sie erneut ab.

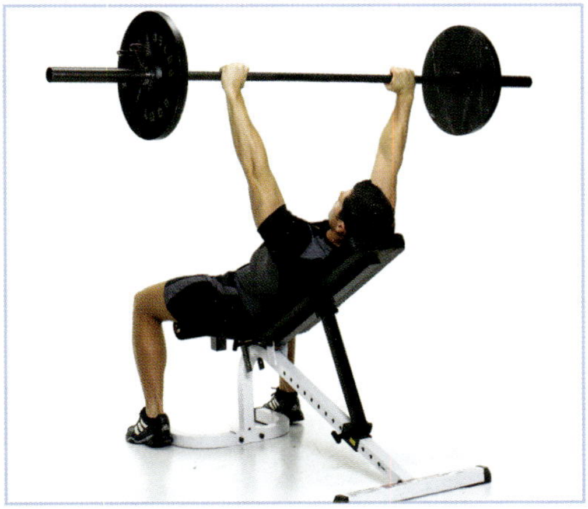

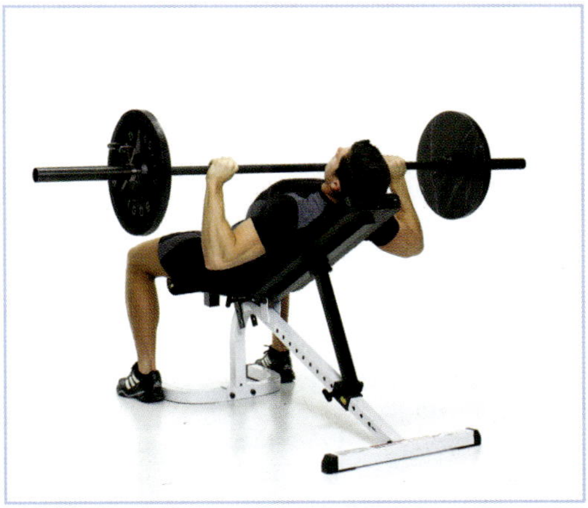

Sie haben gar kein Material?
Sie nehmen rücklings zu einer Treppe die Liegestützposition ein. Die Füße stehen dabei auf der zweiten Treppenstufe, mit etwa schulterbreit geöffneten Händen stützen Sie sich flach auf den Boden, die Finger zeigen nach vorne. Der gesamte Körper bildet nun eine Linie. Jetzt beugen Sie die Arme in den Liegestütz, bis die Oberarme waagerecht Richtung Boden zeigen. Dann drücken Sie sich wieder vom Boden ab. Beachten Sie, dass der gesamte Körper ständig in einer Linie gehalten wird. Wiederholen Sie die Übung.

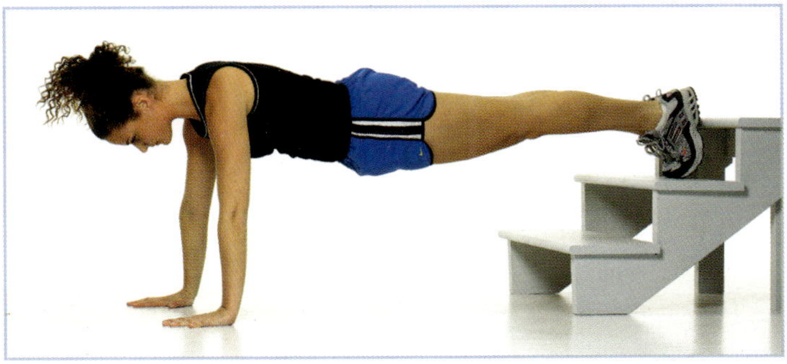

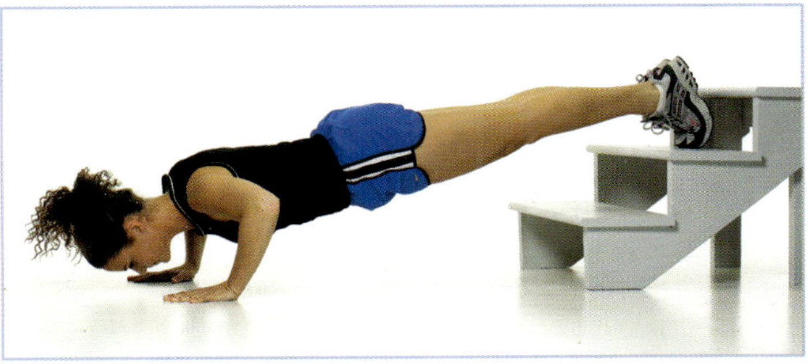

ANYTIME-EXERCISE NR. 17 „KICKBACK"

WELCHE MUSKELN ARBEITEN? TRIZEPS

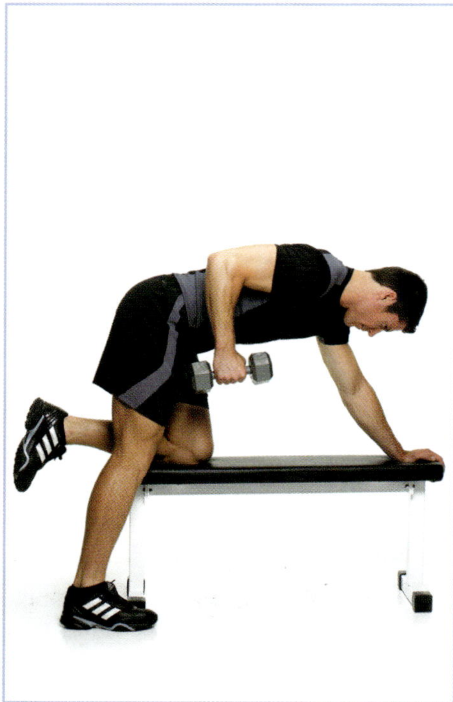

Optimales Ergebnis durch genaue Ausführung!

Sie befinden sich seitlich rechts neben einer Hantelbank. Das linke Bein kniet und die linke Hand stützt sich auf die Bank. In der rechten Hand halten Sie, den Arm hängen lassend, eine leichte Kurzhantel, die Handfläche zeigt zur Bank. Ihr Oberkörper wird gestreckt waagerecht gehalten. Nun heben Sie langsam das Gewicht an, bis der Oberarm waagerecht Richtung Boden zeigt und zum Unterarm einen rechten Winkel bildet. Während der Bewegung halten Sie die Hantel ständig möglichst eng am Körper. Nun haben Sie die Ausgangsposition erreicht. Von hier aus halten Sie den Oberarm am Oberkörper fixiert, während der Unterarm nach hinten gestreckt wird. Dann beugen Sie den Ellbogen wieder, um den Unterarm wieder in die senkrechte, nach unten hängende Position zu bringen. Sie beenden den Set mit dem rechten Arm, bevor Sie die gleiche Übung auf der anderen Seite der Bank mit dem linken Arm ausführen.

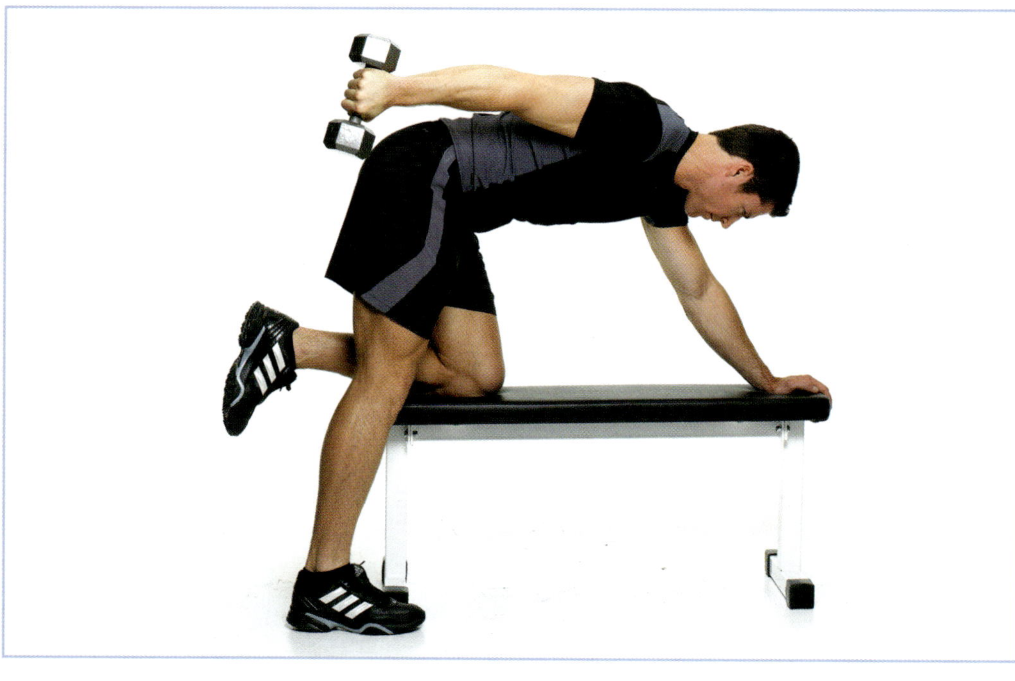

Sie haben zusätzliches Material?
Sie stellen eine Hantelbank längs vor einen Kabelzugturm mit tiefem Zug und Seilbefestigung. Sie stehen mit Blick zum Turm links seitlich neben der Bank. Ihr rechtes Knie und Ihre rechte Hand stützen sich auf die Bank. Sie greifen mit der linken Hand das Seil. Der Oberarm befindet sich eng am Körper und parallel zum Boden. Die Handfläche zeigt zum Körper. Nun strecken Sie langsam den Unterarm nach hinten und halten dabei den Oberarm fixiert. Dann senken Sie den Unterarm wieder, bis er senkrecht zum Boden zeigt. Sie beenden den Set mit dem linken Arm, bevor Sie die Übung mit dem rechten Arm ausführen.

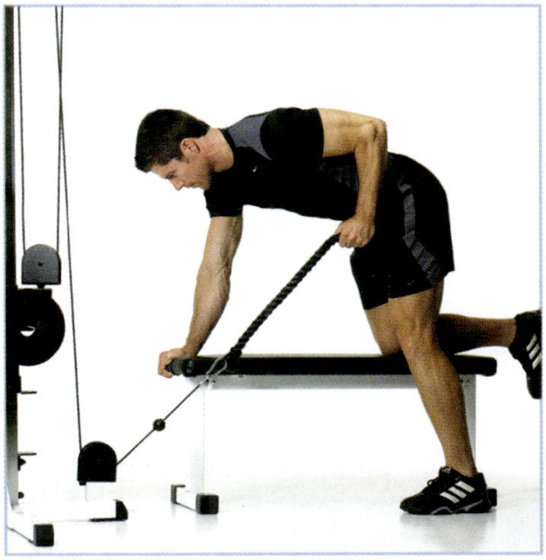

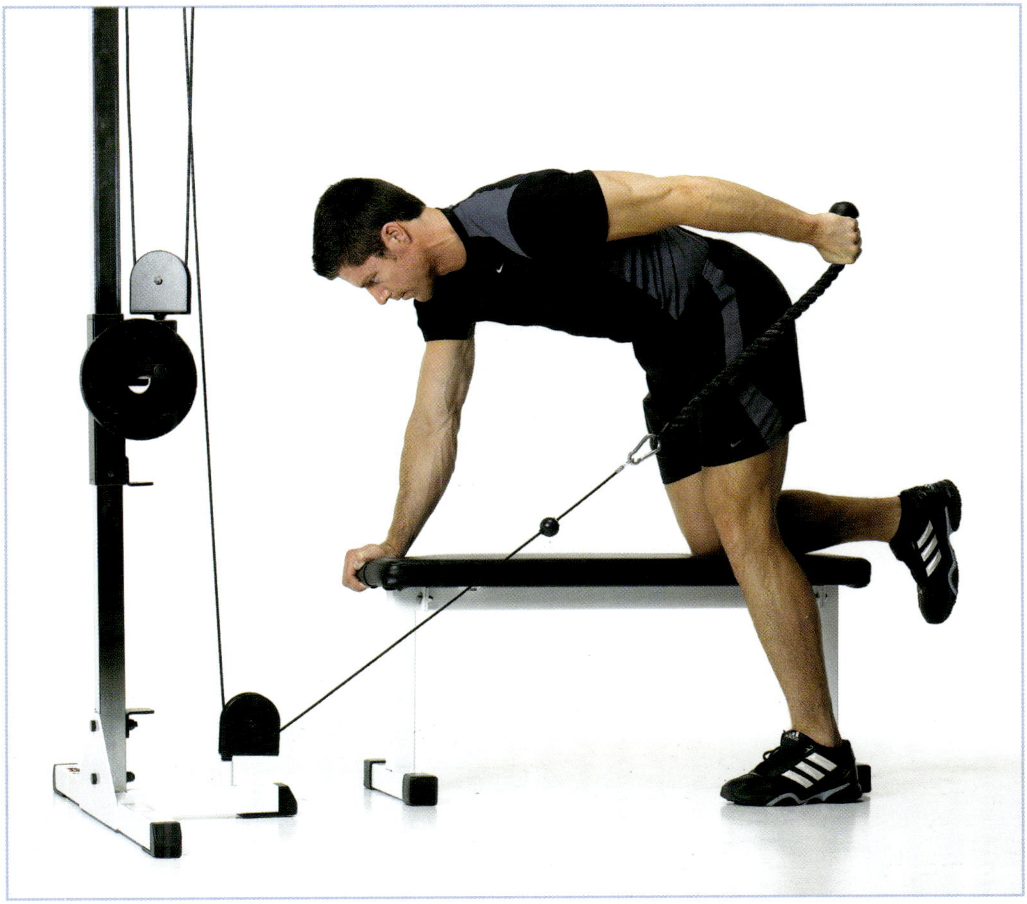

ANYTIME-EXERCISE NR. 18 „LATERAL RAISE“

WELCHE MUSKELN ARBEITEN? MITTLERER DELTAMUSKEL UND OBERER TRAPEZIUSMUSKEL

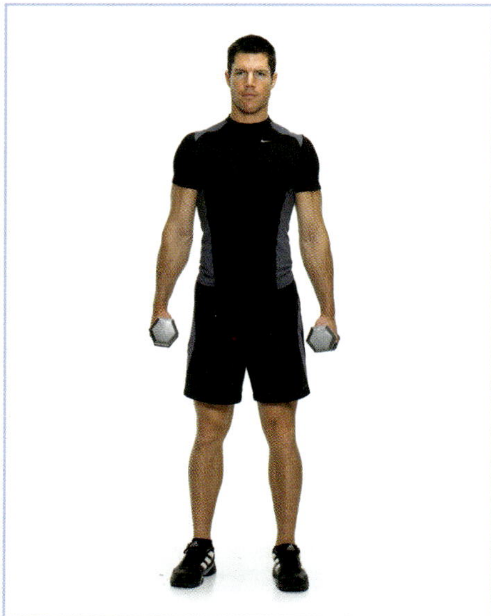

Optimales Ergebnis durch genaue Ausführung!

Sie stehen mit den Füßen schulterbreit auseinander und halten ein Paar leichte Kurzhanteln in beiden Händen. Die Arme lassen Sie hängen, die Handflächen zeigen zueinander. Mit gestreckten Armen heben Sie nun die Gewichte seitlich am Körper nach oben, bis sie parallel zum Boden zeigen (T-Stellung). Sie halten diese Stellung eine Sekunde lang, bevor Sie langsam die Arme wieder senken, bis sie seitlich am Körper herabhängen und beginnen erneut.

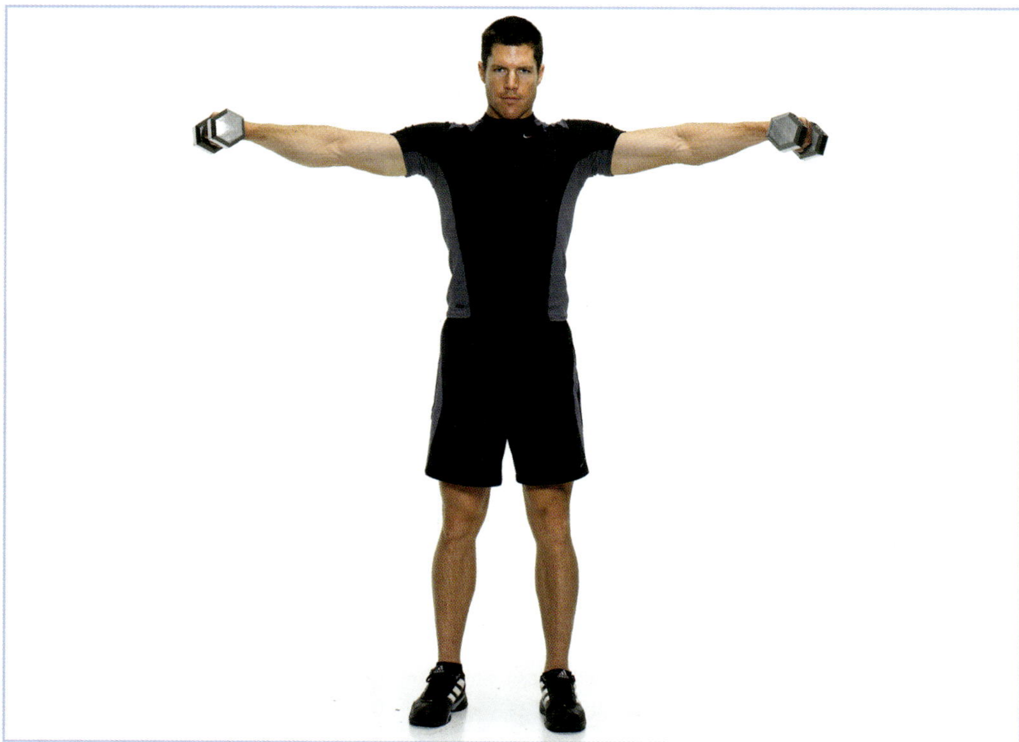

Haben Sie zusätzliches Material?
Sie stehen, die Füße schulterbreit geöffnet, zwischen zwei Kabelzugtürmen mit niedrigem Zug. Nun überkreuzen Sie die Arme vor dem Körper und greifen über Kreuz die zwei Griffe: Die linke Hand hält somit den rechten Griff, die rechte Hand den linken Griff. In der Ausgangsposition halten Sie die Handgelenke über Kreuz vor der Hüfte. Mit leicht gebeugten Ellbogen und gestrecktem Rücken ziehen Sie nun beide Griffe langsam nach oben, bis Ihre Arme seitlich neben dem Körper parallel zum Boden stehen (T-Stellung). Sie verweilen eine Sekunde in dieser Stellung, bevor Sie die Arme langsam wieder in die Ausgangsposition senken und erneut beginnen.

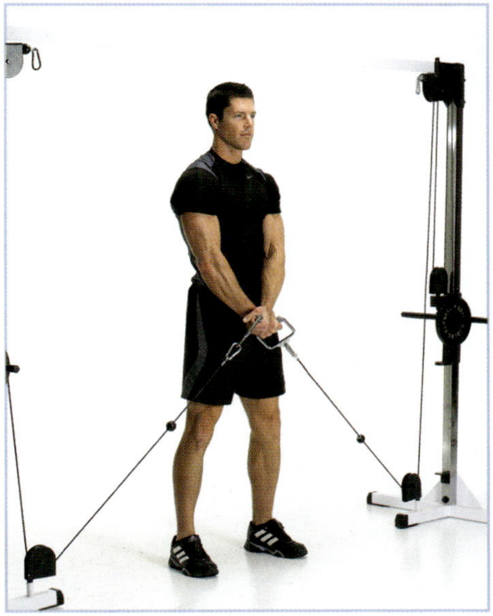

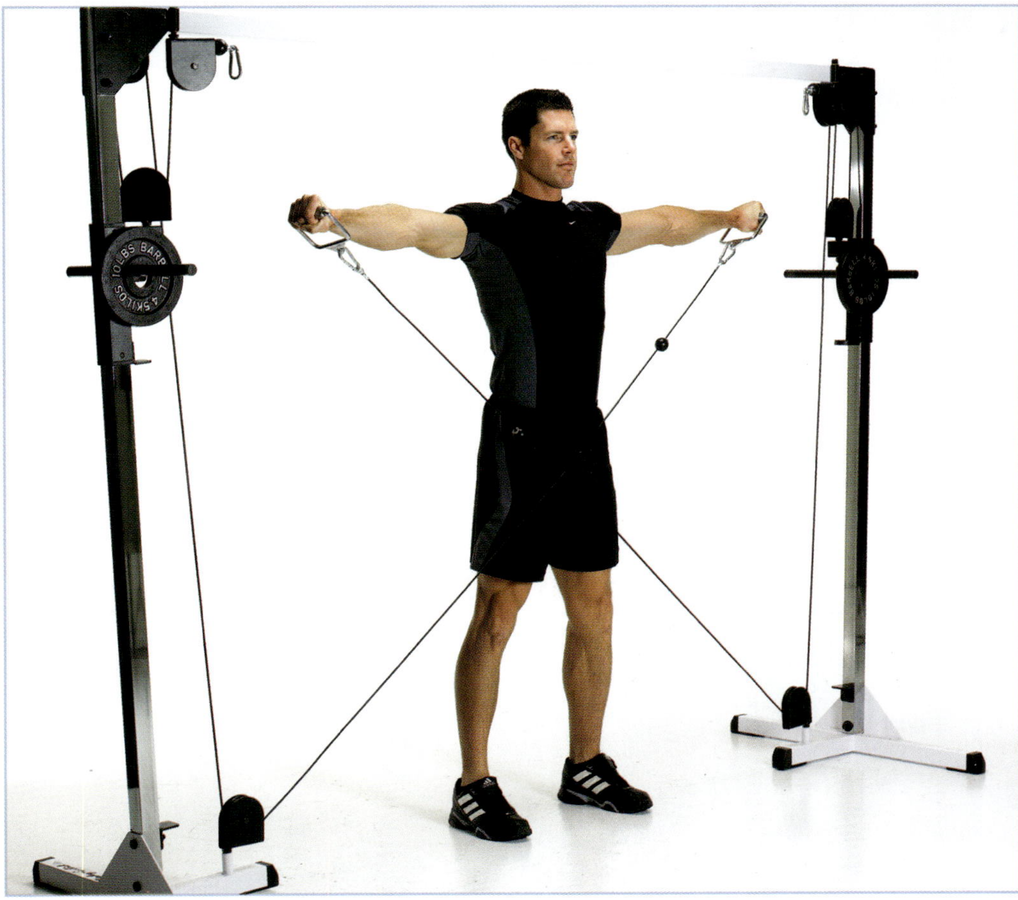

ANYTIME-EXERCISE NR. 19 „LAT PULLDOWN“

WELCHE MUSKELN ARBEITEN? M. LATISSIMUS DORSI, MITTLERER UND OBERER TRAPEZIUSMUSKEL, BIZEPS

Optimales Ergebnis durch genaue Ausführung!
Sie sitzen an einer Latzugstation mit Blick zum Gerät (alternativ kann auch ein Kabelzugturm mit hohem Zug benutzt werden). Sie greifen die Stange, mit den Händen weiter als schulterbreit auseinander, hoch über Ihrem Kopf im Oberhandgriff. Nun ziehen Sie sie langsam nach unten, bis die Stange Ihren oberen Brustbereich berührt. Rücken und Kopf werden dabei ständig gerade gehalten. Dann lassen Sie langsam die Stange wieder nach oben gleiten, bis die Arme wieder fast gestreckt sind und ziehen sie erneut nach unten.

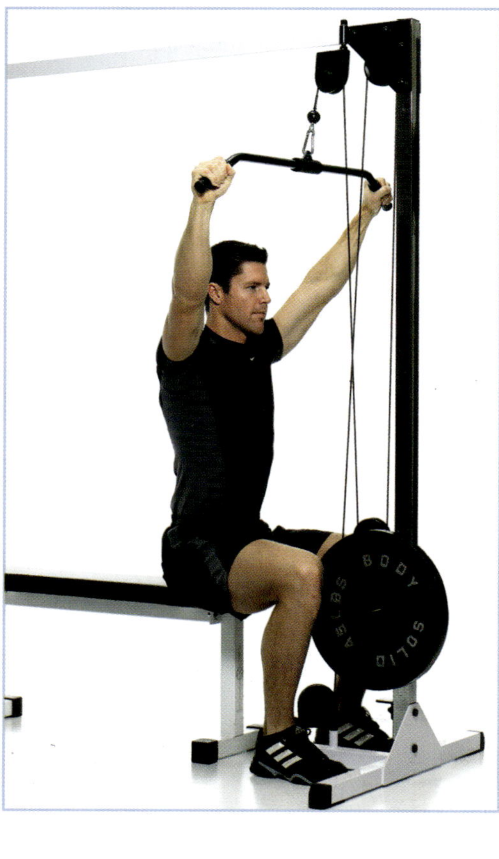

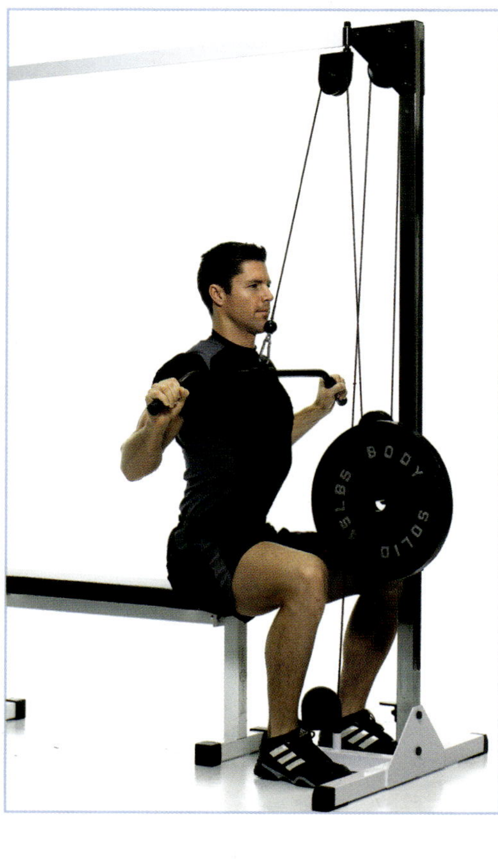

Sie haben zusätzliches Material?
Für diese Übung müssen Sie zwar erst ein wenig am Gerät herumbasteln, aber das Ergebnis ist die Mühe wert: Sie müssen also zuerst an beiden Griffpositionen der Stange Schlaufen anbringen. Diese sollten etwa 1 m voneinander entfernt sein. Dann schieben Sie die Hände durch die Schlaufen, sodass die Handflächen zueinander zeigen. Sie sitzen auf der Bank, die Arme über dem Kopf gestreckt und ziehen langsam die Arme nach unten zu den Seiten Ihrer Schultern. Dann lassen Sie die Stange langsam wieder in die Ausgangsposition mit fast gestreckten Armen gleiten und ziehen erneut.

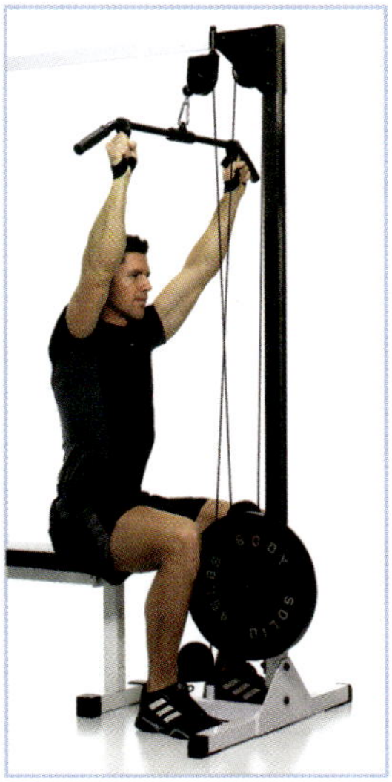

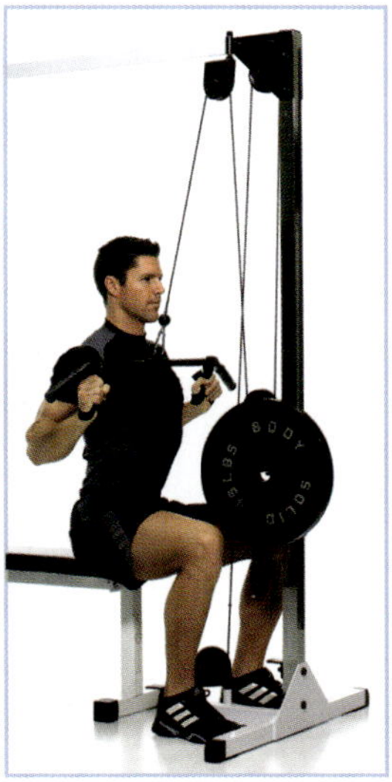

Sie haben gar kein Material?
Sie greifen eine Klimmzugstange, die Hände sind etwas weiter als schulterbreit geöffnet. Die Handrücken zeigen nach hinten. Lassen Sie sich nun mit gestreckten Armen und ohne Bodenkontakt hängen. Ziehen Sie dann Ihren Körper langsam nach oben, bis sich die Stange genau unter Ihrem Kinn befindet (Klimmzug). Dann lassen Sie Ihren Körper langsam wieder in die hängende Ausgangsposition herab und ziehen sich erneut hoch.

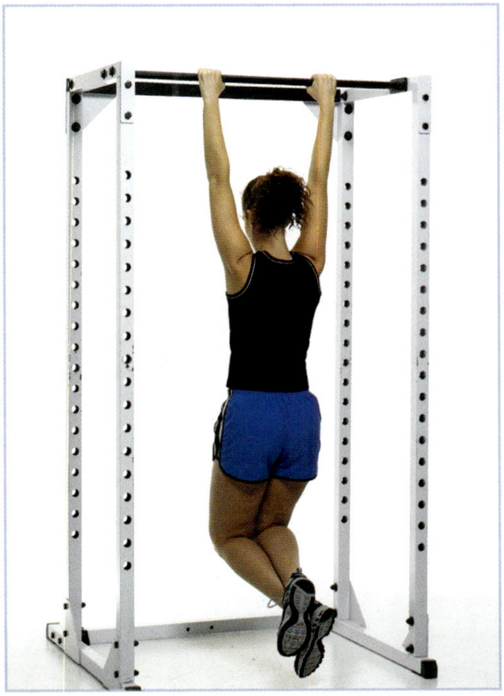

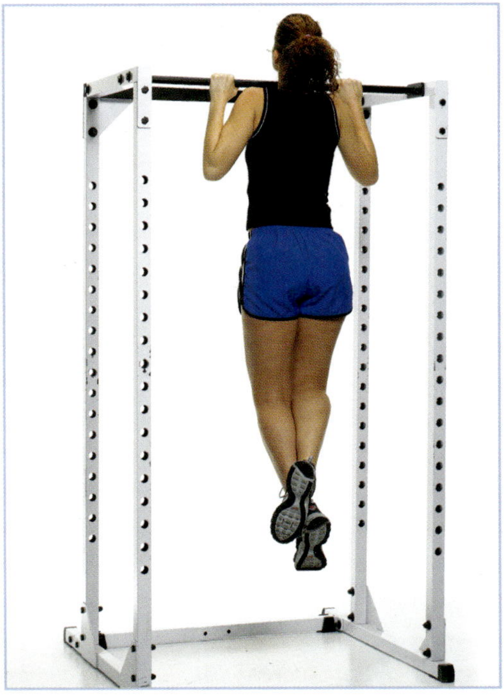

ANYTIME-EXERCISE NR. 20 „LEG CURL"

WELCHE MUSKELN ARBEITEN? HINTERE OBERSCHENKEL- UND GESÄSS-MUSKULATUR

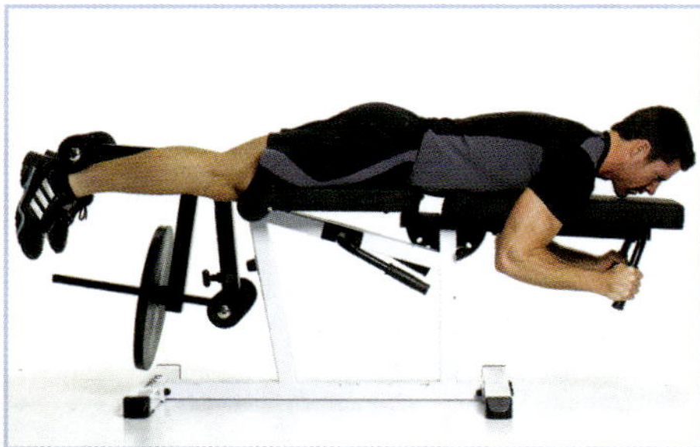

Optimales Ergebnis durch genaue Ausführung!

Für diese Übung benötigen Sie eine Hantelbank mit Beincurl am unteren Ende.

Sie liegen bäuchlings auf der Bank und schieben Ihre Fußgelenke unter die Beincurlrolle. Wählen Sie Ihre Position so, dass nur die Oberschenkel auf der Bank aufliegen, die Knie aber frei sind. Nun ziehen Sie langsam Ihre Fußgelenke zum Gesäß, ohne dabei Ihren Oberkörper von der Bank anzuheben. Brust und Kinn bleiben ständig in Kontakt mit der Bank. In der Endposition befinden sich Ober- und Unterschenkel etwa im 80°-Winkel. Sie spannen für etwa zwei Sekunden den Gesäßmuskel an, bevor Sie die Beine langsam wieder in die Ausgangsposition herabgleiten lassen. Übung wiederholen.

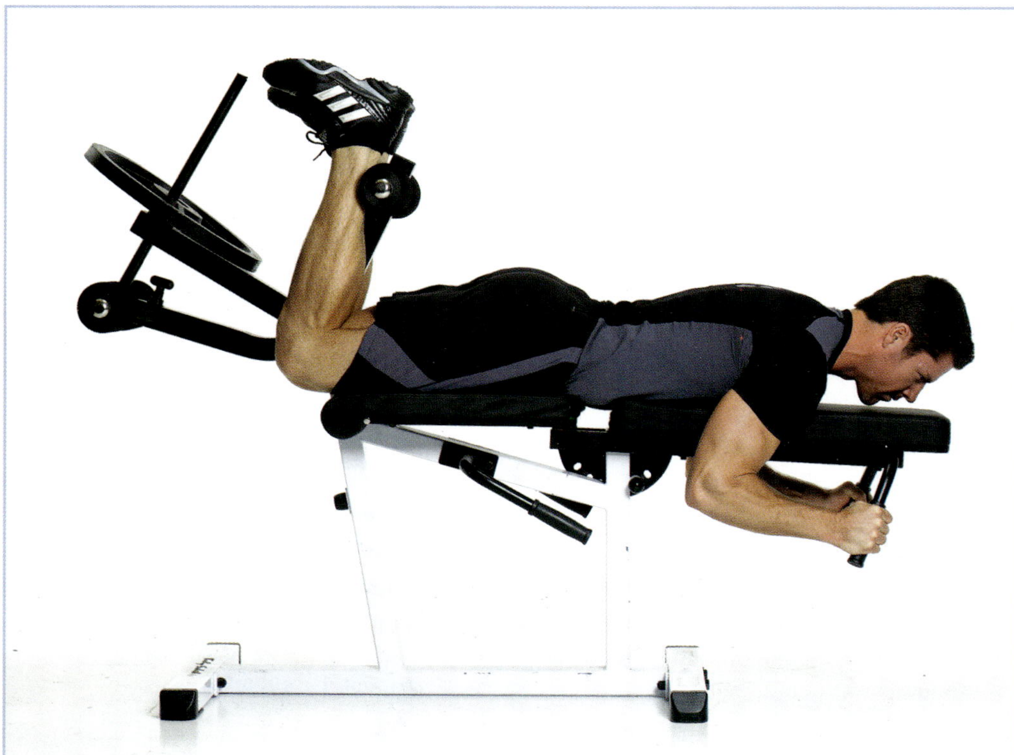

Sie haben zusätzliches Material?

Sie liegen rücklings auf dem Boden und legen mit gestreckten Beinen Ihre Fußgelenke auf einem Pezziball ab. Die Arme liegen seitlich am Körper, die Handflächen am Boden. Sie helfen Ihnen, die Balance zu halten. Nun heben Sie, indem Sie die Hüfte nach oben drücken, Ihr Gesäß an. In der Endposition sollte Ihr Körper von den Schultern bis zu den Knien eine Linie bilden. Dann ziehen Sie Ihre Fußgelenke zum Körper und rollen damit den Ball so dicht wie möglich zum Gesäß. Schließlich rollen Sie den Ball langsam zurück, bis der Körper wieder gestreckt ist, und senken das Gesäß wieder in Richtung Boden ab. Beginnen Sie anschließend von vorn.

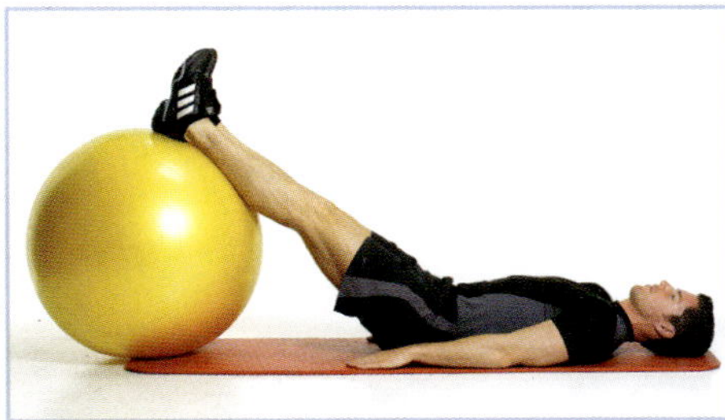

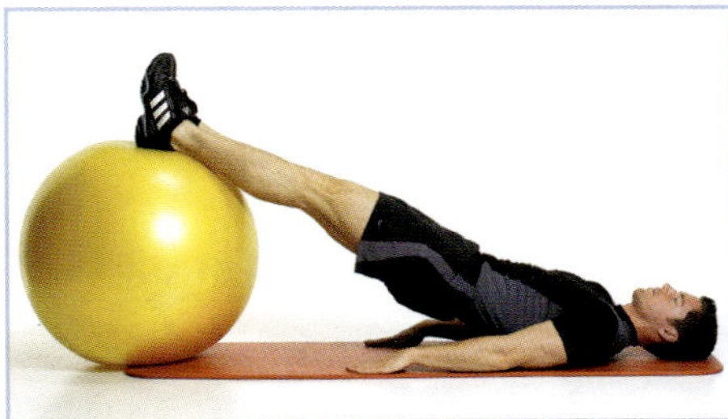

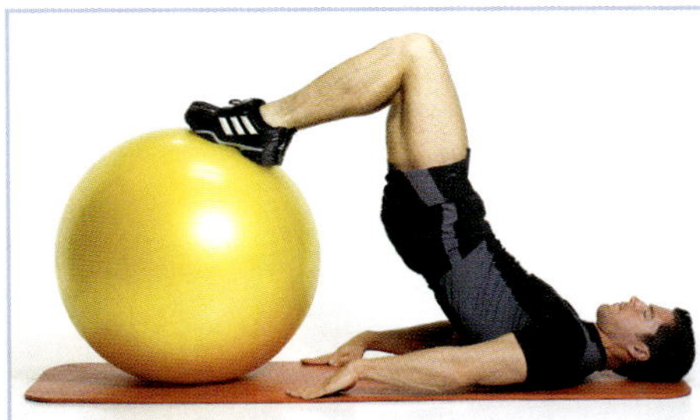

Sie haben gar kein Material?

Sie stehen mit nicht durchgestreckten Knien und den Füßen hüftbreit auseinander. Vor Ihnen liegt ein Paar Kurzhanteln. Nun beugen Sie sich mit gestreckten Beinen in der Hüfte nach unten und greifen die Hanteln. Die Handflächen zeigen hierbei zu den Füßen. Mit gestrecktem Rücken und Beinen richten Sie sich nun langsam wieder auf. In der Endposition stehen Sie aufrecht, die Hanteln vor den Oberschenkeln. Achten Sie darauf, dass Ihre Arme die Bewegung nicht unterstützen. Sie bleiben während der gesamten Bewegung gestreckt. Kurz halten, dann die Gewichte wieder in der umgekehrten Bewegung absenken und erneut aufrichten.

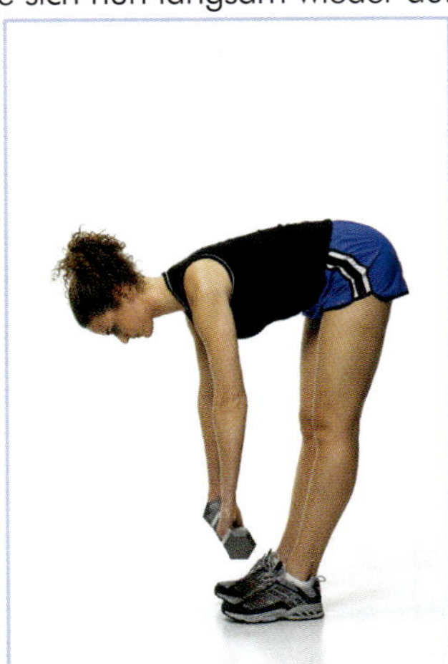

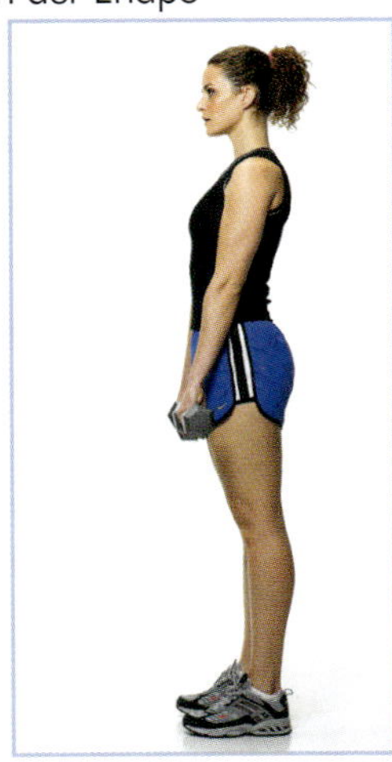

ANYTIME-EXERCISE NR. 21 „LEG EXTENSION"

WELCHE MUSKELN ARBEITEN? QUADRIZEPS

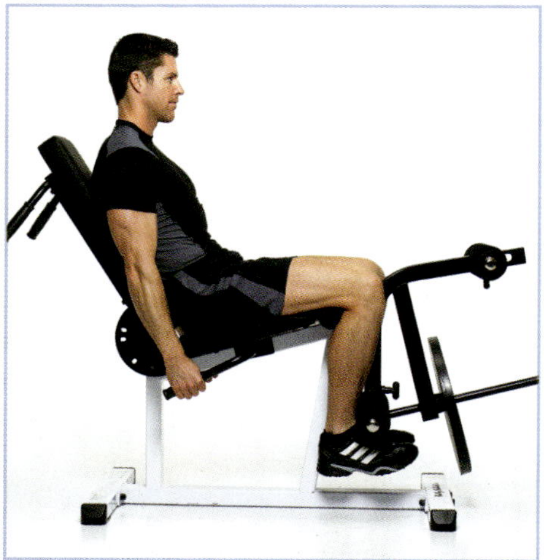

Optimales Ergebnis durch genaue Ausführung!

Sie sitzen auf einer Bank mit Beinextension und schieben Ihre Fußgelenke unter die Fußrolle. Rücken, Gesäß und Oberschenkel müssen Kontakt mit dem Sitz haben. Nun bringen Sie langsam Ihre Unterschenkel nach oben, bis die Beine fast gestreckt sind. Dann lassen Sie sie langsam wieder sinken und beginnen erneut.

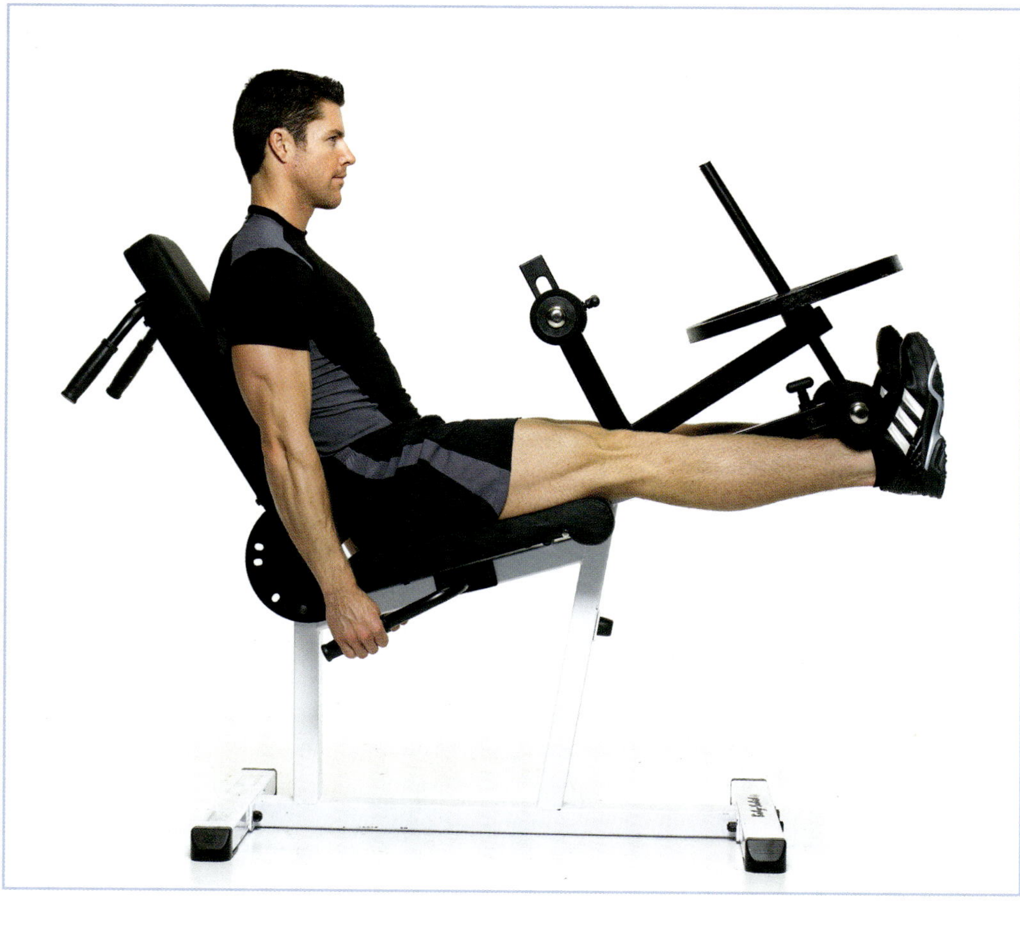

Sie haben zusätzliches Material?

Für diese Variation benötigen Sie einen Partner zur Hilfestellung, denn Ziel ist nicht, ein Gewicht *anzuheben*, sondern Widerstand gegen das Gewicht zu halten.

Sie sitzen auf einer Bank mit Beinextension und schieben die Fußgelenke unter die Fußrolle. Rücken, Gesäß und Oberschenkel haben Kontakt mit dem Sitz. Nun bringen Sie, wie zuvor beschrieben, die Oberschenkel nach oben, doch hilft Ihnen ein Partner, das Gewicht zu stemmen. Wenn Ihre Beine fast gestreckt sind, lassen Sie das rechte Bein langsam in die Ausgangsposition zurückgleiten, während das andere Bein das gesamte Gewicht hält. Dies ist völlig unproblematisch, da Ihre Beine fast doppelt so viel Gewicht beugen als heben können. Dann senken Sie langsam auch das linke Bein und heben schließlich beide Beine mithilfe Ihres Partners wieder an. Sie wiederholen die Übung mit dem anderen Bein. Erst dann ist ein Durchgang beendet. Den gesamten Set führen Sie wechselseitig mit dem linken und rechten Bein aus.

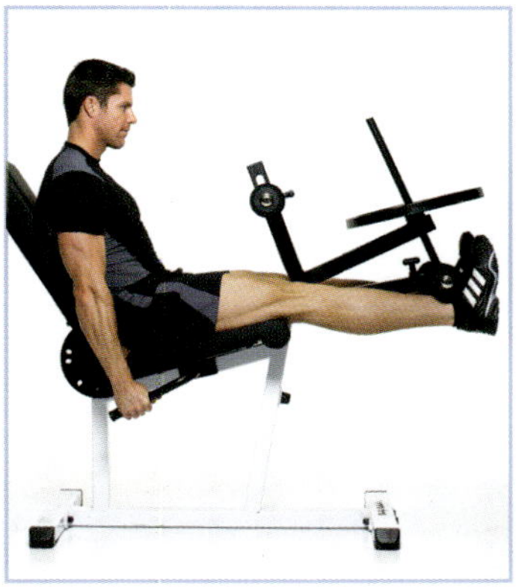

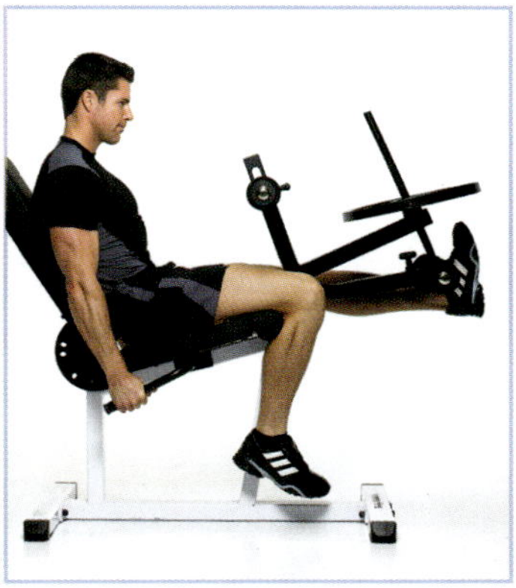

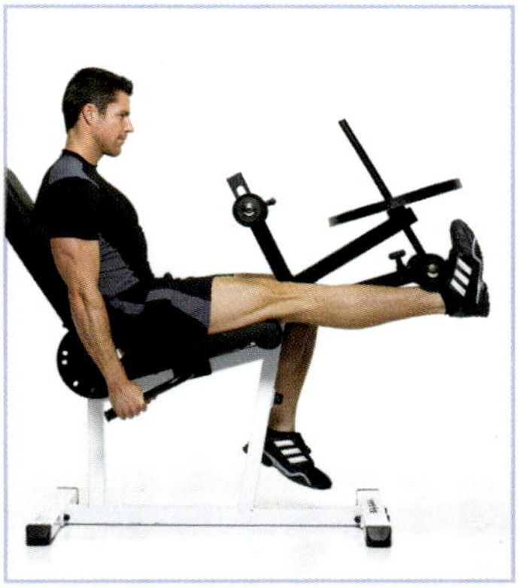

Sie haben gar kein Material?

Sie stehen rücklings zu einem stabilen Stuhl und halten ein Paar Kurzhanteln in den Händen. Die Arme lassen Sie hängen, die Handflächen zeigen zueinander. Nun legen Sie Ihren rechten Fußspann auf die Sitzfläche. Beugen Sie jetzt langsam Ihr linkes Bein um etwa 15-20 cm (das entspricht etwa einem Viertel des Weges bis zur Hocke). Der Oberkörper bleibt dabei aufrecht. Dann richten Sie sich wieder auf und führen die gleiche Übung mit dem anderen Bein aus.

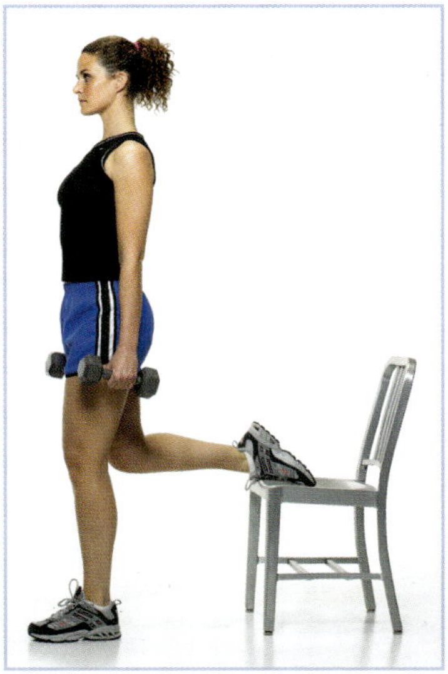

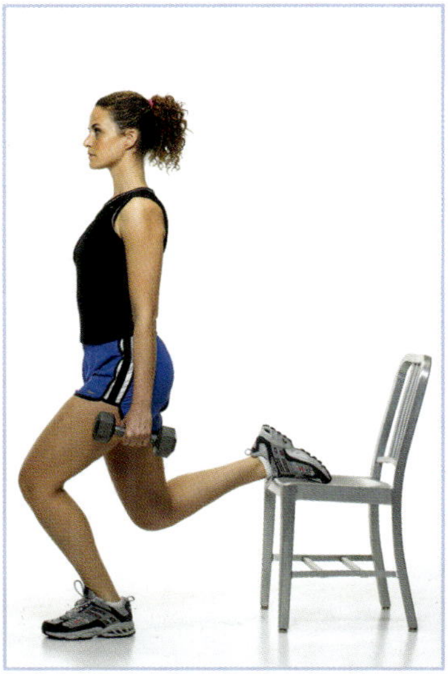

ANYTIME-EXERCISE NR. 22 „LUNGE"

WELCHE MUSKELN ARBEITEN? QUADRIZEPS UND GESÄSSMUSKULATUR

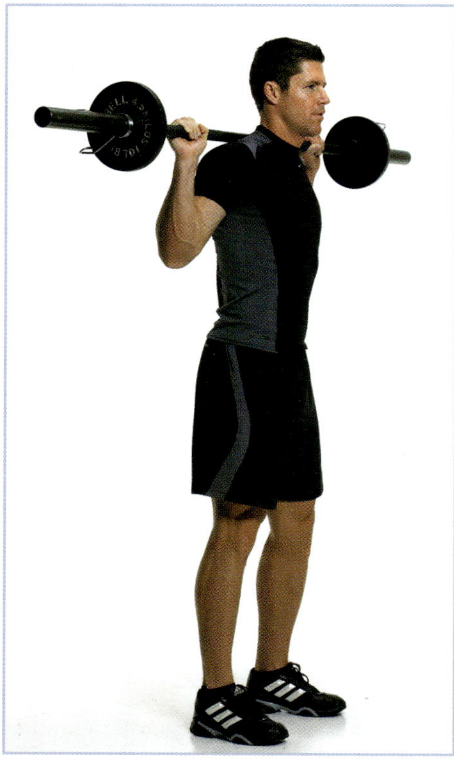

Optimales Ergebnis durch genaue Ausführung!

Sie stehen mit den Füßen etwa hüftbreit auseinander und halten eine leichte Langhantelstange auf den Schultern. Nun machen Sie mit dem rechten Bein einen Ausfallschritt (Lunge) und platzieren es so weit vorne wie möglich. Der rechte Oberschenkel befindet sich nun parallel zum Boden, das Knie ist gebeugt und befindet sich genau über Ihrem Fußgelenk. Auch das linke Bein ist gebeugt. Es befindet sich hinter Ihrem Körper, nur der Fußballen hat Bodenkontakt. Jetzt treten Sie mit dem rechten Fuß wieder zurück in die Ausgangsstellung und wiederholen die Übung mit dem anderen Bein. Das Ganze zählt als eine Wiederholung.

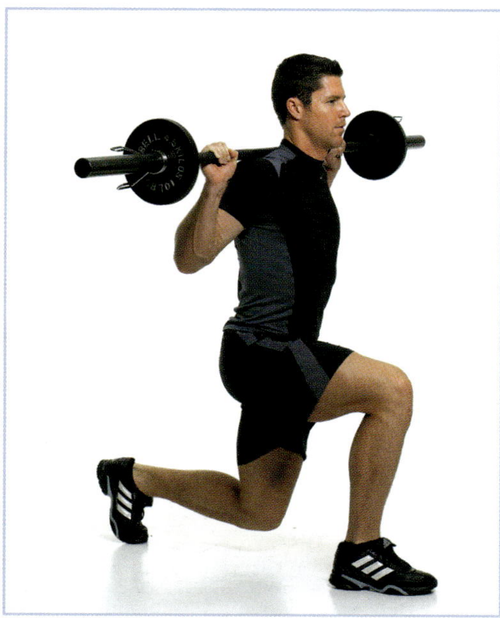

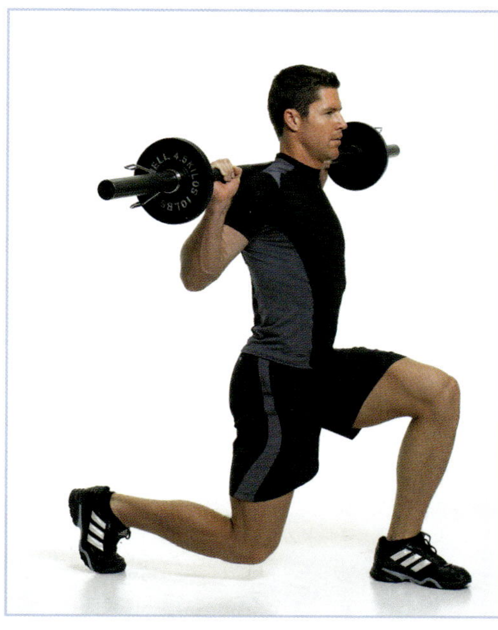

Sie haben zusätzliches Material?
Sie stehen mit Blick zu einem Kabelzugturm mit tiefem Zug und fassen mit der rechten Hand den Griff. Ihre Handfläche zeigt nach links. Nun treten Sie zurück, bis Sie in etwa 1m Entfernung zum Kabelzugturm stehen, den rechten Arm ausgestreckt. Mit gestrecktem Rücken machen Sie nun mit dem linken Bein einen Ausfallschritt, bis der linke Oberschenkel parallel zum Boden zeigt. Treten Sie zurück in die Ausgangsposition und wiederholen Sie die Übung mit dem gleichen Bein. Wenn Sie den Set beendet haben, nehmen Sie den Griff in die andere Hand und führen die Übung mit dem anderen Bein aus.

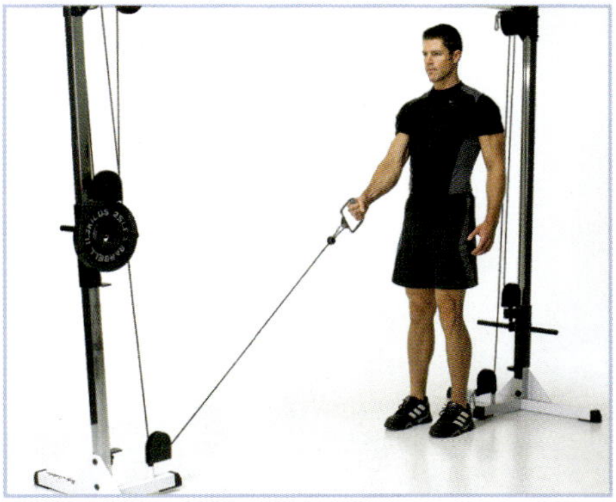

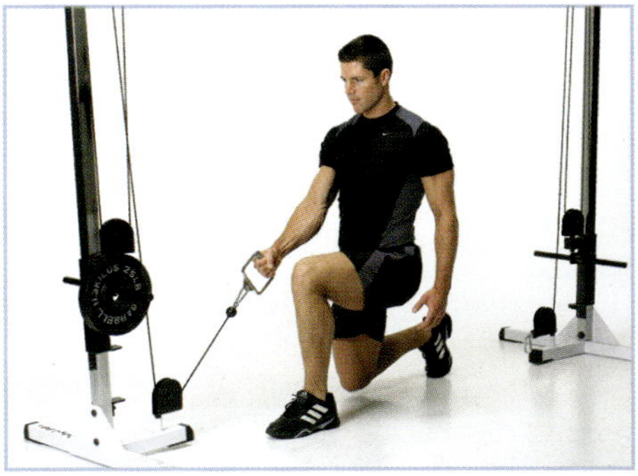

Sie haben gar kein Material?
Sie halten ein Paar Kurzhanteln in den Händen und stehen mit den Füßen etwa hüftbreit auseinander. Die Handflächen zeigen nach innen, die Arme hängen an den Seiten. Mit gestrecktem Rücken machen Sie nun mit dem rechten Bein einen Ausfallschritt und lehnen sich vor, bis der rechte Oberschenkel etwa parallel zum Boden zeigt. Treten Sie zurück in die Ausgangsposition und wiederholen Sie die Übung mit dem anderen Bein. Dies zählt als eine Wiederholung.

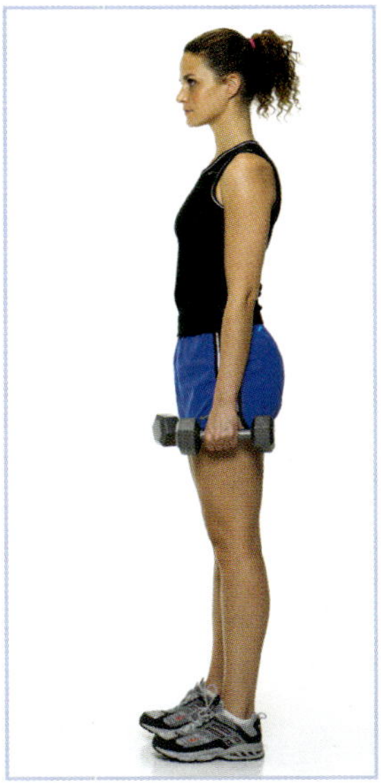

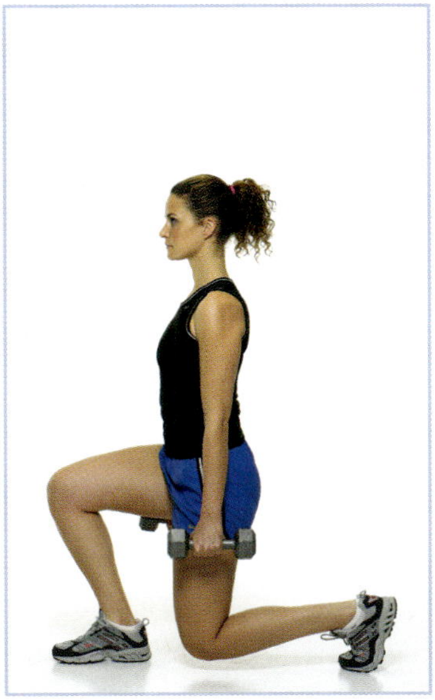

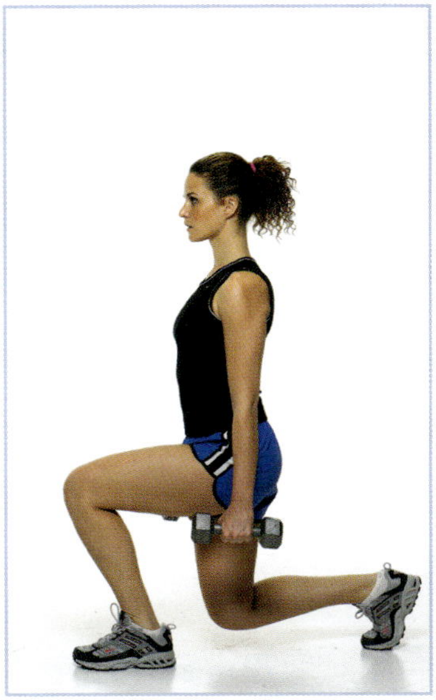

ANYTIME-EXERCISE NR. 23 „LYING TRICEPS PRESS"

WELCHE MUSKELN ARBEITEN? TRIZEPS

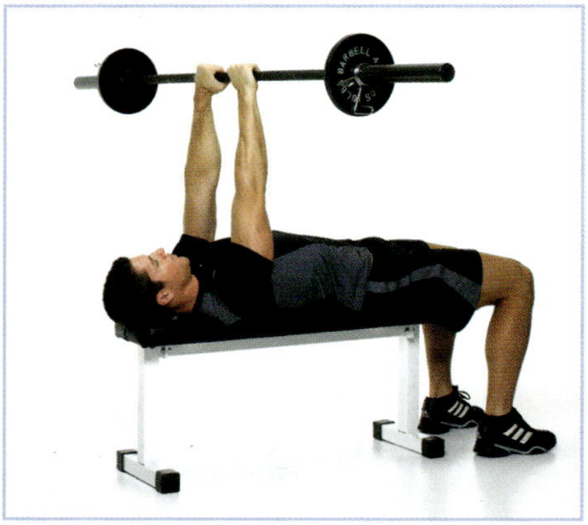

Optimales Ergebnis durch genaue Ausführung!

Sie liegen rücklings auf einer Bank und halten mit senkrecht gestreckten Armen eine leichte Langhantelstange über der Brust. Die Hände sind ca. 15 cm voneinander entfernt. Die Handflächen zeigen zu Ihren Füßen. Nun halten Sie Schultern und Oberarme fixiert und winkeln die Unterarme an. Hiermit bewegen Sie die Stange in einem Bogen zu Ihrem Gesicht. Dann drücken Sie die Stange wieder nach oben, bis die Arme wieder gestreckt sind und wiederholen das Ganze.

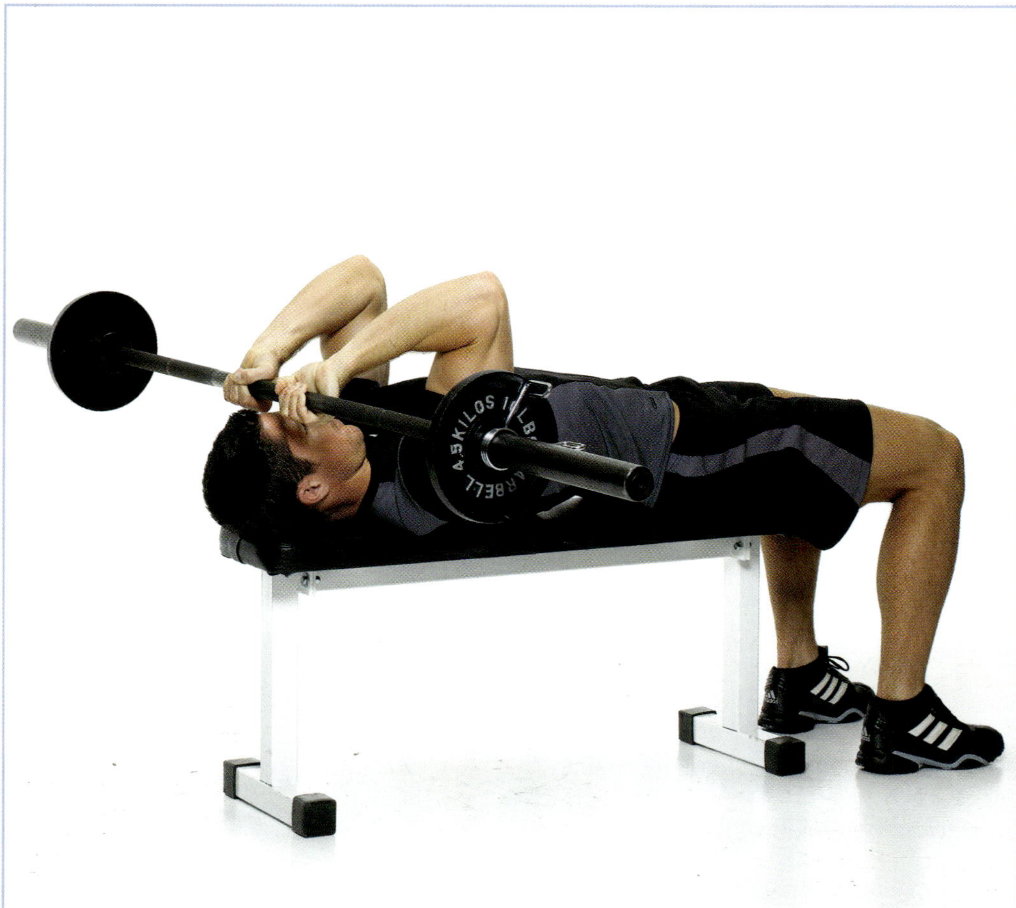

Sie haben zusätzliches Material?

Sie liegen rücklings auf einer *Decline Bank*, Kopf und Rücken liegen auf. Dann lassen Sie sich von einem Partner eine SZ-Stange reichen, die Sie mit den Händen in etwa 15 cm Abstand halten. Diese stemmen Sie über den Kopf, die Handflächen zeigen zu den Füßen. Nun winkeln Sie die Unterarme an, bis sich die Stange vor Ihrem Gesicht befindet. Dann drücken Sie sie wieder nach oben, bis die Arme wieder gestreckt sind und beginnen erneut.

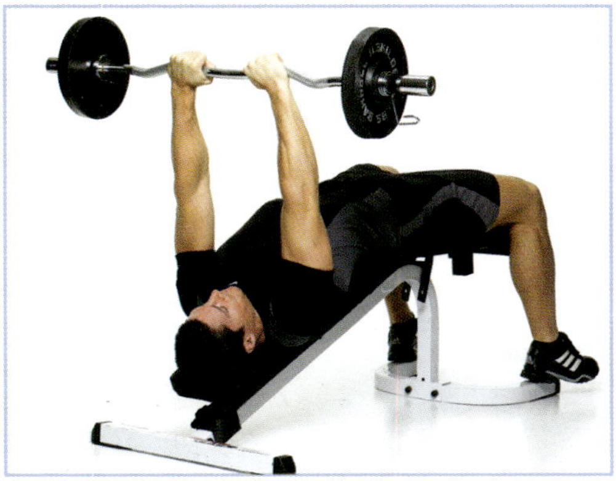

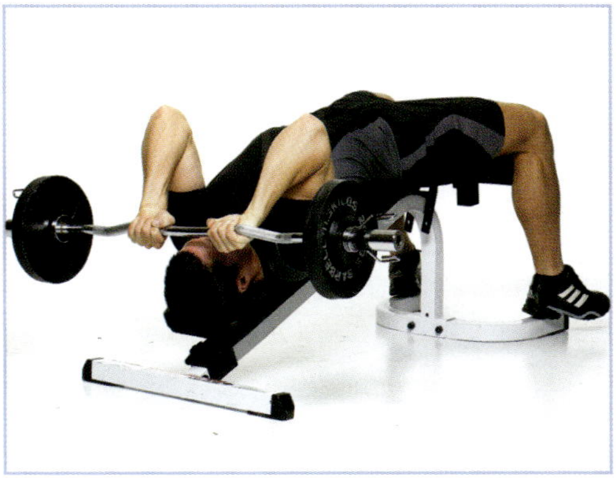

Sie haben gar kein Material?

Sie liegen mit angewinkelten Beinen flach auf dem Boden und halten ein Paar leichte Kurzhanteln in den Händen. Die Arme befinden sich senkrecht gestreckt über der Brust, die Handflächen zeigen zu den Füßen. Mit fixierten Oberarmen winkeln Sie nun die Unterarme ab, bis sich die Hanteln seitlich neben Ihrem Gesicht befinden. Während der Bewegung müssen Sie die Handgelenke drehen, sodass in der Endstellung beide Handflächen zu den Ohren zeigen. Drücken Sie die Hanteln wieder nach oben und drehen Sie sie während der Bewegung nach innen, sodass die Handflächen in der Ausgangsstellung wieder zu den Füßen zeigen. Wiederholen Sie das Ganze.

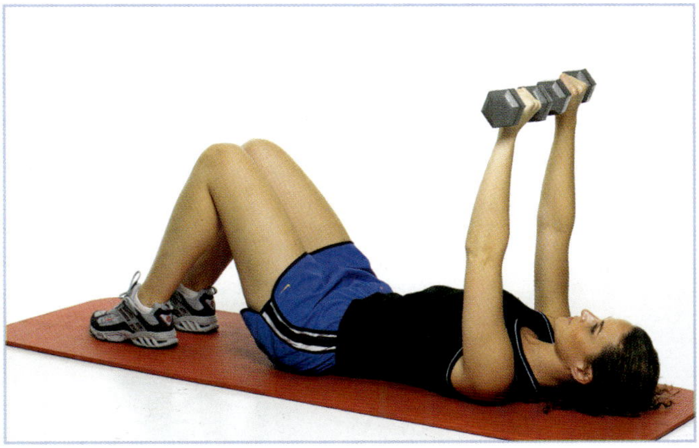

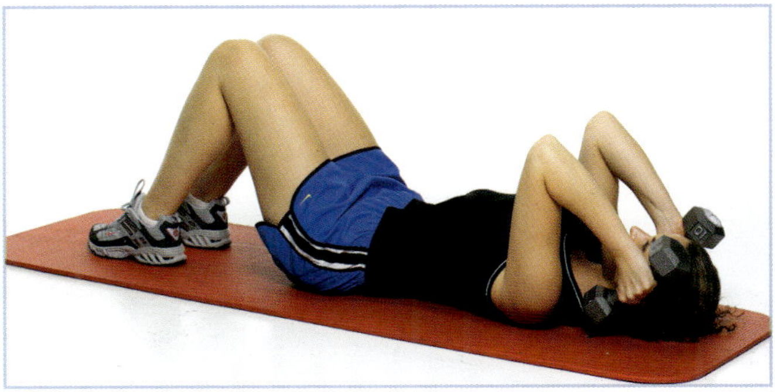

ANYTIME-EXERCISE NR. 24 „ONE-ARM ROW"

WELCHE MUSKELN ARBEITEN? MITTLERE UND OBERE RÜCKENMUSKULATUR, SCHULTERBLATTMUSKULATUR, TRAPEZIUSMUSKEL, BIZEPS UND DIE UNTERARMMUSKULATUR

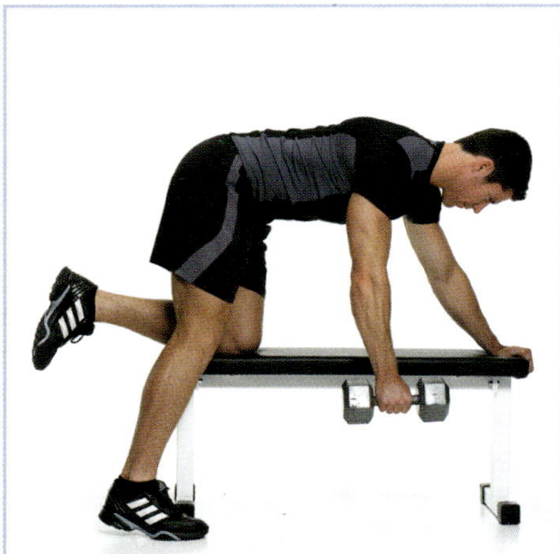

Optimales Ergebnis durch genaue Ausführung!

Sie stehen rechts seitlich neben einer Bank und halten eine Kurzhantel in der rechten Hand. Der Arm hängt herab, die Handfläche zeigt zur Bank. Ihr linkes Knie und Ihre linke Hand stützen sich auf die Bank, der Rücken ist gestreckt und waagerecht zum Boden. Nun heben Sie den Arm möglichst dicht an den Körper, bis das Gewicht Ihre Brust berührt. Dann führen Sie den Arm wieder in die gestreckte Ausgangsstellung zurück. Wenn Sie den Set beendet haben, wechseln Sie die Bankseite und führen die Übung mit dem anderen Arm aus.

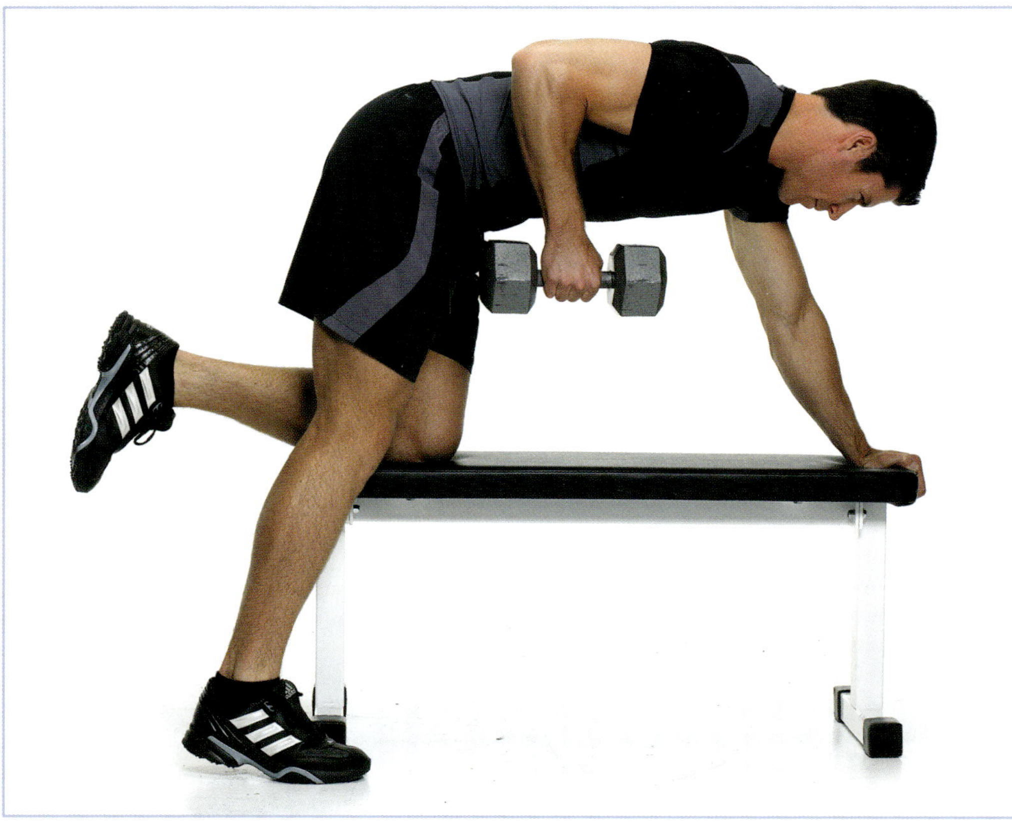

Sie haben zusätzliches Material?
Sie stellen eine Bank quer vor einen Kabelzugturm mit niedrigem Griff und sitzen auf der Kante mit Blick zum Gerät. Dann nehmen Sie mit der linken Hand den Griff. Der Arm ist nun nach vorne unten gestreckt, die Handfläche zeigt nach unten, der Rücken ist gerade. Nun ziehen Sie Ihren Ellbogen möglichst eng am Körper nach hinten. Während der Bewegung drehen Sie das Handgelenk, sodass der Daumen in der Endstellung zur Decke zeigt. Bringen Sie dann langsam den Arm wieder in die gestreckte Ausgangsstellung zurück. Drehen Sie wiederum Ihr Handgelenk, sodass Ihr Handrücken am Ende nach unten zeigt. Wenn Sie den Set beendet haben, führen Sie die Übung mit dem anderen Arm aus.

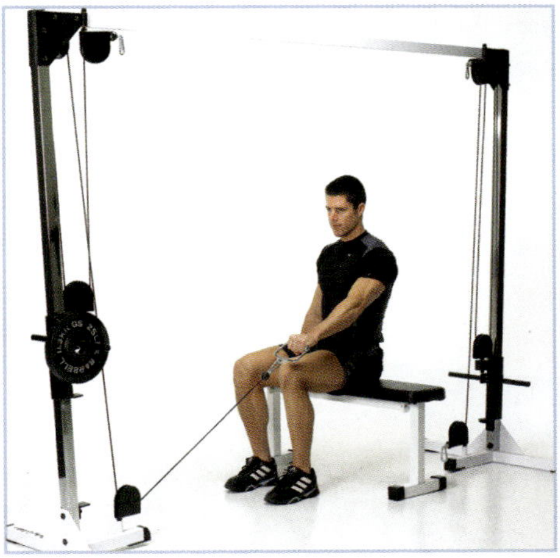

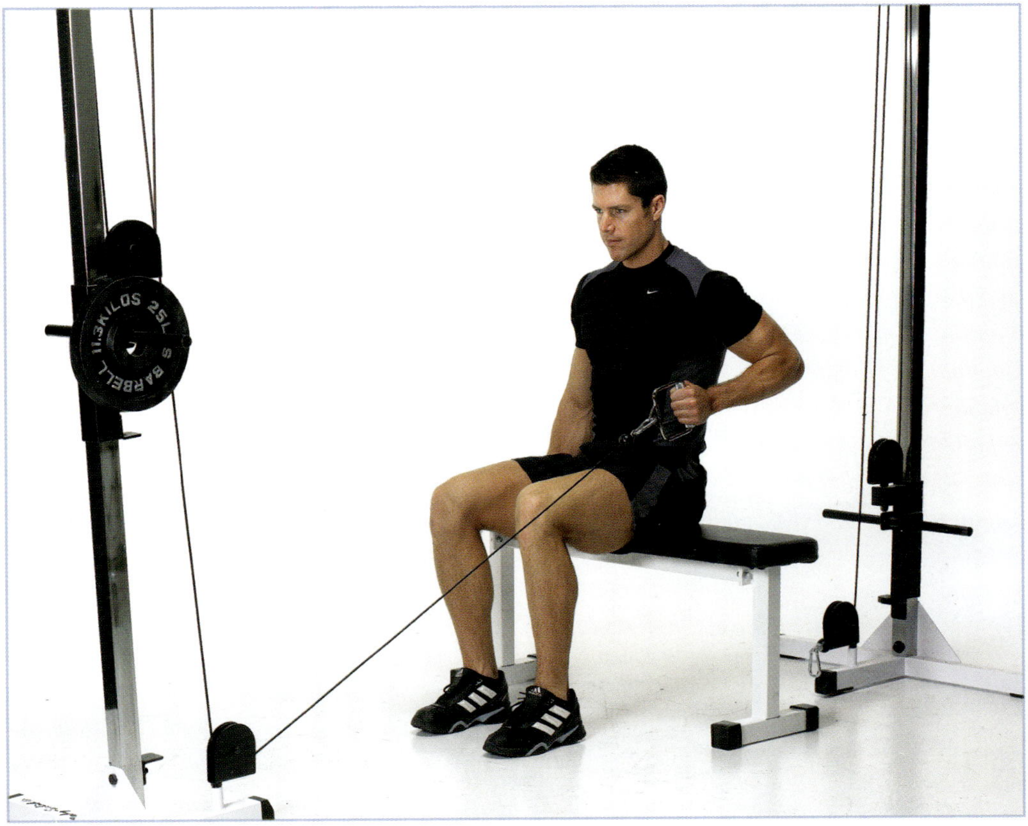

ANYTIME-EXERCISE NR. 25 „ONE-ARM TRICEPS EXTENSION"

WELCHE MUSKELN ARBEITEN? TRIZEPS

Optimales Ergebnis durch genaue Ausführung!
Sie sitzen mittig auf der Kante einer Trainingsbank und halten eine leichte Kurzhantel in der rechten Hand. Nun strecken Sie den Arm senkrecht nach oben über den Kopf und drehen die Hantel, sodass Ihre rechte Handfläche nach links zeigt. Nun pressen Sie den Bizeps gegen Ihr rechtes Ohr und unterstützen dabei den arbeitenden Ellbogen mit der linken Hand. Diese umgreift ihn fest. Nun senken Sie so weit wie möglich den Unterarm hinter Ihren Kopf und halten dabei das Handgelenk fixiert. Dann strecken Sie ihn langsam wieder. Beenden Sie den Set und führen die Übung dann mit dem anderen Arm aus.

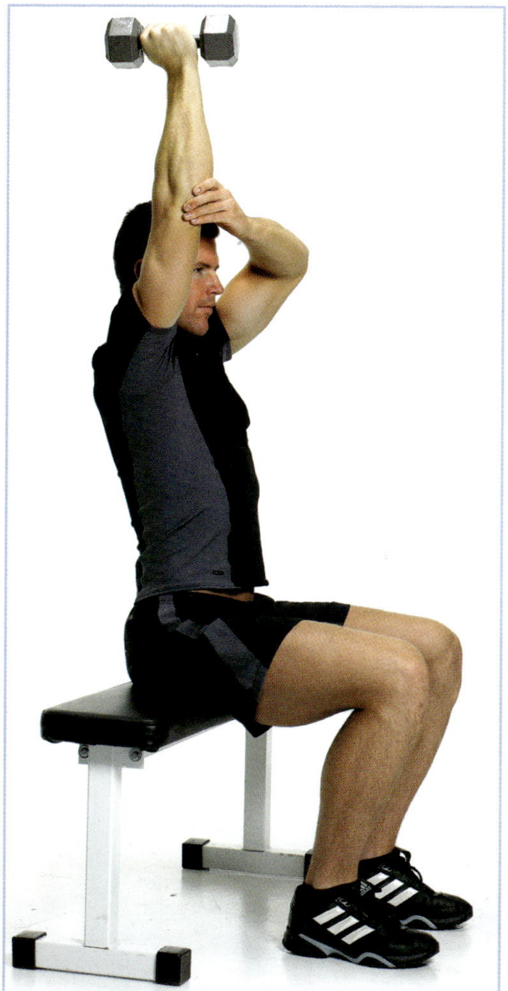

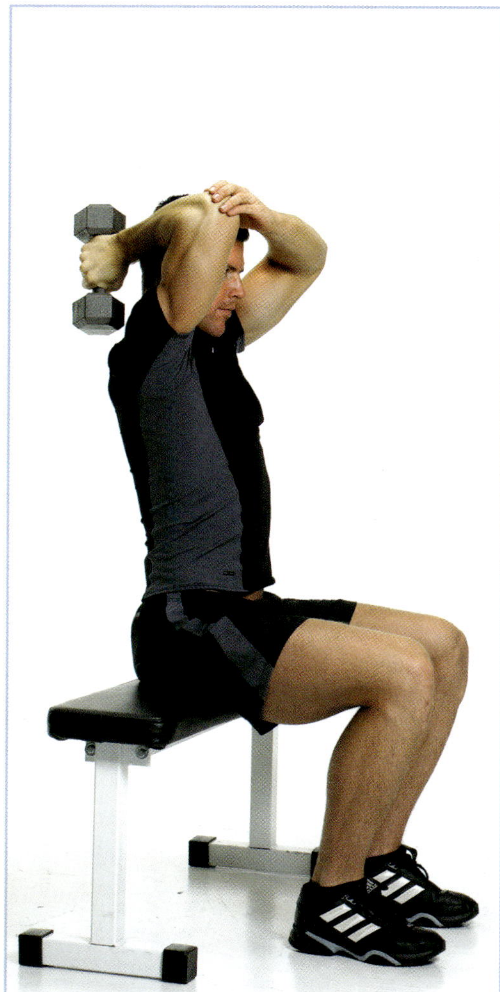

Sie haben zusätzliches Material?

Sie stellen eine Bank im Abstand von etwa 60 cm quer vor einen Kabelzugturm mit hohem Zug und sitzen auf der Kante mit Blick zum Gerät. Ihre Knie sind etwas weiter als schulterbreit geöffnet und Ihre Füße stehen flach auf dem Boden. Dann nehmen Sie mit der rechten Hand den Griff. Die Handfläche zeigt nach oben. Sie lassen Ihren rechten Oberarm auf der Innenseite Ihres rechten Knies ruhen, die linke Hand stützen Sie auf dem linken Knie ab. Nun strecken Sie langsam Ihren rechten Arm und ziehen damit das Kabel abwärts zu Ihren Fußgelenken. Dann bewegen Sie langsam Ihren Unterarm wieder nach oben in die Ausgangsposition. Wenn Sie den Set beendet haben, führen Sie die Übung mit dem anderen Arm aus.

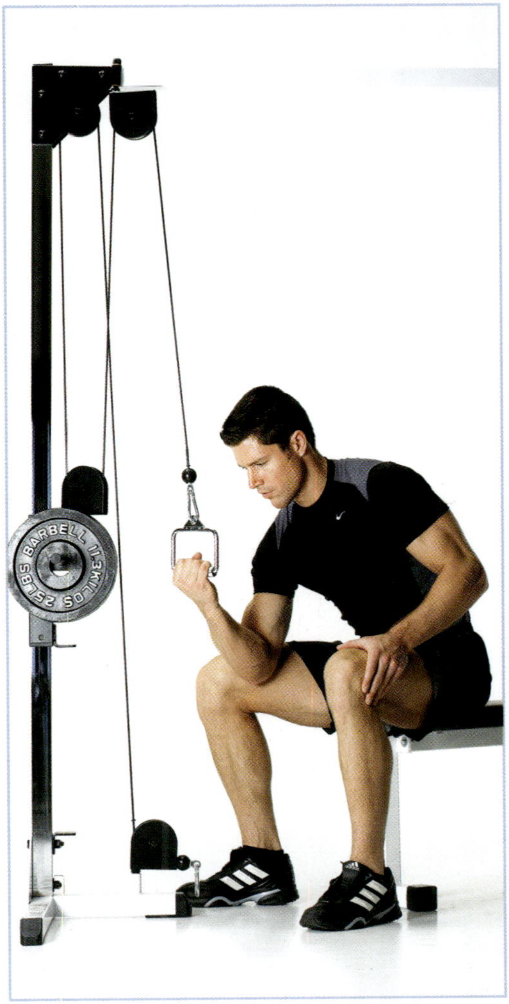

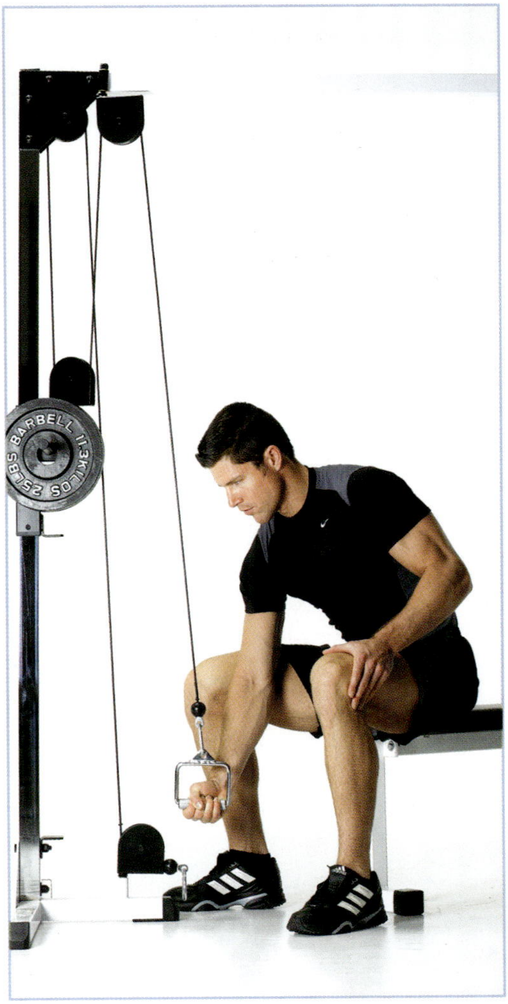

ANYTIME-EXERCISE NR. 26 „POWER CLEAN"

WELCHE MUSKELN ARBEITEN? OBERSCHENKEL, HÜFTE, UNTERE RÜCKENMUSKULATUR, BAUCHMUSKULATUR, TRAPEZIUSMUSKEL, SCHULTERN, BIZEPS UND UNTERARMMUSKULATUR

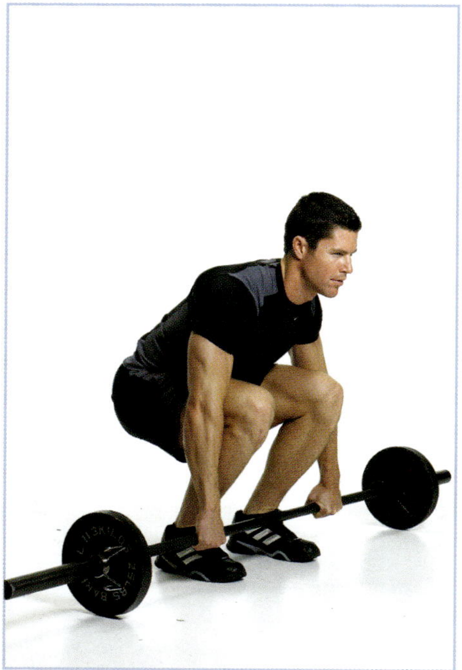

Optimales Ergebnis durch genaue Ausführung!

Sie stehen mit den Füßen schulterbreit auseinander vor einer am Boden liegenden, leichten Langhantelstange. Sie greifen die Stange außerhalb Ihrer Füße im Oberhandgriff. Die Schultern befinden sich in diesem Moment genau über der Stange, die Beine sind im 90°-Winkel gebeugt. Dies ist die Ausgangsposition. Während Sie nun den Rücken gerade halten und nach vorne schauen, stehen Sie schnell auf und heben das Gewicht vom Boden ab. Dicht am Körper entlang bewegen Sie die Stange schnell nach oben bis unter das Kinn, gehen auf die Zehenspitzen und strecken Ihren Körper so weit wie möglich. Dann gehen Sie leicht in die Knie, um Ihren Körper unter das Gewicht zu bringen. Sie bringen Ihre Arme unter die Stange, sodass diese vor Ihren Schultern zum Liegen kommt. Nach einer kurzen Pause führen Sie die Bewegung in umgekehrter Richtung aus und legen die Stange wieder auf den Boden und starten erneut.

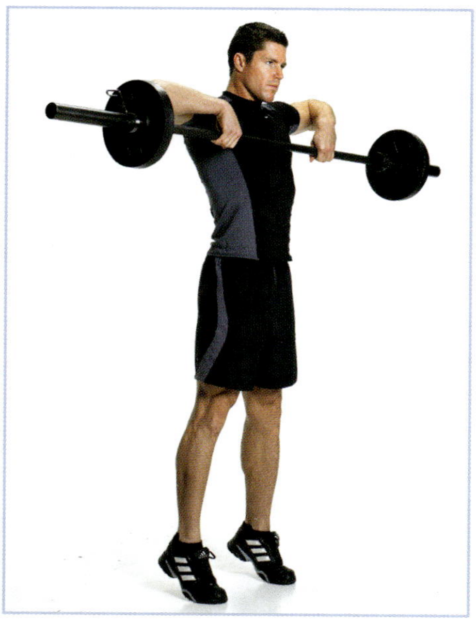

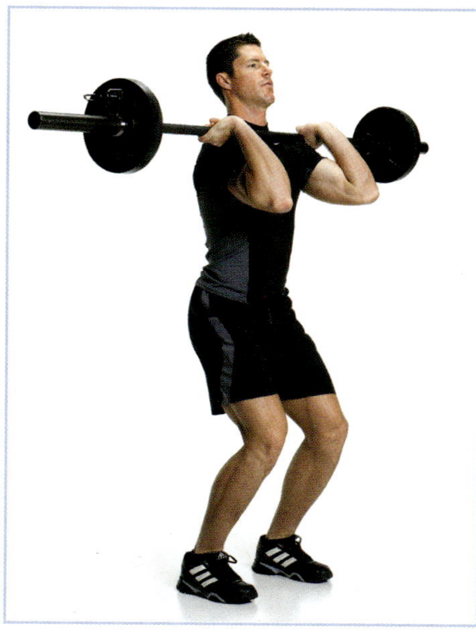

Sie haben gar kein Material?

Sie stehen mit den Füßen schulterbreit auseinander hinter einem Paar Kurzhanteln. Beugen Sie mit gestrecktem Rücken die Knie und greifen Sie die Kurzhanteln, die Handflächen zeigen zum Körper. Dies ist die Ausgangsstellung. Mit gestrecktem Rücken und Blick nach vorne stehen Sie schnell auf und heben die Gewichte vom Boden. Dann bewegen Sie sie dicht am Körper entlang schnell bis unter das Kinn und gehen dabei auf die Zehenspitzen. Schließlich beugen Sie Ihre Knie, bringen die Arme unter die Gewichte, sodass sie vor den Schultern zum Liegen kommen. Nach einer kurzen Pause führen Sie die Bewegung in umgekehrter Richtung aus und legen die Gewichte wieder vor sich auf den Boden und wiederholen das Ganze.

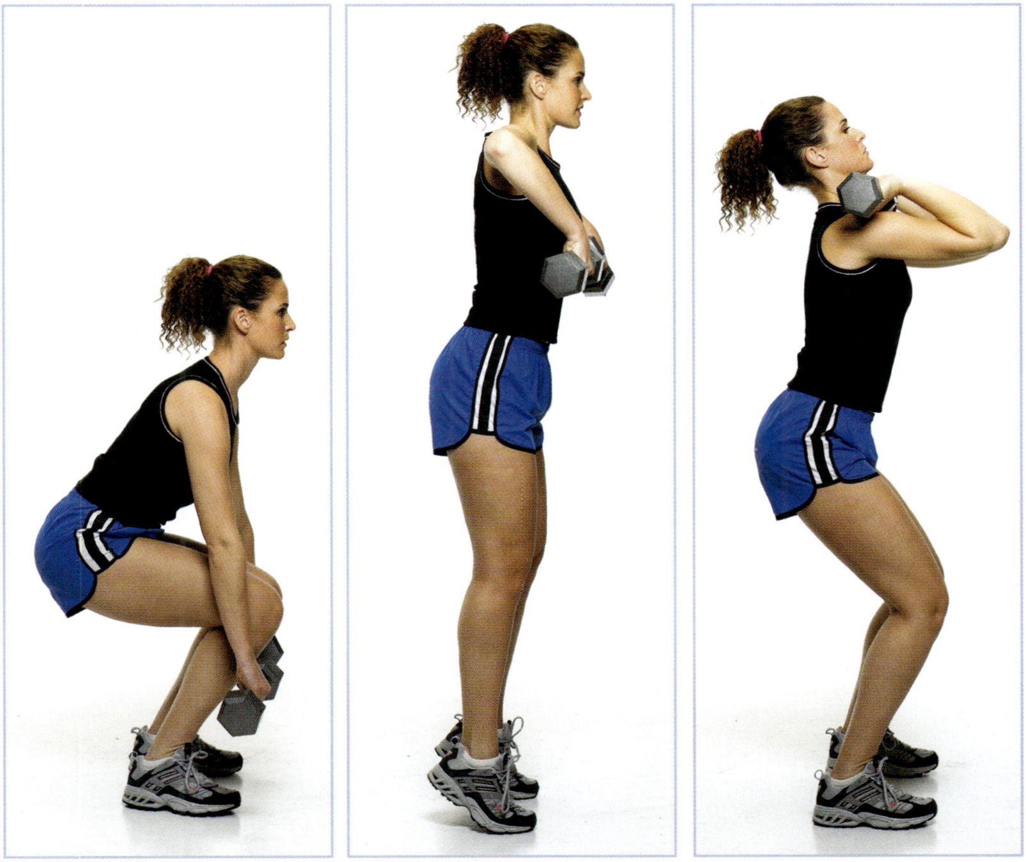

ANYTIME-EXERCISE NR. 27 „PREACHER CURL"

WELCHE MUSKELN ARBEITEN? BIZEPS

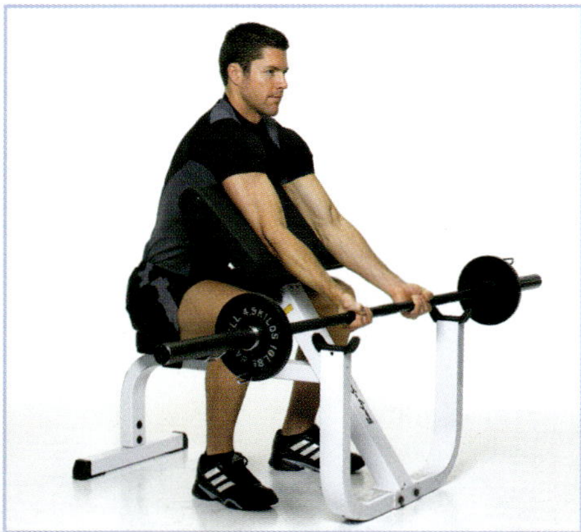

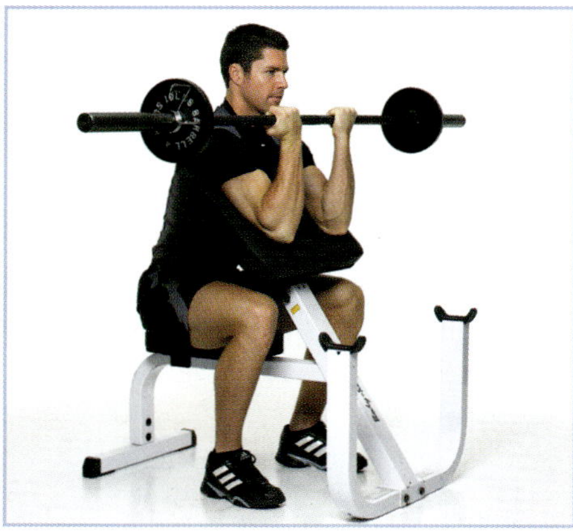

Optimales Ergebnis durch genaue Ausführung!
Sie sitzen auf einer *Scottbank* und halten, die Handflächen nach oben zeigend, eine leichte Langhantel in den Händen. Ihre Oberarme lehnen auf dem Kissen. Mit gestrecktem Rücken beugen Sie nun die Unterarme und bringen damit das Gewicht nach oben, bis es Ihre Schultern berührt. Dann lassen Sie die Hantelstange langsam wieder herab und heben sie erneut.

Sie haben zusätzliches Material?
Sie knien hinter einem Pezziball und halten mit fast gestreckten Armen eine SZ-Stange im Untergriff. Die Oberarme liegen auf dem Ball. Dann beugen Sie beide Arme so weit wie möglich an. Achten Sie darauf, dass Sie sich nicht zurücklehnen, um Ihnen die Hebearbeit zu erleichtern. Nur der Bizeps arbeitet hier. Dann lassen Sie die Stange langsam wieder in die Ausgangsstellung sinken und heben Sie erneut an.

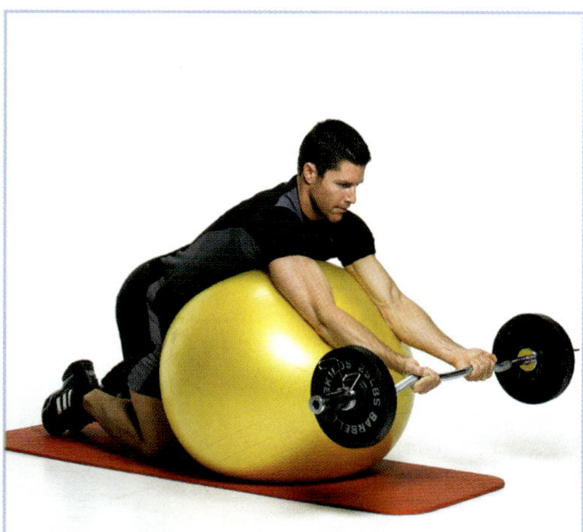

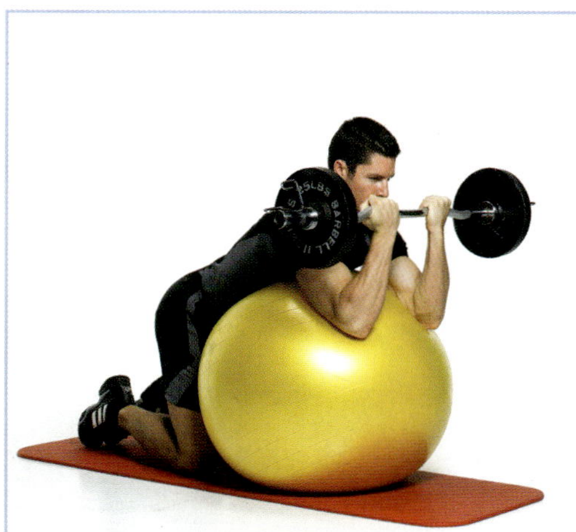

Sie haben gar kein Material?
Sie sitzen mit einer leichten Kurzhantel in der rechten Hand auf dem Rand eines stabilen Stuhls. Mit gestrecktem Rücken beugen Sie sich nun in der Hüfte nach vorne und lassen Ihren rechten Arm zwischen den Beinen hängen. Die Rückseite des rechten Arms lehnt an der Innenseite des rechten Oberschenkels, die Handfläche zeigt nach innen und Ihre linke Hand stützt sich auf den linken Oberschenkel. Während Sie Ihren Oberarm gegen den Oberschenkel drücken, bringen Sie langsam das Gewicht nach oben zur rechten Schulter. Dann lassen Sie den Arm wieder in die hängende Ausgangsstellung sinken. Wenn Sie den Set beendet haben, führen Sie die Übung mit dem anderen Arm aus.

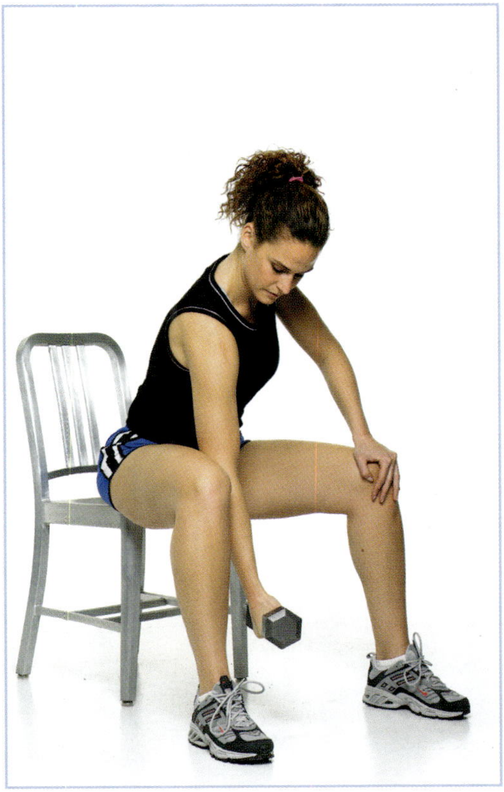

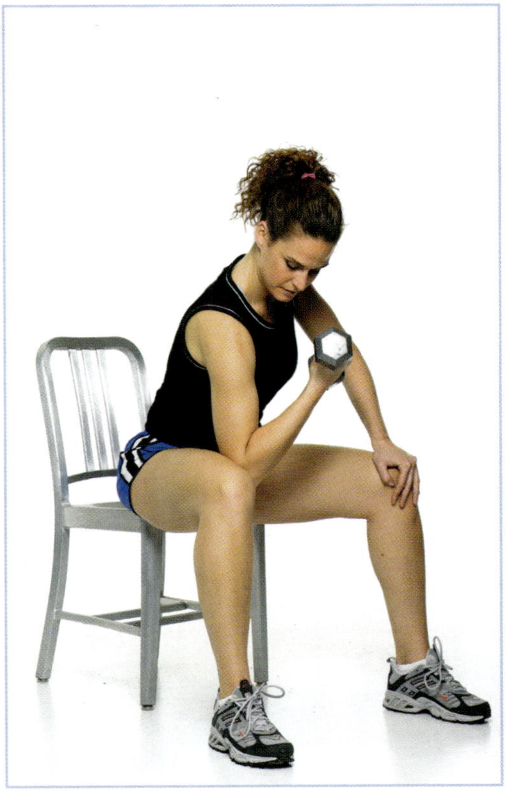

ANYTIME-EXERCISE NR. 28 „PULLOVER“

WELCHE MUSKELN ARBEITEN? OBERE RÜCKENMUSKULATUR, UNTERE BRUSTMUSKULATUR UND TRIZEPS

Optimales Ergebnis durch genaue Ausführung!
Sie liegen rücklings auf einer Hantelbank mit den Füßen flach auf dem Boden. Mit beiden Händen und gestreckten Armen halten Sie eine leichte Kurzhantel senkrecht über der Brust. Dabei umfassen Sie den oberen Teil der Hantel, Daumen und Finger greifen ineinander, die Handflächen zeigen nach oben. Der Rest der Hantel zeigt senkrecht nach unten. Mit leicht gebeugten Ellbogen bringen Sie nun, einen Halbkreis beschreibend, das Gewicht hinter Ihren Kopf, bis Sie ein leichtes Ziehen in Ihren Seiten verspüren und Ihre Oberarme etwa waagerecht sind. Dann heben Sie das Gewicht langsam wieder in die Überkopfstellung und senken es erneut ab.

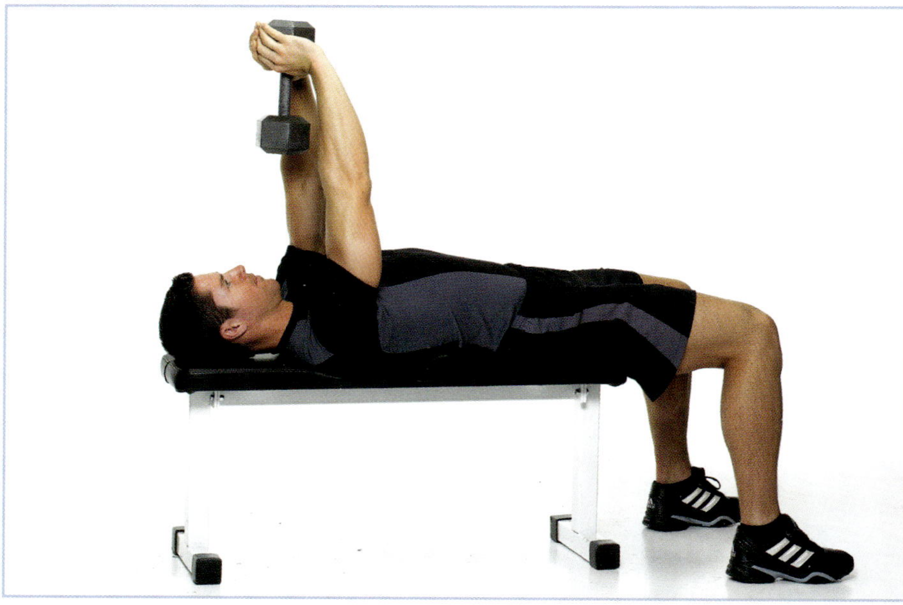

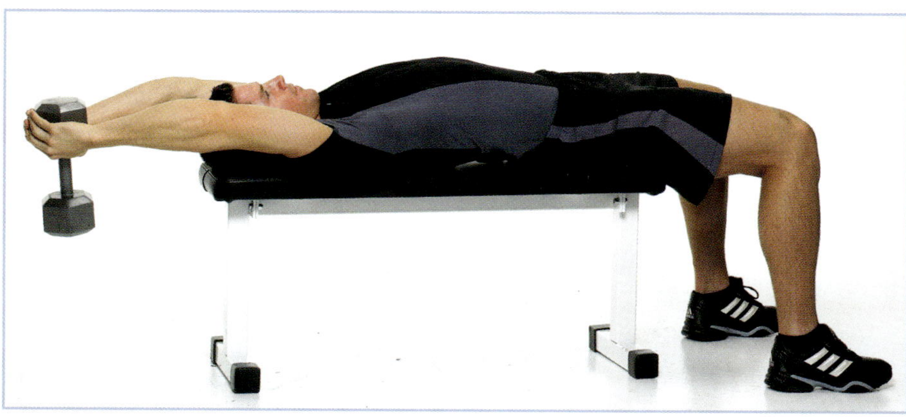

Sie haben zusätzliches Material?
Im Abstand von etwa 60 cm stellen Sie eine Hantelbank längs unter einen Kabelzugturm mit niedrigem Zug und Seilbefestigung. Sie legen sich rücklings auf die Bank und fassen mit beiden Händen die Enden des Seils. Der Kopf zeigt zur Maschine, die Arme sind parallel zum Boden gestreckt, die Handflächen zeigen zueinander. Mit leicht gebeugten Ellbogen bringen Sie nun die Arme nach vorne, bis sich die Hände über der Brust befinden. Dann lassen Sie langsam das Seil wieder nach hinten gleiten und ziehen es erneut nach vorne.

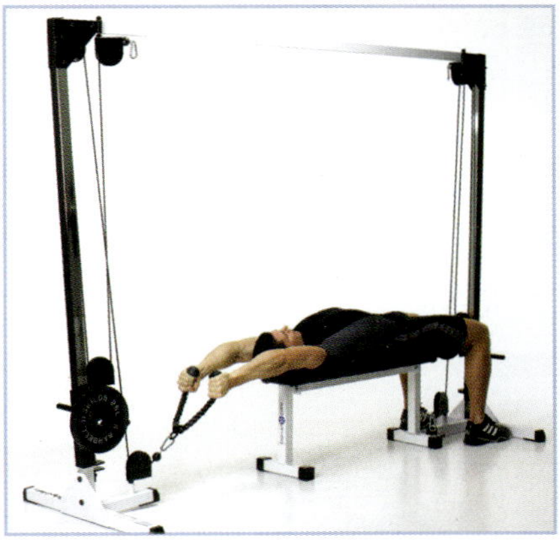

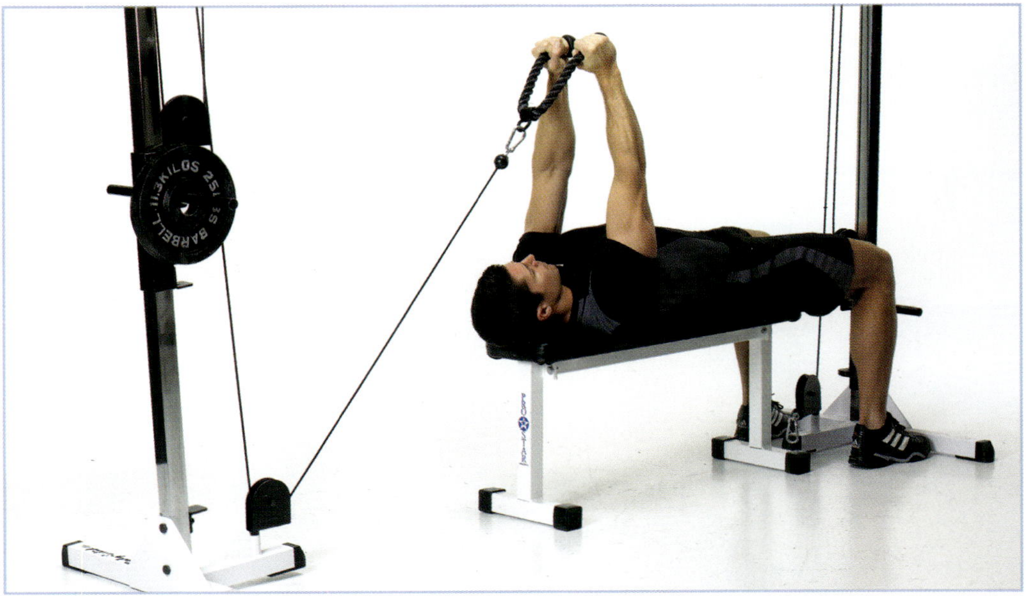

ANYTIME-EXERCISE NR. 29 „PUSH PRESS"

WELCHE MUSKELN ARBEITEN? HÜFTEN, BRUSTMUSKULATUR, SCHULTERMUSKULATUR UND TRIZEPS

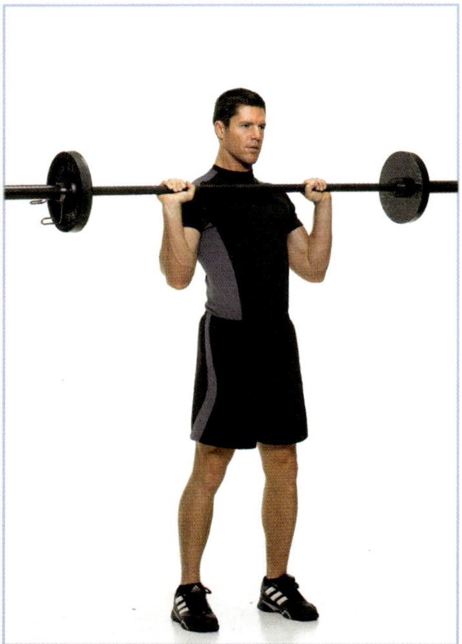

Optimales Ergebnis durch genaue Ausführung!

Sie stehen mit einer leichten Langhantelstange vor den Schultern aufliegend auf dem Boden. Die Hände fassen etwas weiter als schulterbreit, die Handflächen zeigen nach vorne und die Ellbogen nach unten. Nun heben Sie Ihre Unterarme, bis sie fast parallel zum Boden stehen. Ihre Ellbogen zeigen nach vorne. Gehen Sie etwa 15 cm in die Knie, schauen Sie nach oben und drücken Sie sich dann kräftig von den Ballen ab, um den Körper in die Streckung zu bringen. Gleichzeitig drücken Sie Ihre Schultern nach oben, sodass Sie die Stange von den Schultern in Überkopfhöhe bringen können. Dies erspart Ihnen eine Belastung der Handgelenke beim Hochbringen der Hantelstange. Sie stemmen das Gewicht über den Kopf, bis die Arme komplett durchgestreckt sind. Dann bringen Sie die Stange wieder nach unten auf Schulterhöhe und heben sie erneut.

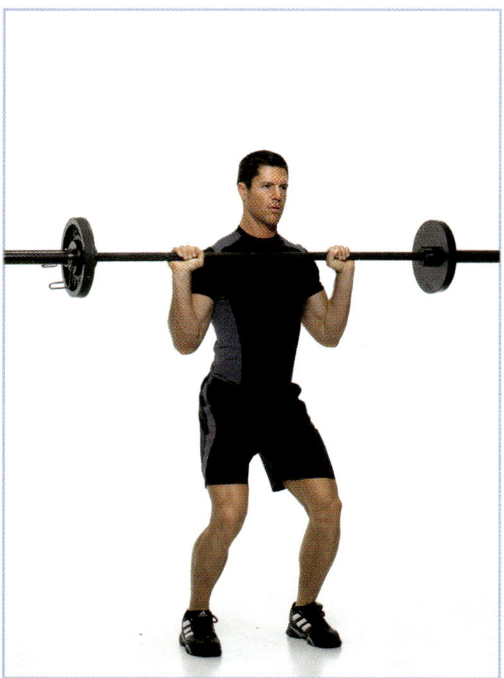

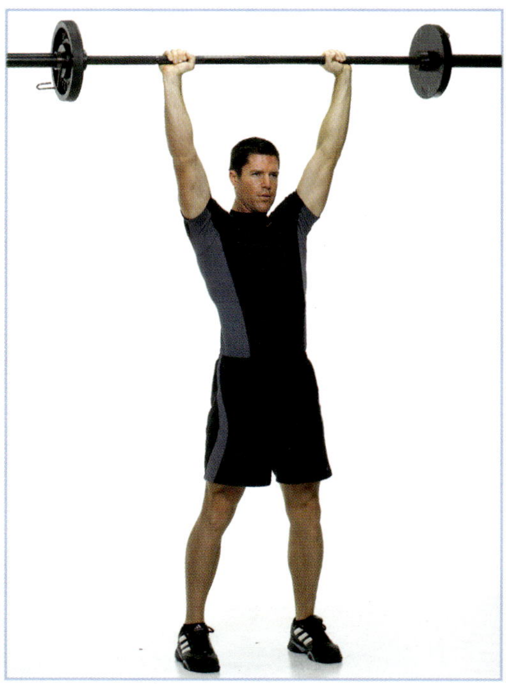

Sie haben gar kein Material?
Sie stehen mit angewinkelten Armen und halten zwei leichte Kurzhanteln vor den Schultern. Die Ellbogen zeigen nach unten, die Handflächen nach vorne. Heben Sie Ihre Unterarme an, bis sie fast parallel zum Boden stehen. Ihre Ellbogen zeigen nach vorne. Gehen Sie etwa 15 cm in die Knie, schauen Sie nach oben und drücken Sie sich dann kräftig von den Ballen ab, um den Körper in die Streckung zu bringen. Gleichzeitig drücken Sie Ihre Schultern nach oben, sodass Sie die Hanteln von den Schultern in Überkopfhöhe bringen können. Bringen Sie sie dann langsam wieder nach unten auf Schulterhöhe und beginnen Sie von vorn.

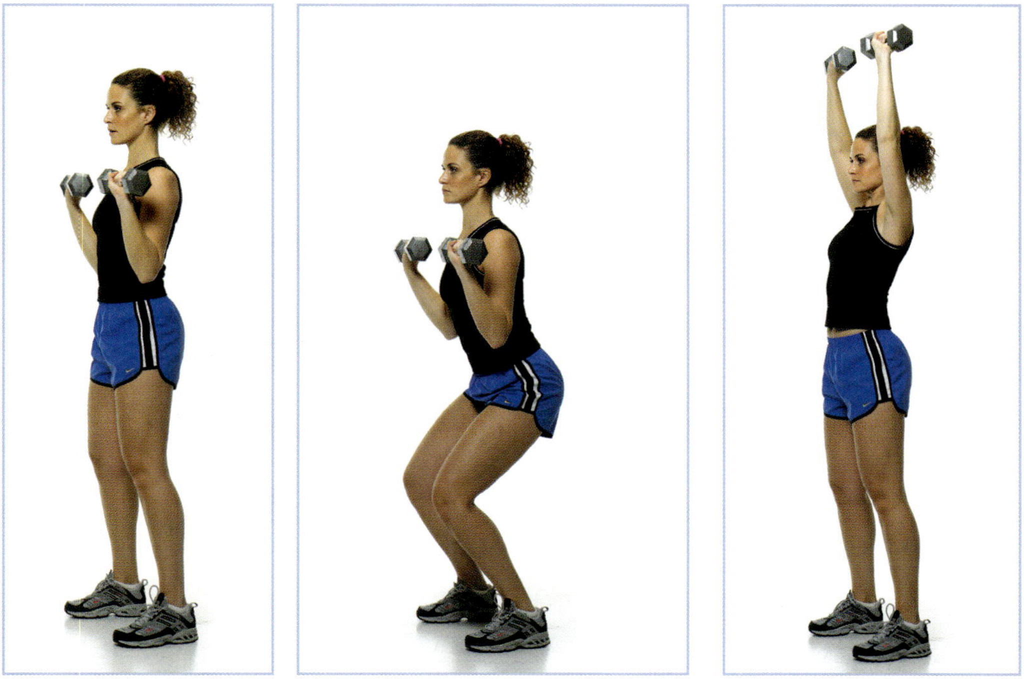

ANYTIME-EXERCISE NR. 30 „REVERSE CRUNCH"

WELCHE MUSKELN ARBEITEN? UNTERE BAUCHMUSKULATUR (M. RECTUS ABDOMINIS)

Optimales Ergebnis durch genaue Ausführung!
Sie befinden sich in der Liegestützposition auf dem Boden. Die Hände stützen sich schulterbreit auf, die Finger zeigen nach vorne. Die Unterschenkel liegen auf einem Pezziball. Mit durchgestreckten Armen bildet der Körper von Kopf bis Fuß eine Linie. Nun rollen Sie den Ball mit den Füßen langsam nach vorne in Richtung Brust. Hierbei heben Sie die Hüfte und machen den Rücken rund. Dann rollen Sie den Ball langsam wieder in eine gestreckte Ausgangsposition zurück und beginnen von vorn.

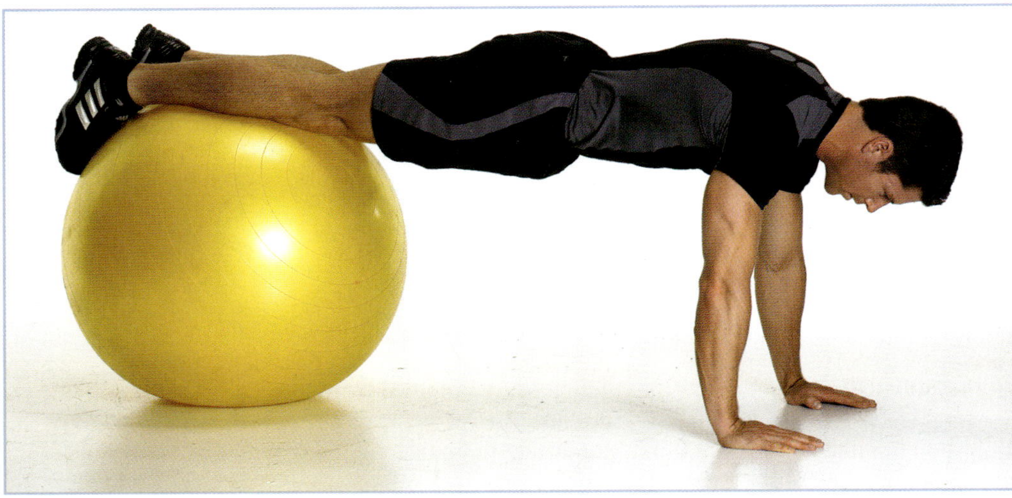

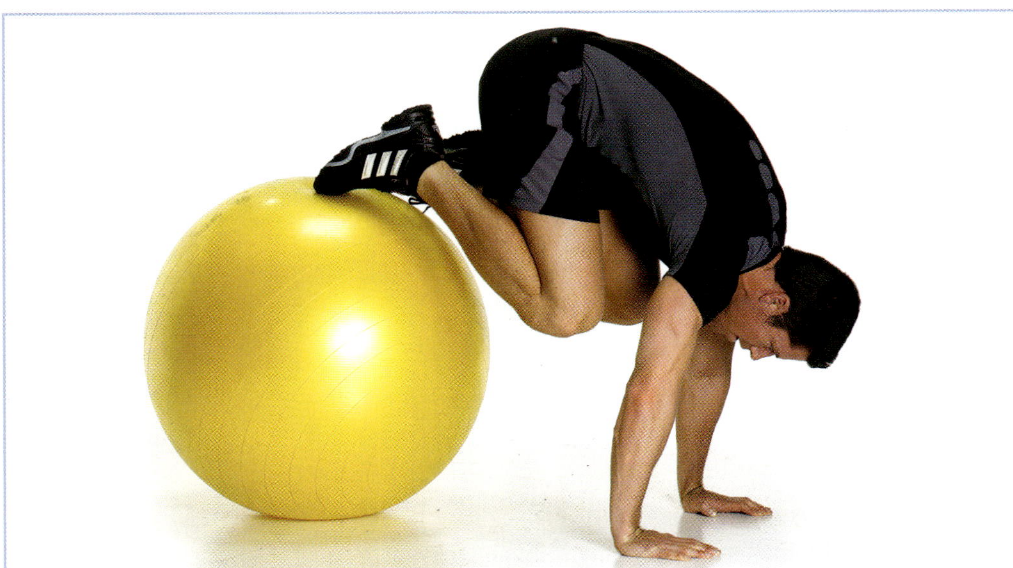

Sie haben zusätzliches Material?
Sie hängen mit den Armen etwas weiter als schulterbreit auseinander an einer Klimmzugstange. Die Handflächen zeigen nach vorne, die Beine sind gestreckt. Wenn Sie für die Stangenhöhe zu groß sind, müssen Sie die Beine in der Ausgangsposition anwinkeln. Mit geschlossenen Füßen ziehen Sie nun die Knie nach oben an die Brust. Diese Position halten Sie etwa zwei Sekunden, bevor Sie die Beine langsam wieder senken. Wiederholen Sie die Übung.

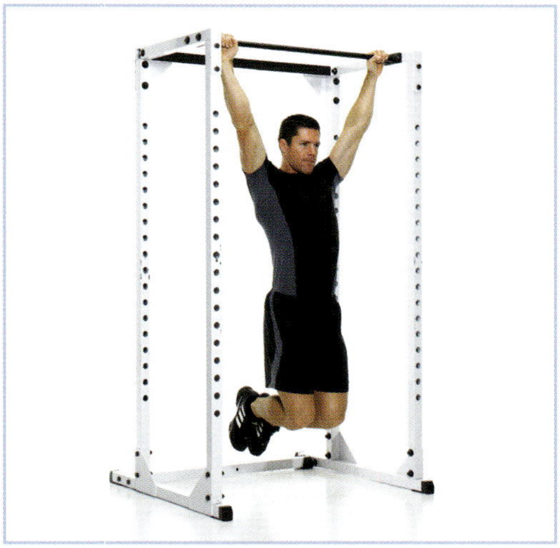

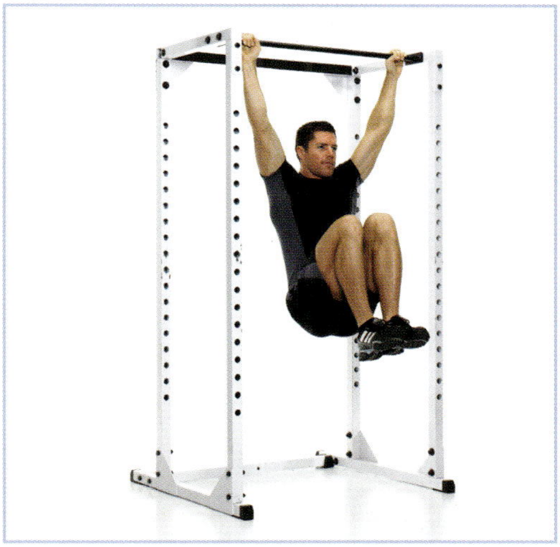

Sie haben gar kein Material?
Sie liegen flach auf dem Rücken, die Arme an den Seiten, die Handflächen auf dem Boden. Mit geschlossenen Beinen winkeln Sie nun Ihre Knie an und heben die Füße vom Boden, bis Ober- und Unterschenkel etwa einen 90°-Winkel bilden. Nun heben Sie langsam Ihr Gesäß vom Boden ab und schieben das Becken in Richtung Brustkorb. Die Knie bewegen sich dann automatisch zur Brust. Nach einer kurzen Pause lassen Sie das Gesäß langsam wieder zu Boden sinken und beginnen erneut.

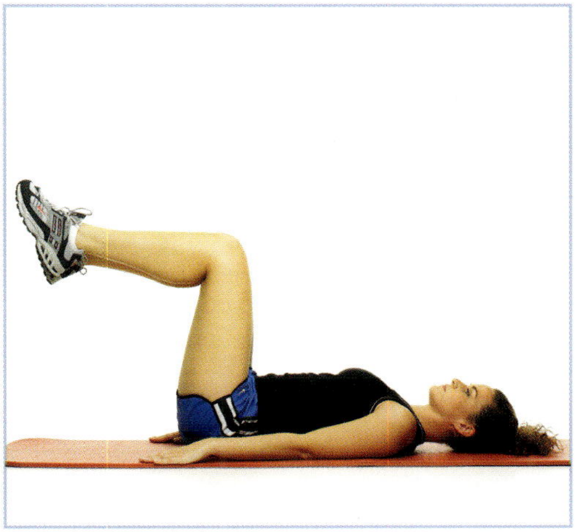

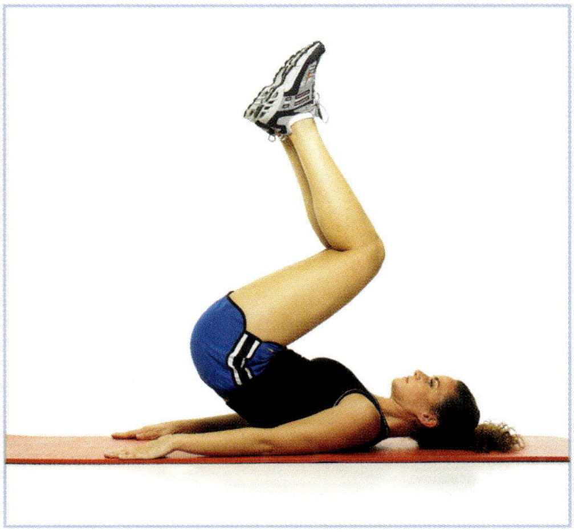

ANYTIME-EXERCISE NR. 31 „REVERSE CURL"

WELCHE MUSKELN ARBEITEN? BIZEPS UND UNTERARMMUSKULATUR

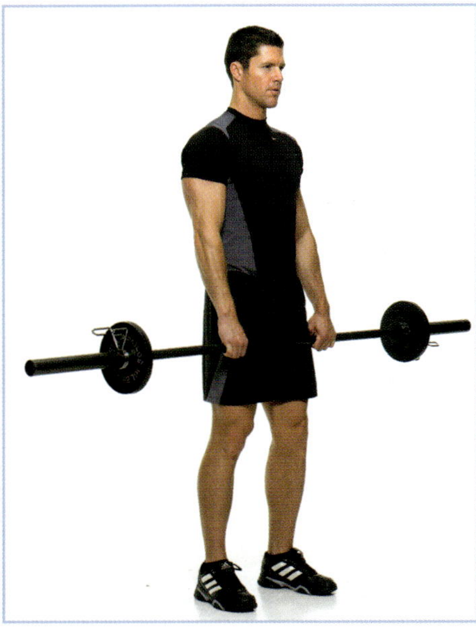

Optimales Ergebnis durch genaue Ausführung!

Sie halten eine Langhantelstange etwa schulterbreit im Oberhandgriff. Mit den Handflächen zum Körper zeigend, lassen Sie die Arme hängen, sodass sich die Hantel vor Ihren Oberschenkeln befindet. Mit gestrecktem Rücken und den Ellbogen an den Seiten fixiert, bringen Sie die Stange langsam, einen Halbkreis beschreibend, nach oben, bis Ihre Unterarme Ihren Bizeps berühren. Dann lassen Sie sie langsam wieder auf Oberschenkelhöhe sinken und beginnen erneut.

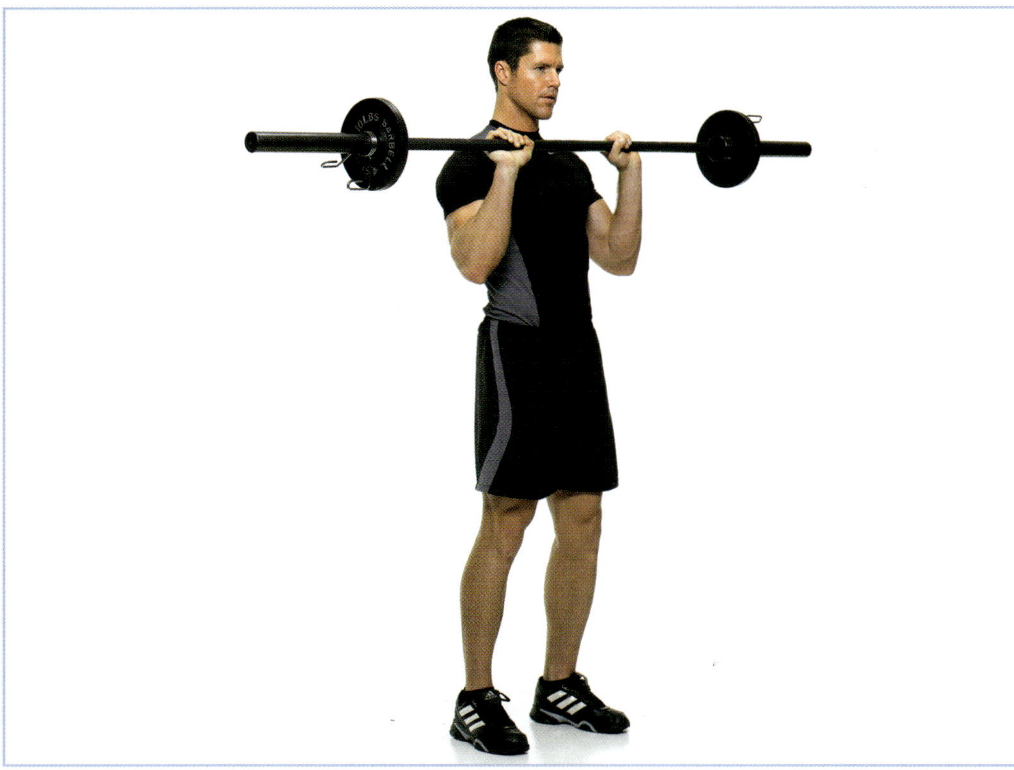

Sie haben zusätzliches Material?
Sie stehen in etwa 30-60 cm Entfernung vor einem Kabelzugturm mit niedrigem Zug und gerader Stange. Diese halten Sie etwa schulterbreit im Oberhandgriff, die Handflächen zeigen nach unten. Mit gestrecktem Rücken und den Ellbogen an den Seiten fixiert, bringen Sie die Stange langsam nach oben bis unters Kinn. Dann lassen Sie sie langsam wieder auf Oberschenkelhöhe sinken und heben sie erneut an.

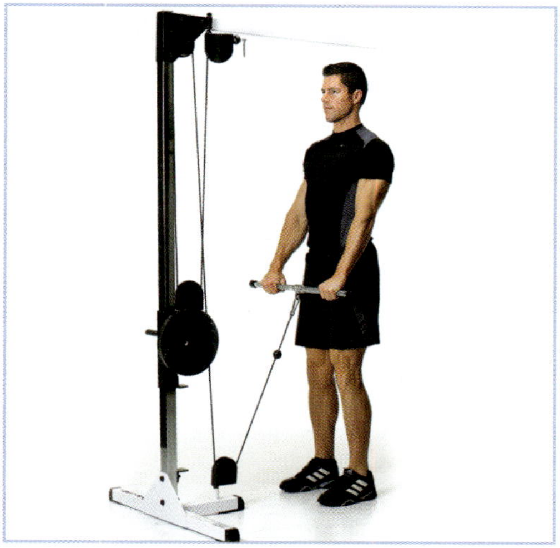

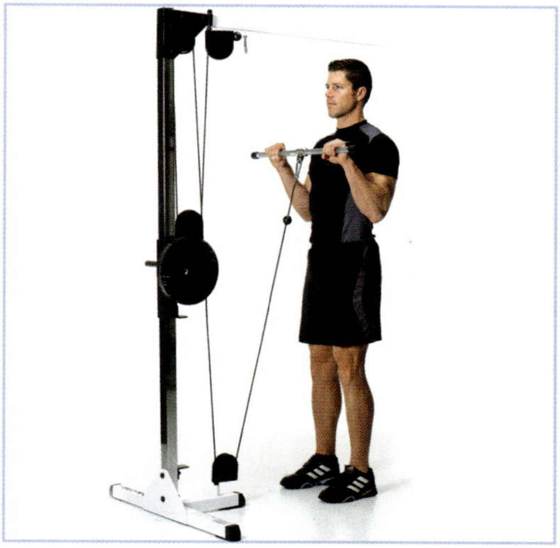

Sie haben gar kein Material?
Sie halten mit nach unten gestreckten Armen ein Paar Kurzhanteln vor den Oberschenkeln. Die Handflächen zeigen zum Körper. Mit gestrecktem Rücken heben Sie langsam die Hanteln auf Höhe Ihrer Schultern, halten dabei die Handgelenke fixiert. In der Endposition zeigen die Handrücken zu den Schultern. Dann lassen Sie die Hanteln langsam wieder auf Oberschenkelhöhe sinken, bis die Arme wieder gestreckt sind und starten erneut.

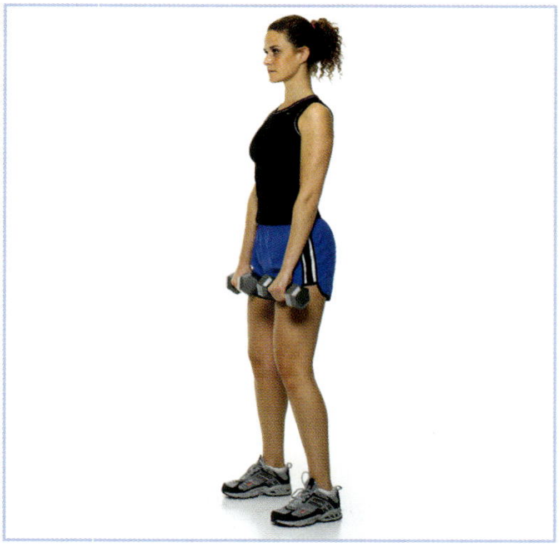

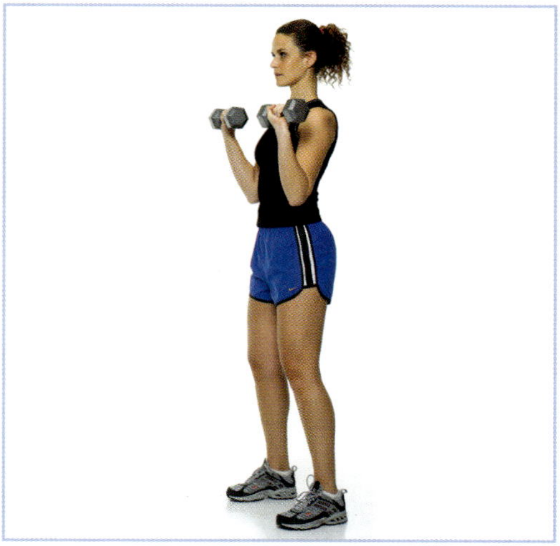

ANYTIME-EXERCISE NR. 32 „REVERSE LUNGE"

WELCHE MUSKELN ARBEITEN? QUADRIZEPS, UNTERE OBERSCHENKEL-MUSKULATUR, GESÄSSMUSKULATUR, WADENMUSKULATUR

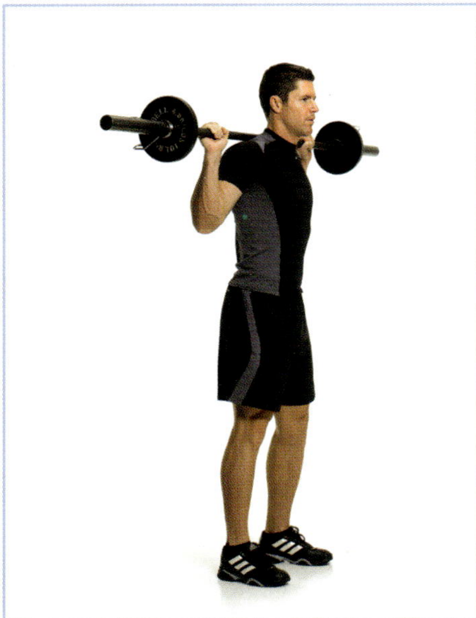

Optimales Ergebnis durch genaue Ausführung!
Sie stehen mit den Füßen hüftbreit auseinander und einer leichten Langhantelstange auf den Schultern. Mit gestrecktem Rücken machen Sie nun mit dem linken Bein einen Ausfallschritt nach hinten und senken dabei die Hüfte, sodass der rechte Oberschenkel parallel zum Boden zeigt. Dann bringen Sie den Fuß wieder nach vorne in Parallelstellung. Aus dieser gestreckten Ausgangsposition treten Sie nun mit dem anderen Bein zurück. Dies ist ein Durchgang. Führen Sie den gesamten Set mit dem linken und rechten Bein im Wechsel aus.

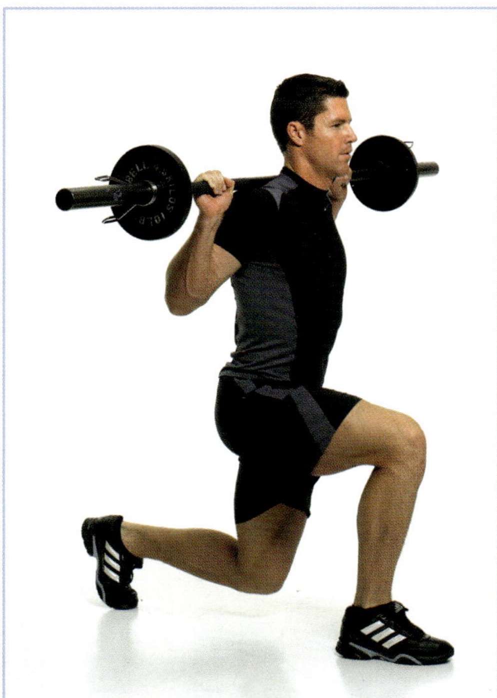

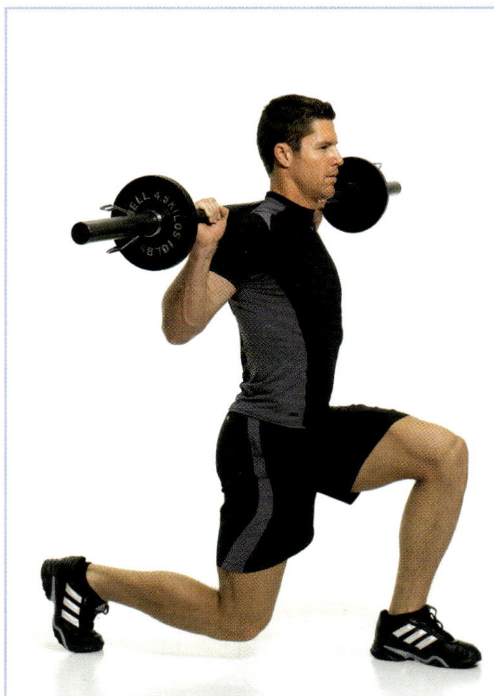

Sie haben zusätzliches Material?

Sie stehen vor einem Kabelzugturm mit niedrigem Zug und halten einen Griff in der rechten Hand. Die Handfläche zeigt nach links. Ihr rechter Arm zeigt im spitzen Winkel nach unten zum Gerät. Mit gestrecktem Rücken machen Sie nun mit dem rechten Bein einen Ausfallschritt nach hinten, senken dabei die Hüfte, sodass der linke Oberschenkel parallel Richtung Boden zeigt. Dann bringen Sie den Fuß wieder nach vorne in Parallelstellung. Führen Sie alle Wiederholungen mit dieser Seite aus, nehmen dann den Griff in die andere Hand und führen die Ausfallschritte mit dem linken Bein aus.

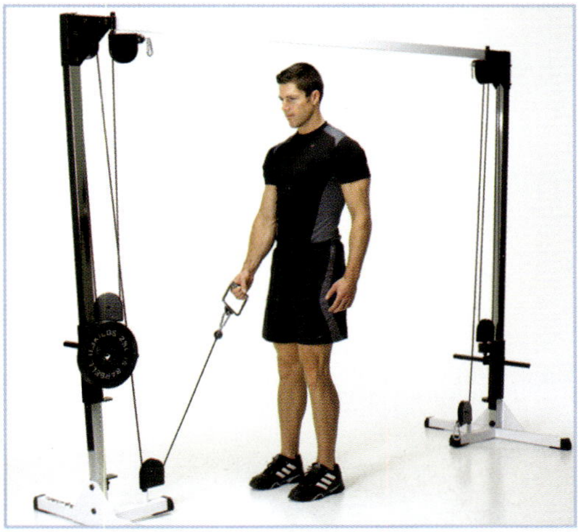

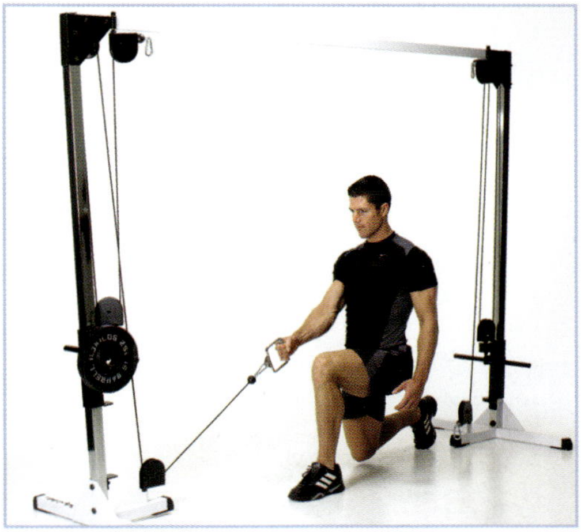

Sie haben gar kein Material?

Sie stehen mit den Füßen schulterbreit auseinander und halten ein Paar Kurzhanteln in den Händen. Die Arme lassen Sie hängen, die Handflächen zeigen zum Körper. Mit gestrecktem Rücken machen Sie nun mit dem linken Bein einen Ausfallschritt nach hinten, senken dabei die Hüfte, sodass der rechte Oberschenkel parallel zum Boden zeigt. Dann bringen Sie den Fuß wieder nach vorne in Parallelstellung und treten mit dem rechten Bein zurück. Dies ist ein Durchgang. Führen Sie den gesamten Set mit dem linken und rechten Bein im Wechsel aus.

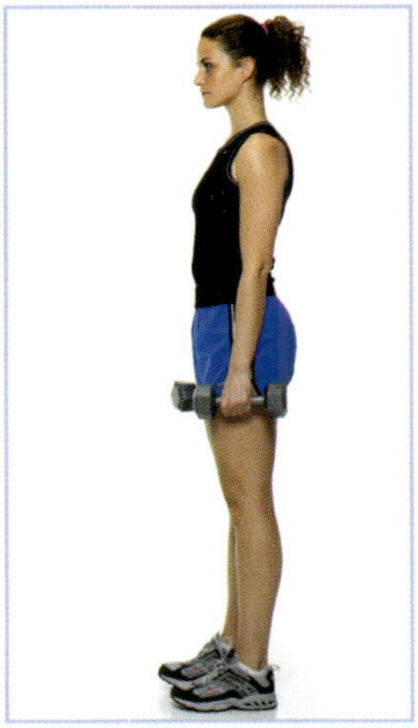

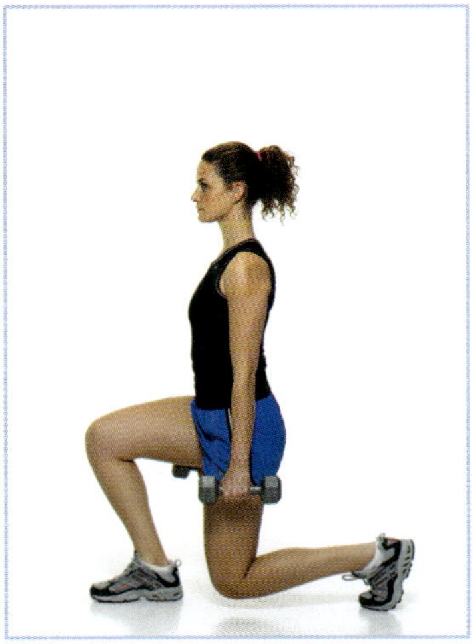

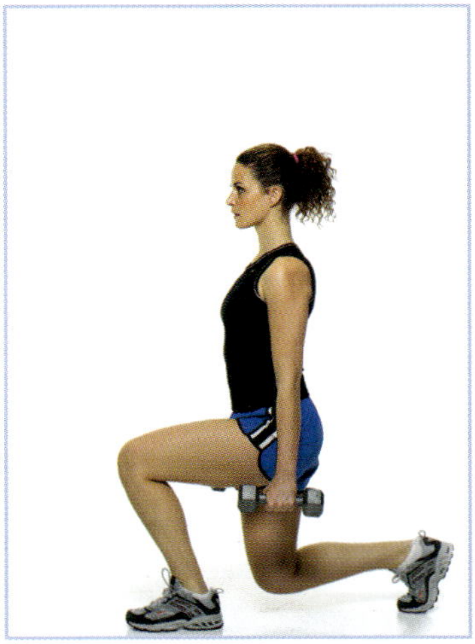

ANYTIME-EXERCISE NR. 33 „SEATED CALF RAISE"

WELCHE MUSKELN ARBEITEN? WADENMUSKULATUR

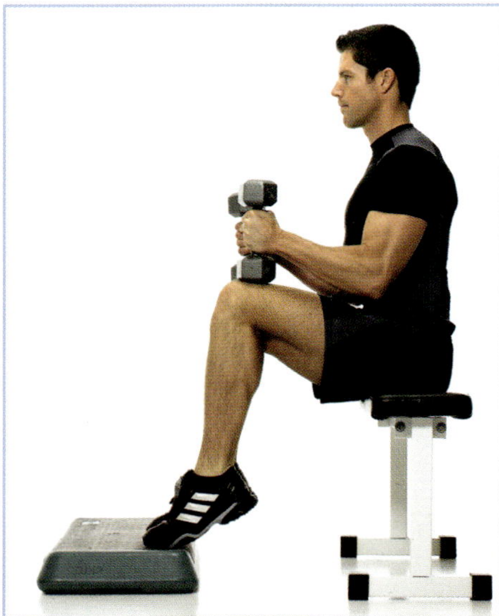

Optimales Ergebnis durch genaue Ausführung!
Sie sitzen auf einer Hantelbank vor einem Stepp oder einem ähnlichen Gerät. Ihre Fußballen ruhen auf dem Stepp. Sie halten senkrecht auf den Knien ein Paar Kurzhanteln. Dann drücken Sie sich von den Fußballen ab und heben damit Ihre Waden so weit wie möglich an. Nach einer kurzen Pause senken Sie die Waden langsam wieder in die Ausgangsposition und starten erneut.

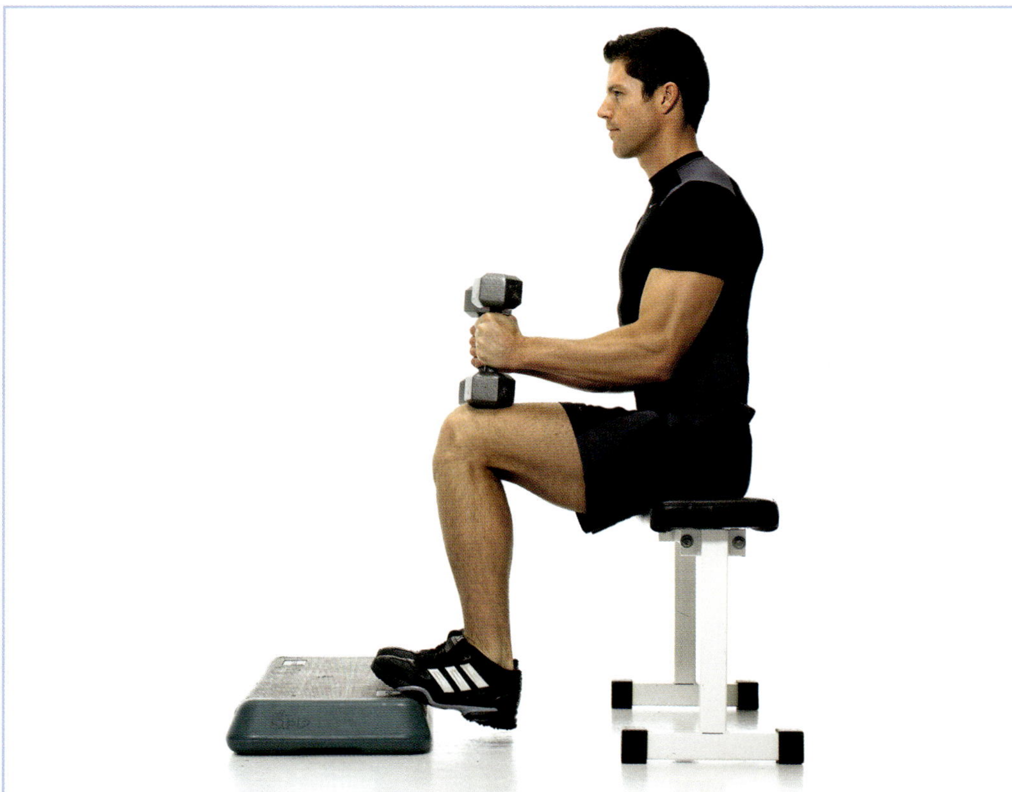

Sie haben zusätzliches Material?

Sie sitzen auf einer Wadenmaschine und platzieren Ihre Knie unter dem Kissen. Die Füße stehen auf dem Fußteil, die Fersen hängen nach unten. Dann drücken Sie sich von den Fußballen ab und heben damit Ihre Waden so weit wie möglich an. Nach einer kurzen Pause senken Sie sie langsam wieder zum Boden ab und heben sie erneut.

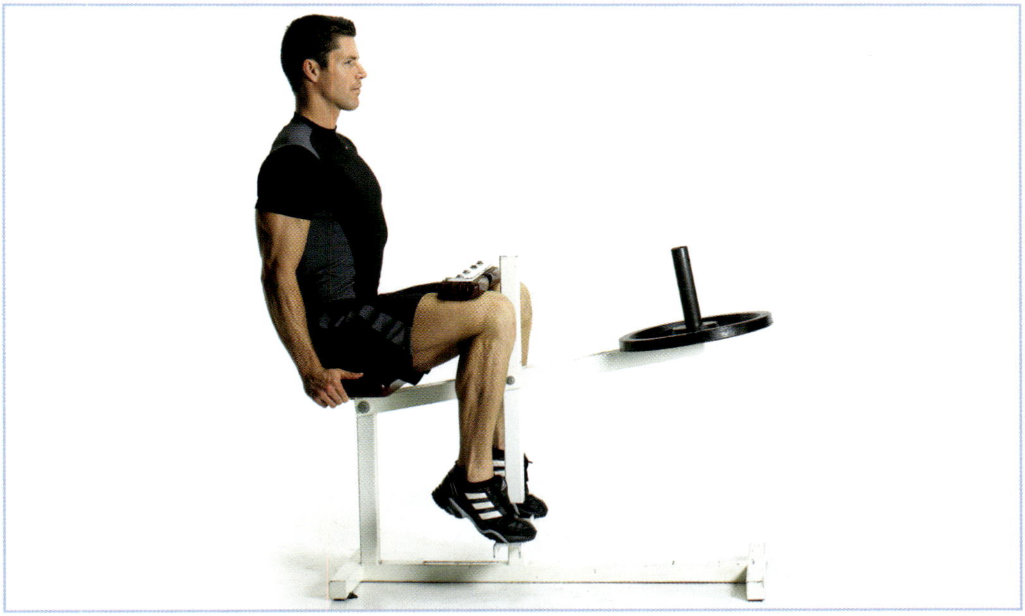

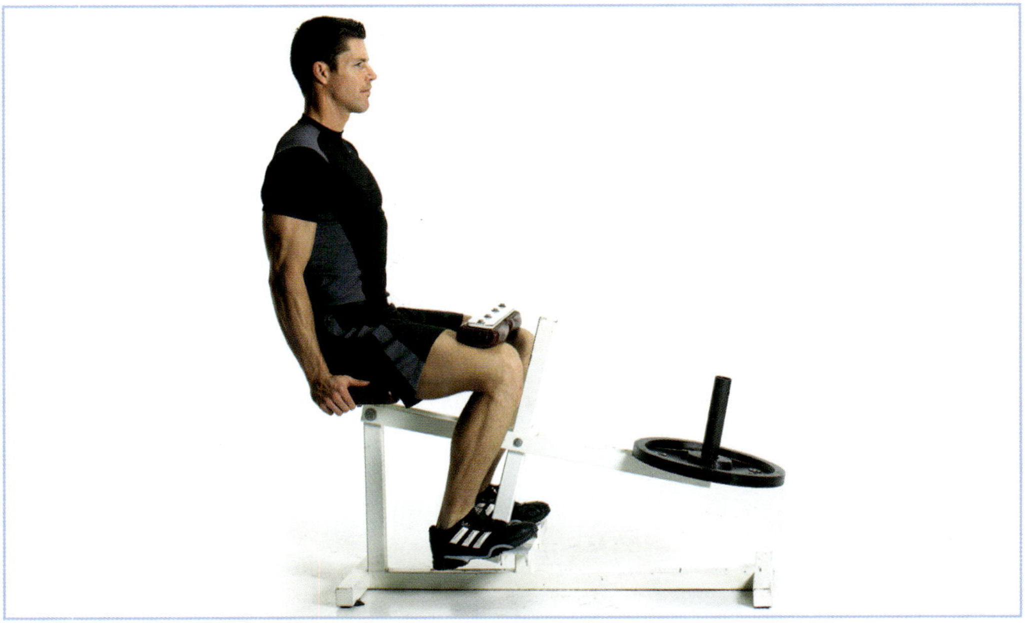

ANYTIME-EXERCISE NR. 34 „SEATED SHOULDER PRESS“

WELCHE MUSKELN ARBEITEN? VORDERER UND MITTLERER DELTA-MUSKEL UND TRIZEPS

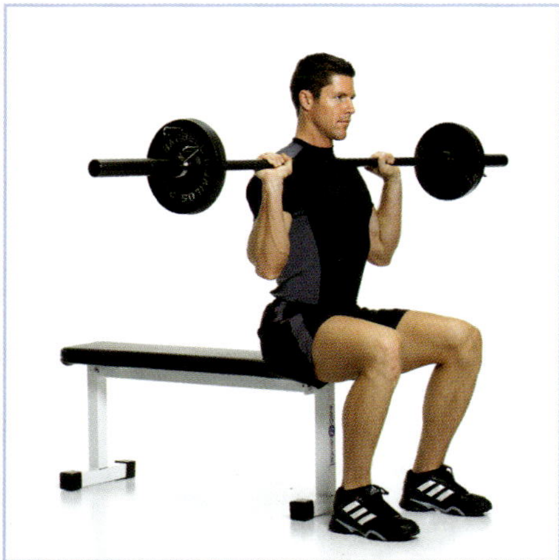

Optimales Ergebnis durch genaue Ausführung!
Sie sitzen am Ende einer Hantelbank mit den Füßen flach auf dem Boden und einer Langhantel auf den Oberschenkeln liegend. Diese greifen Sie etwas weiter als schulterbreit im Oberhandgriff und heben sie an, bis sie oberhalb Ihrer Brust aufliegt. Mit gestrecktem Rücken und Blick nach vorne drücken Sie nun die Stange über den Kopf, bis die Arme fast gestreckt sind. Bringen Sie sie dann wieder nach unten vor die Brust und beginnen Sie erneut.

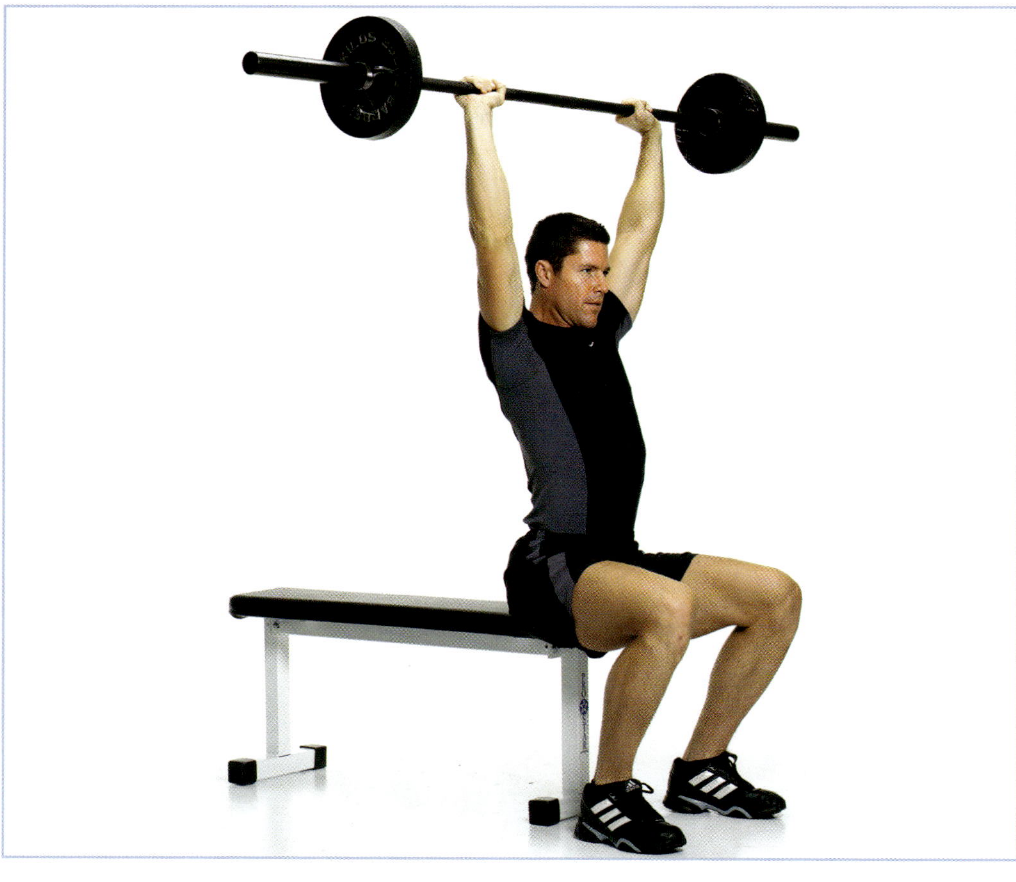

Sie haben zusätzliches Material?
Sie sitzen mit einem Paar Kurzhanteln in den Händen auf einem Pezziball. Ihre Füße platzieren Sie etwas weiter als schulterbreit flach auf dem Boden. Sie helfen Ihnen, die Balance zu halten. Nun bringen Sie die Hanteln über Ihre Schultern, die Handflächen zeigen nach vorne. Mit gestrecktem Rücken stemmen Sie dann die Gewichte über den Kopf, bis die Arme fast gestreckt sind. Lassen Sie die Gewichte dann wieder bis zu den Schultern sinken und heben Sie sie wieder.

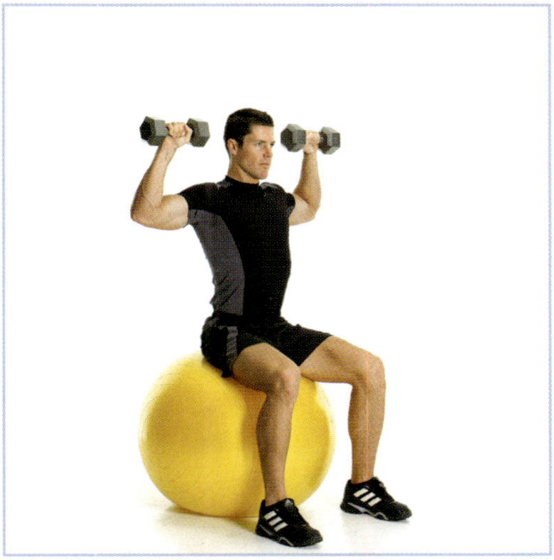

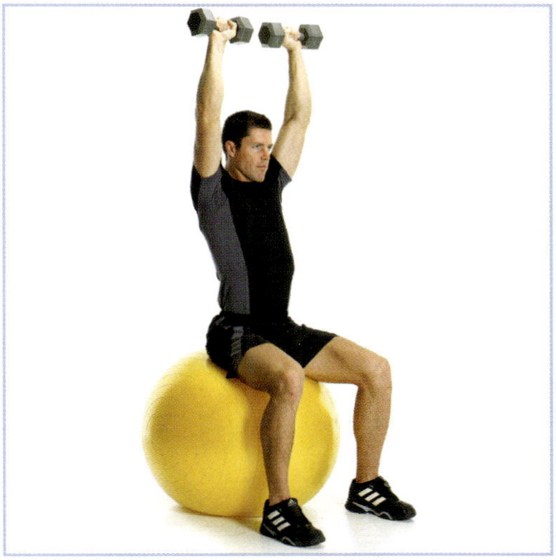

Sie haben gar kein Material?
Sie sitzen mit einem Paar Kurzhanteln auf einem Stuhl. Die Füße stehen flach auf dem Boden. Nun bringen Sie die Hanteln über Ihre Schultern, die Handflächen zeigen nach vorne. Mit gestrecktem Rücken stemmen Sie die Hanteln über den Kopf, bis die Arme fast gestreckt sind. Lassen Sie sie dann wieder auf Schulterhöhe sinken und wiederholen Sie das Ganze.

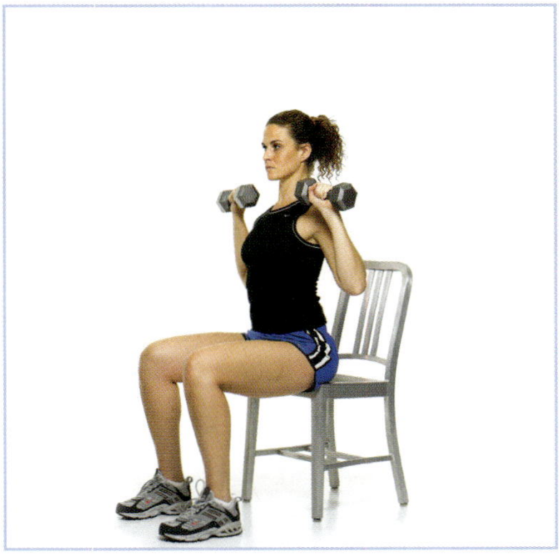

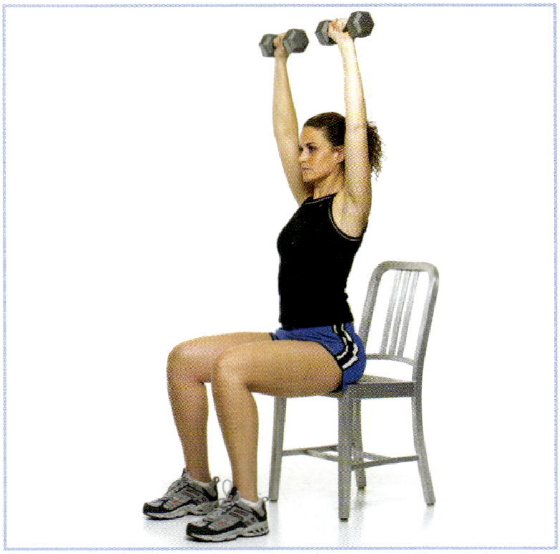

ANYTIME-EXERCISE NR. 35 „SEATED TRICEPS EXTENSION“

WELCHE MUSKELN ARBEITEN? TRIZEPS

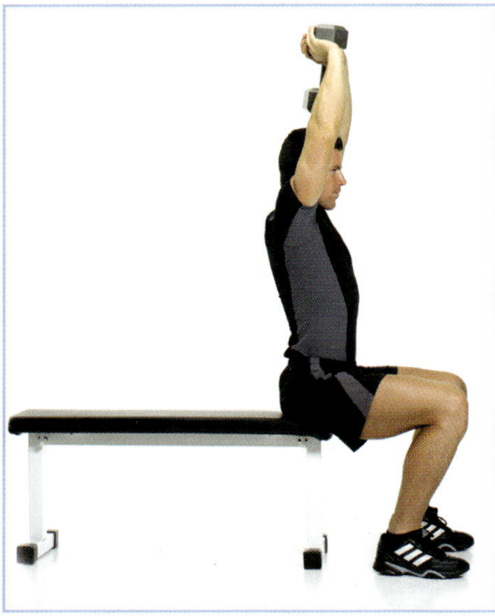

Optimales Ergebnis durch genaue Ausführung!

Sie sitzen mit gestrecktem Rücken und den Füßen flach auf dem Boden auf dem Ende einer Bank. In beiden Händen halten Sie, die Arme senkrecht über dem Kopf gestreckt, eine einzige Kurzhantel. Finger und Daumen umschließen dabei den oberen Teil der Hantel, der untere Teil zeigt nach unten. Dann beugen Sie langsam Ihre Unterarme und bewegen die Hantel hinter Ihren Kopf, bis die Unterarme den Bizeps berühren. Drücken Sie das Gewicht dann langsam wieder nach oben in die Überkopfposition und beginnen Sie erneut.

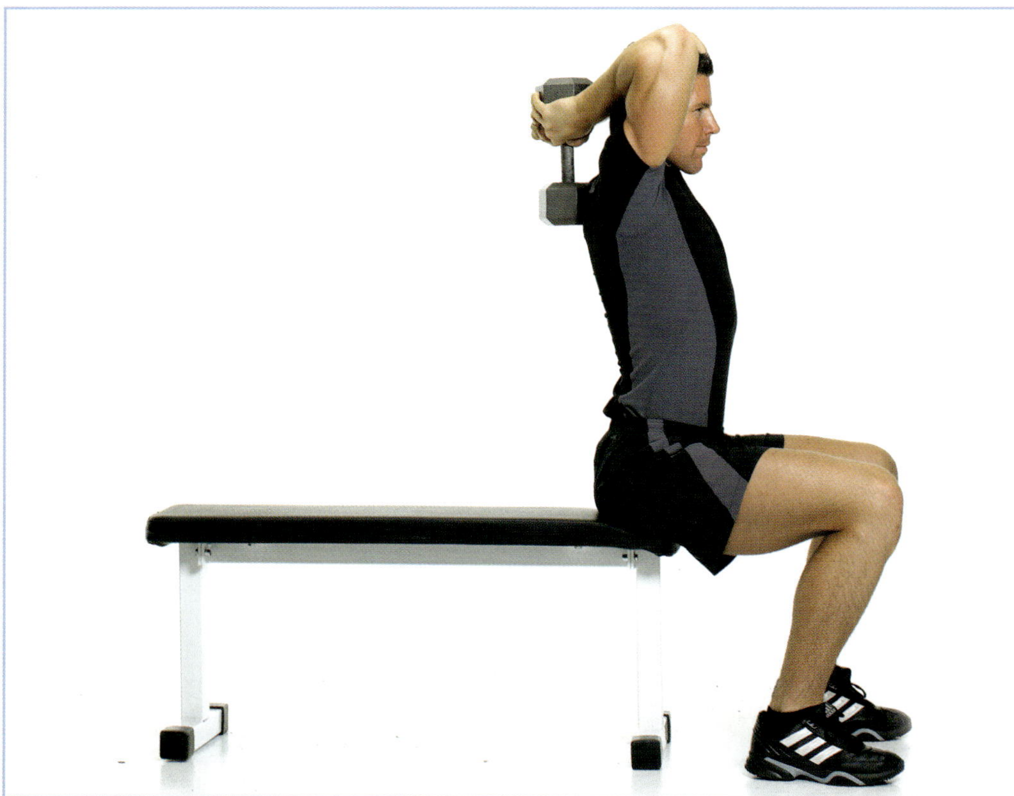

Sie haben zusätzliches Material?
Sie knien rücklings vor einem Kabelzugturm mit niedrigem Zug und V-Griff. Alternativ zu einem V-Griff können Sie auch ein Seil oder eventuell ein kleines Handtuch benutzen, welches Sie am Kabelende befestigen. Mit gestrecktem Rücken greifen Sie nun beide Enden des Griffs und bringen die Arme gestreckt über den Kopf. Die Handflächen zeigen nach vorne, das spitze Ende des Griffs nach unten. Während Ihre Oberarme fixiert bleiben, beugen Sie die Ellbogen und bringen damit die Hände hinter den Nacken. Dann bringen Sie die Arme wieder in die gestreckte Überkopfposition. Wiederholen Sie die Übung.

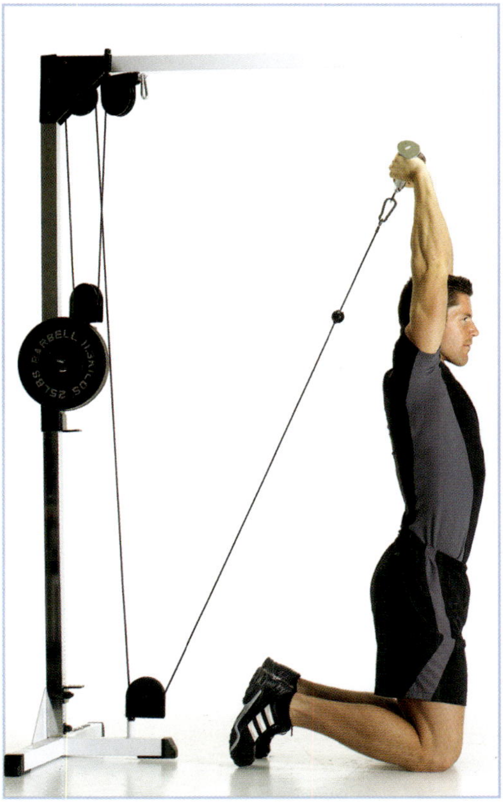

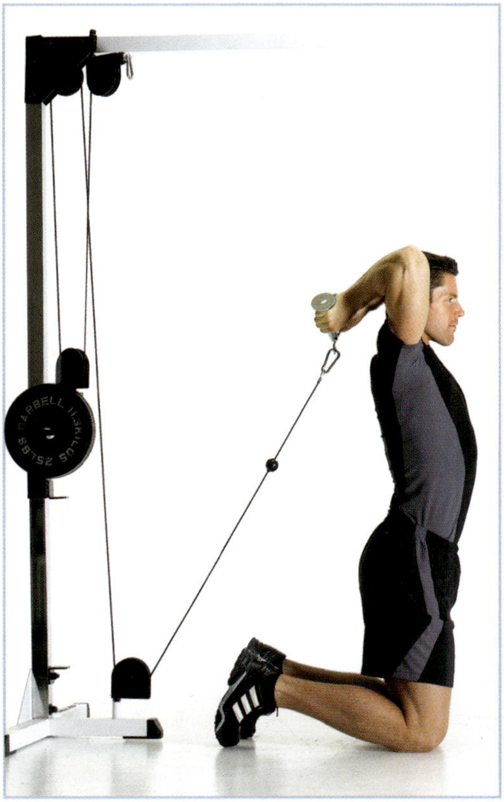

ANYTIME-EXERCISE NR. 36 „SHRUG“

WELCHE MUSKELN ARBEITEN? TRAPEZIUSMUSKEL UND UNTERARM-MUSKULATUR

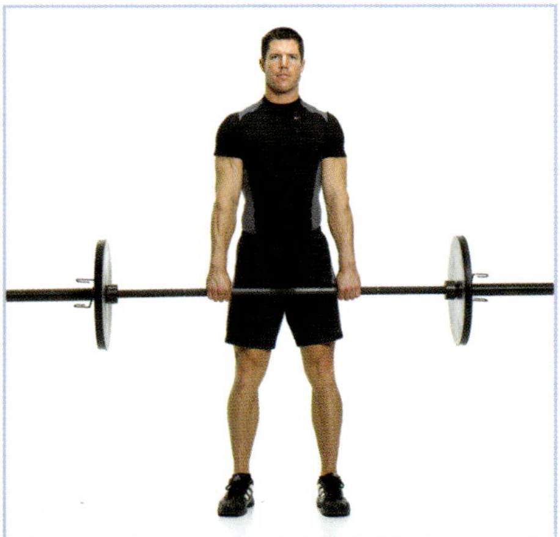

Optimales Ergebnis durch genaue Ausführung!
Sie halten eine Langhantelstange etwa schulterbreit im Oberhandgriff, Ihre Handflächen zeigen zum Körper. Die Arme lassen Sie herunterhängen, sodass die Hantel Ihre Oberschenkel berührt. Mit gestrecktem Rücken heben Sie nun langsam Ihre Schultern, so weit Sie können. Dann senken Sie sie wieder in die Ausgangsposition ab und starten erneut.

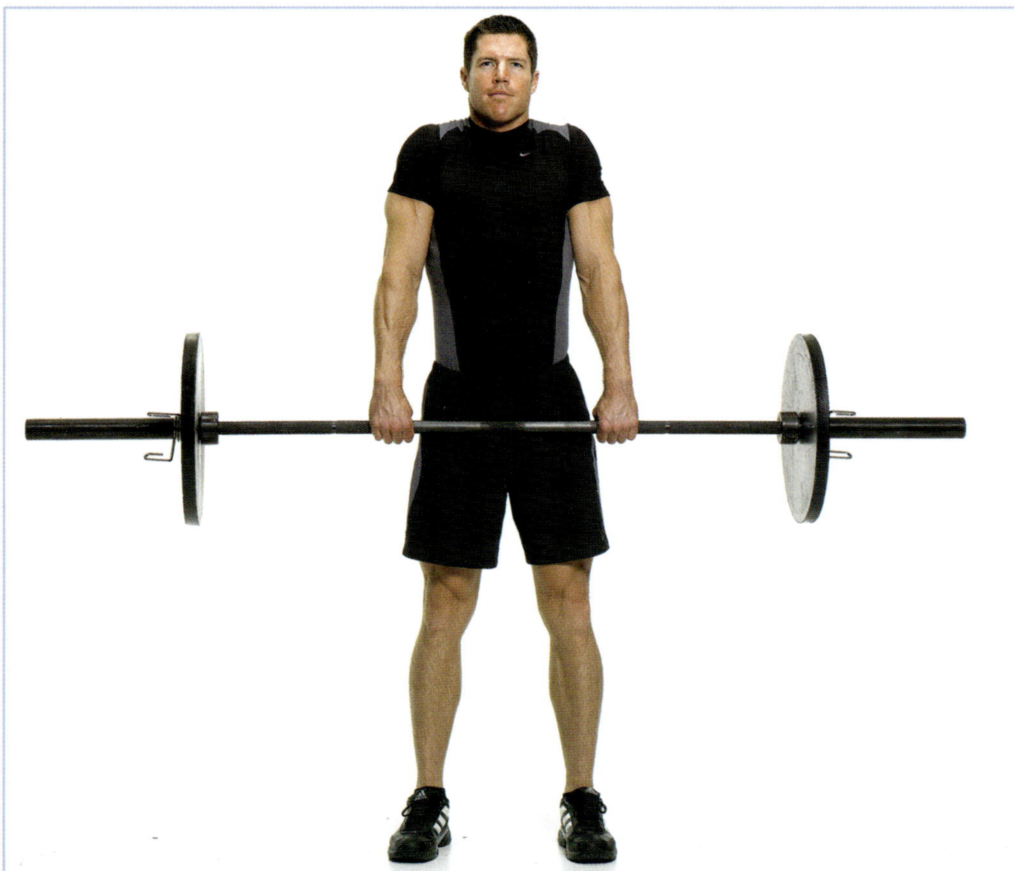

Sie haben zusätzliches Material?
Sie stehen etwa 30-60 cm vor einem Kabelzugturm mit niedrigem Zug und gerader Stange und halten diese etwa schulterbreit im Oberhandgriff. Die Handflächen zeigen zu den Oberschenkeln. Mit gestrecktem Rücken heben Sie nun langsam Ihre Schultern an. Dann senken Sie sie wieder in die Ausgangsposition ab und wiederholen das Ganze.

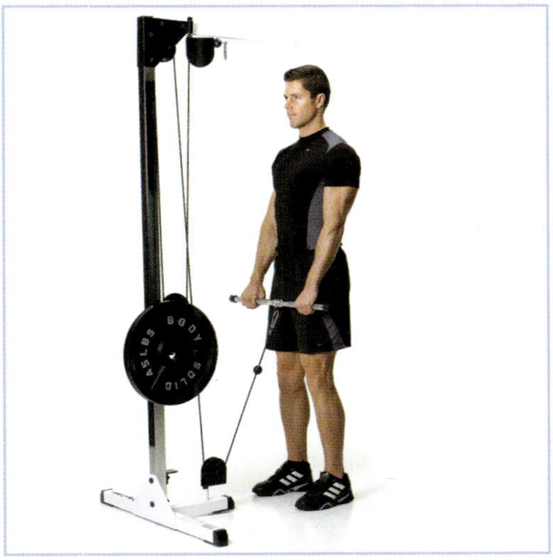

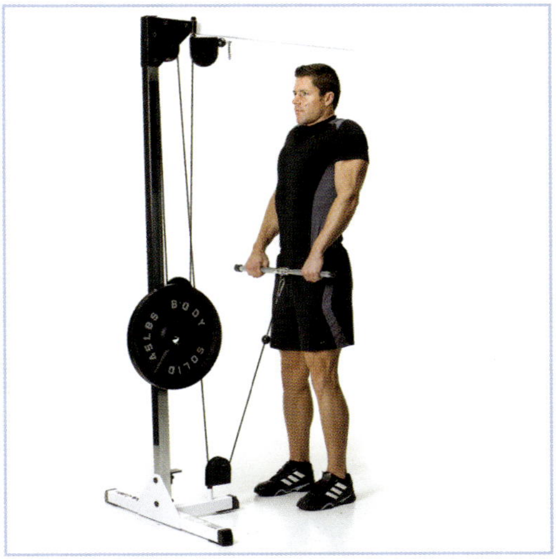

Sie haben gar kein Material?
Sie sitzen mit einem Paar Kurzhanteln auf einem Stuhl und lassen die Arme seitlich hängen. Die Handflächen zeigen zueinander. Mit gestrecktem Rücken und Blick nach vorne heben Sie nun langsam Ihre Schultern. Dann senken Sie sie wieder und starten erneut.

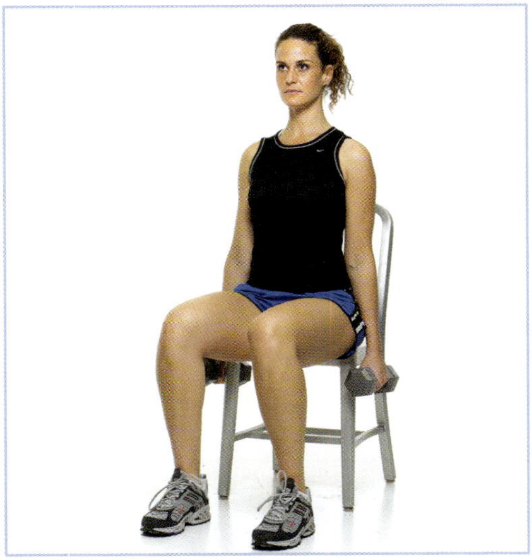

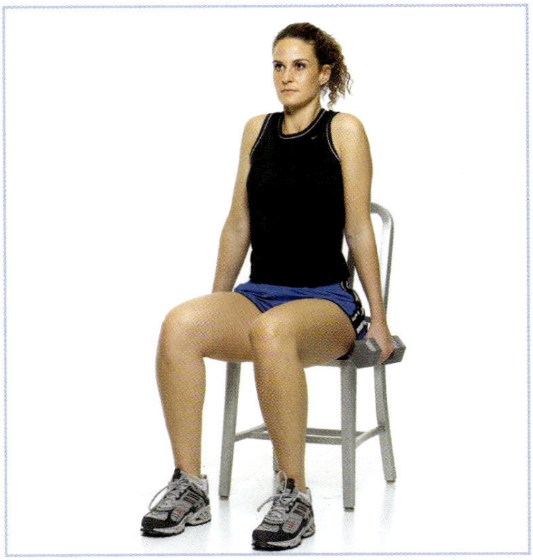

ANYTIME-EXERCISE NR. 37 „SIDE LUNGE"

WELCHE MUSKELN ARBEITEN? QUADRIZEPS, HINTERE OBERSCHENKEL-MUSKULATUR, GESÄSSMUSKULATUR UND WADENMUSKULATUR

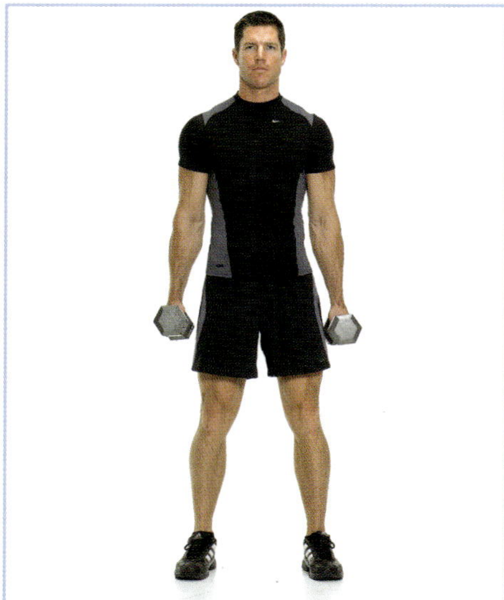

Optimales Ergebnis durch genaue Ausführung!
Sie stehen mit einem Paar Kurzhanteln in den Händen, die Füße sind etwa schulterbreit geöffnet. Die Arme lassen Sie seitlich hängen, die Handflächen zeigen zueinander. Nun machen Sie mit dem rechten Fuß einen seitlichen Ausfallschritt und stellen ihn leicht vor dem Körper ab. Lehnen Sie Ihren Oberkörper über das rechte Bein, bis der rechte Oberschenkel fast parallel zum Boden steht. Drücken Sie sich dann wieder ab in die gestreckte Ausgangsposition. Anschließend bewegen Sie den Körper zur anderen Seite und bringen den Oberkörper über das linke Bein. Dies zählt als ein Durchgang. Beenden Sie den Set, indem Sie wechselseitig von einem Bein zum anderen schwingen.

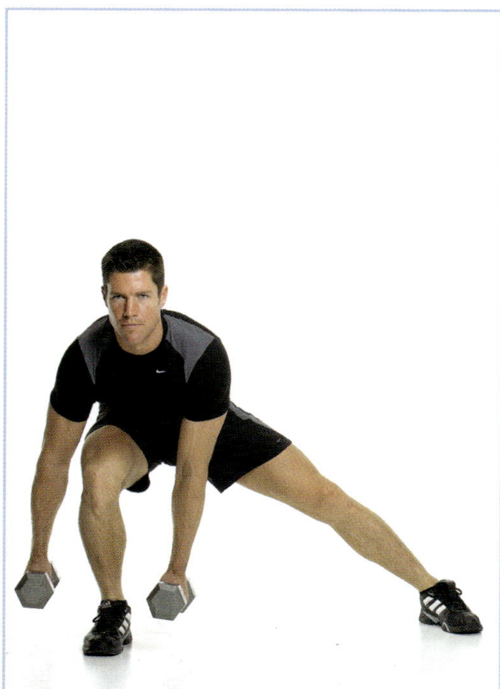

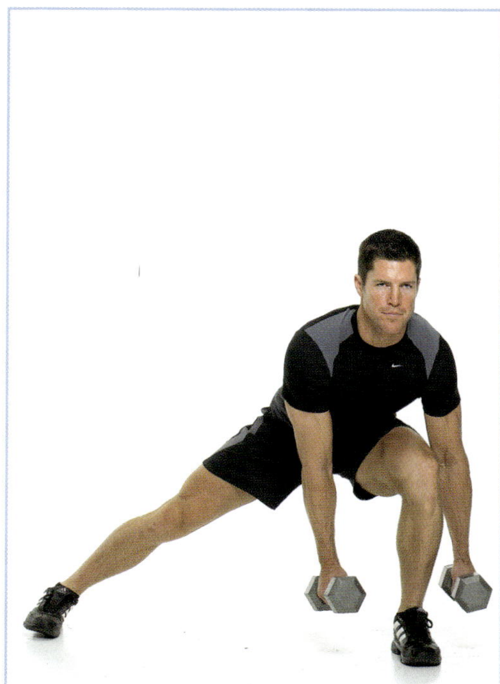

Sie haben zusätzliches Material?

Sie stehen mit einer leichten Langhantelstange vor einem *Squatreck*. Diese nehmen Sie etwas weiter als schulterbreit im Oberhandgriff und legen sie auf Ihren Schultern ab. Dann treten Sie zurück und platzieren Ihre Füße etwas weiter als schulterbreit. Nun beugen Sie mit gestrecktem Rücken Ihr rechtes Knie. Beachten Sie dabei, die Stange immer gerade zu halten. Gehen Sie so weit nach unten, bis Ihr rechter Oberschenkel fast parallel zum Boden steht. Dann bewegen Sie den Oberkörper langsam wieder in die zentrale Ausgangslage zurück, bis Sie gerade stehen und Ihre Beine fast durchgestreckt sind. Schließlich bewegen Sie in derselben Weise den Körper zur anderen Seite und bringen den Oberkörper über das linke Bein. Dies zählt als ein Durchgang. Beenden Sie den Set wechselseitig von einem Bein zum anderen schwingend.

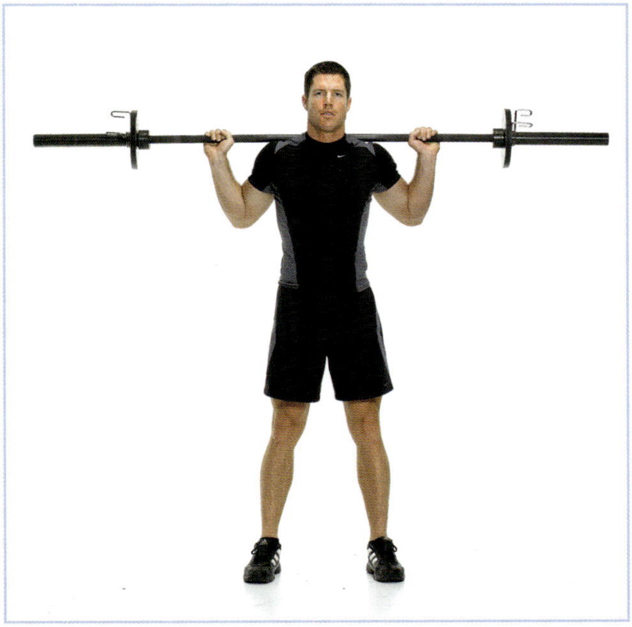

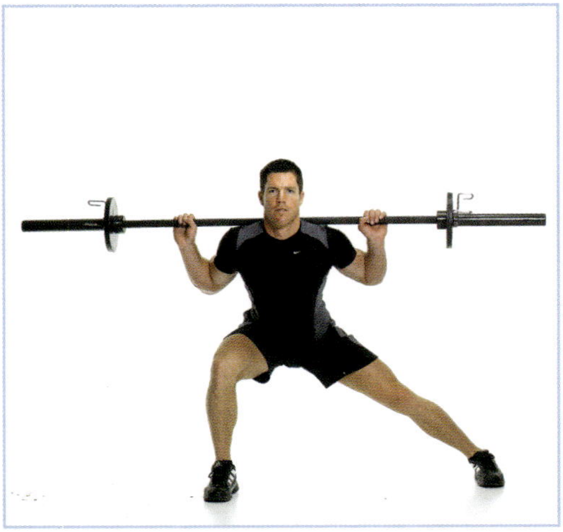

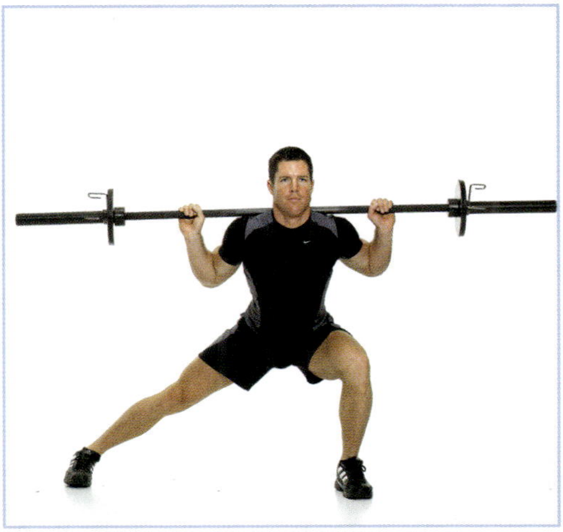

ANYTIME-EXERCISE NR. 38 „SIDE RAISE"

WELCHE MUSKELN ARBEITEN? DIE SCHRÄGE BAUCHMUSKULATUR

Optimales Ergebnis durch genaue Ausführung!
Sie liegen rücklings flach auf dem Boden und haben die Knie leicht angezogen. Die Arme sind abgeknickt und die Hände berühren Ihre Ohren. Mit geschlossenen Beinen und Füßen drehen Sie sich nun in der Hüfte und bewegen beide Beine zu einer Seite. Dann heben Sie Ihren Oberkörper an, bis die Schultern nicht mehr den Boden berühren. Schließlich senken Sie ihn wieder. Wenn Sie den Set beendet haben, lehnen Sie die Beine zur anderen Seite und führen die Übung mit der anderen Seite aus.

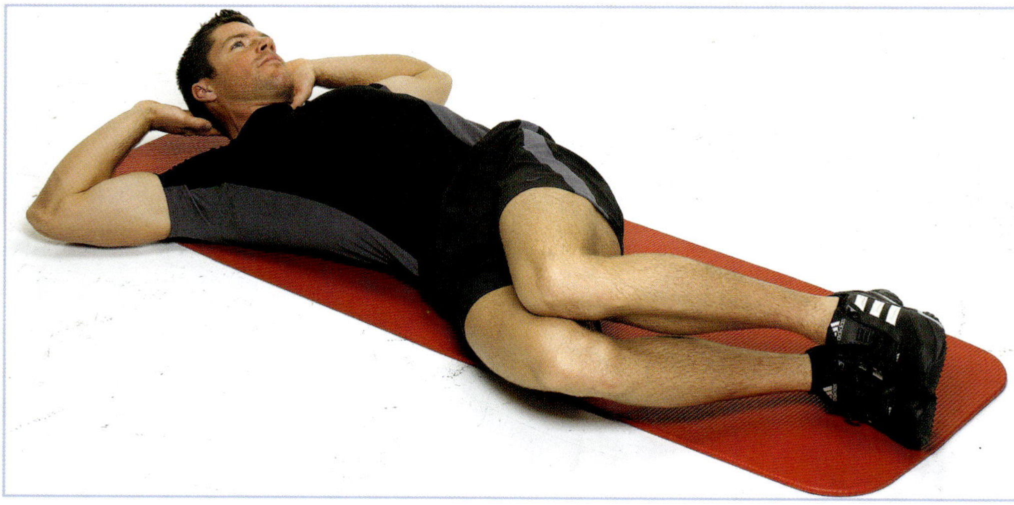

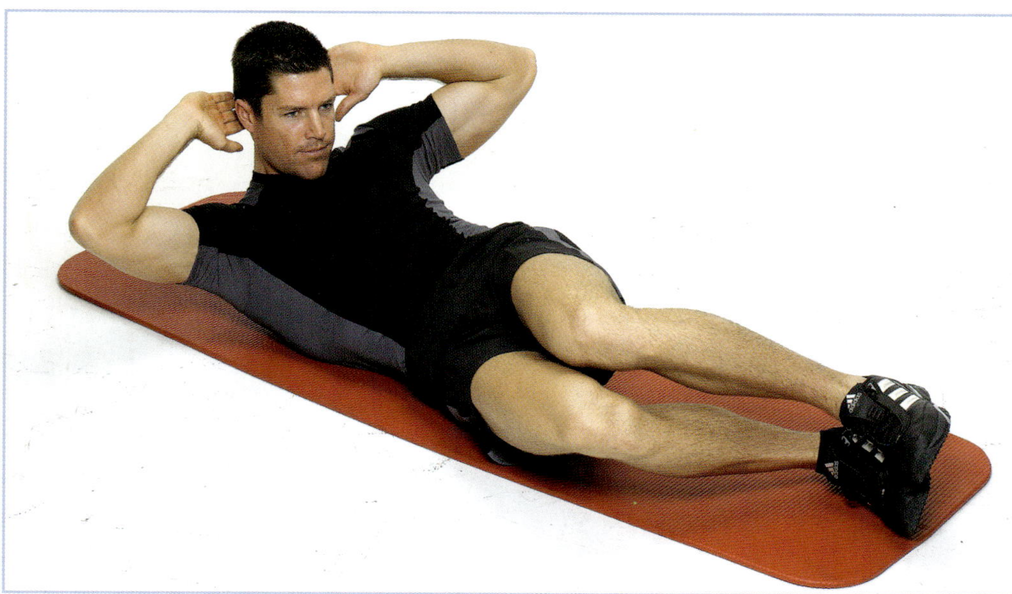

Sie haben zusätzliches Material?
Sie knien seitlich vor einem Kabelzugturm mit hohem Zug. Ihre rechte Körperseite zeigt zum Gerät. Nun greifen Sie, die Handfläche nach innen zeigend, mit der rechten Hand den Griff und ziehen ihn herunter bis auf Kopfhöhe. Sie fixieren Ihren Arm und ziehen dann Ihren Brustkorb seitlich in Richtung Becken. Schließlich richten Sie sich wieder auf. Wenn Sie den Set beendet haben, wechseln Sie die Seiten. Nun knien Sie mit der linken Seite zum Gerät und führen die Übung zur anderen Seite aus.

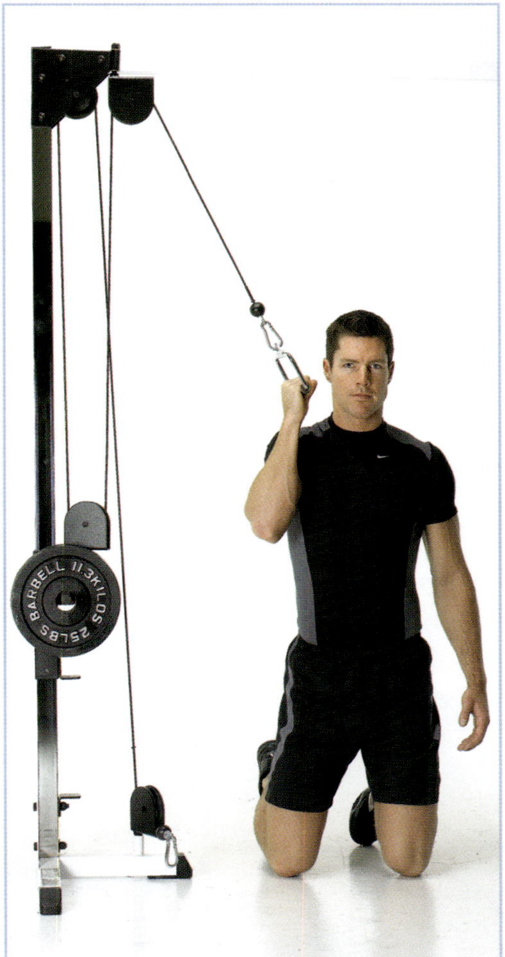

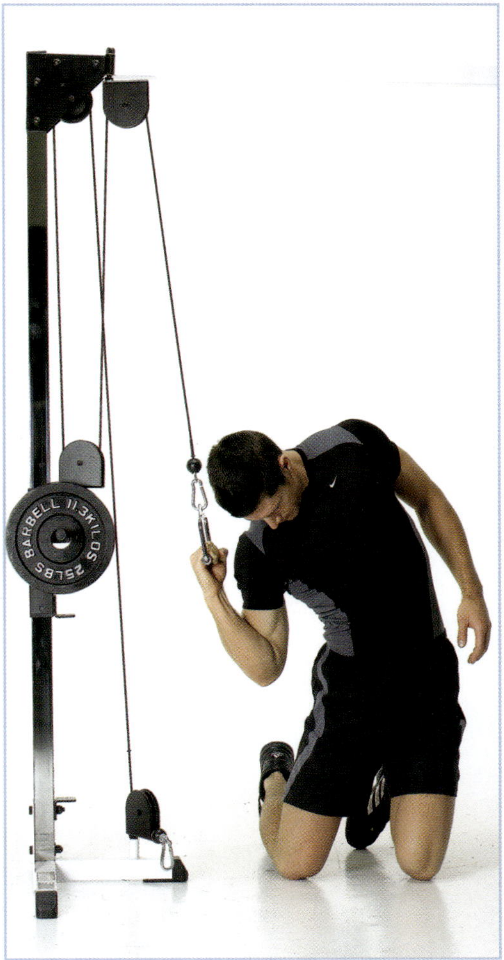

ANYTIME-EXERCISE NR. 39 „SQUAT“

WELCHE MUSKELN ARBEITEN? QUADRIZEPS, HINTERE OBERSCHENKELMUSKULATUR, GESÄSSMUSKULATUR UND WADENMUSKULATUR

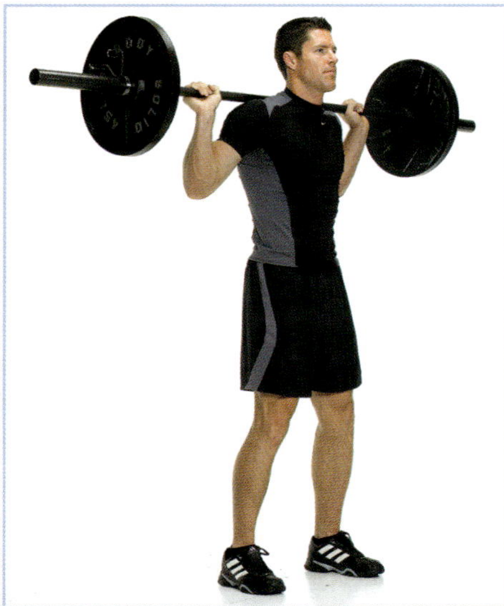

Optimales Ergebnis durch genaue Ausführung!

Sie stehen vor einem *Squatreck*, greifen die aufliegende Langhantelstange im Oberhandgriff etwas weiter als schulterbreit, ducken sich unter der Stange durch und legen sie auf Ihre Schultern. Mit geradem Rücken und den Füßen hüftbreit auseinander gehen Sie nun in die Kniebeuge, aber nur so weit, bis die Oberschenkel fast parallel zum Boden stehen. Dann richten Sie sich langsam wieder auf und wiederholen die Kniebeuge.

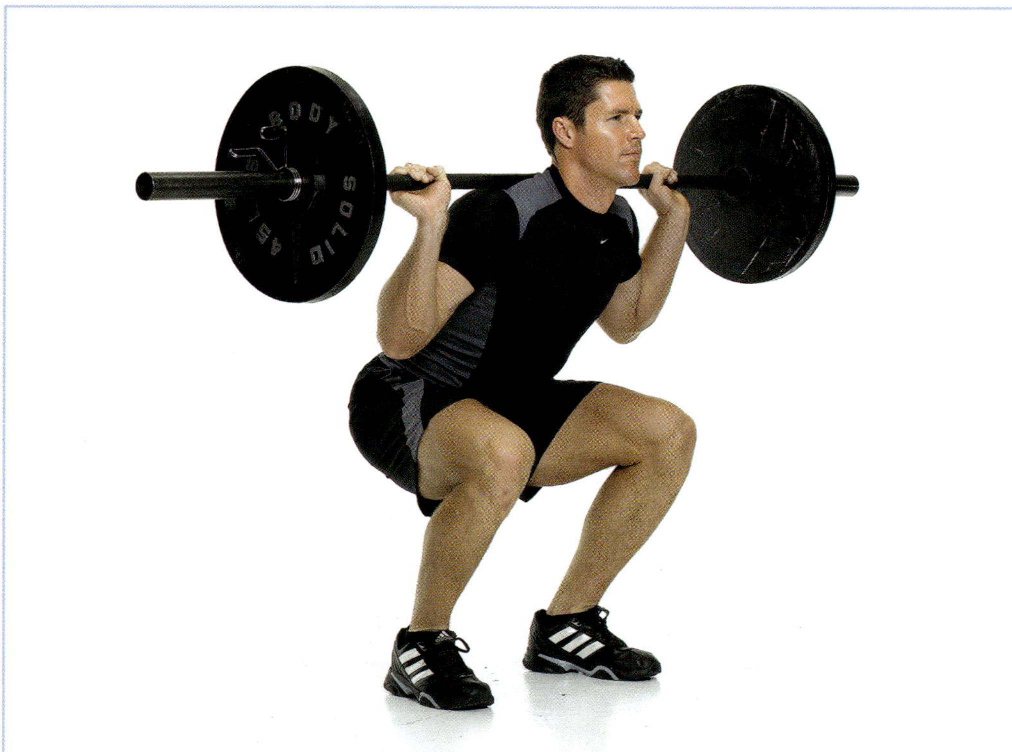

Sie haben zusätzliches Material?

Sie liegen mit den Füßen schulterbreit auseinander auf einer Beinpressmaschine und stemmen die Füße gegen die Plattform. Zur Unterstützung der Beinbewegung halten Sie sich mit den Händen an den seitlichen Griffen fest. Dann beugen Sie die Knie bis zum 90°-Winkel. Achten Sie darauf, dass Sie die Beine nicht weiter beugen, da dies die Knie unnötig belastet. Drücken Sie dann das Gewicht wieder nach oben, bis die Beine fast gestreckt sind und wiederholen Sie das Ganze.

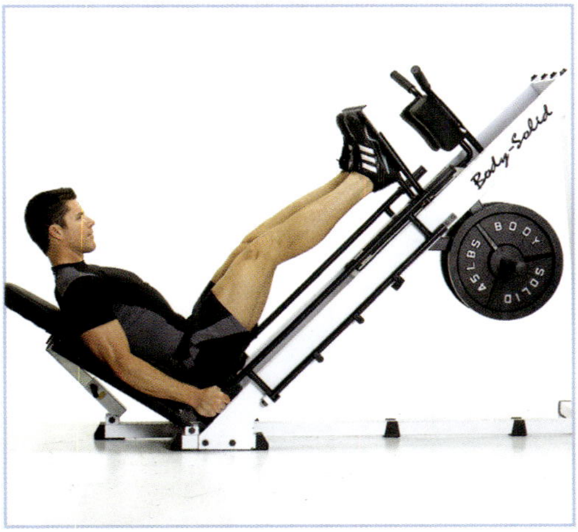

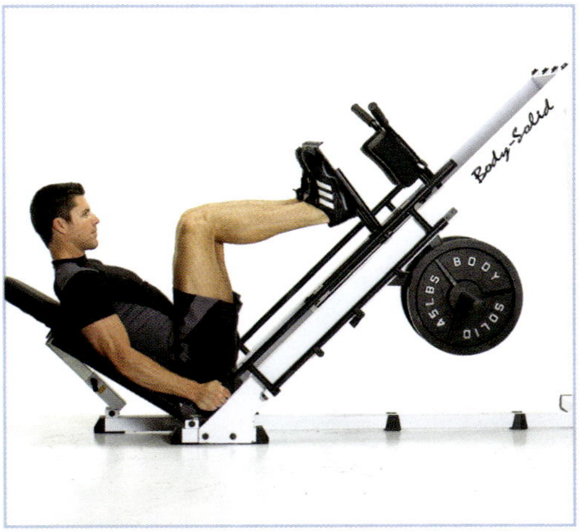

Sie haben gar kein Material?

Sie stehen in etwa 40-60 cm Entfernung rücklings vor einer Wand. Lehnen Sie sich gegen die Wand, sodass Kopf, Schulter, Rücken und Gesäß flach aufliegen. Nun heben Sie den rechten Fuß an und klemmen ihn hinter Ihre linke Wade. Senken Sie dann langsam Ihr linkes Bein, bis der Oberschenkel fast parallel zum Boden steht. Führen Sie dabei Ihren Oberkörper mit ständigem Kontakt an der Wand entlang. Dann schieben Sie Ihren Oberkörper wieder langsam nach oben. Sie beenden den Set mit einem Bein, bevor Sie die Übung mit dem anderen Bein ausführen.

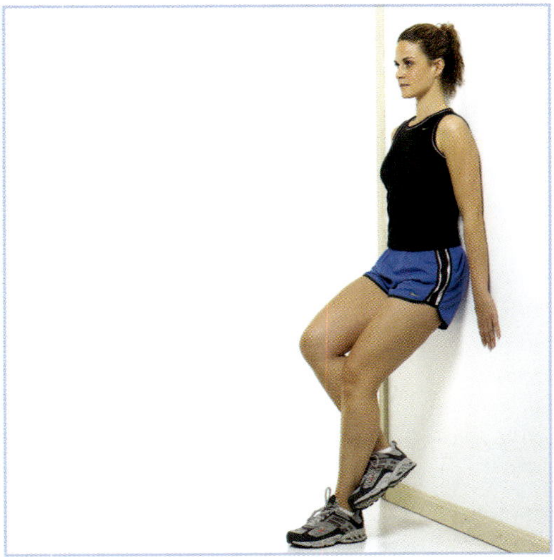

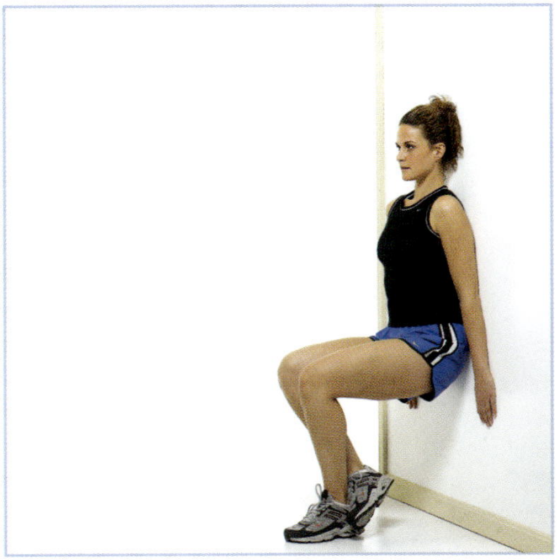

ANYTIME-EXERCISE NR. 40 „STANDING CALF RAISE"

WELCHE MUSKELN ARBEITEN? WADENMUSKULATUR

Optimales Ergebnis durch genaue Ausführung!
Sie stehen auf der zweiten Stufe einer Treppe und halten eine Kurzhantel in der rechten Hand, die Handfläche zeigt zum Körper. Drücken Sie die linke Hand als Unterstützung gegen die Wand. Nun schieben Sie Ihren rechten Fuß nach hinten, sodass nur der Fußballen Bodenkontakt hat und die Ferse herabhängt. Dann klemmen Sie Ihren linken Fuß hinter Ihre rechte Wade. Drücken Sie sich nun, so weit Sie können, nach oben vom rechten Fuß ab. Lassen Sie schließlich die Wade wieder in die Ausgangsposition herabsinken. Wenn Sie den Set beendet haben, wechseln Sie das Bein und führen die Übung mit dem linken Bein aus.

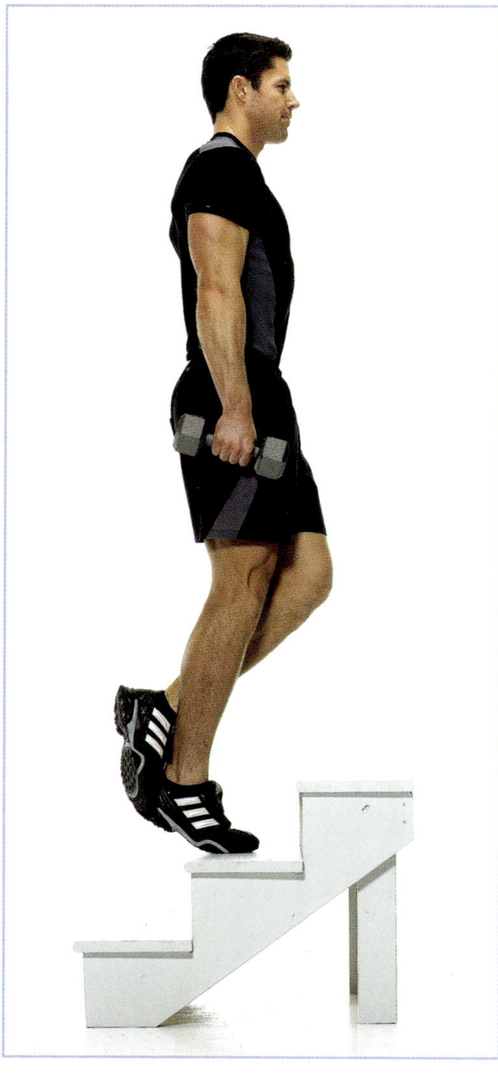

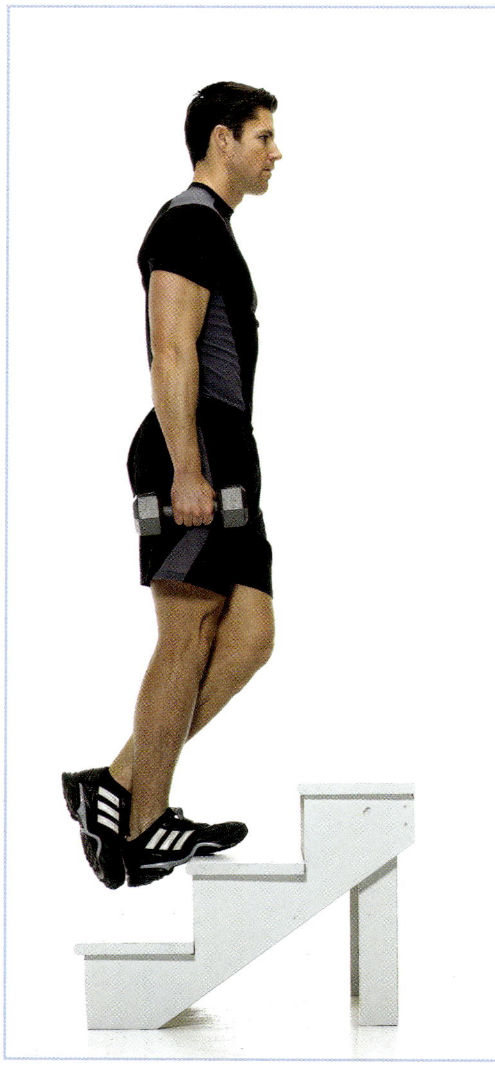

Sie haben zusätzliches Material?

Sie sitzen mit gestreckten Beinen und den Füßen dicht zusammen auf einer Beinpressmaschine. Anstatt die Füße flach auf die Plattform zu legen, schieben Sie sie weit nach unten, sodass nur noch die Fußballen aufliegen, die Fersen sich unterhalb der Plattform befinden. Mit gestreckten Beinen drücken Sie die Plattform mit den Ballen langsam nach oben. Dann lassen Sie sie langsam wieder nach unten sinken und starten erneut.

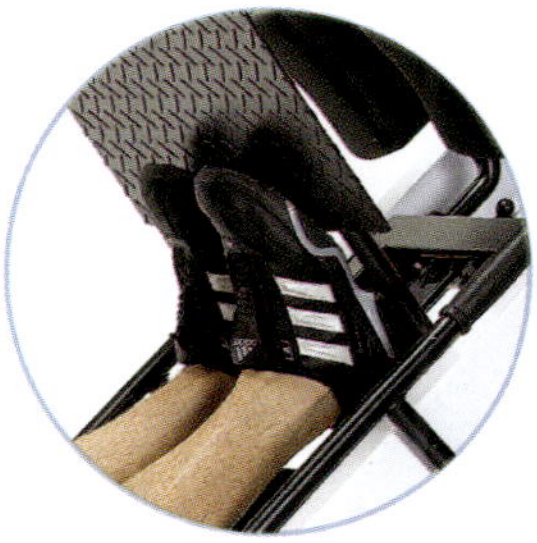

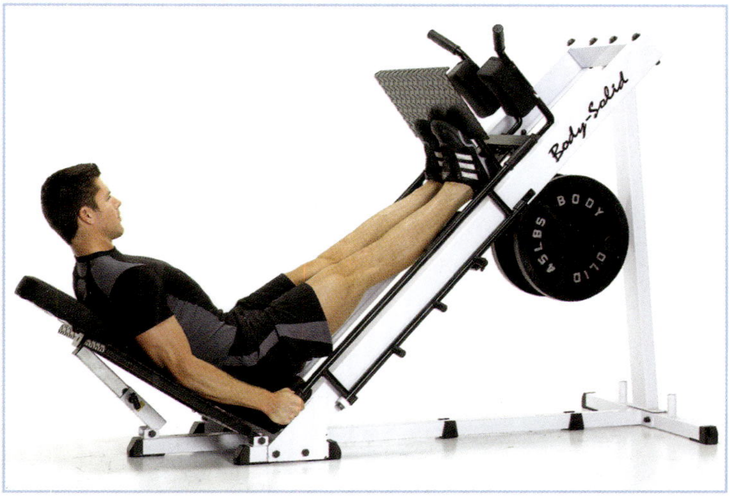

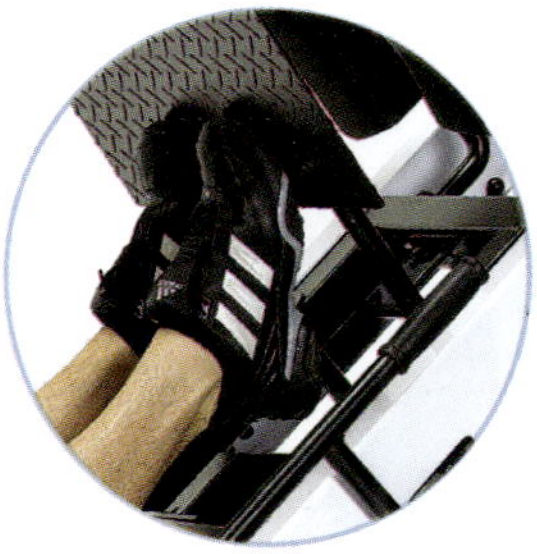

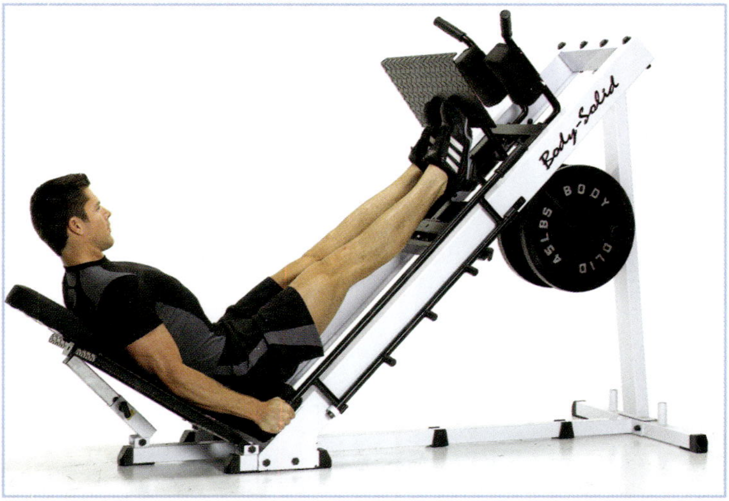

ANYTIME-EXERCISE NR. 41 „TRICEPS PUSHDOWN“

WELCHE MUSKELN ARBEITEN? TRIZEPS

Optimales Ergebnis durch genaue Ausführung!
Sie stehen vor einem Kabelzugturm mit hohem Zug und halten im Abstand von etwa 15 cm eine gerade Stange im Oberhandgriff. Sie fixieren die Oberarme an den Seiten, halten die Unterarme etwa parallel zum Boden und drücken mit geradem Rücken die Stange nach unten. Dabei sollen die Ellbogen gerade nach hinten zeigen. Sie haben die Endposition erreicht, wenn die Arme gestreckt sind und die Stange Ihre Oberschenkel berührt. Dann lassen Sie die Stange langsam wieder nach oben gleiten, bis die Unterarme wiederum waagerecht zum Boden stehen und ziehen erneut.

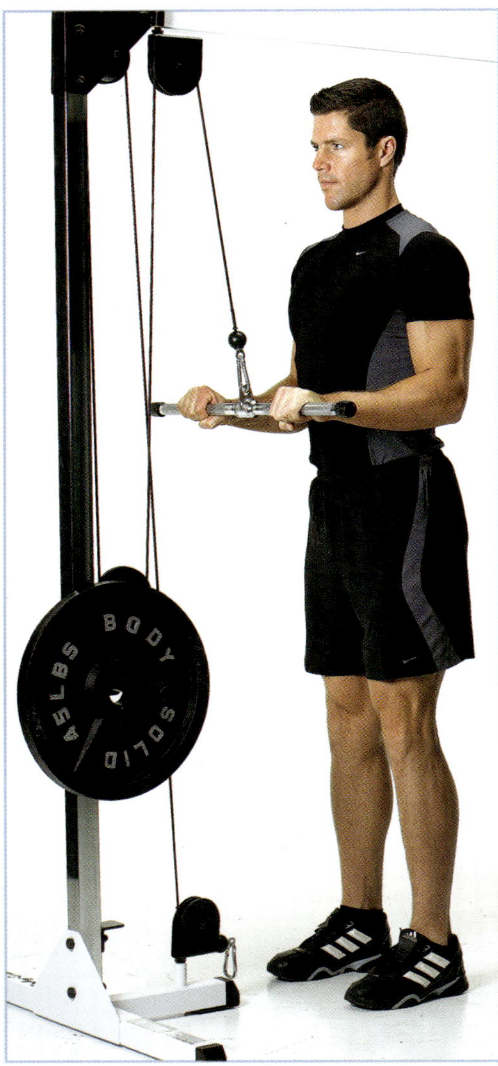

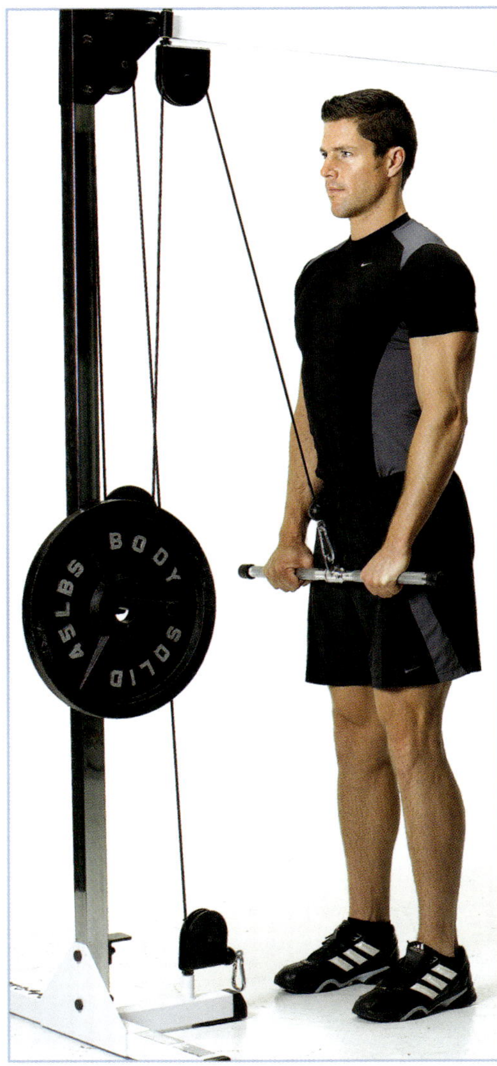

Sie haben zusätzliches Material?
Sie können diese Variation zwar ohne Partner ausführen, doch deutlich sicherer für Ihren unteren Rücken ist es, wenn Sie Hilfestellung haben.

Sie liegen mit angewinkelten Beinen und den Füßen flach auf dem Boden stehend, rücklings auf einer Hantelbank. Dann lassen Sie sich eine Langhantelstange reichen, die Sie im Oberhandgriff, mit den Händen dichter als schulterbreit, greifen. Die Arme sind gestreckt und zeigen senkrecht nach oben, die Handflächen zeigen zu den Füßen. Dann senken Sie langsam die Stange, bis sie Ihren Kopf erreicht. Dabei führen Sie die Hände nach hinten in Richtung Stirn. Dann drücken Sie das Gewicht wieder nach oben in die gestreckte Überkopfposition und heben die Stange erneut an.

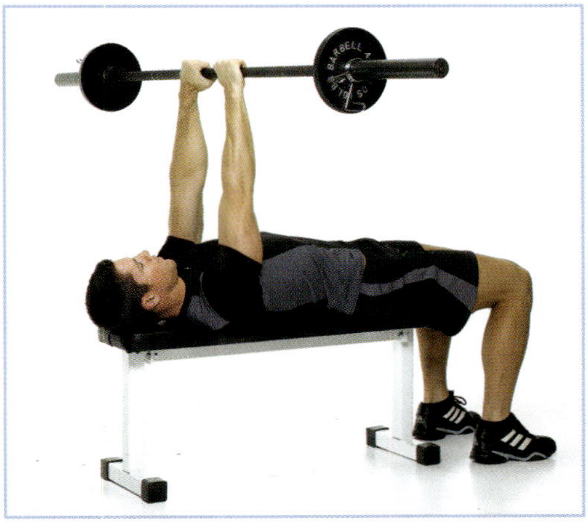

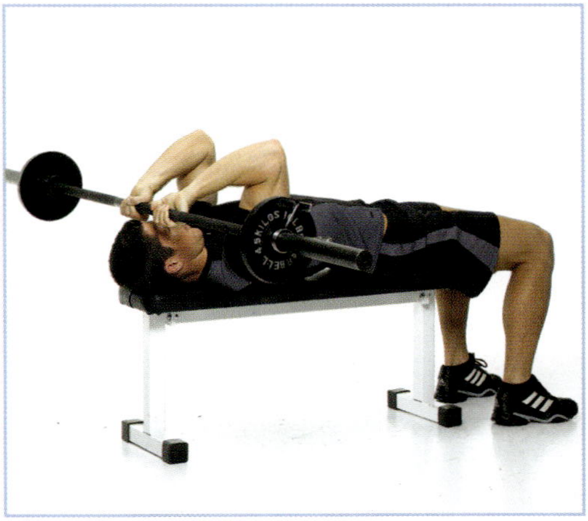

Sie haben gar kein Material?
Sie sitzen auf einem stabilen Stuhl und halten sich mit den Händen an den Seiten der Sitzfläche fest. Die Finger zeigen nach unten. Dann schieben Sie Ihr Gesäß weit nach vorne und platzieren Ihre Füße möglichst weit vorne. Mit gestreckten Armen bringen Sie nun das Gesäß langsam nach unten, bis es fast den Boden erreicht. Dann drücken Sie sich wieder nach oben in die Ausgangsposition und starten erneut.

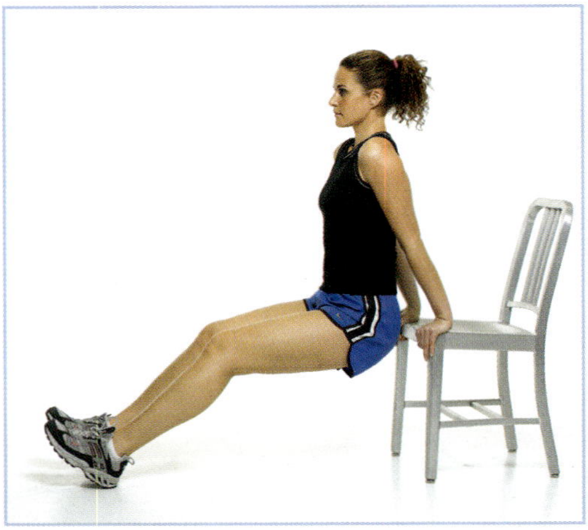

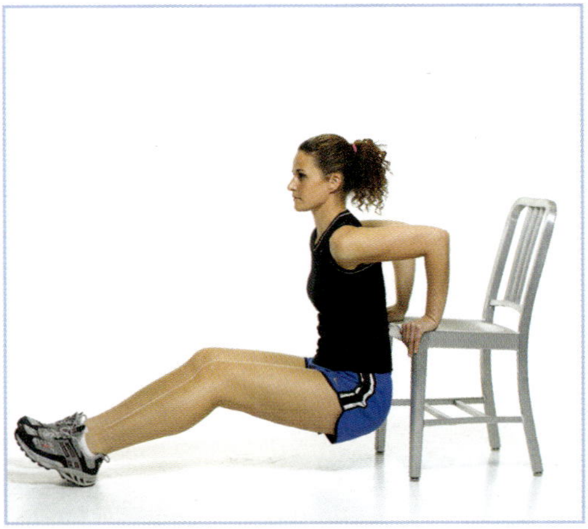

ANYTIME-EXERCISE NR. 42 „TWISTING CRUNCH“

WELCHE MUSKELN ARBEITEN? DIE GERADE UND DIE SCHRÄGE BAUCH-MUSKULATUR

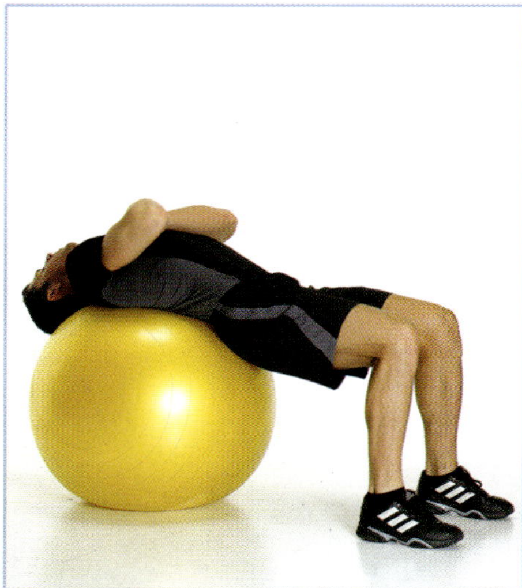

Optimales Ergebnis durch genaue Ausführung!

Sie sitzen mit den Füßen flach auf dem Boden auf einem Pezziball. Die Arme halten Sie vor der Brust überkreuzt. Dabei berührt die linke Handfläche die rechte Schulter und umgekehrt. Nun lehnen Sie sich langsam zurück und rollen sich vorwärts am Ball entlang, bis Kopf, Schultern und Rücken aufliegen. Hierbei haben die Fußsohlen ständig Bodenkontakt. Nun heben Sie Kopf, Arme und oberen Rücken vom Ball und drehen dabei den Oberkörper nach rechts. Dann senken Sie den Oberkörper wieder in die Ausgangsstellung zurück. Danach heben und senken Sie Ihren Oberkörper zur linken Seite. Dies zählt als ein Durchgang.

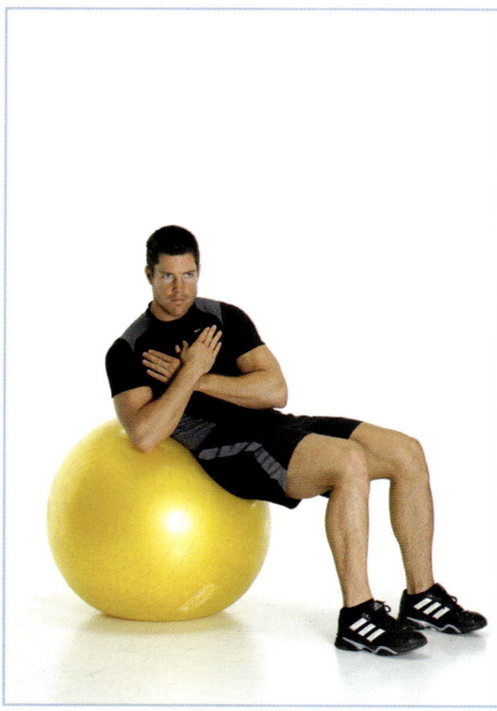

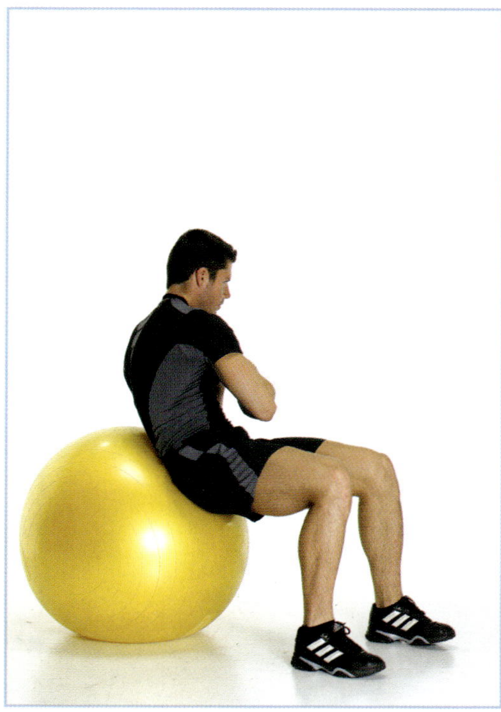

Sie haben zusätzliches Material?

Sie knien vor einem Kabelzugturm mit hohem Zug und Seilbefestigung. Sie nehmen beide Enden des Seils in die Hände und ziehen sie über Ihren Nacken. Die Hände befinden sich nun entweder seitlich neben Ihren Ohren, die Handflächen zeigen zum Kopf oder etwas tiefer auf Kinnhöhe. Hier berühren die Handflächen den oberen Brustbereich. Nun fixieren Sie Ihre Hände und bewegen Ihren Oberkörper seitlich nach unten. Das Kinn startet die Abwärtsbewegung, Schultern und Rücken folgen. Schließlich heben Sie den Oberkörper langsam wieder. Dann beugen und heben Sie den Oberkörper zur anderen Seite. Dies zählt als ein Durchgang.

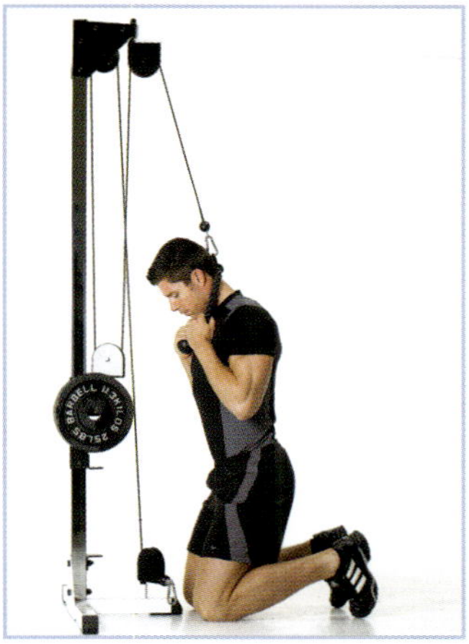

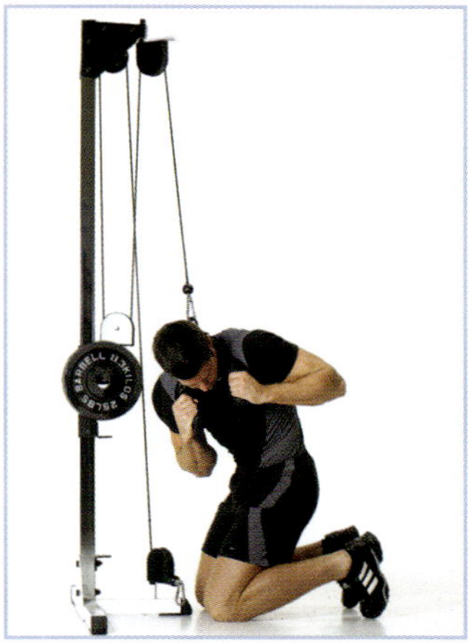

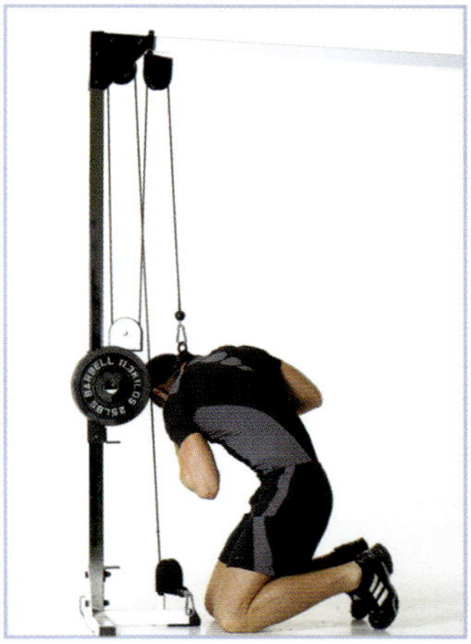

Sie haben gar kein Material?

Sie liegen mit gebeugten Beinen und den Füßen flach auf dem Boden. Ihre Finger berühren die Seiten Ihres Kopfes, die Ellbogen zeigen nach außen. Nun heben Sie langsam Ihre Schultern vom Boden und drehen dabei den Oberkörper zur linken Seite, sodass der rechte Ellbogen zu den Knien zeigt. Dann senken Sie den Oberkörper wieder Richtung Boden ab und führen schließlich die Bewegung zur anderen Seite aus. Nun zeigt der linke Ellbogen zu den Knien. Dies zählt als ein Durchgang.

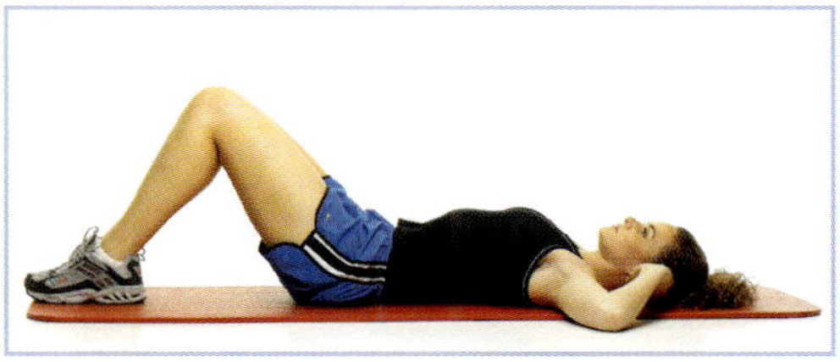

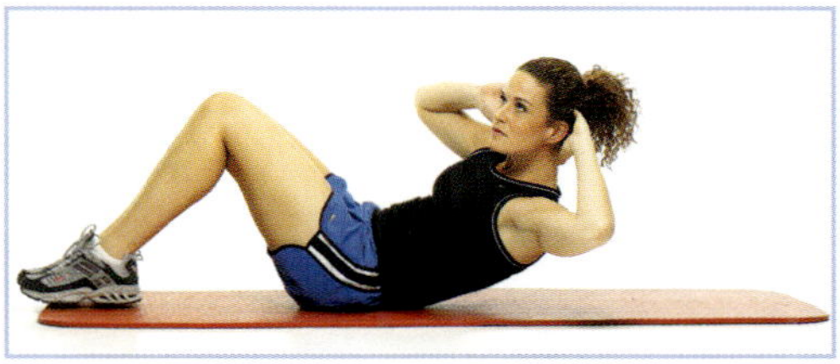

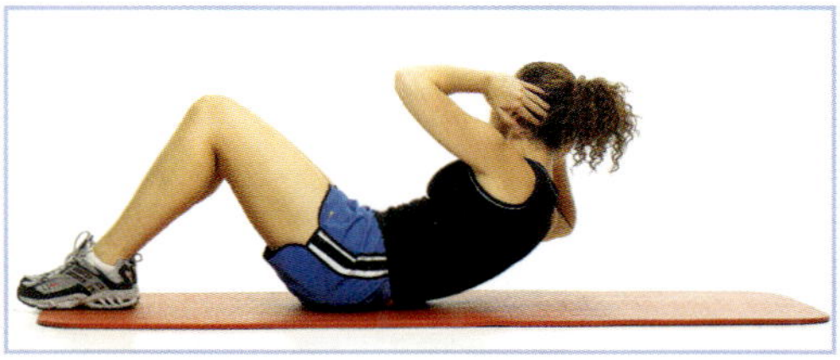

ANYTIME-EXERCISE NR. 43 „TWISTING LEG THRUST“

WELCHE MUSKELN ARBEITEN? DIE SCHRÄGE UND GERADE BAUCH-MUSKULATUR

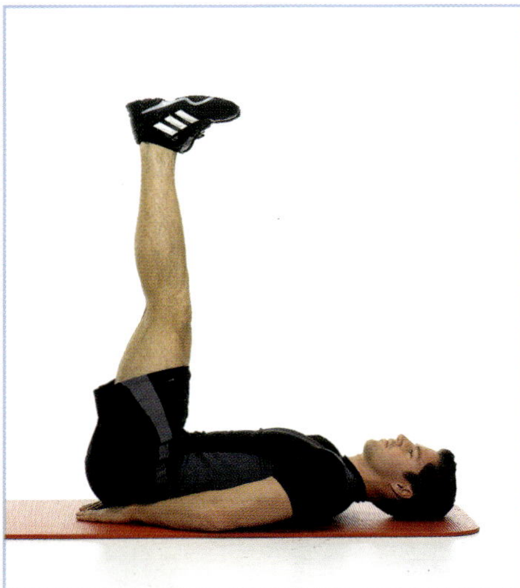

Optimales Ergebnis durch genaue Ausführung!

Sie liegen mit gebeugten Beinen und den Füßen flach auf dem Boden. Schieben Sie Ihre Hände unter Ihr Becken, die Handflächen zeigen nach unten. Die Knie leicht gebeugt haltend, heben Sie nun die Füße etwa 50 cm an. Dies ist die Startposition. Dann strecken Sie die Beine senkrecht nach oben. Sie heben die Hüfte an, um die Füße so hoch wie möglich in Richtung Decke zu strecken Am Ende der Aufwärtsbewegung drehen Sie die Hüfte zur linken Seite, sodass die Füße nach links zeigen. Dann senken Sie die Beine wieder in die Ausgangsstellung, stellen die Füße nicht auf den Boden. In der Wiederholung drehen Sie die Hüfte zur rechten Seite. Dies zählt als ein Durchgang.

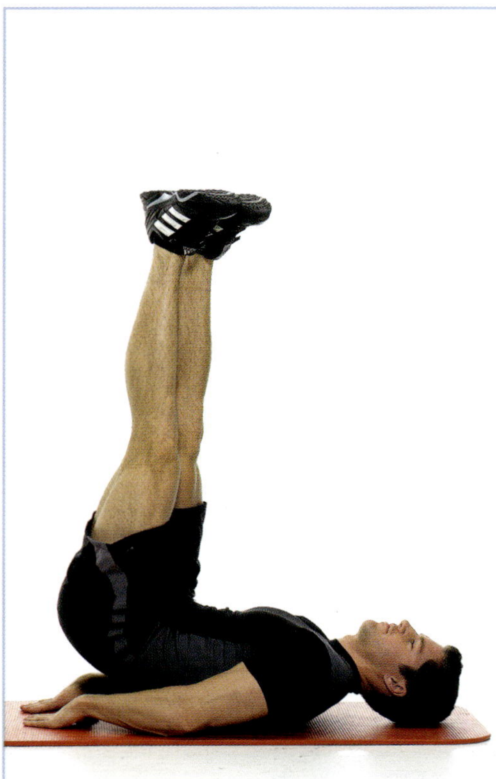

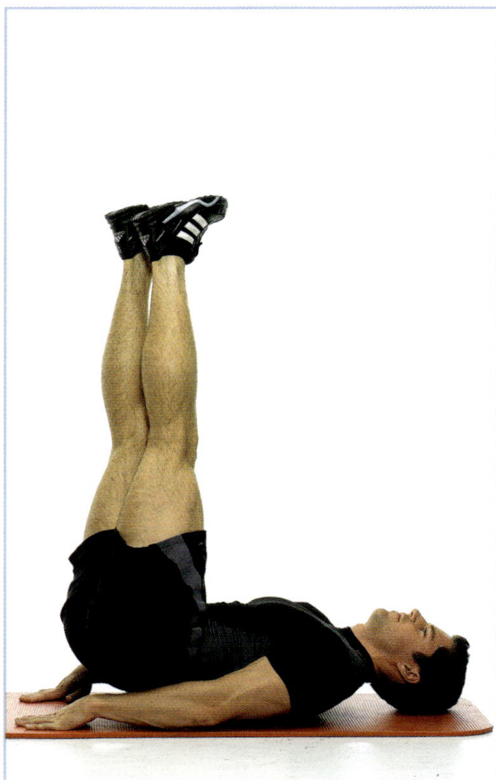

Sie haben zusätzliches Material?

Ein Partner schiebt einen etwa 500-1.000 g schweren Medizinball zwischen Ihre Füße. Sie führen die Übung wie vorher beschrieben aus und halten dabei den Medizinball zwischen den Füßen. Das zusätzliche Gewicht des Balls sorgt für noch mehr Spannung Ihrer Bauchmuskulatur.

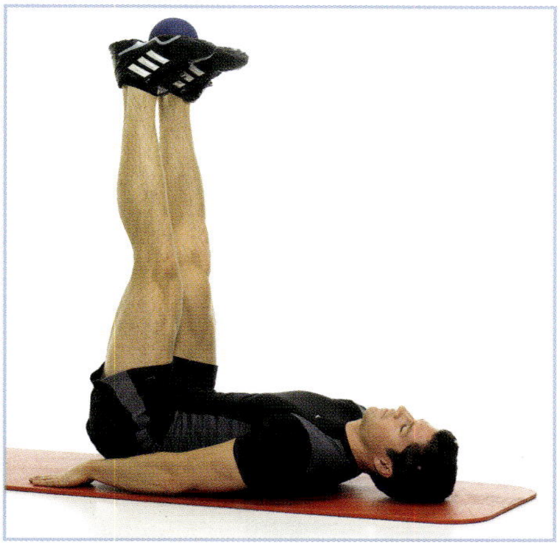

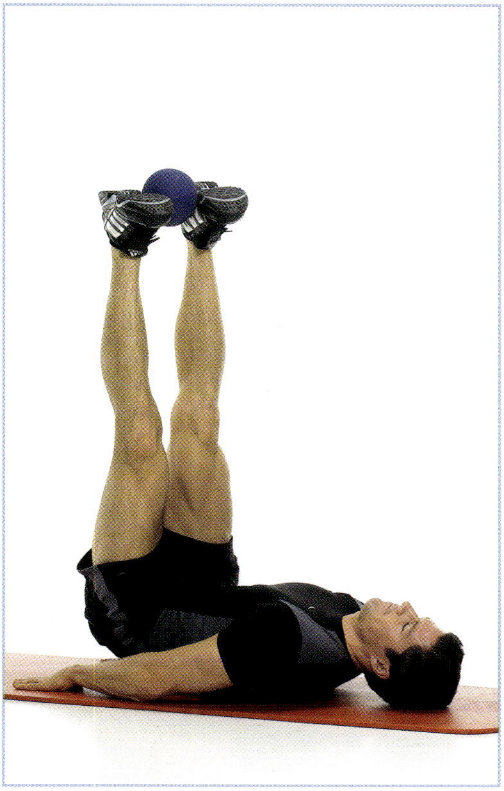

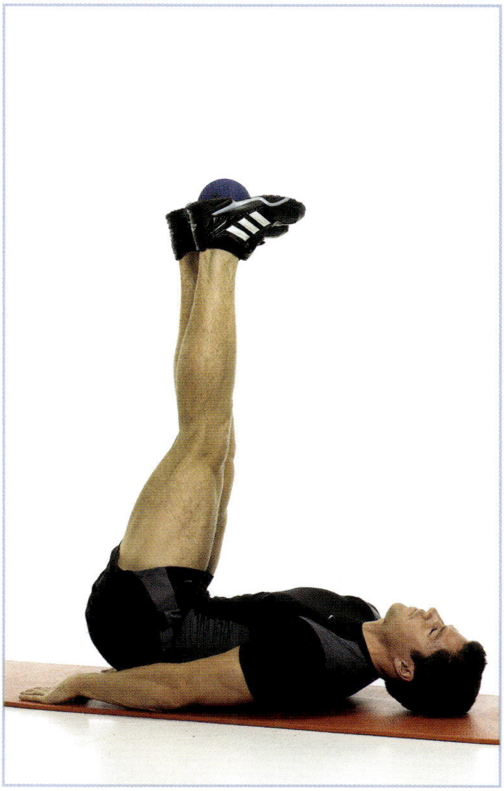

ANYTIME-EXERCISE NR. 44 „TWISTING TOE TOUCH“

WELCHE MUSKELN ARBEITEN? GERADE UND SCHRÄGE BAUCHMUSKULATUR

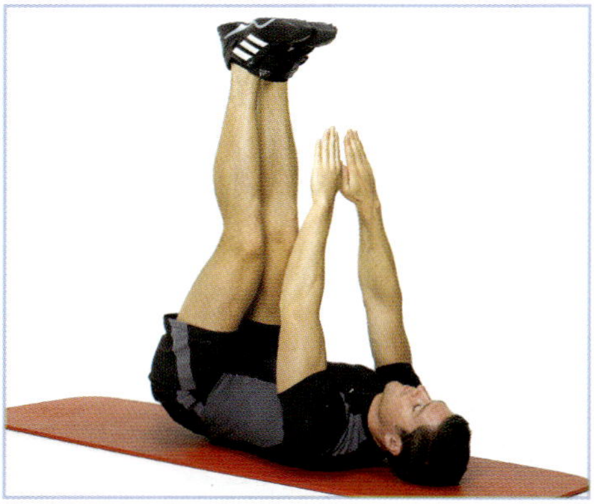

Optimales Ergebnis durch genaue Ausführung!

Sie liegen flach auf dem Rücken und strecken Arme und Beine senkrecht zur Decke. Diese Position halten Sie, während Sie die Schultern vom Boden anheben, den Oberkörper nach links drehen, um schließlich mit der Außenseite Ihrer rechten Hand die Außenseite Ihres linken Fußgelenks zu berühren. Dann senken Sie den Oberkörper wieder ab. Beim nächsten Mal drehen Sie ihn zur anderen Seite. Dies zählt als ein Durchgang.

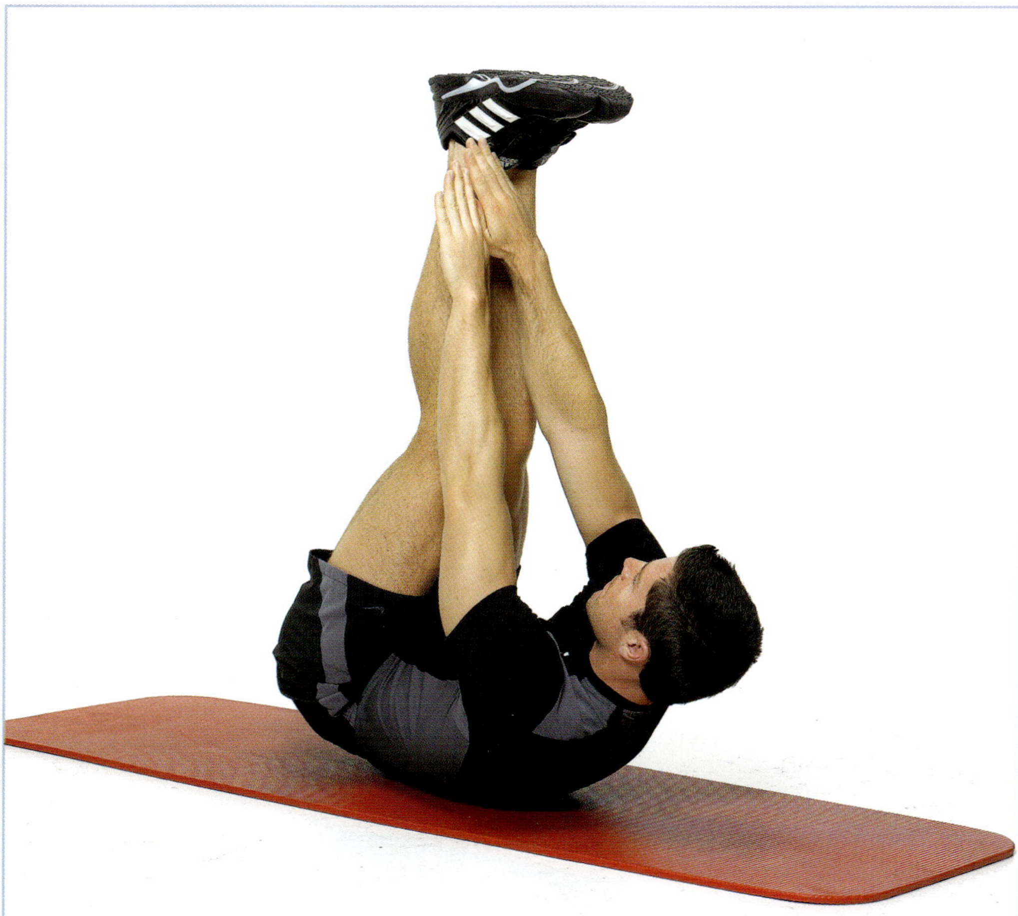

Sie haben zusätzliches Material?
Sie nehmen die gleiche Position ein, halten aber dieses Mal einen leichten Medizinball in beiden Händen senkrecht über dem Kopf. Die Handflächen zeigen zueinander. Diese Position halten Sie, während Sie die Schultern vom Boden anheben, den Oberkörper nach links drehen, um schließlich mit dem Ball die Außenseite Ihres linken Fußgelenks zu berühren. Dann senken Sie den Oberkörper wieder. Beim nächsten Mal drehen Sie ihn zur anderen Seite. Dies zählt als ein Durchgang.

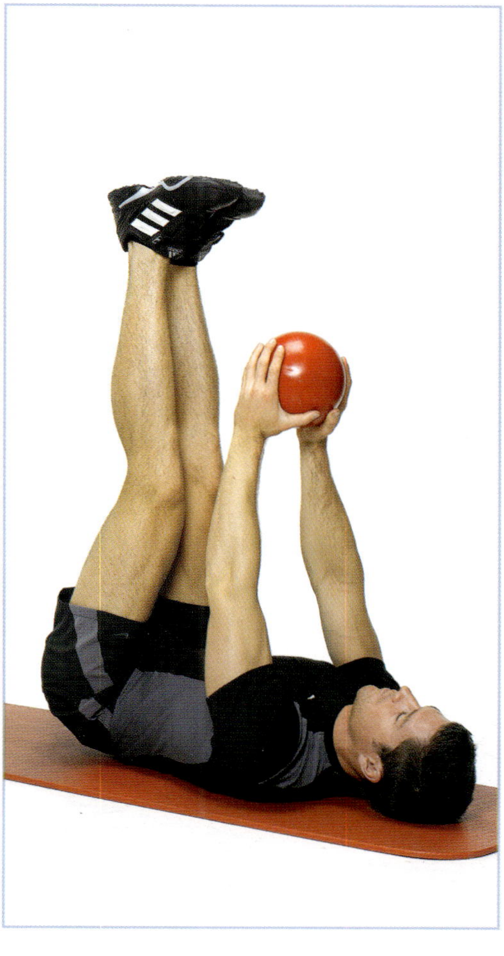

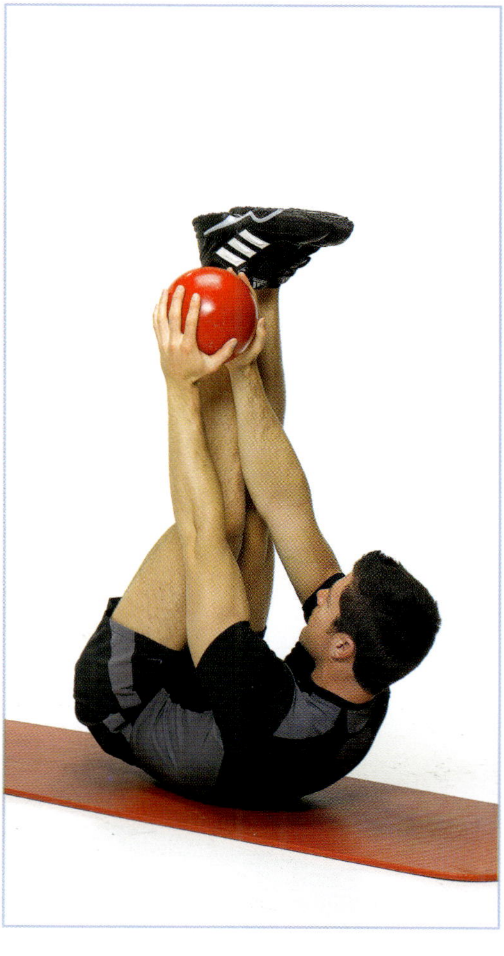

ANYTIME-EXERCISE NR. 45 „UPRIGHT ROW"

WELCHE MUSKELN ARBEITEN? TRAPEZIUSMUSKEL UND SCHULTER-MUSKULATUR

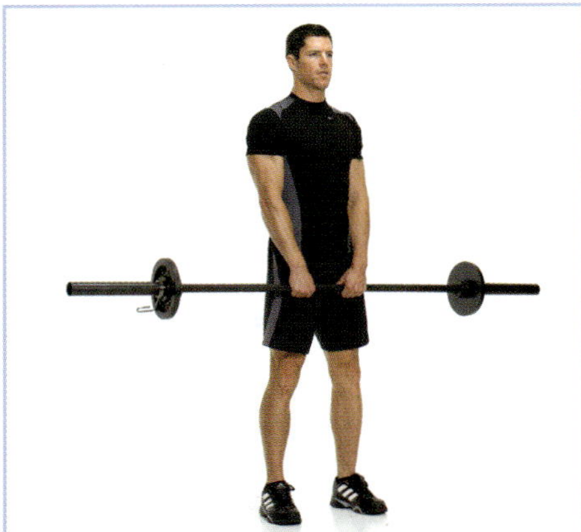

Optimales Ergebnis durch genaue Ausführung!

Sie stehen mit den Füßen schulterbreit auseinander und einer Langhantelstange in den Händen. Ihre Arme lassen Sie vor dem Körper hängen, die Hände greifen etwa 15-20 cm breit, die Handflächen zeigen zum Körper. Mit gestrecktem Rücken heben Sie langsam die Stange bis unters Kinn. Die Ellbogen zeigen zu den Seiten und führen die Bewegung an. Die Arme sind am Ende der Bewegung maximal gebeugt. Dann lassen Sie die Stange langsam wieder sinken und beginnen von Neuem.

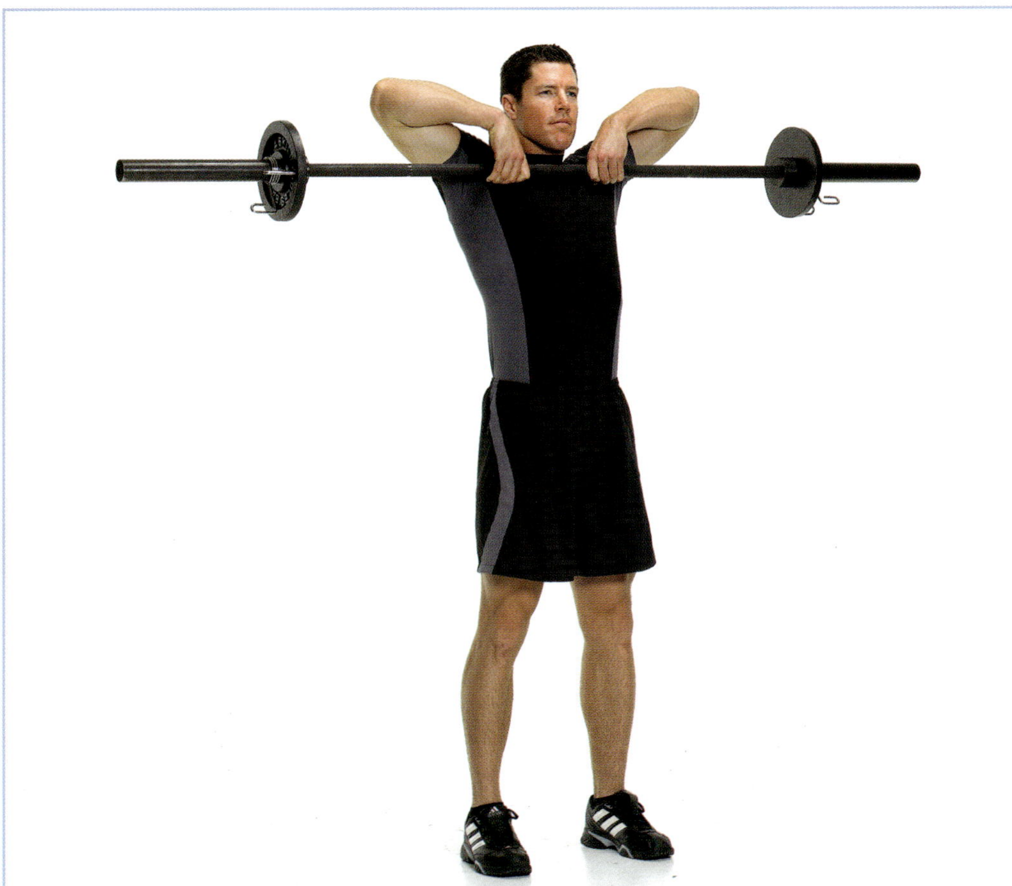

Sie haben zusätzliches Material?
Sie stehen in 30-60 cm Entfernung vor einem Kabelzugturm mit niedrigem Zug und gerader Stange. Diese fassen Sie im Abstand von etwa 15 cm im Oberhandgriff, die Handflächen zeigen zum Körper. Mit gestrecktem Rücken heben Sie langsam die Stange bis unters Kinn. Dann lassen Sie sie langsam wieder sinken und wiederholen das Ganze.

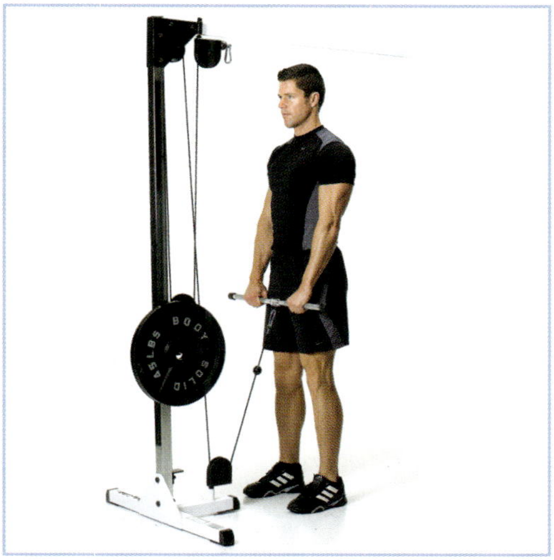

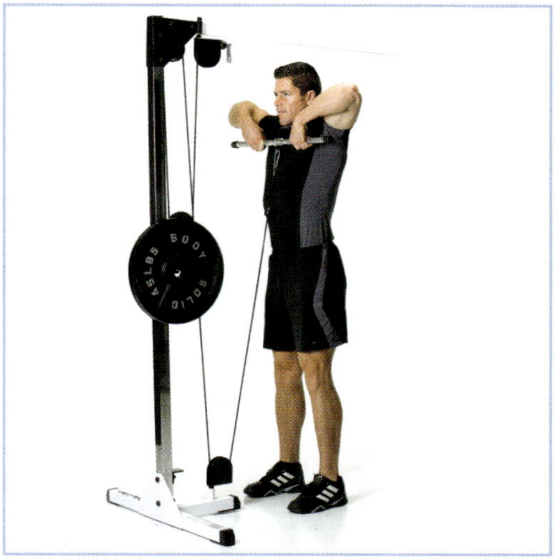

Sie haben gar kein Material?
Sie stehen mit den Füßen etwa schulterbreit und halten ein Paar Kurzhanteln. Die Arme hängen vor dem Körper, die Handflächen zeigen zu den Oberschenkeln. Nun heben Sie langsam die Hanteln zum Kinn. Dann lassen Sie sie wieder auf Oberschenkelhöhe sinken und heben sie erneut an.

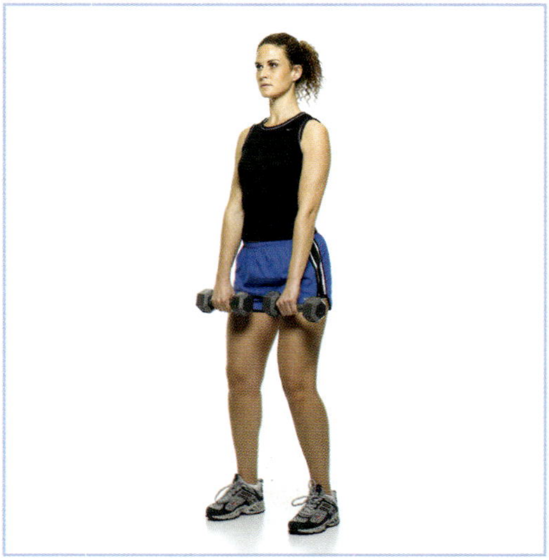

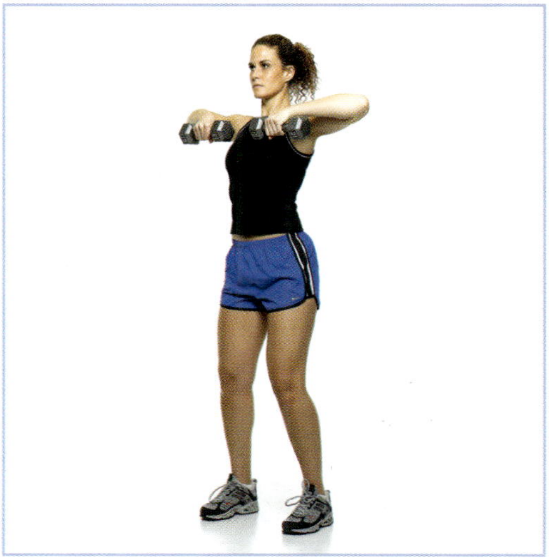

ANYTIME-EXERCISE NR. 46 „V-UP MIT TWIST"

WELCHE MUSKELN ARBEITEN? GERADE UND SCHRÄGE BAUCHMUSKULATUR

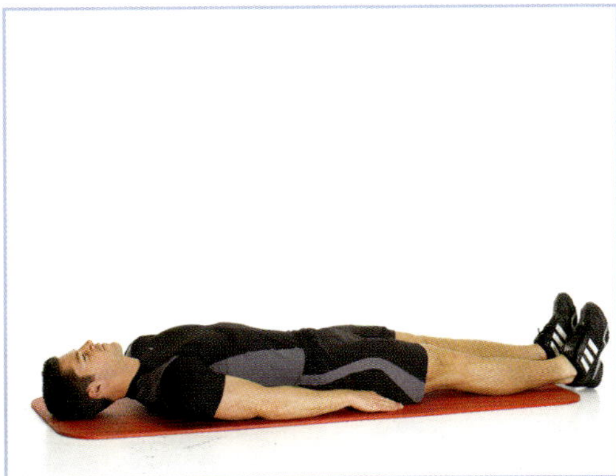

Optimales Ergebnis durch genaue Ausführung!
Sie liegen rücklings mit gestreckten Armen und Beinen auf dem Boden. Die Arme liegen an den Seiten, die Handflächen zeigen nach unten. Sie heben Beine und Oberkörper vom Boden, bis sie im 45°-Winkel zueinander stehen. Ihr Körper hat nun die Form des Buchstaben „V". Nun strecken Sie die Hände so weit wie möglich in Richtung Füße. Halten Sie diese Ausgangsposition, dann drehen Sie den Oberkörper leicht nach vorne links. Drehen Sie ihn zurück in die Ausgangsposition und bewegen Sie ihn dann zur anderen Seite. Senken Sie den Körper zurück zum Boden und beginnen Sie von Neuem.

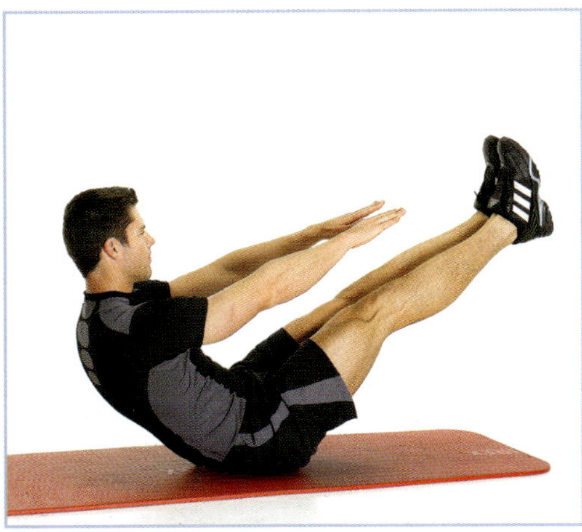

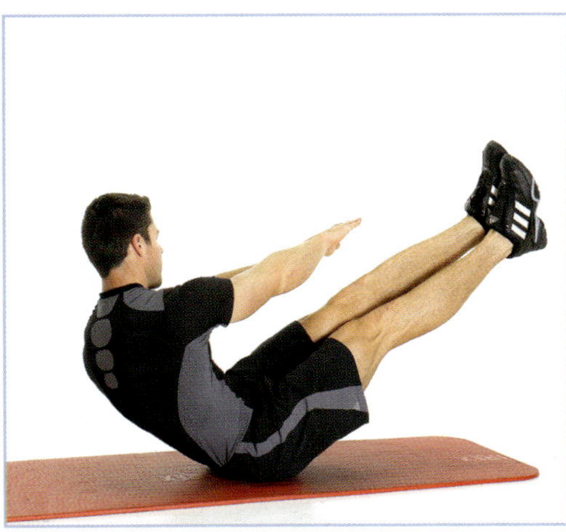

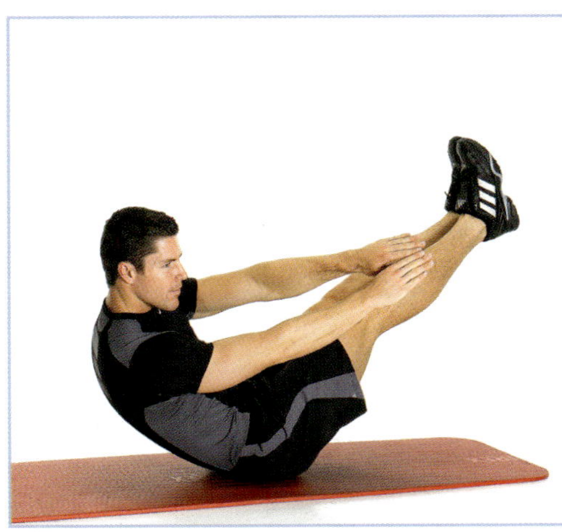

Sie haben zusätzliches Material?
Sie führen die Übung, wie vorher beschrieben, aus, doch halten Sie dabei einen leichten Medizinball in den Händen. Wenn Ihre Bauchmuskulatur ermüdet, legen Sie den Ball zur Seite und führen die Übung ohne Ball aus.

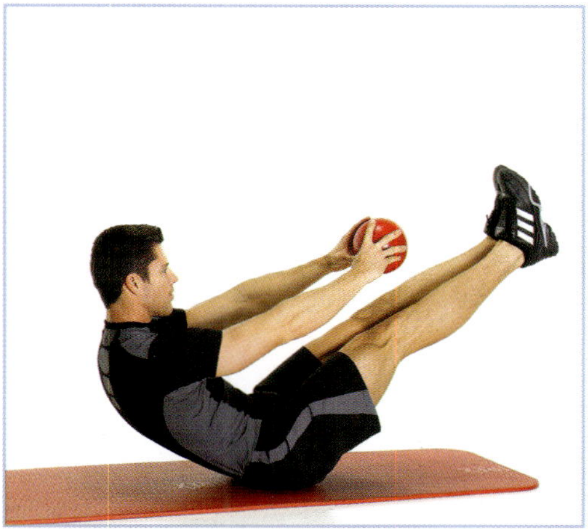

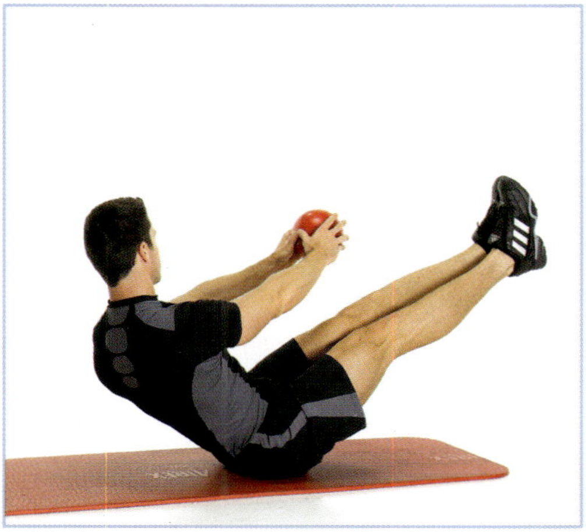

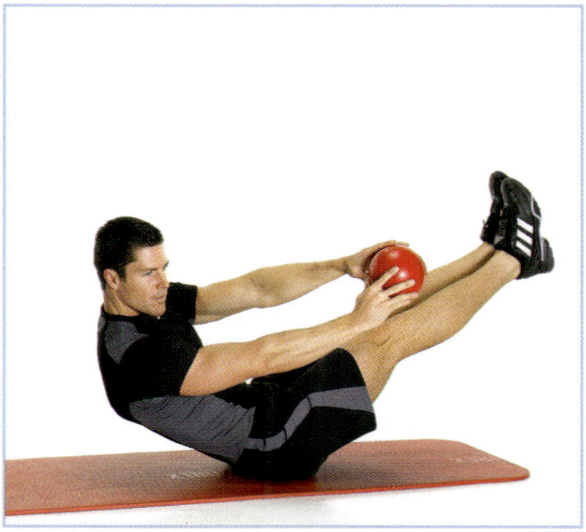

ANYTIME-EXERCISE NR. 47 „WRIST CURL"

WELCHE MUSKELN ARBEITEN? UNTERARMBEUGER

Optimales Ergebnis durch genaue Ausführung!
Sie sitzen mit gebeugten Knien und den Füßen schulterbreit auseinander am Ende einer Hantelbank. Sie greifen eine sehr leichte Langhantelstange im Unterhandgriff und legen Ihre Unterarme auf die Oberschenkel, sodass Ihre Handgelenke nicht aufliegen, sondern sich in Verlängerung Ihrer Kniescheiben befinden. Während Sie nun Ihre Unterarme gegen die Oberschenkel drücken, lassen Sie die Stange so weit wie möglich sinken. Dann drehen Sie sie wieder in die Ausgangsstellung zurück und wiederholen das Ganze.

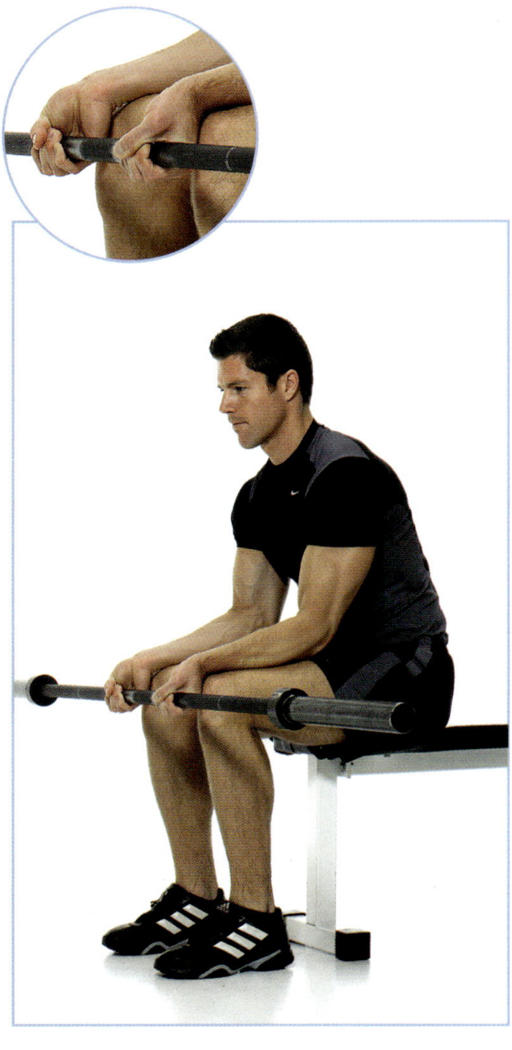

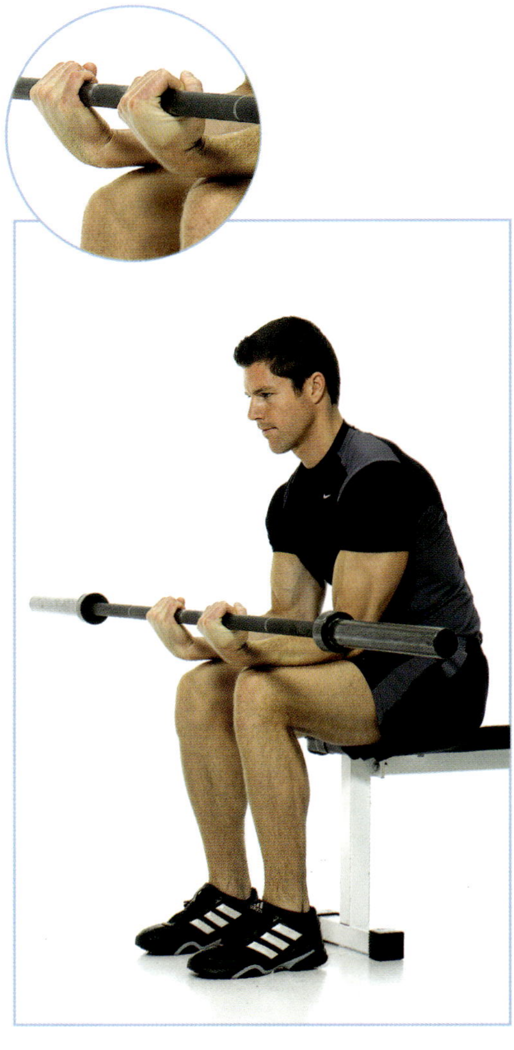

Sie haben zusätzliches Material?

Sie stellen eine Bank quer vor eine Kabelzugstation mit niedrigem Zug und gerader Stange. Sie knien sich hinter die Bank, legen Ihre Unterarme auf und greifen die Stange mit den Handflächen nach oben. Die Handgelenke befinden sich in Verlängerung der Bank. Die Unterarme fixiert, senken Sie nun die Handgelenke so weit wie möglich. Anschließend drehen Sie die Stange wieder so weit wie möglich nach oben und beginnen von Neuem.

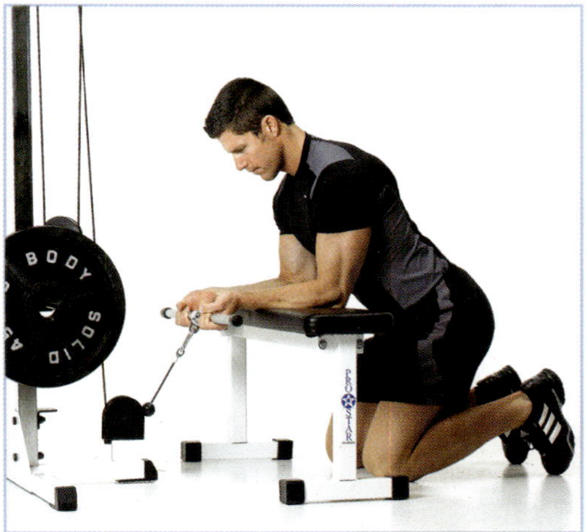

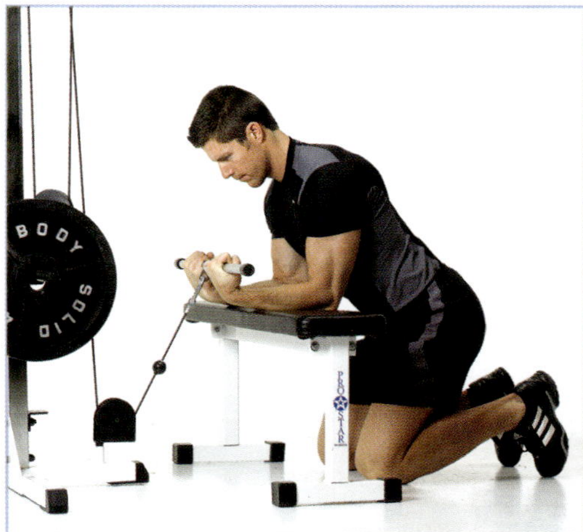

Sie haben gar kein Material?

Sie sitzen mit gebeugten Knien und den Füßen schulterbreit geöffnet auf einem Stuhl. Sie nehmen ein Paar sehr leichte Kurzhanteln in die Hand, die Handflächen nach oben zeigend, und legen die Unterarme auf die Oberschenkel. Die Handgelenke befinden sich in Verlängerung der Kniescheiben. Die Unterarme fixiert, senken Sie nun die Handgelenke so weit wie möglich. Anschließend drehen Sie sie wieder so weit wie möglich nach oben und beginnen erneut.

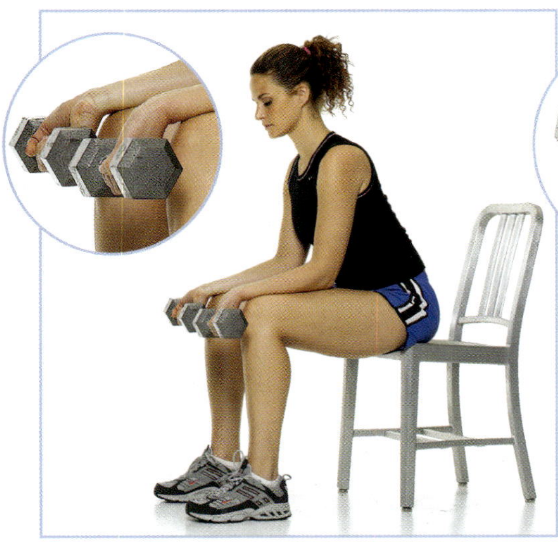

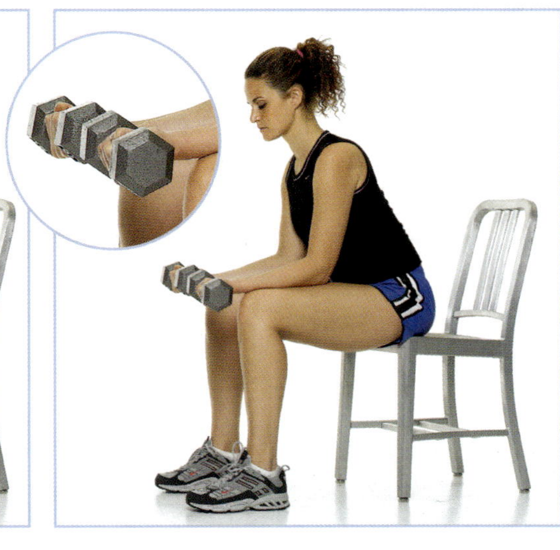

ANYTIME-EXERCISE NR. 48 „WRIST EXTENSION“

WELCHE MUSKELN ARBEITEN? UNTERARMSTRECKER

Optimales Ergebnis durch genaue Ausführung!
Sie sitzen mit gebeugten Knien und schulterbreit geöffneten Füßen am Ende einer Hantelbank. Sie nehmen eine sehr leichte Hantelstange und legen die Unterarme mit den Handflächen nach unten auf die Oberschenkel. Die Handgelenke befinden sich in Verlängerung der Kniegelenke. Eventuell müssen Sie sich leicht nach vorne lehnen, um die Unterarme auflegen zu können. Nun greifen Sie die Stange fest und senken die Handgelenke so weit wie möglich nach unten. Mit weiterhin fixierten Unterarmen drehen Sie die Handgelenke dann wieder so weit wie möglich nach oben.

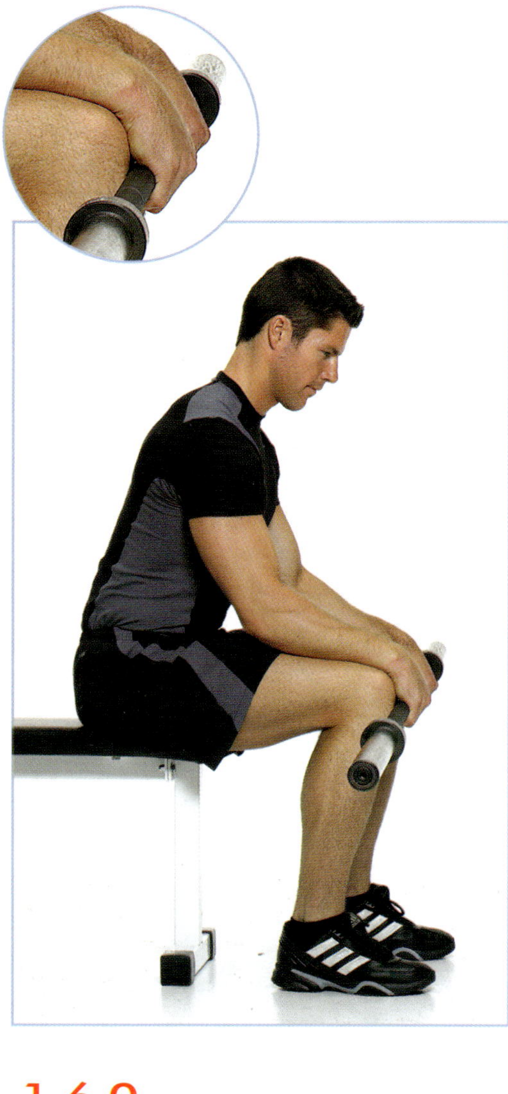

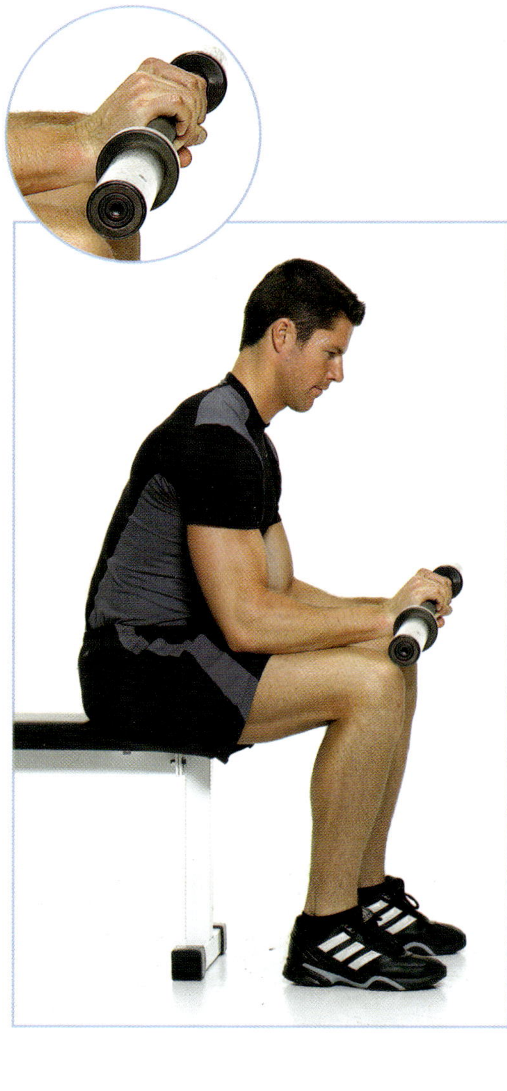

Sie haben zusätzliches Material?

Sie stellen eine Bank quer vor eine Kabelzugstation mit niedrigem Zug und gerader Stange. Sie knien hinter der Bank, legen Ihre Unterarme auf und greifen die Stange mit den Handflächen nach unten. Ihre Handgelenke befinden sich in Verlängerung der Bank. Während Sie die Unterarme fixiert halten, senken Sie nun die Handgelenke so weit wie möglich. Anschließend drehen Sie sie wieder so weit wie möglich zum Körper.

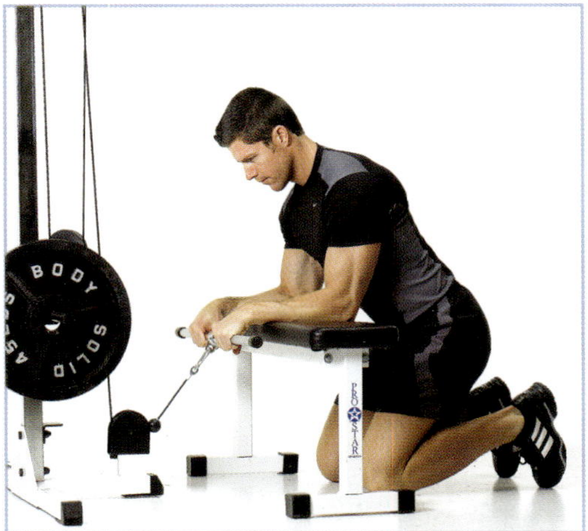

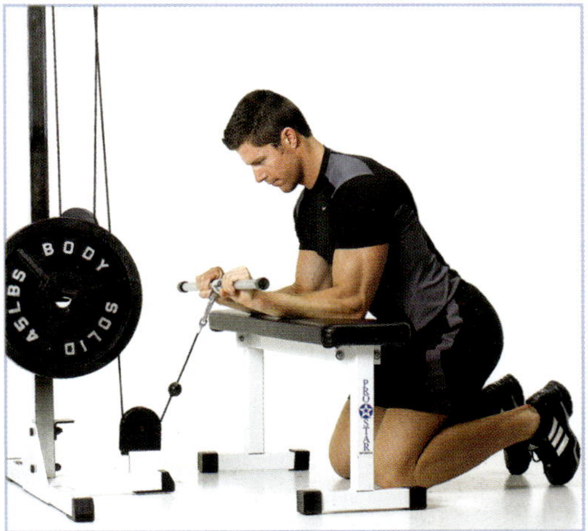

Sie haben gar kein Material?

Sie sitzen mit gebeugten Knien und schulterbreit geöffneten Füßen auf einem Stuhl. Nun nehmen Sie ein Paar sehr leichte Kurzhanteln, die Handflächen nach unten zeigend, und legen die Unterarme auf die Oberschenkel. Die Handgelenke befinden sich in Verlängerung der Kniescheiben. Eventuell müssen Sie sich leicht nach vorne lehnen, um die Unterarme auflegen zu können. Während Sie die Unterarme fixiert halten, senken Sie nun die Handgelenke so weit wie möglich. Dann drehen Sie sie wieder nach oben zum Körper.

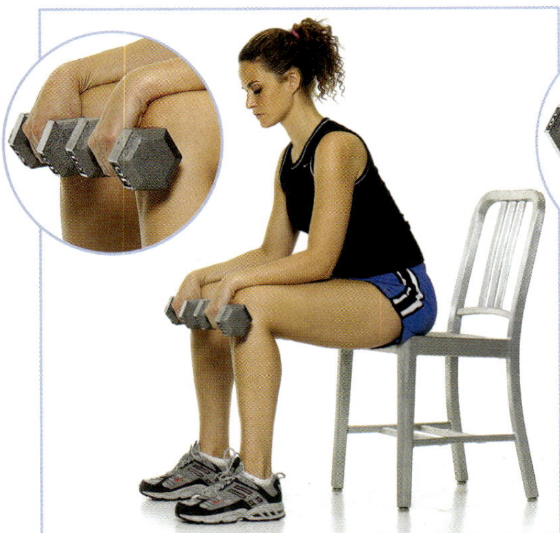

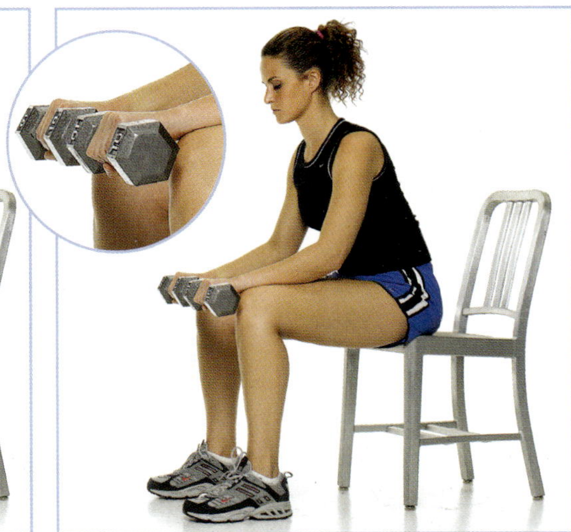

KAPITEL 5

ICH HABE NUR EINEN TAG PRO WOCHE ZUR VERFÜGUNG

5

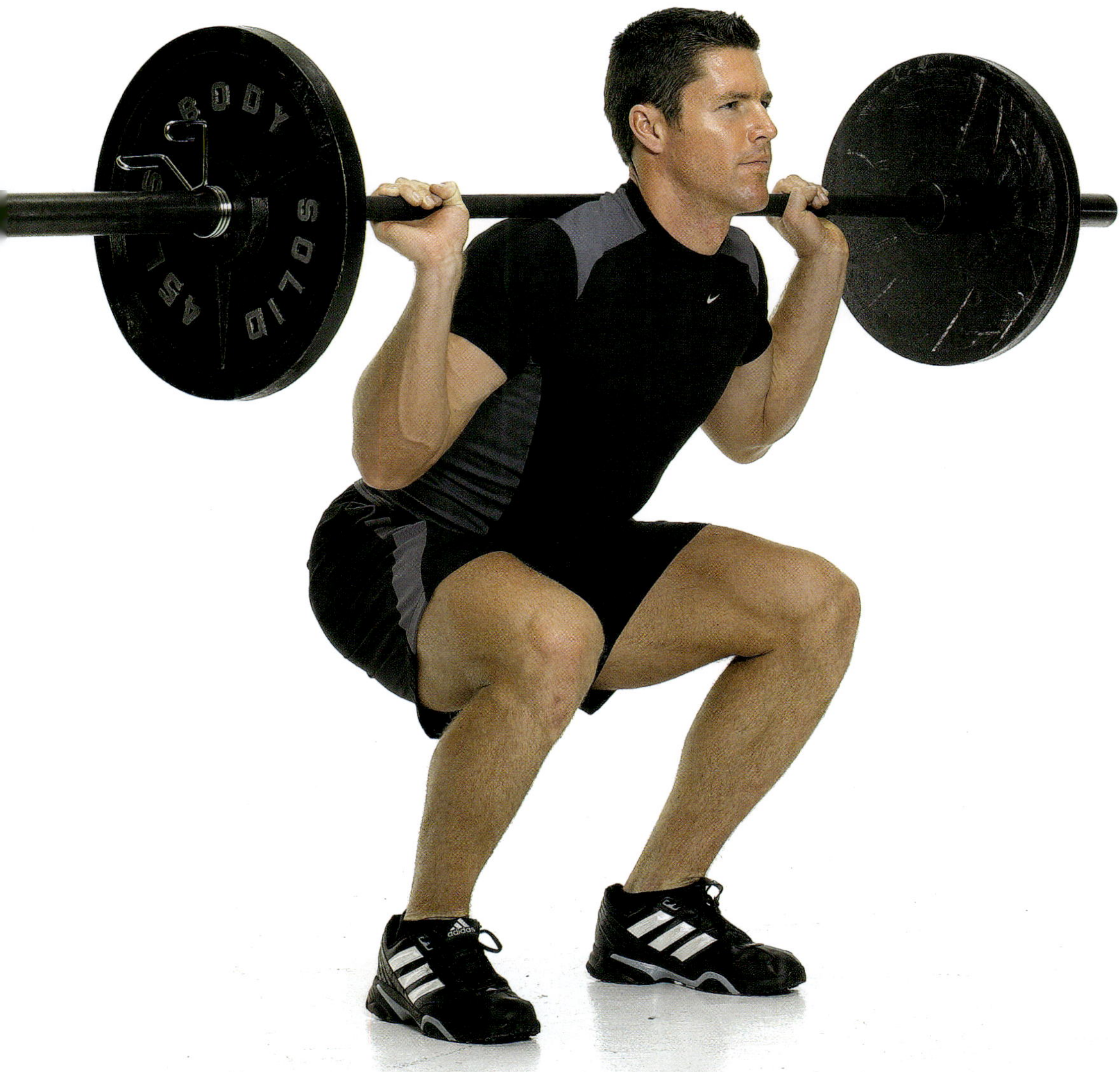
BODY
SOLID

WARUM AUCH EIN TAG PRO WOCHE IN ORDNUNG IST

Sie können also nur einen Tag in der Woche opfern? Kein Problem. Ich habe nicht die Absicht, Sie zu kritisieren, sondern Ihnen zu helfen.

Wir hatten doch alle schon mal Probleme, unser Training unterzubringen. Ob wir nun die ganze Woche versucht haben, unseren nervenden Chef zufriedenzustellen, oder ob wir endlich mal wieder in Urlaub gefahren sind. Ob sich so unerwartet wie unerfreulich die Schwiegermutter zu Besuch angekündigt hat, oder uns das fiese Wetter mal wieder urplötzlich mit einem halben Meter Neuschnee überraschte.

Welche Ursache auch dahintersteckt, am Ende der Woche bleibt manchmal nur ein Tag Training übrig.

Sie mögen vielleicht denken, für einen Tag Training pro Woche lohne es sich gar nicht, sich überhaupt aufzuraffen. Doch das ist falsch. Für alle Anfänger ist auch ein Tag durchaus hilfreich, einen Einstieg ins Training zu bekommen.

Diejenigen, die bereits ein gutes Trainingsniveau aufweisen, sollten ebenso wenig auf diese eine Trainingseinheit verzichten, denn diese hilft ihnen, ihr Niveau zu halten, anstatt Form zu verlieren.

Natürlich kann einmaliges Training pro Woche nicht die gleichen Ergebnisse bringen wie mehrmaliges Training. Selbstverständlich kann sich Ihr Körper in Zukunft, wenn Sie vielleicht mehr Zeit für Ihr Training opfern können, deutlich schneller und sichtbarer entwickeln. Dennoch ist auch dieses Training ein sehr guter Anfang für Einsteiger und die weitaus bessere Alternative für Fortgeschrittene mit geringem Zeitbudget.

Warum?
Untersuchungen an der Ball State University in Muncie, Indiana haben gezeigt, dass auch ein *einmaliges Training pro Woche ausreichen kann, um die erreichte Form zu halten*:

Dort hat eine Untersuchungsgruppe ein 12-wöchiges Krafttrainingsprogramm absolviert. In der folgenden Woche trainierten die Probanden nur 1 x. Dennoch haben sie ihr zuvor erreichtes Fitnesslevel gehalten.

In Ihrem Fall bedeutet das, dass Sie nicht befürchten müssen, nach einer Woche mit Zeitmangel Ihre Form zu verlieren. Stattdessen können Sie nach der Woche wieder auf dem gleichen Niveau in Ihr Training einsteigen, was Sie sich zuvor erarbeitet hatten.

Auf dieses eine einzige Training nicht zu verzichten, bietet noch einen weiteren Vorteil: Es verhindert, dass Ihre Muskeln vergessen, welchen Job sie zu tun haben.

In Ihren Muskeln, Sehnen und Gelenken befinden sich Nerven, die Propriozeptoren. Diese helfen, Ihren Körper beim Training zu stabilisieren. Wenn Sie nun eine ganze Woche mit dem Training aussetzen, laufen Sie Gefahr, dass Sie Ihre Koordination verlieren. Ihr Training wird weniger effektiv, das Resultat unbefriedigend. Einmaliges Training dagegen reicht aus, die Sensoren aktiv zu halten, und damit Ihre Haltung und Koordination zu erhalten.

SO PEPPEN SIE IHRE WOCHE AUF

Um sich einen kräftigen Körper anzutrainieren, können Sie unter Tausenden von Übungen auswählen. Wenn Sie das Ein-Tages-Trainingsprogramm wählen, sollten Sie aber, unabhängig davon, welche Ziele Sie genau verfolgen, die Hauptübungen trainieren. Alle diese Übungsformen, abgesehen von denen des kürzeren *Fett-Weg-Sofortprogramms*, trainieren Ihre Hauptmuskelgruppen. Ich habe hierfür die effektivsten Übungen zum Muskelaufbau zusammengestellt – Übungen, bei denen mehrere Muskelgruppen zusammenarbeiten. Das bedeutet konkret für Sie: bessere Ergebnisse in weniger Zeit.

Bessere Ergebnisse in der gleichen Zeit

Wann immer Sie nicht Ihren Körper benutzen, nutzen Sie Ihr Gehirn
Geräte für die Übungen zu präparieren, kann länger als eine Minute dauern – Zeit, die Sie nicht verschwenden sollten. Wenn Sie also eine Übung beendet haben, starren Sie nicht einfach auf die Uhr, bis die Minute Pause vorüber ist, sondern präparieren Sie schon das Gerät für die nächste Übung. Je effektiver Sie Ihre Pausen gestalten, desto mehr Zeit bleibt für Ihr Training.

Schenken Sie Ihren Gelenken besondere Beachtung.
Ihre Muskeln genau der richtigen Belastung auszusetzen, ist der schnellste und sicherste Weg, sie zu entwickeln. Wenn Sie allerdings Ihren Knie- und Ellbogenge-

richtig

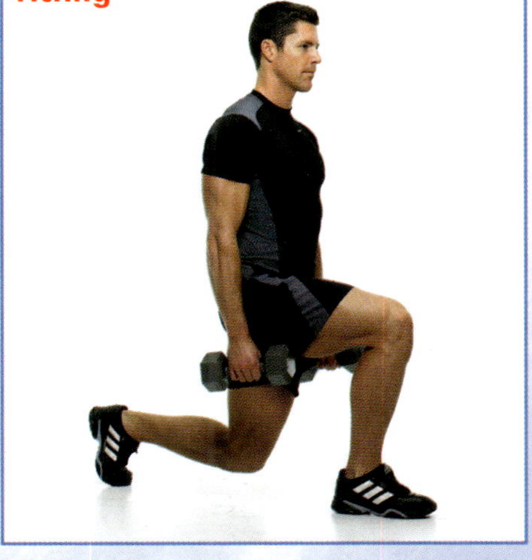

falsch

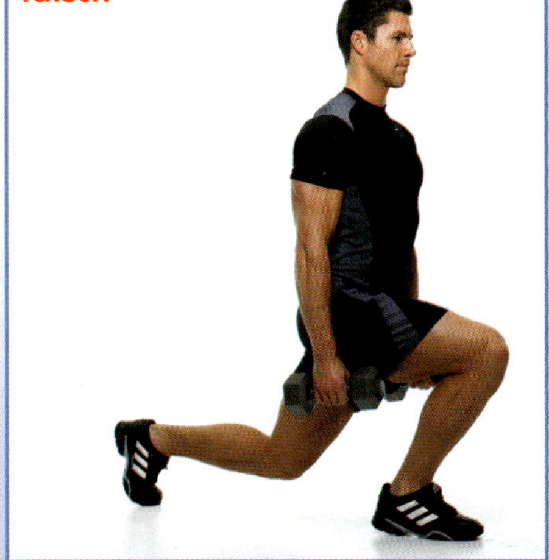

lenken keine besondere Beachtung schenken, können sie Ihrem Training einen Strich durch die Rechnung machen. *Seien Sie nicht so steif!* Wenn Sie Ihre Arme und Beine komplett durchstrecken und dabei Ihre Gelenke einrasten lassen, anstatt ihnen Spiel zu lassen, mag das zwar Ihre Muskeln entlasten, im Gegenzug aber setzt es Ihre Gelenke unnötigen Belastungen aus. Damit laufen Sie Gefahr, sich Ihrer Trainingsergebnisse zu berauben. Sie fühlen sich nach dem Training unwohl, im schlimmsten Fall verletzen Sie sich sogar. Bei den meisten Übungen übertragen Sie, wenn Sie die Gelenke komplett durchstrecken, die Belastung von den Muskeln auf die Gelenke. Der Druck der Bewegung liegt dann nicht mehr auf den Muskeln, sondern auf den Knochen. Bänder und Sehnen in und um die Gelenke bilden aber die schwächeren Glieder in der Kette und sind daher großer Verletzungsgefahr ausgesetzt. Um also Ihre Trainingsergebnisse nicht aufs Spiel zu setzen, sollten Sie, wenn das gefordert ist, Ihre Gelenke so weit wie möglich strecken, ohne sie einrasten zu lassen.

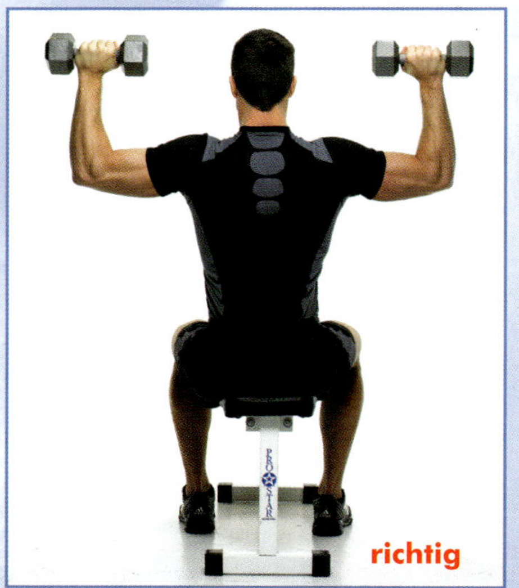

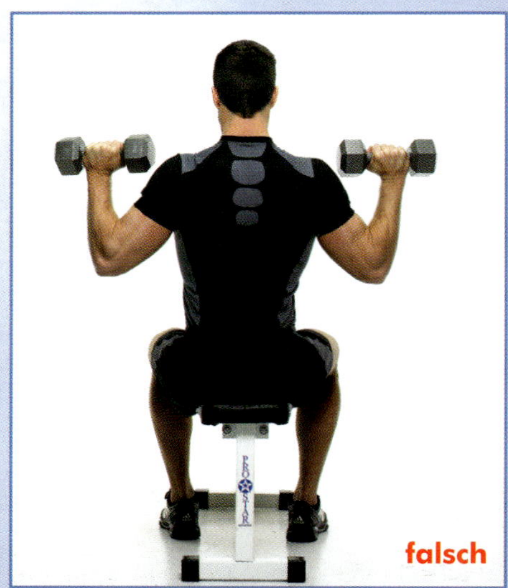

Seien Sie nicht zu flexibel. Arme und Beine dagegen zu überdehnen, ist ebenso falsch. Bei manchen Übungen, wie den Ausfallschritten (Lunge), den Kniebeugen (Squat) oder Triceps Pushdowns, sollen Ihre Arme bzw. Beine auf 90° gebeugt werden. Sie sind gut beraten, wenn Sie diese Übungen vor dem Spiegel ausführen. Hier können Sie leicht überprüfen, ob Sie Ihre Gelenke im richtigen Winkel beugen: Ihre Extremitäten sollten wie ein „L" aussehen, nicht wie ein „V". Beugen Sie sie zu weit, übertragen Sie die Belastung von den Muskeln auf die Sehnen.

Achten Sie auf Ihre Handstellung. Halten Sie Ihr Handgelenk gerade, wenn Sie Gewichte oder Griffe halten. Dies hält den Mittelpunkt Ihrer Handfläche in einer

Linie mit Ihrem Unterarm, sodass das Gewicht genau durch Ihre Arme führt. Wenn Sie andernfalls Ihr Handgelenk abknicken oder heben, liegt die Hauptspannung auf dem Gelenk, anstatt auf der Armmuskulatur. Dieses kann aber weniger Druck aushalten, was zum einen zu Verletzungen von Bändern und Sehnen führen kann, zum anderen eine weniger effektive Übungsausführung mit geringerem Gewicht mit sich bringt.

Um Sie an die richtige Handhaltung zu gewöhnen, machen Sie folgende Übung: Stellen Sie sich vor, Sie würden boxen: Sie ziehen Ihren Arm zurück und spannen das Handgelenk an. Daumen und Handgelenk sollten sich nun in einer Linie mit dem Unterarm befinden. Dieses Gefühl versuchen Sie später bei der Übungsausführung abzurufen. Wenn das nicht möglich ist, reduzieren Sie das Gewicht. (Bei Curls und Extensions brauchen Sie keine fixierten Handgelenke zu haben.)

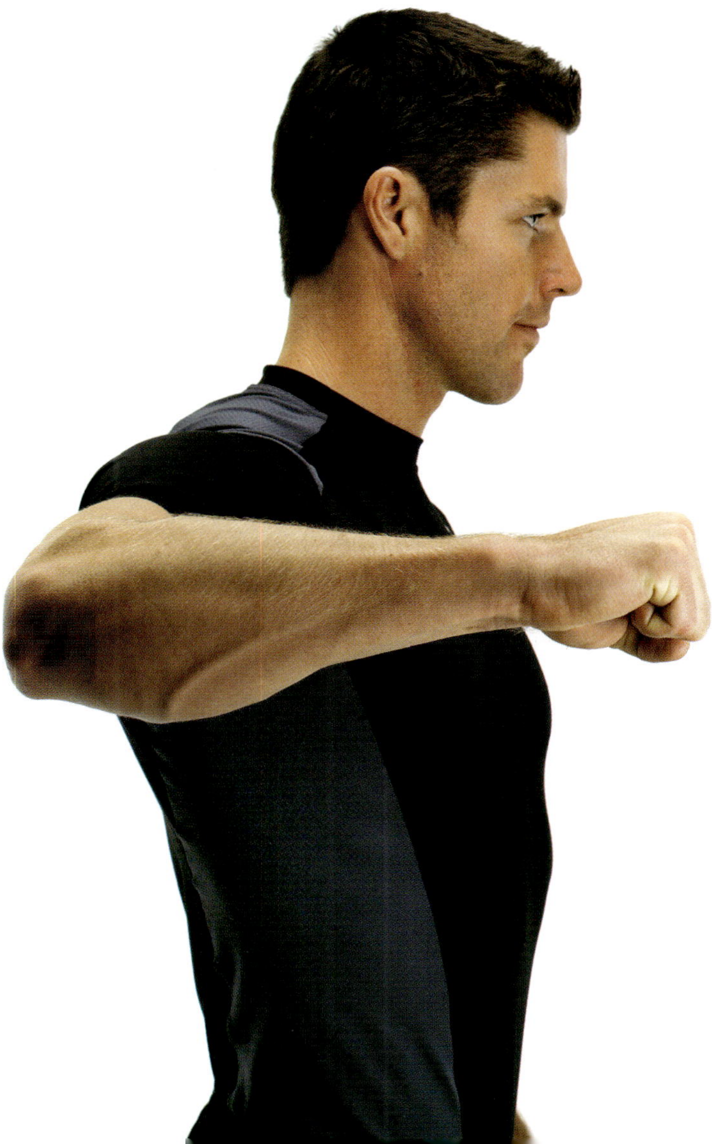

10 MINUTEN/EIN TAG PRO WOCHE

IHR FETT-WEG-SOFORTPROGRAMM

1 min Herz-Kreislauf-Training mit niedriger Intensität
8 min Herz-Kreislauf-Training mit hoher Intensität
1 min Herz-Kreislauf-Training mit niedriger Intensität

IHR KRAFT-SOFORTPROGRAMM
(45 s Pause zwischen den Sets)

3 Sets/Squat (6-8 Wdh.)
3 Sets/Deadlift (6-8 Wdh.)
2 Sets/Bench Press (6-8 Wdh.)

IHR MUSKEL-SOFORTPROGRAMM
(30 s Pause zwischen den Sets)

1 Set/Squat (8-12 Wdh.)
1 Set/Lunge (8-12 Wdh.)
1 Set/Bench Press (8-12 Wdh.)
1 Set/Bent-over Row (8-12 Wdh.)
1 Set/Seated Shoulder Press (8-12 Wdh.)
1 Set/Biceps Curl (8-12 Wdh.)
1 Set/Seated Triceps Extension (8-12 Wdh.)
1 Set/Crunch (bis zur Ermüdung)

IHR GANZKÖRPER-SOFORTPROGRAMM
(30 s Pause zwischen den Sets)

1 Set/Squat (8-12 Wdh.)
1 Set/Lunge (8-12 Wdh.)
1 Set/Bench Press (8-12 Wdh.)
1 Set/Bent-over Row (8-12 Wdh.)
1 Set/Seated Shoulder Press (8-12 Wdh.)
1 Set/Biceps Curl (8-12 Wdh.)
1 Set/Seated Triceps Extension (8-12 Wdh.)
1 Set/Crunch (bis zur Ermüdung)

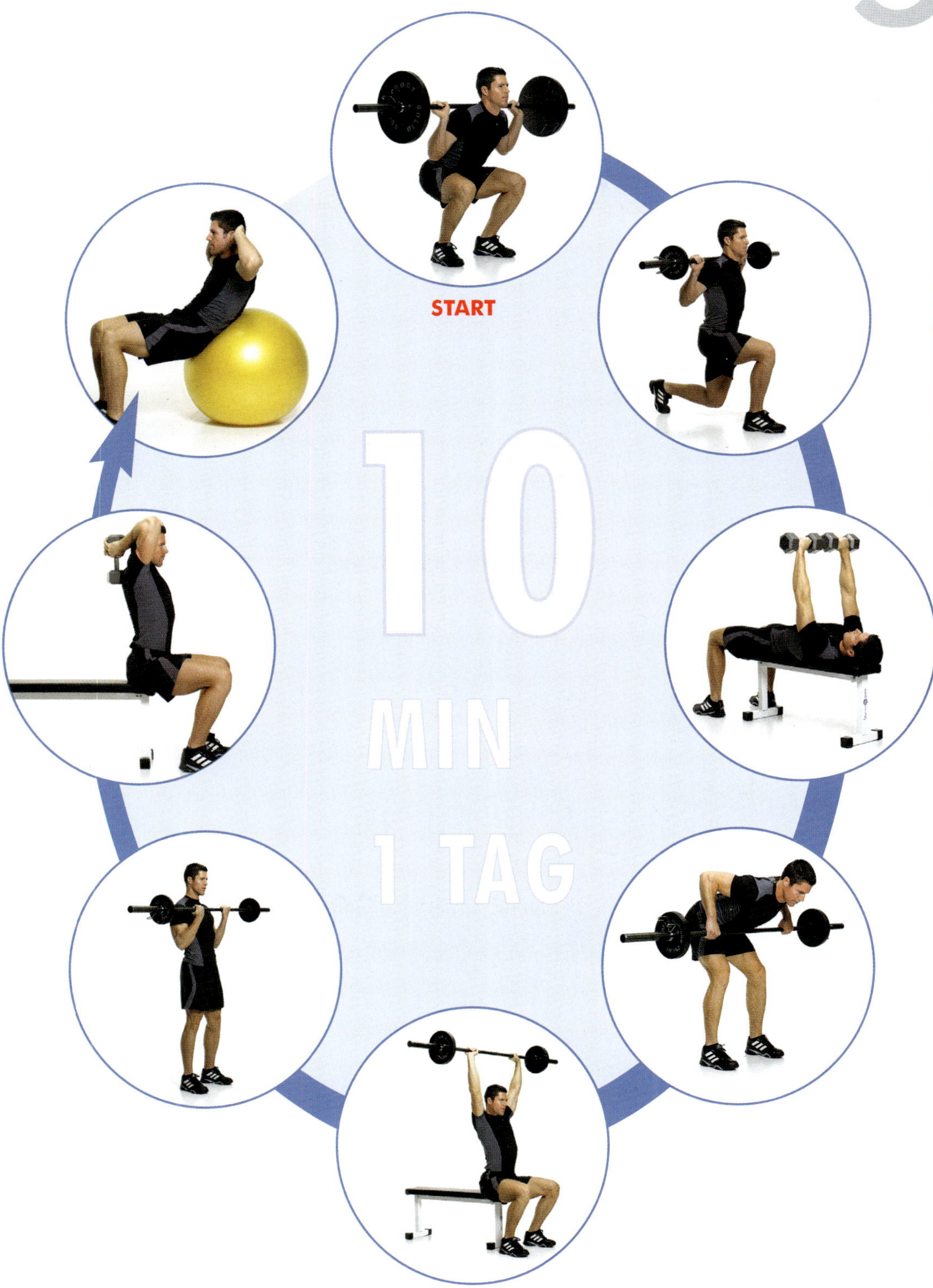
START
10
MIN
1 TAG

20 MINUTEN/EIN TAG PRO WOCHE

IHR FETT-WEG-SOFORTPROGRAMM

2 min Herz-Kreislauf-Training mit niedriger Intensität
16 min Herz-Kreislauf-Training mittlerer Intensität
2 min Herz-Kreislauf-Training mit niedriger Intensität

IHR KRAFT-SOFORTPROGRAMM
(60 s Pause zwischen den Sets)

4 Sets/Squat (6-8 Wdh.)
3 Sets/Deadlift (6-8 Wdh.)
3 Sets/Power Clean (6-8 Wdh.)
3 Sets/Bench Press (6-8 Wdh.)

IHR MUSKEL-SOFORTPROGRAMM
(30 s Pause zwischen den Sets)

3 Sets/Squat (8-12 Wdh.)
2 Sets/Lunge (8-12 Wdh.)
2 Sets/Bench Press (8-12 Wdh.)
2 Sets/Bent-over Row (8-12 Wdh.)
2 Sets/Seated Shoulder Press (8-12 Wdh.)
2 Set /Biceps Curl (8-12 Wdh.)
2 Set /Seated Triceps Extension (8-12 Wdh.)
1 Set/Crunch (bis zur Ermüdung)
1 Set/Reverse Crunch (bis zur Ermüdung)

IHR GANZKÖRPER-SOFORTPROGRAMM
(30 s Pause zwischen den Sets)

2 Sets/Squat (8-12 Wdh.; 6-8 Wdh.)
2 Sets/Deadlift (8-12 Wdh.; 6-8 Wdh.)
2 Sets/ Lunge (8-12 Wdh.; 6-8 Wdh.)
2 Sets/Bench Press (8-12 Wdh.; 6-8 Wdh.)
2 Sets/Bent-over Row (8-12 Wdh.; 6-8 Wdh.)
2 Sets/Seated Shoulder Press (8-12 Wdh.; 6-8 Wdh.)
2 Sets/Biceps Curl (8-12 Wdh.; 6-8 Wdh.)
2 Sets/Seated Triceps Extension (8-12 Wdh.; 6-8 Wdh.)
1 Set/Crunch (bis zur Ermüdung)

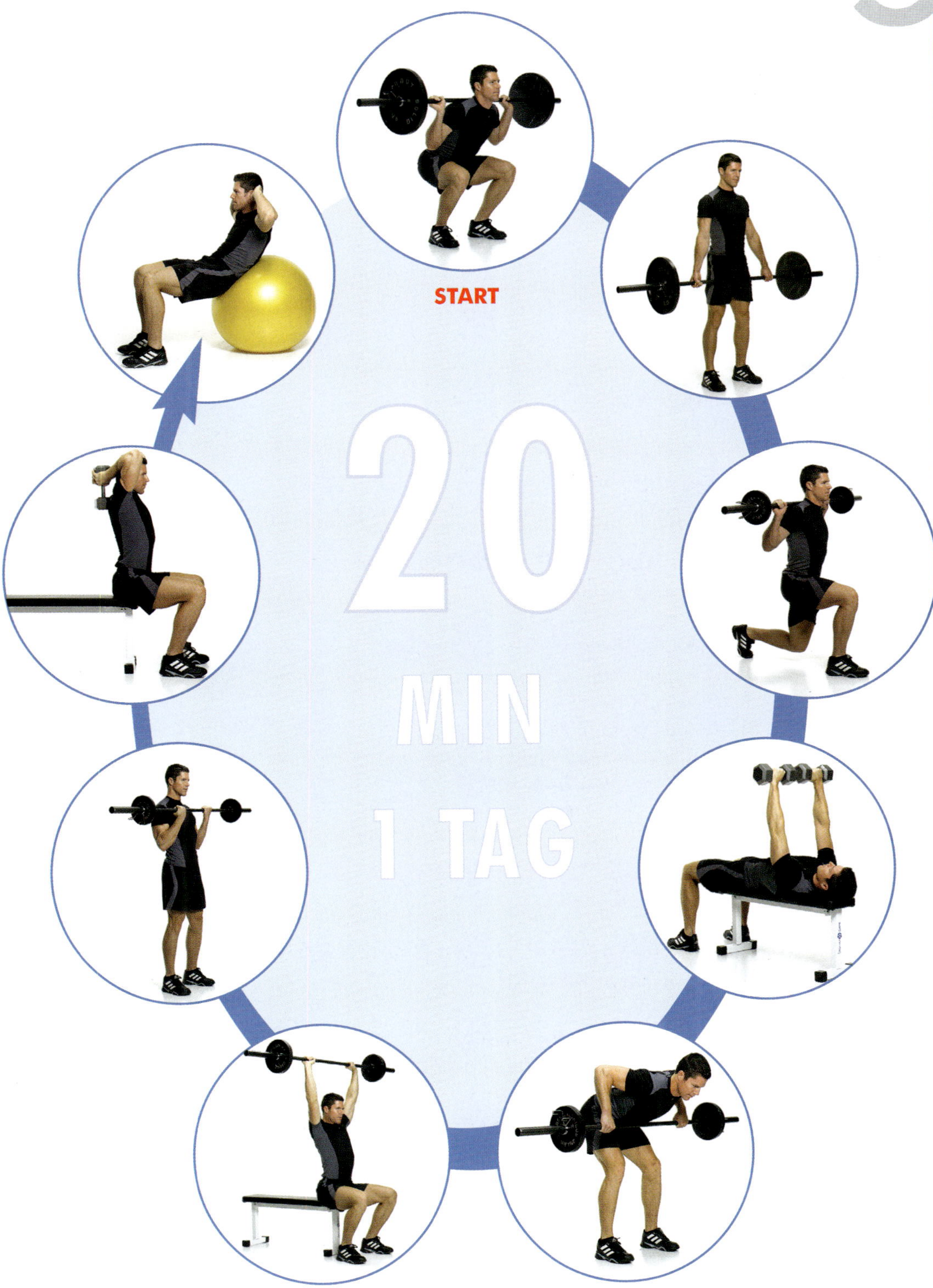
START
20
MIN
1 TAG

30 MINUTEN/EIN TAG PRO WOCHE

IHR FETT-WEG-SOFORTPROGRAMM
(15 s Pause zwischen den Sets)

2 min Herz-Kreislauf-Training mit niedriger Intensität
1 Set/Squat (12-15 Wdh.)
1 Set/Lunge (12-15 Wdh.)
1 Set/Bench Press (12-15 Wdh.)
1 Set/Bent-over Row (12-15 Wdh.)
1 Set/Seated Shoulder Press (12-15 Wdh.)
1 Se /Biceps Curl (12-15 Wdh.)
1 Set/Seated Triceps Extension (12-15 Wdh.)
1 Set/Crunch (bis zur Ermüdung)
16 min Herz-Kreislauf-Training mittlerer Intensität
2 min Herz-Kreislauf-Training mit niedriger Intensität

IHR KRAFT-SOFORTPROGRAMM
(60 s Pause zwischen den Sets)

4 Sets/Squat (6-8 Wdh.)
4 Sets/Deadlift (6-8 Wdh.)
3 Sets/Power Clean (6-8 Wdh.)
3 Sets/Bench Press (6-8 Wdh.)
3 Sets/Push Press (6-8 Wdh.)
3 Sets/Bent-over Row (6-8 Wdh.)

IHR MUSKEL-SOFORTPROGRAMM
(30 s Pause zwischen den Sets)

4 Sets/Squat (8-12 Wdh.)
4 Sets/Deadlift (8-12 Wdh.)
3 Sets/Bench Press (8-12 Wdh.)
3 Sets/Bent-over Row (8-12 Wdh.)
3 Sets/Seated Shoulder Press (8-12 Wdh.)
3 Sets/Biceps Curl (8-12 Wdh.)
3 Sets/Seated Triceps Extension (8-12 Wdh.)
1 Set/Crunch (bis zur Ermüdung)
1 Set/Reverse Crunch (bis zur Ermüdung)

IHR GANZKÖRPER-SOFORTPROGRAMM

(30 s Pause zwischen den Sets)

3 Sets/Squat (12-15 Wdh.; 8-12 Wdh.; 6-8 Wdh.)
3 Sets/Deadlift (12-15 Wdh.; 8-12 Wdh.; 6-8 Wdh.)
3 Sets/Lunge (12-15 Wdh.; 8-12 Wdh.; 6-8 Wdh.)
3 Sets/Bench Press (12-15 Wdh.; 8-12 Wdh.; 6-8 Wdh.)
3 Set /Bent-over Row (12-15 Wdh.; 8-12 Wdh.; 6-8 Wdh.)
3 Sets/Seated Shoulder Press (12-15 Wdh.; 8-12 Wdh.; 6-8 Wdh.)
2 Sets/Biceps Curl (8-12 Wdh.; 6-8 Wdh.)
2 Set /Seated Triceps Extension (8-12 Wdh.; 6-8 Wdh.)
1 Set/Crunch (bis zur Ermüdung)
1 Set/Reverse Crunch (bis zur Ermüdung)
1 Set/V-up mit Twist (bis zur Ermüdung)

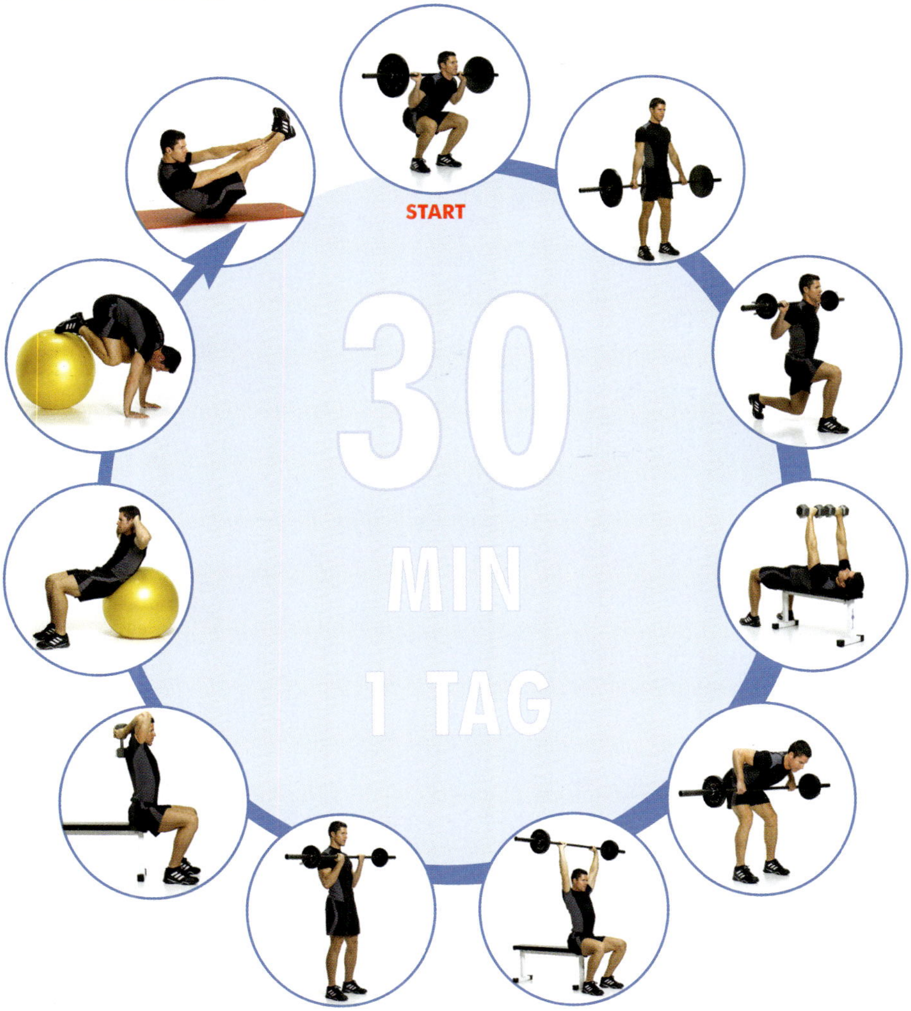

45 MINUTEN/EIN TAG PRO WOCHE

IHR FETT-WEG-SOFORTPROGRAMM
(15 s Pause zwischen den Sets)

2 min Herz-Kreislauf-Training mit niedriger Intensität
2 Sets/Squat (12-15 Wdh.)
2 Sets/Lunge (12-15 Wdh.)
2 Sets/Bench Press (12-15 Wdh.)
2 Sets/One-arm Row (12-15 Wdh.)
2 Sets/Seated Shoulder Press (12-15 Wdh.)
2 Sets/Biceps Curl (12-15 Wdh.)
2 Sets/Seated Triceps Extension (12-15 Wdh.)
1 Set/Crunch (bis zur Ermüdung)
1 Set/Reverse Crunch (bis zur Ermüdung)
20 min Herz-Kreislauf-Training mittlerer Intensität
3 min Herz-Kreislauf-Training mit niedriger Intensität

IHR KRAFT-SOFORTPROGRAMM
(90 s Pause zwischen den Sets)

5 Sets/Squat (6-8 Wdh.)
4 Sets/Deadlift (6-8 Wdh.)
4 Sets/Bench Press (6-8 Wdh.)
3 Sets/Push Press (6-8 Wdh.)
3 Sets/Bent-over Row (6-8 Wdh.)
2 Sets/Biceps Curl (6-8 Wdh.)
2 Sets/Dips (6-8 Wdh.)

IHR MUSKEL-SOFORTPROGRAMM
(45 s Pause zwischen den Sets)

4 Sets/Squat (8-12 Wdh.)
4 Sets/Deadlift (8-12 Wdh.)
4 Sets/Bench Press (8-12 Wdh.)
3 Sets/Incline Press (8-12 Wdh.)
4 Sets/Bent-over Row (8-12 Wdh.)
3 Sets/Seated Shoulder Press (8-12 Wdh.)
3 Sets/Biceps Curl (8-12 Wdh.)
3 Sets/Seated Triceps Extension (8-12 Wdh.)
1 Set/Crunch (bis zur Ermüdung)
1 Set/Reverse Crunch (bis zur Ermüdung)

IHR GANZKÖRPER-SOFORTPROGRAMM

(45 s Pause zwischen den Sets)

4 Sets/Squat (12-15 Wdh.; 8-12 Wdh.; 6-8 Wdh.; 6-8 Wdh.)
4 Sets/Deadlift (12-15 Wdh.; 8-12 Wdh.; 6-8 Wdh.; 6-8 Wdh.)
3 Sets/Lunge (12-15 Wdh.; 8-12 Wdh.; 6-8 Wdh.)
3 Sets/Bench Press (12-15 Wdh.; 8-12 Wdh.; 6-8 Wdh.)
3 Sets/Bent-over Row (12-15 Wdh.; 8-12 Wdh.; 6-8 Wdh.)
3 Sets/Seated Shoulder Press (12-15 Wdh.; 8-12 Wdh.; 6-8 Wdh.)
3 Sets/Lateral Raise (12-15 Wdh.; 8-12 Wdh.; 6-8 Wdh.)
2 Sets/Biceps Curl (8-12 Wdh.; 6-8 Wdh.)
2 Sets/Seated Triceps Extension (8-12 Wdh.; 6-8 Wdh.)
1 Set/Crunch (bis zur Ermüdung)
1 Set/Reverse Crunch (bis zur Ermüdung)
1 Set /V-up mit Twist (bis zur Ermüdung)

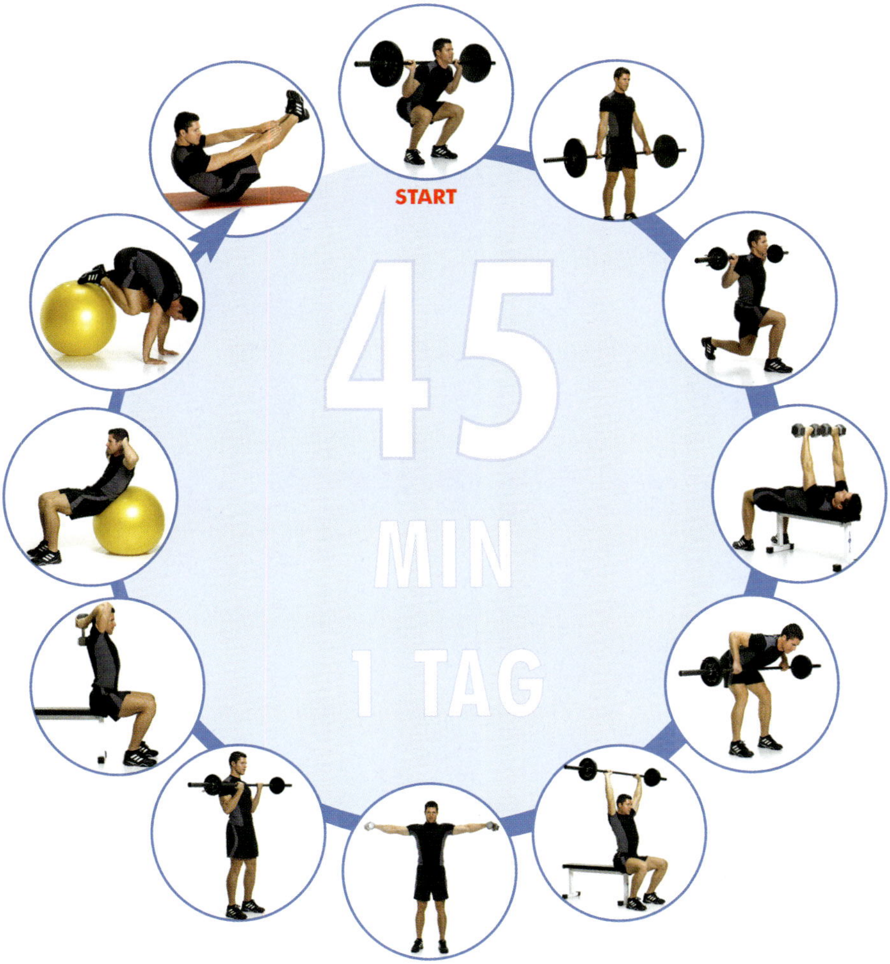

60 MINUTEN/EIN TAG PRO WOCHE

IHR FETT-WEG-SOFORTPROGRAMM
(15 s Pause zwischen den Sets)

2 min Herz-Kreislauf-Training mit niedriger Intensität
3 Sets/Squat (12-15 Wdh.)
3 Sets/Lunge (12-15 Wdh.)
3 Sets/Bench Press (12-15 Wdh.)
3 Sets/One-arm Row (12-15 Wdh.)
3 Sets/Seated Shoulder Press (12-15 Wdh.)
2 Sets/Biceps Curl (12-15 Wdh.)
2 Sets/Seated Triceps Extension (12-15 Wdh.)
1 Set/Crunch (bis zur Ermüdung)
1 Set/Reverse Crunch (bis zur Ermüdung)
30 min Herz-Kreislauf-Training mittlerer Intensität
3 min Herz-Kreislauf-Training mit niedriger Intensität

IHR KRAFT-SOFORTPROGRAMM
(2 min Pause zwischen den Sets)

5 Sets/Squat (6-8 Wdh.)
5 Sets/Deadlift (6-8 Wdh.)
4 Sets/Bench Press (6-8 Wdh.)
3 Sets/Push Press (6-8 Wdh.)
3 Sets/Bent-over Row (6-8 Wdh.)
2 Sets/Biceps Curl (6-8 Wdh.)
2 Sets/Dips (6-8 Wdh.)

IHR MUSKEL-SOFORTPROGRAMM
(60 s Pause zwischen den Sets)

4 Sets/Deadlift (8-12 Wdh.)
3 Sets/Lunge (8-12 Wdh.)
3 Sets/Bench Press (8-12 Wdh.)
3 Sets/Incline Press (8-12 Wdh.)
3 Sets/Bent-over Row (8-12 Wdh.)
3 Sets/Lat Pulldown (8-12 Wdh.)
3 Sets/Seated Shoulder Press (8-12 Wdh.)
3 Sets/Lateral Raise (8-12 Wdh.)
3 Sets/Biceps Curl (8-12 Wdh.)
3 Sets/Seated Triceps Extension (8-12 Wdh.)
1 Set/Crunch (bis zur Ermüdung)
1 Set/Reverse Crunch (bis zur Ermüdung)

IHR GANZKÖRPER-SOFORTPROGRAMM

(60 s Pause zwischen den Sets)

4 Sets/Squat (12-15 Wdh.; 8-12 Wdh.; 6-8 Wdh.; 6-8 Wdh.)
4 Sets/Deadlift (12-15 Wdh.; 8-12 Wdh.; 6-8 Wdh.; 6-8 Wdh.)
3 Sets/Lunge (12-15 Wdh.; 8-12 Wdh.; 6-8 Wdh.)
3 Sets/Bench Press (12-15 Wdh.; 8-12 Wdh.; 6-8 Wdh.)
3 Sets/Incline Press (12-15 Wdh.; 8-12 Wdh.; 6-8 Wdh.)
3 Sets/Bent-over Row (12-15 Wdh.; 8-12 Wdh.; 6-8 Wdh.)
3 Sets/Lat Pulldown (12-15 Wdh.; 8-12 Wdh.; 6-8 Wdh.)
3 Sets/Seated Shoulder Press (12-15 Wdh.; 8-12 Wdh.; 6-8 Wdh.)
3 Sets/Lateral Raise (12-15 Wdh.; 8-12 Wdh.; 6-8 Wdh.)
2 Sets/Biceps Curl (8-12 Wdh.; 6-8 Wdh.)
2 Sets/Seated Triceps Extension (8-12 Wdh.; 6-8 Wdh.)
1 Set/Crunch (bis zur Ermüdung)
1 Set/Reverse Crunch (bis zur Ermüdung)
1 Set/V-up mit Twist (bis zur Ermüdung)

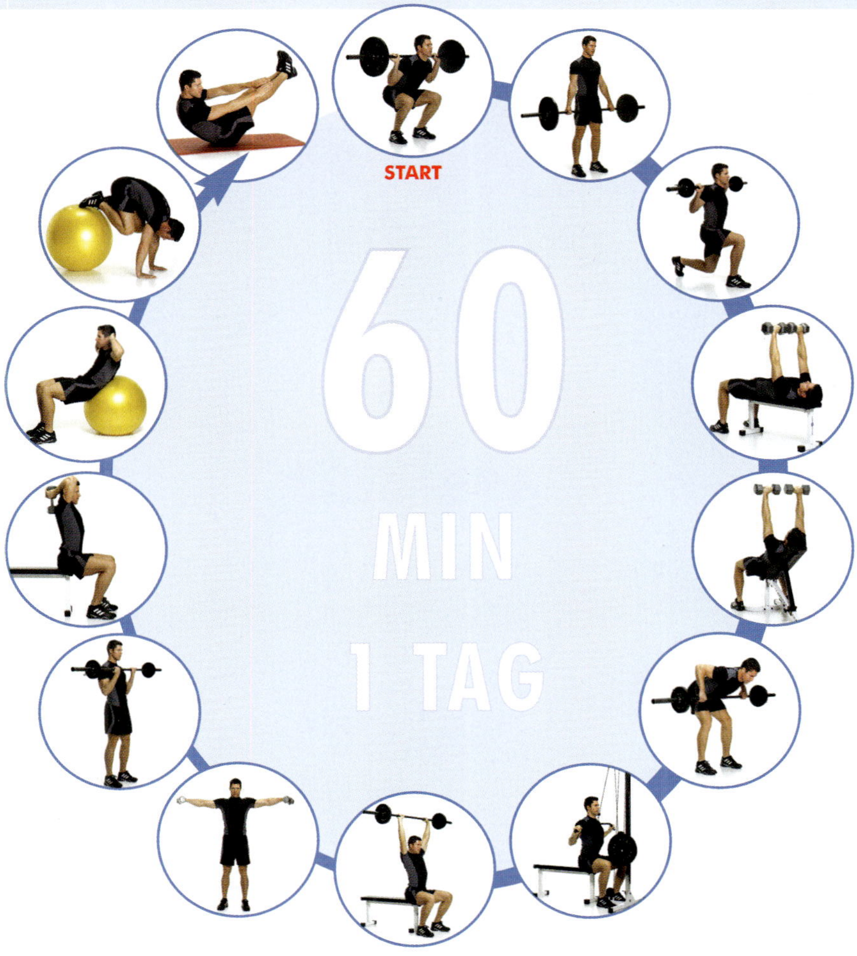

KAPITEL 6

ICH HABE NUR ZWEI TAGE PRO WOCHE ZUR VERFÜGUNG

6

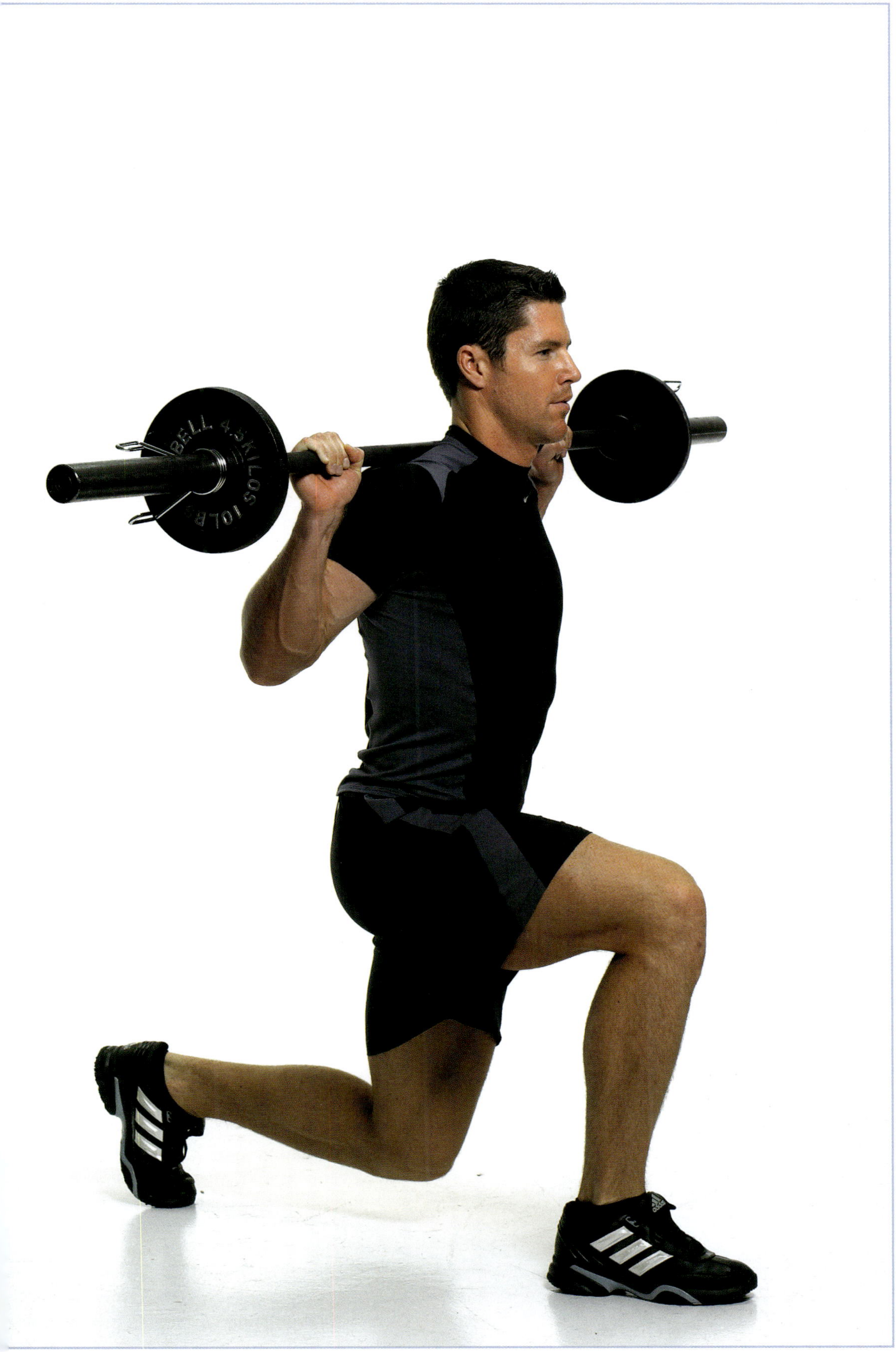
4.5 KILOS

WARUM AUCH ZWEI TAGE PRO WOCHE IN ORDNUNG SIND

Auch wenn zwei Tage Training pro Woche noch weniger ist, als allgemein empfohlen, lohnt sich die Mühe: Untersuchungen haben gezeigt, dass ein 20-minütiges Training an zwei Tagen pro Woche bis zu drei Pfund Muskeln aufbaut und gleichzeitig 2 kg Fett abbaut!

In der Tat wirkt sich ein zweimaliges Training pro Woche fast zu 90 % so effektiv auf den Muskelaufbau aus, wie drei Trainingseinheiten pro Woche. Wenn Sie also irgendwann Ihren Drei-Tage-Plan aus Zeitgründen auf einen Zwei-Tage-Plan reduzieren müssen, brauchen Sie nicht zu befürchten, Ihren mühsam antrainierten Körper zu verlieren: Lediglich 10 % Ihrer Form gehen dann verloren.

Zeit sparen!

Verbringen Sie weniger Zeit damit, ... sich umzuschauen!

Fast jede Oberkörperübung erfordert eine stabil gehaltene Wirbelsäule. Der M. erector spinae ist eine, im Nacken endende, Muskelgruppe, die während der Bewegung fest bleiben muss. Wenn Sie sich bei Curls, Press- oder Pulldownbewegungen umschauen, riskieren Sie, dass sich die neidischen Blicke der anderen Sportler schnell in mitleidsvolle Blicke umwandeln. Verletzung droht!

Stellen Sie sich vor, Sie haben ein Gummiband aufs Äußerste gespannt. Nun ziehen Sie an dem Band zusätzlich in Querrichtung: Das Band reißt. Auf den menschlichen Körper übertragen, droht bei einer Seitenbewegung während der Übungsausführung die Zerstörung von Muskelgewebe oder sogar eine Beschädigung Ihrer Bandscheiben. Vermeiden Sie diese unnötige Verletzungsgefahr, indem Sie während der Belastung immer geradeaus schauen und Ihren Nacken stets in einer Linie mit dem Rücken halten. Wenn Sie sich – oder andere – im Kraftraum betrachten wollen, dann benutzen Sie einen Spiegel, aber vermeiden Sie es, Ihre Haltung während der Belastung zu verändern.

Verbringen Sie mehr Zeit damit ... auch ohne Gewichte zu trainieren!

Wenn Sie keine Zeit oder Möglichkeit haben, einen Kraftraum aufzusuchen, können Sie einige Übungen ebenso gut zu Hause durchführen. Sie benötigen hierzu nur einige feststehende Gegenstände und schon kann es losgehen. Eine Wand, ein stabiler Tisch oder Stuhl können einfach genutzt werden, um Übungen aus diesem Buch zu imitieren. Achten Sie beim Ziehen oder Drücken darauf, dass Sie mit geringem Widerstand anfangen, um sicherzustellen, dass Ihr „Trainingsgerät" dem Druck standhält und nicht unter Ihrem Gewicht zusammenbricht. Wenn Sie ohne Geräte trainieren, halten Sie die Endposition etwa 6-8 s, bevor Sie in die Ausgangsposition zurückgehen. Führen Sie von jeder Übung drei oder vier Sätze durch.

Um Ihre Arme zu kräftigen, brauchen Sie nur einen stabilen Schreibtisch. Sie umgreifen dessen Kante wie eine Stange. Für Curl-Bizepsübungen drücken Sie Ihre Handflächen von unten gegen die Tischplatte und pressen sie dann nach oben. Dann halten Sie die Stellung für etwa 6-8 s und entspannen den Bizeps dann wieder. Diese Bewegung führen Sie 2-3 x durch.

Legen Sie dagegen Ihre Handflächen auf die Tischplatte und drücken sie abwärts, trainieren Sie Ihren Trizeps wie bei einem Triceps Pushdown.

Auch Ihren Oberkörper können Sie ohne Geräte trainieren: Sie stellen sich vor eine Tür mit stabilem Griff, greifen diesen und ziehen ihn langsam zum Körper, bis Sie eine Spannung in der Rückenmuskulatur verspüren. Sie halten die Position für etwa 6-8 s und entspannen den Rücken dann wieder. Diese Bewegung wiederholen Sie 2-3 x.

Um Ihre Brustmuskulatur zu stärken, schließen Sie die Tür und drücken mit gebeugten Ellbogen Ihre Hände so fest sie können dagegen.

Je besser Sie die 48 „Anytime-Exercises" verstehen, desto leichter fällt es Ihnen, die Übungen gänzlich ohne Geräte abzuwandeln. Umso flexibler können Sie zu jeder Zeit und an jedem Ort trainieren.

SO PEPPEN SIE IHRE WOCHE AUF

Das 2 x wöchentliche Training folgt denselben Regeln, wie das einmalige Training: An beiden Tagen trainieren Sie die Hauptmuskelgruppen des gesamten Körpers. Hierbei werden vorwiegend Komplexübungen ausgewählt, die mehrere Muskelgruppen gleichzeitig ansprechen. Damit lässt sich in verhältnismäßig kurzer Zeit ein großer Effekt erzielen.

Bei der Wahl der Trainingstage gibt es aber noch etwas Wichtiges zu beachten:

Ihre Muskeln benötigen mindestens 48 Stunden, um sich von der Belastung zu erholen. Es ist daher nicht günstig, Ihr Training auf *Samstag* und *Sonntag* zu legen, auch wenn das vermutlich die Tage sind, an denen Sie die meiste Zeit haben. Sie müssen also mindestens *einen Erholungstag* zwischen Ihre Trainingstage einschieben. Ideal wäre es, Ihre Trainingstage mit möglichst gleichem Abstand auf die Woche zu verteilen, z. B. Montag und Donnerstag anstatt Montag und Mittwoch. Hiermit ist auf der einen Seite eine ausreichend lange Erholungszeit garantiert, auf der anderen Seite verstreichen nicht zu viele Tage, an denen Ihre Muskeln und Propriozeptoren ihre Aufgabe vergessen könnten.

Jetzt, da Sie die Regeln des Trainings kennen, ist es Zeit, ins Training einzusteigen.

Ob Sie nun aus Zeitgründen mit diesem geringen Trainingsumfang beginnen, oder weil Sie einen leichten Einstieg ins Training haben möchten, die vier Sofortprogramme machen Kopf und Körper fit für alles weitere.

10 MINUTEN/ZWEI TAGE PRO WOCHE

IHR FETT-WEG-SOFORTPROGRAMM

Beide Tage:

1 min Herz-Kreislauf-Training mit niedriger Intensität
8 min Herz-Kreislauf-Training mit hoher Intensität
1 min Herz-Kreislauf-Training mit niedriger Intensität

IHR KRAFT-SOFORTPROGRAMM

Beide Tage:
(45 s Pause zwischen den Sets)

3 Sets/Squat (6-8 Wdh.)
3 Sets/Deadlift (6-8 Wdh.)
2 Sets/Bench Press (6-8 Wdh.)

IHR MUSKEL-SOFORTPROGRAMM

Beide Tage:
(30 s Pause zwischen den Sets)

1 Set/Squat (8-12 Wdh.)
1 Set/Lunge (8-12 Wdh.)
1 Set/Bench Press (8-12 Wdh.)
1 Set/Bent-over Row (8-12 Wdh.)
1 Set/Seated Shoulder Press (8-12 Wdh.)
1 Set/Biceps Curl (8-12 Wdh.)
1 Set/Seated Triceps Extension (8-12 Wdh.)
1 Set/Crunch (bis zur Ermüdung)

IHR GANZKÖRPER-SOFORTPROGRAMM

TAG 1

(30 s Pause zwischen den Sets)
1 Set/Squat (8-12 Wdh.)
1 Set/Lunge (8-12 Wdh.)
1 Set/Bench Press (8-12 Wdh.)
1 Set/Bent-over Row (8-12 Wdh.)
1 Set/Seated Shoulder Press (8-12 Wdh.)
1 Set/Biceps Curl (8-12 Wdh.)
1 Set/Seated Triceps Extension (8-12 Wdh.)
1 Set/Crunch (bis zur Ermüdung)

TAG 2

(45 s Pause zwischen den Sets)
3 Sets/Squat (6-8 Wdh.)
3 Sets/Deadlift (6-8 Wdh.)
2 Sets/Bench Press (6-8 Wdh.)

TAG 1

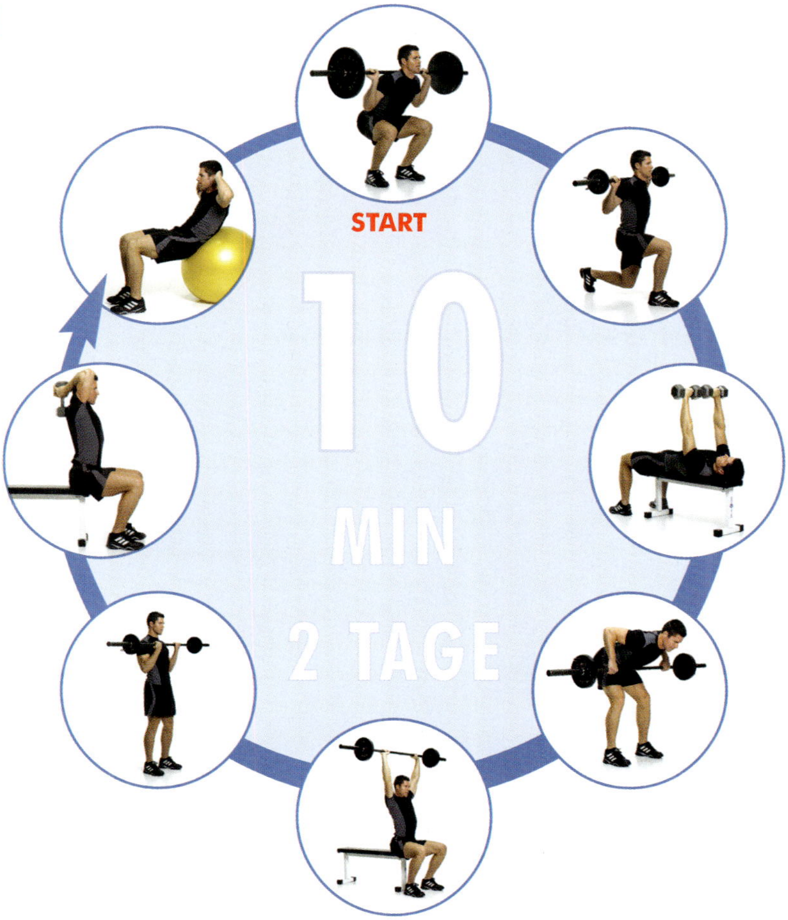

TAG 2

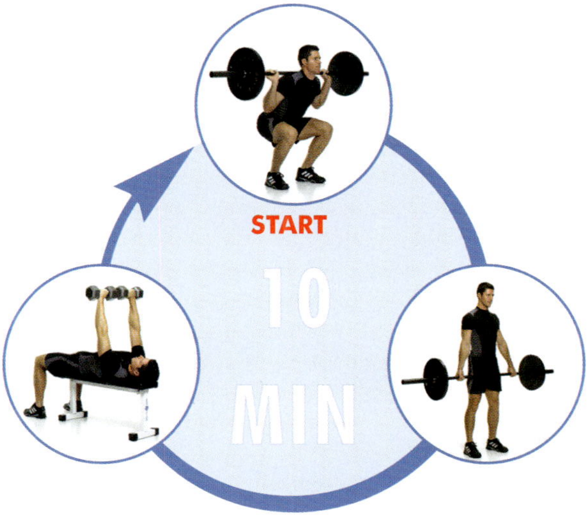

20 MINUTEN/ZWEI TAGE PRO WOCHE

IHR FETT-WEG-SOFORTPROGRAMM

Beide Tage:

2 min Herz-Kreislauf-Training mit niedriger Intensität
16 min Herz-Kreislauf-Training mittlerer Intensität
2 min Herz-Kreislauf-Training mit niedriger Intensität

IHR KRAFT-SOFORTPROGRAMM

Beide Tage:
(60 s Pause zwischen den Sets)

4 Sets/Squat (6-8 Wdh.)
3 Sets/Deadlift (6-8 Wdh.)
3 Sets/Power Clean (6-8 Wdh.)
3 Sets/Bench Press (6-8 Wdh.)

IHR MUSKEL-SOFORTPROGRAMM

Beide Tage:
(30 s Pause zwischen den Sets)

3 Sets/Squat (8-12 Wdh.)
2 Sets/Lunge (8-12 Wdh.)
2 Sets/Bench Press (8-12 Wdh.)
2 Sets/Bent-over Row (8-12 Wdh.)
2 Sets/Seated Shoulder Press (8-12 Wdh.)
2 Sets/Biceps Curl (8-12 Wdh.)
2 Sets/Seated Triceps Extension (8-12 Wdh.)
1 Set/Crunch (bis zur Ermüdung)
1 Set/Reverse Crunch (bis zur Ermüdung)

IHR GANZKÖRPER-SOFORTPROGRAMM

TAG 1

(30 s Pause zwischen den Sets)

2 Sets/Squat (8-12 Wdh.; 6-8 Wdh.)
2 Sets/Deadlift (8-12 Wdh.; 6-8 Wdh.)
2 Sets/Lunge (8-12 Wdh.; 6-8 Wdh.)
2 Sets/Bench Press (8-12 Wdh.; 6-8 Wdh.)
2 Sets/Bent-over Row (8-12 Wdh.; 6-8 Wdh.)
2 Sets/Seated Shoulder Press (8-12 Wdh.; 6-8 Wdh.)
2 Sets/Biceps Curl (8-12 Wdh.; 6-8 Wdh.)
2 Sets/Seated Triceps Extension (8-12 Wdh.; 6-8 Wdh.)
1 Set/Crunch (bis zur Ermüdung)

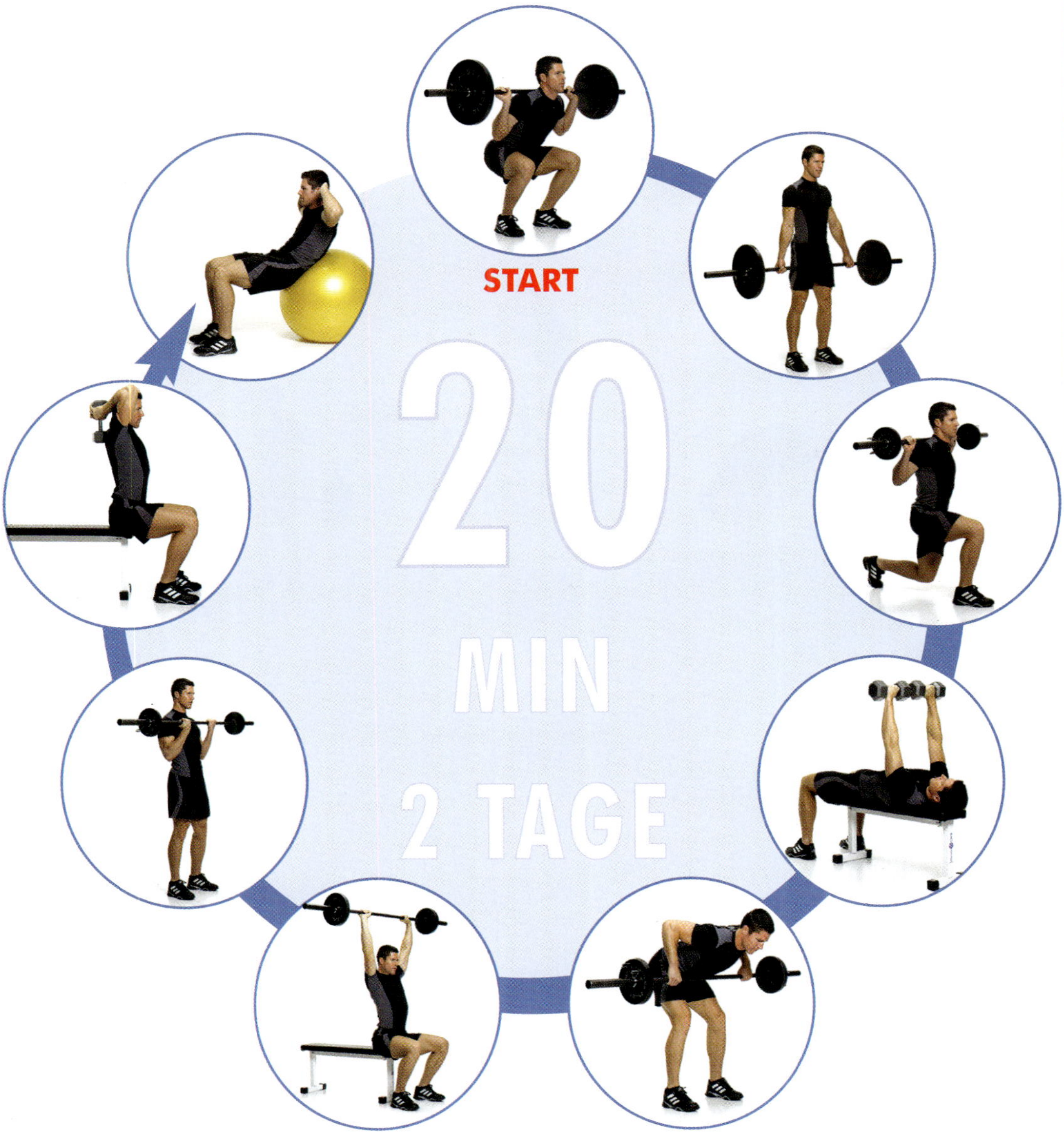
START
20
MIN
2 TAGE

TAG 2

(30 s Pause zwischen den Sets)

2 Sets/Front Squat (12-15 Wdh.; 8-12 Wdh.)
2 Sets/Deadlift (12-15 Wdh.; 8-12 Wdh.)
2 Sets/Reverse Lunge (12-15 Wdh.; 8-12 Wdh.)
2 Sets/Bench Press (12-15 Wdh.; 8-12 Wdh.)
2 Sets/Bent-over Row (12-15 Wdh.; 8-12 Wdh.)
2 Sets/Seated Shoulder Press (12-15 Wdh.; 8-12 Wdh.)
2 Sets/Biceps Curl (12-15 Wdh.; 8-12 Wdh.)
2 Sets/Dips (12-15 Wdh.; 8-12 Wdh.)
2 Sets/Reverse Crunch (bis zur Ermüdung)

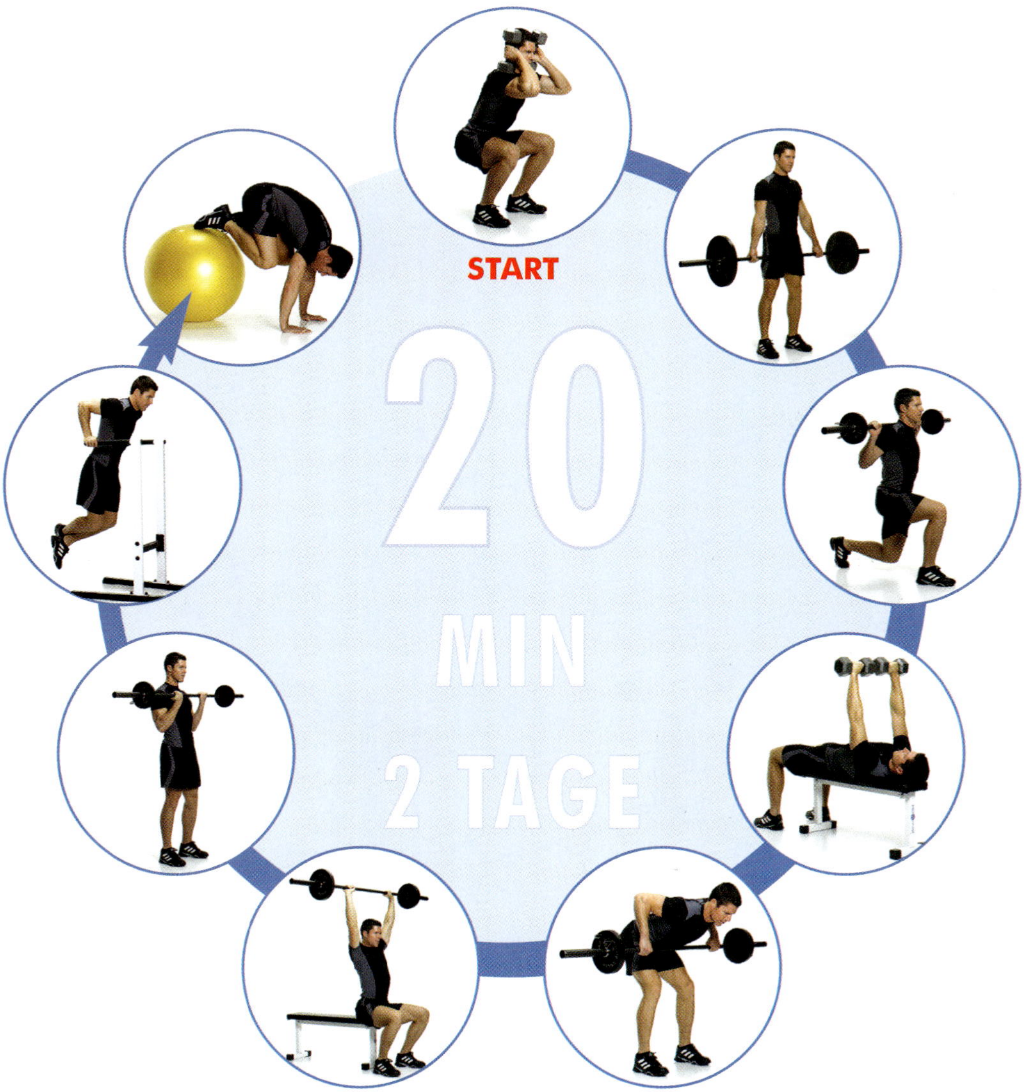

30 MINUTEN/ZWEI TAGE PRO WOCHE

IHR FETT-WEG-SOFORTPROGRAMM

Beide Tage:
(15 s Pause zwischen den Sets)

2 min Herz-Kreislauf-Training mit niedriger Intensität
1 Set/Squat (12-15 Wdh.)
1 Set/Lunge (12-15 Wdh.)
1 Set/Bench Press (12-15 Wdh.)
1 Set/Bent-over Row (12-15 Wdh.)
1 Set/Seated Shoulder Press (12-15 Wdh.)
1 Set/Biceps Curl (12-15 Wdh.)
1 Set/Seated Triceps Extension (12-15 Wdh.)
1 Set/Crunch (bis zur Ermüdung)
16 min Herz-Kreislauf-Training mittlerer Intensität
2 min Herz-Kreislauf-Training mit niedriger Intensität

IHR KRAFT-SOFORTPROGRAMM

Beide Tage:
(60 s Pause zwischen den Sets)

4 Sets/Squat (6-8 Wdh.)
4 Sets/Deadlift (6-8 Wdh.)
3 Sets/Power Clean (6-8 Wdh.)
3 Sets/Bench Press (6-8 Wdh.)
3 Sets/Push Press (6-8 Wdh.)
3 Sets/Bent-over Row (6-8 Wdh.)

IHR MUSKEL-SOFORTPROGRAMM

Beide Tage:
(30 s Pause zwischen den Sets)

4 Sets/Squat (8-12 Wdh.)
4 Sets/Deadlift (8-12 Wdh.)
3 Sets/Bench Press (8-12 Wdh.)
3 Sets/Bent-over Row (8-12 Wdh.)
3 Sets/Seated Shoulder Press (8-12 Wdh.)
3 Sets/Biceps Curl (8-12 Wdh.)
3 Sets/Seated Triceps Extension (8-12 Wdh.)
1 Set/Crunch (bis zur Ermüdung)
1 Set/Reverse Crunch (bis zur Ermüdung)

Zeit sparen!

Verbringen Sie mehr Zeit damit, ... an Ihre Rückseite zu denken!
Einer der größten Irrtümer von Anfängern wie auch Fortgeschrittenen besteht darin, nur bestimmten Muskelgruppen Beachtung zu schenken. Doch ist es ein Trugschluss zu denken, man könne gesund und verletzungsfrei nur die Muskelgruppen trainieren, die man entwickeln möchte. Die Vernachlässigung der Gegenspieler, der gegenüberliegenden Muskulatur, führt nicht selten zu Überlastung, Verletzung oder einfach zu einem merkwürdig aussehenden, einseitig ausgebildeten Körper.

Wenn Sie also aus Zeitmangel wirklich einige Übungen auslassen müssen, dann stellen Sie sicher, dass Sie gleichmäßig Übungen der Front, wie auch Übungen Ihrer Rückseite auswählen. Wenn Sie z. B. eine Bauchmuskelübung streichen oder addieren, dann denken Sie auch an eine Übung für die untere Rückenmuskulatur. Eine Vernachlässigung von Nacken, Schultern, unterem Rücken, Gesäß und hinterer Beinmuskulatur kann schnell dazu führen, dass Sie verletzungsbedingt Ihr Training aufgeben müssen, noch bevor Sie richtig begonnen haben.

Ein Muskel, der trainiert wird, spannt sich an und wird fest. Dies führt dazu, dass auf den Gegenspieler (Antagonisten) vermehrt Druck ausgeübt wird. Wenn Sie also Muskeln der Vorderseite trainieren, werden gleichzeitig die schwächeren Muskeln der Rückseite belastet. Diese können der Belastung nur standhalten, wenn sie ebenfalls ausreichend trainiert sind.

Ist dies nicht der Fall, geraten Rückgrat, Knie und Ellbogen aus dem Gleichgewicht – die Verletzungsgefahr steigt. Die Übungen in meinem Buch sind nach diesem Grundsatz zusammengestellt. Sie berücksichtigen in gleichem Maße vordere und hintere Muskulatur. Sie sind daher gut beraten, sich an die vorgegebene Abfolge zu halten. Sollte dies einmal wirklich nicht möglich sein, dann achten Sie auf gleichmäßige Kürzung der zusammenspielenden Muskulatur.

IHR GANZKÖRPER-SOFORTPROGRAMM

TAG 1

(30 s Pause zwischen den Sets)

3 Sets/Squat (12-15 Wdh.; 8-12 Wdh.; 6-8 Wdh.)
3 Sets/Deadlift (12-15 Wdh.; 8-12 Wdh.; 6-8 Wdh.)
3 Sets/Lunge (12-15 Wdh.; 8-12 Wdh.; 6-8 Wdh.)
3 Sets/Bench Press (12-15 Wdh.; 8-12 Wdh.; 6-8 Wdh.)
3 Sets/Bent-over Row (12-15 Wdh.; 8-12 Wdh.; 6-8 Wdh.)
3 Sets/Seated Shoulder Press (12-15 Wdh.; 8-12 Wdh.; 6-8 Wdh.)
2 Sets/Biceps Curl (8-12 Wdh.; 6-8 Wdh.)
2 Sets/Seated Triceps Extension (8-12 Wdh.; 6-8 Wdh.)
1 Set/Crunch (bis zur Ermüdung)
1 Set/Reverse Crunch (bis zur Ermüdung)
1 Set/V-up mit Twist (bis zur Ermüdung)

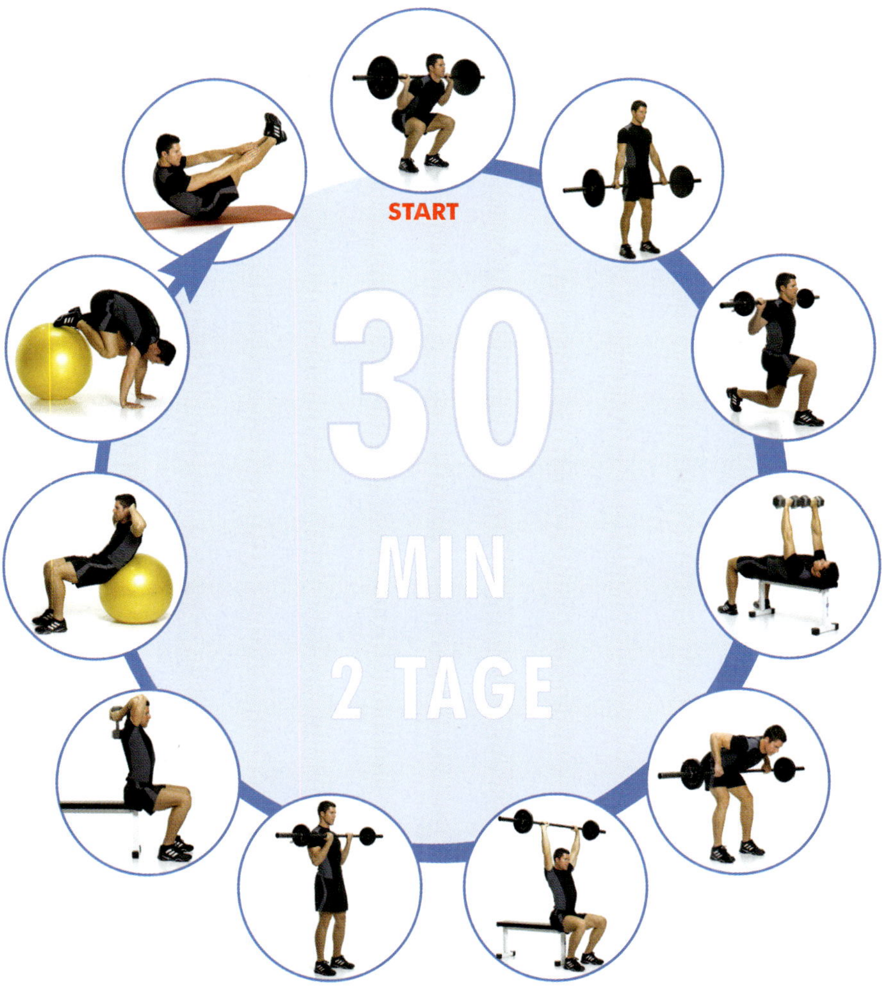

TAG 2

(30 s Pause zwischen den Sets)

3 Sets/Front Squat (12-15 Wdh.; 8-12 Wdh.; 6-8 Wdh.)
3 Sets/Reverse Lunge (12-15 Wdh.; 8-12 Wdh.; 6-8 Wdh.)
3 Sets/Deadlift (12-15 Wdh.; 8-12 Wdh.; 6-8 Wdh.)
3 Sets/Bench Press (12-15 Wdh.; 8-12 Wdh.; 6-8 Wdh.)
3 Sets/Lat Pulldown (12-15 Wdh.; 8-12 Wdh.; 6-8 Wdh.)
3 Sets/Push Press (12-15 Wdh.; 8-12 Wdh.; 6-8 Wdh.)
2 Sets/Hammer Curl (8-12 Wdh.; 6-8 Wdh.)
2 Sets/Triceps Pushdown (8-12 Wdh.; 6-8 Wdh.)
1 Set/Twisting Crunch (bis zur Ermüdung)
1 Set/Twisting Toe Touch (bis zur Ermüdung)
1 Set/Side Raise (bis zur Ermüdung)

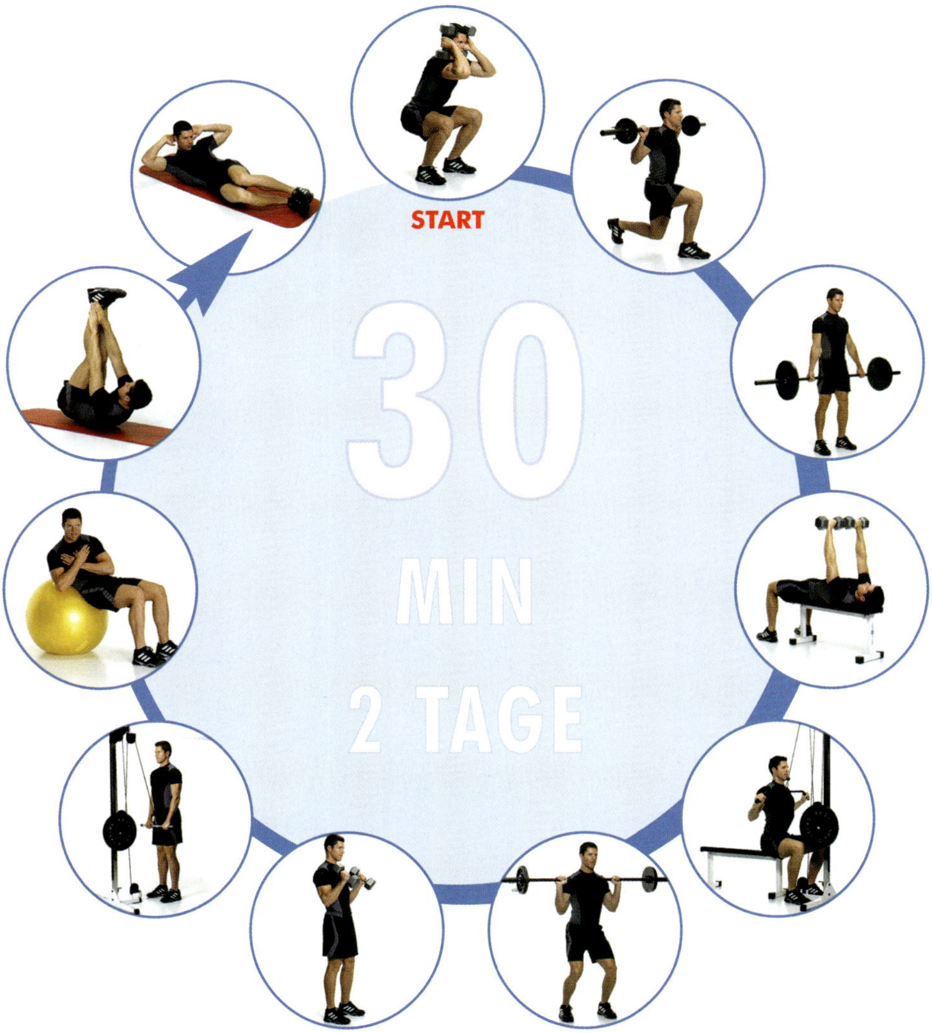

45 MINUTEN/ZWEI TAGE PRO WOCHE

IHR FETT-WEG-SOFORTPROGRAMM

Beide Tage:
(15 s Pause zwischen den Sets)

2 min Herz-Kreislauf-Training mit niedriger Intensität
2 Sets/Squat (12-15 Wdh.)
2 Sets/Lunge (12-15 Wdh.)
2 Sets/Bench Press (12-15 Wdh.)
2 Sets/One-arm Row (12-15 Wdh.)
2 Sets/Seated Shoulder Press (12-15 Wdh.)
2 Sets/Biceps Curl (12-15 Wdh.)
2 Sets/Seated Triceps Extension (12-15 Wdh.)
1 Set/Crunch (bis zur Ermüdung)
1 Set/Reverse Crunch (bis zur Ermüdung)
20 min Herz-Kreislauf-Training mittlerer Intensität
3 min Herz-Kreislauf-Training mit niedriger Intensität

IHR KRAFT-SOFORTPROGRAMM

Beide Tage:
(90 s Pause zwischen den Sets)

5 Sets/Squat (6-8 Wdh.)
4 Sets/Deadlift (6-8 Wdh.)
4 Sets/Bench Press (6-8 Wdh.)
3 Sets/Push Press (6-8 Wdh.)
3 Sets/Bent-over Row (6-8 Wdh.)
2 Sets/Biceps Curl (6-8 Wdh.)
2 Sets/Dips (6-8 Wdh.)

IHR MUSKEL-SOFORTPROGRAMM

Beide Tage:
(45 s Pause zwischen den Sets)

4 Sets/Squat (8-12 Wdh.)
4 Sets/Deadlift (8-12 Wdh.)
4 Sets/Bench Press (8-12 Wdh.)
3 Sets/Incline Press (8-12 Wdh.)
4 Sets/Bent-over Row (8-12 Wdh.)
3 Sets/Seated Shoulder Press (8-12 Wdh.)
3 Sets/Biceps Curl (8-12 Wdh.)
3 Sets/Seated Triceps Extension (8-12 Wdh.)
1 Set/Crunch (bis zur Ermüdung)
1 Set/Reverse Crunch (bis zur Ermüdung)

IHR GANZKÖRPER-SOFORTPROGRAMM

(45 s Pause zwischen den Sets)

TAG 1

4 Sets/Squat (12-15 Wdh.; 8-12 Wdh.; 6-8 Wdh.; 6-8 Wdh.)
4 Sets/Deadlift (12-15 Wdh.; 8-12 Wdh.; 6-8 Wdh.; 6-8 Wdh.)
2 Sets/Lunge (12-15 Wdh.; 8-12 Wdh.)
3 Sets/Bench Press (12-15 Wdh.; 8-12 Wdh.; 6-8 Wdh.)
3 Sets/Bent-over Row (12-15 Wdh.; 8-12 Wdh.; 6-8 Wdh.)
3 Sets/Seated Shoulder Press (12-15 Wdh.; 8-12 Wdh.; 6-8 Wdh.)
3 Sets/Lateral Raise (12-15 Wdh.; 8-12 Wdh.; 6-8 Wdh.)
2 Sets/Biceps Curl (8-12 Wdh.; 6-8 Wdh.)
2 Sets/Seated Triceps Extension (8-12 Wdh.; 6-8 Wdh.)
1 Set/Crunch (bis zur Ermüdung)
1 Set/Reverse Crunch (bis zur Ermüdung)
1 Set/V-up mit Twist (bis zur Ermüdung)

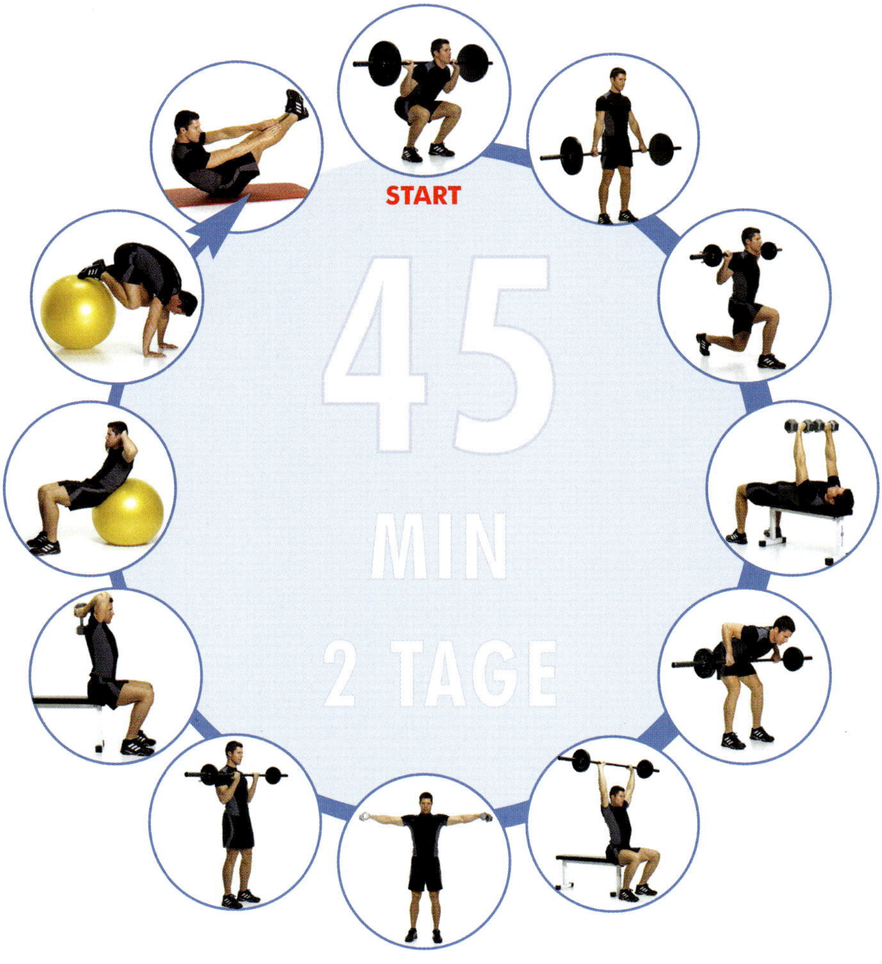

TAG 2

(45 s Pause zwischen den Sets)

4 Sets/Squat (12-15 Wdh.; 8-12 Wdh.; 6-8 Wdh.; 6-8 Wdh.)
4 Sets/Deadlift (12-15 Wdh.; 8-12 Wdh; 6-8 Wdh.; 6-8 Wdh.)
2 Sets/Reverse Lunge (12-15 Wdh.; 8-12 Wdh.)
3 Sets/Bench Press (12-15 Wdh.; 8-12 Wdh.; 6-8 Wdh.)
3 Sets/Bent-over Row (12-15 Wdh.; 8-12 Wdh.; 6-8 Wdh.)
3 Sets/Seated Shoulder Press (12-15 Wdh.; 8-12 Wdh.; 6-8 Wdh.)
3 Sets/Bent-over Reverse Raise (12-15 Wdh.; 8-12 Wdh.; 6-8 Wdh.)
2 Sets/Hammer Curl (8-12 Wdh.; 6-8 Wdh.)
2 Sets/Dips (8-12 Wdh.; 6-8 Wdh.)
1 Set/Twisting Crunch (bis zur Ermüdung)
1 Set/Twisting Leg Thrust (bis zur Ermüdung)
1 Set/Twisting Toe Touch (bis zur Ermüdung)

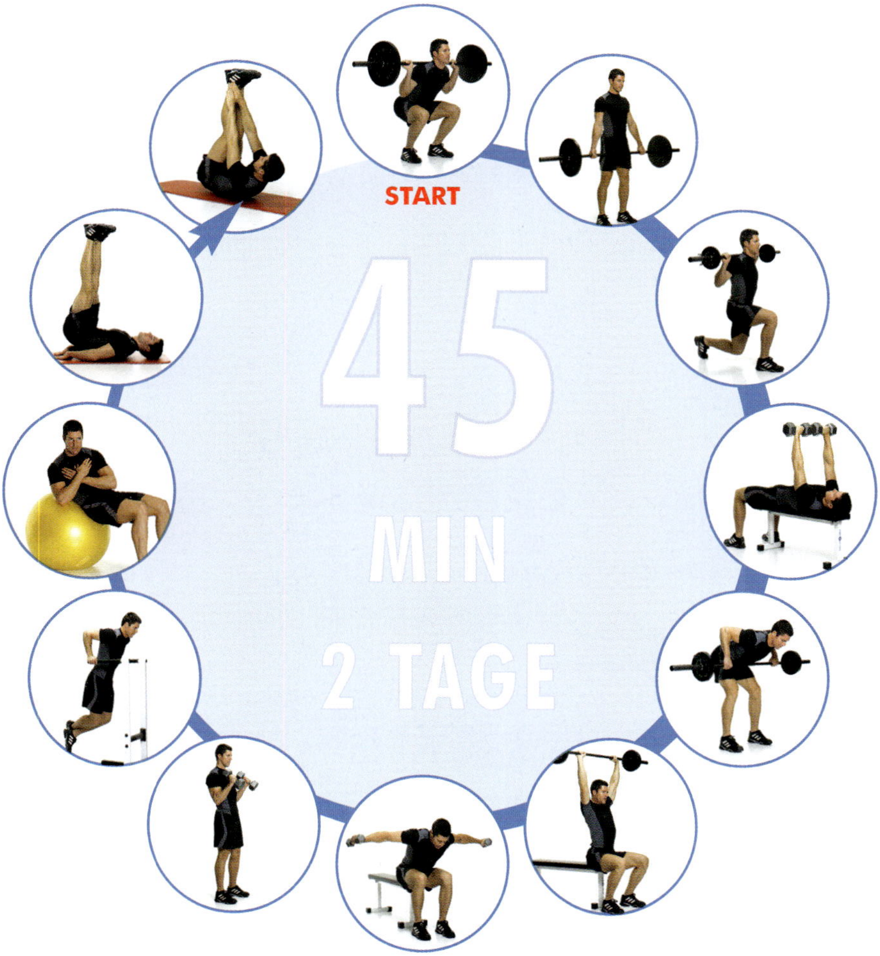

60 MINUTEN/ZWEI TAGE PRO WOCHE

IHR FETT-WEG-SOFORTPROGRAMM

Beide Tage:
(15 s Pause zwischen den Sets)

2 min Herz-Kreislauf-Training mit niedriger Intensität
3 Sets/Squat (12-15 Wdh.)
3 Sets/Lunge (12-15 Wdh.)
3 Sets/Bench Press (12-15 Wdh.)
3 Sets/One-arm Row (12-15 Wdh.)
3 Sets/Seated Shoulder Press (12-15 Wdh.)
2 Sets/Biceps Curl (12-15 Wdh.)
2 Sets/Seated Triceps Extension (12-15 Wdh.)
1 Set/Crunch (bis zur Ermüdung)
1 Set/Reverse Crunch (bis zur Ermüdung)
30 min Herz-Kreislauf-Training mittlerer Intensität
3 min Herz-Kreislauf-Training mit niedriger Intensität

IHR KRAFT-SOFORTPROGRAMM

TAG 1

(2 min Pause zwischen den Sets)

5 Sets/Squat (6-8 Wdh.)
5 Sets/Deadlift (6-8 Wdh.)
4 Sets/Bench Press (6-8 Wdh.)
3 Sets/Push Press (6-8 Wdh.)
3 Sets/Bent-over Row (6-8 Wdh.)
2 Sets/Biceps Curl (6-8 Wdh.)
2 Sets/Dips (6-8 Wdh.)

TAG 2

(2 min Pause zwischen den Sets)

5 Sets/Squat (6-8 Wdh.)
5 Sets/Deadlift (6-8 Wdh.)
4 Sets/Bench Press (6-8 Wdh.)
3 Sets/Seated Shoulder Press (6-8 Wdh.)
3 Sets/One-arm Row (6-8 Wdh.)
2 Sets/Biceps Curl (6-8 Wdh.)
2 Sets/Dips (6-8 Wdh.)

IHR MUSKEL-SOFORTPROGRAMM

Beide Tage:
(60 s Pause zwischen den Sets)

4 Sets/Deadlift (8-12 Wdh.)
3 Sets/Lunge (8-12 Wdh.)
3 Sets/Bench Press (8-12 Wdh.)
3 Sets/Incline Press (8-12 Wdh.)
3 Sets/Bent-over Row (8-12 Wdh.)
3 Sets/Lat Pulldown (8-12 Wdh.)
3 Sets/Seated Shoulder Press (8-12 Wdh.)
3 Sets/Lateral Raise (8-12 Wdh.)
3 Sets/Biceps Curl (8-12 Wdh.)
3 Sets/Seated Triceps Extension (8-12 Wdh.)
1 Set/Crunch (bis zur Ermüdung)
1 Set/Reverse Crunch (bis zur Ermüdung)

IHR GANZKÖRPER-SOFORTPROGRAMM

TAG 1

(60 s Pause zwischen den Sets)

4 Sets/Squat (12-15 Wdh.; 8-12 Wdh.; 6-8 Wdh.; 6-8 Wdh.)
4 Sets/Deadlift (12-15 Wdh.; 8-12 Wdh; 6-8 Wdh.; 6-8 Wdh.)
3 Sets/Lunge (12-15 Wdh.; 8-12 Wdh.; 6-8 Wdh.)
3 Sets/Bench Press (12-15 Wdh.; 8-12 Wdh.; 6-8 Wdh.)
3 Sets/Incline Press (12-15 Wdh.; 8-12 Wdh.; 6-8 Wdh.)
3 Sets/Bent-over Row (12-15 Wdh.; 8-12 Wdh.; 6-8 Wdh.)
3 Sets/Lat Pulldown (12-15 Wdh.; 8-12 Wdh.; 6-8 Wdh.)
3 Sets/Seated Shoulder Press (12-15 Wdh.; 8-12 Wdh.; 6-8 Wdh.)
3 Sets/Lateral Raise (12-15 Wdh.; 8-12 Wdh.; 6-8 Wdh.)
2 Sets/Biceps Curl (8-12 Wdh.; 6-8 Wdh.)
2 Sets/Seated Triceps Extension (8-12 Wdh.; 6-8 Wdh.)
1 Set/Crunch (bis zur Ermüdung)
1 Set/Reverse Crunch (bis zur Ermüdung)
1 Set/V-up mit Twist (bis zur Ermüdung)

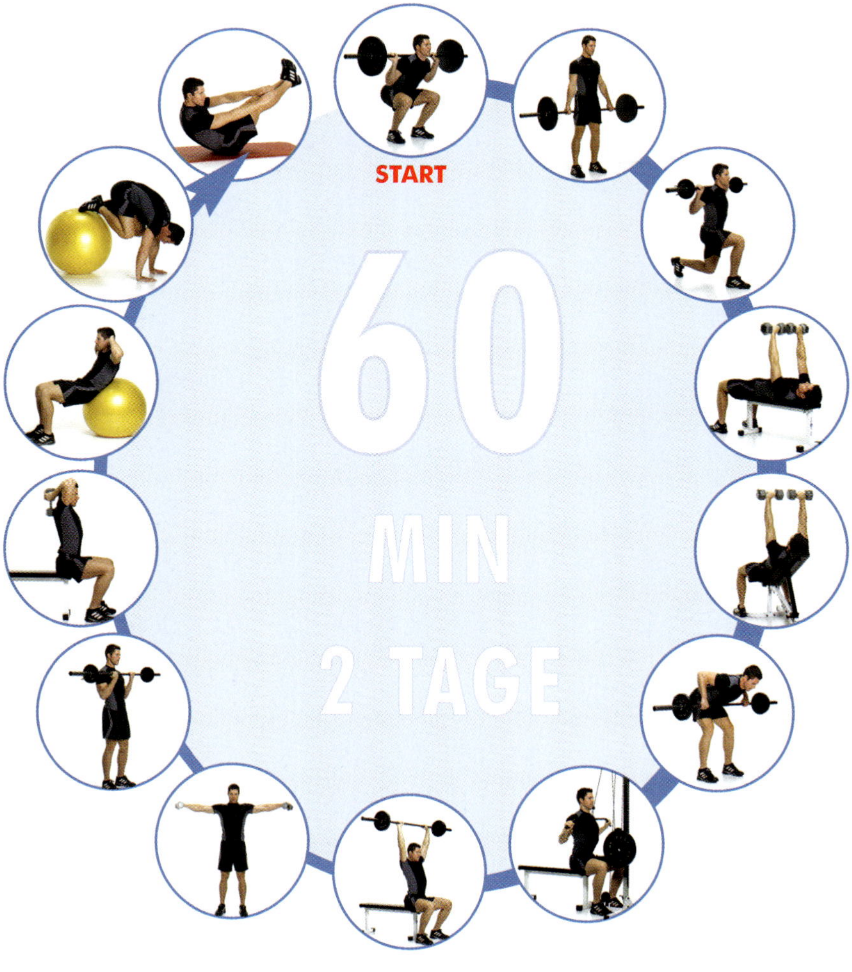

TAG 2

(60 s Pause zwischen den Sets)

4 Sets/Squat (12-15 Wdh.; 8-12 Wdh.; 6-8 Wdh.; 6-8 Wdh.)
4 Sets/Deadlift (12-15 Wdh.; 8-12 Wdh; 6-8 Wdh.; 6-8 Wdh.)
3 Sets/Reverse Lunge (12-15 Wdh.; 8-12 Wdh.; 6-8 Wdh.)
3 Sets/Bench Press (12-15 Wdh.; 8-12 Wdh.; 6-8 Wdh.)
3 Sets/Incline Fly (12-15 Wdh.; 8-12 Wdh.; 6-8 Wdh.)
3 Sets/One-arm Row (12-15 Wdh.; 8-12 Wdh.; 6-8 Wdh.)
3 Sets/Close-grip Pulldown (12-15 Wdh.; 8-12 Wdh.; 6-8 Wdh.)
3 Sets/Seated Shoulder Press (12-15 Wdh.; 8-12 Wdh.; 6-8 Wdh.)
3 Sets/Lateral Raise (12-15 Wdh.; 8-12 Wdh.; 6-8 Wdh.)
2 Sets/Hammer Curl (8-12 Wdh.; 6-8 Wdh.)
2 Sets/Dips (8-12 Wdh.; 6-8 Wdh.)
1 Set/Twisting Crunch (bis zur Ermüdung)
1 Set/Twisting Leg Thrust (bis zur Ermüdung)
1 Set/Twisting Toe Touch (bis zur Ermüdung)

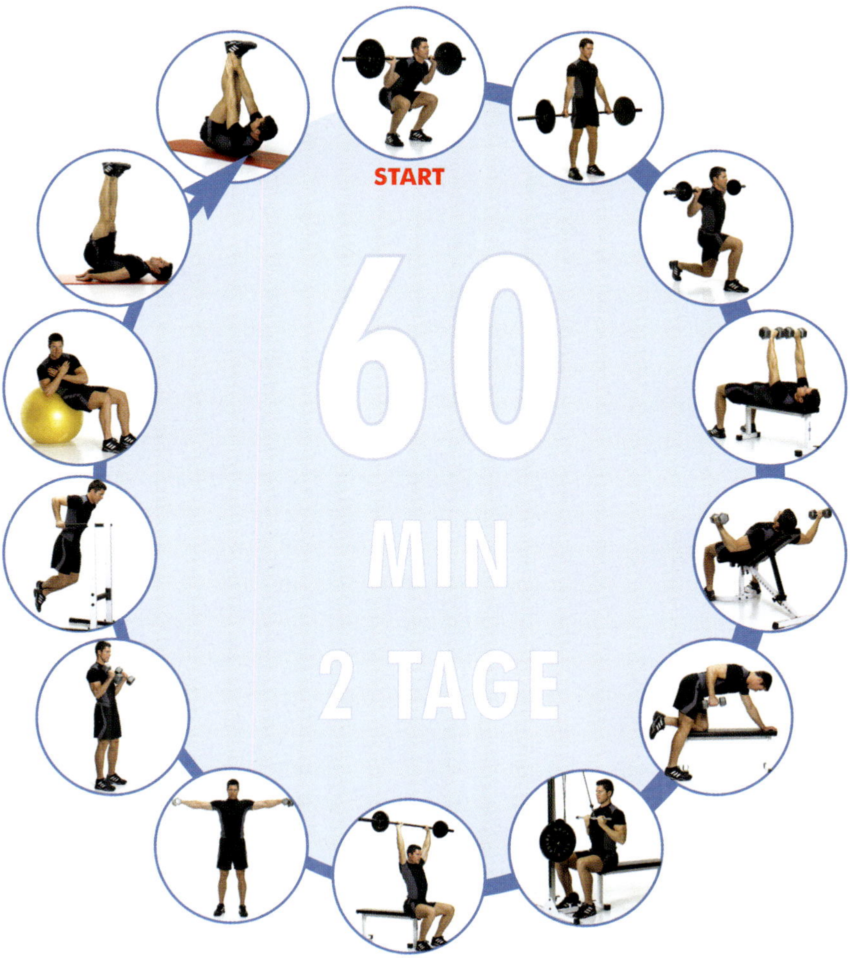

KAPITEL 7

ICH HABE NUR DREI TAGE PRO WOCHE ZUR VERFÜGUNG

7

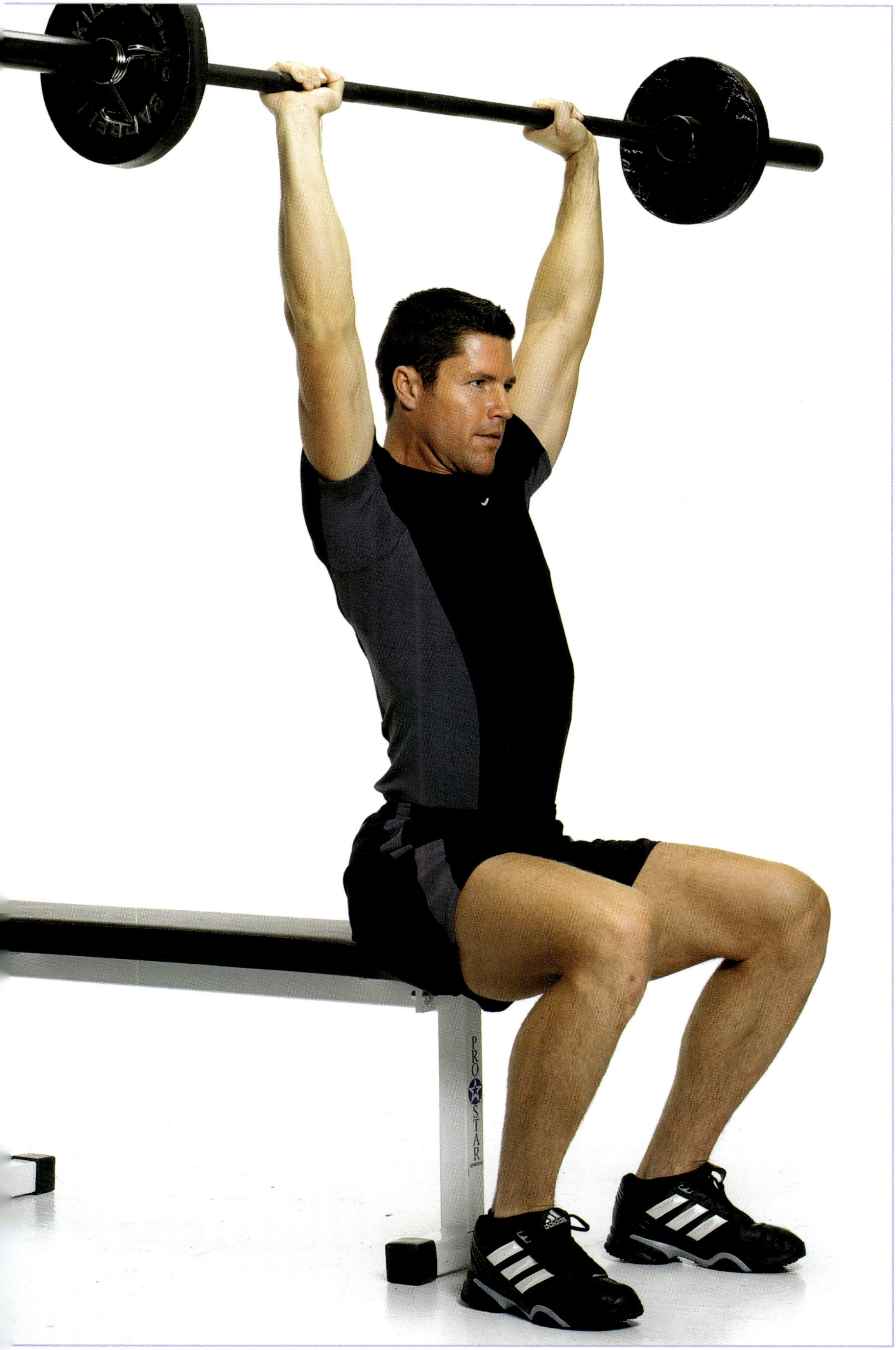
adidas
PRO STAR

ALLER GUTEN DINGE SIND DREI!

Auch wenn Sie mit drei Trainingseinheiten pro Woche hinsichtlich Ihres Trainingsaufwands im Mittelbereich liegen, heißt das nicht, dass Sie auch nur mittelmäßige Ergebnisse erwarten könnten!

Sie wissen bereits, dass die meisten führenden Gesundheitsberater und Trainingswissenschaftler den *Drei-Tage-Plan* empfehlen. An dieser Stelle möchte ich auf weitere, in diesem Buch noch nicht behandelte Vorteile verweisen: maximaler Muskelaufbau. Die Workouts der Drei-Tage-Woche sind, ebenso wie die vorhergehenden Programme, aus Ganzkörperübungen zusammengesetzt. Das bedeutet, alle Hauptmuskelgruppen werden 3 x pro Woche trainiert. Beachtet man die Regenerationszeit des Muskels, ist dies das maximal Mögliche. Wer also jede Trainingseinheit konzentriert durchführt, wird schon bald neidische Blicke ernten!

Ein weiterer Vorteil der Drei-Tage-Woche ist die Möglichkeit, das Training vielseitiger gestalten zu können. Dank des zusätzlichen Trainingstages steht eine größere Anzahl der „Anytime-Exercises" zur Verfügung, was den Muskel *intensiver* und *effektiver* trainiert.

Nicht zu unterschätzen ist ferner der hohe Bekanntheitsgrad der Drei-Tage-Programme. Da diese zu den populärsten Programmen in der Literatur gehören, ist es für Sportler, die bereits Erfahrung mit 3 x wöchentlichem Training haben, ein Leichtes, ihr Training auf die Programme in diesem Buch umzustellen.

SO PEPPEN SIE IHRE WOCHE AUF

Da, abgesehen von einigen Fett-Weg-Sofortprogrammen, die Workouts in diesem Kapitel den ganzen Körper beanspruchen, muss die Regenerationszeit von 48 Stunden eingehalten werden. Das bedeutet, zwischen zwei Trainingstagen muss ein Ruhetag liegen. Wer also an einem Montag mit dem Training beginnt, wählt als zweiten Trainingstag den Mittwoch und als dritten Tag Freitag. Darauf folgen zwei Ruhetage, bevor Woche 2 beginnt.

BESSERE ERGEBNISSE IN DER GLEICHEN ZEIT

ERGREIFEN SIE JEDE CHANCE, DIE SICH BIETET

Einige Brustübungen werden an der Incline oder Decline Bank ausgeführt. Mit nur geringem Aufwand können Sie diese Übungen noch effektiver gestalten: Wenn Sie nach jedem Set den Winkel der Bank leicht verändern, trainieren Sie andere Muskelfasern.

Arbeiten Sie also an der Incline Bank, stellen Sie die Bank beim ersten Set nur ein oder zwei Löcher höher als waagerecht. Dies entspricht einem Winkel von 20-25°. Bei jedem weiteren Set erhöhen Sie die Bank um 1-2 Löcher. Der Winkel sollte aber in der Endposition nicht steiler als 65-70° sein. Stellen Sie die Bank dagegen steiler, trainieren Sie nicht, wie erwünscht, die Brustmuskulatur, sondern Ihre Schultern.

Bei Übungen an der Decline Bank gehen Sie nach dem gleichen Prinzip vor.

10 MINUTEN/DREI TAGE PRO WOCHE

IHR FETT-WEG-SOFORTPROGRAMM

Alle drei Tage:

1 min Herz-Kreislauf-Training mit niedriger Intensität
8 min Herz-Kreislauf-Training mit hoher Intensität
1 min Herz-Kreislauf-Training mit niedriger Intensität

IHR KRAFT-SOFORTPROGRAMM

Alle drei Tage:
(45 s Pause zwischen den Sets)

3 Sets/Squat (6-8 Wdh.)
3 Sets/Deadlift (6-8 Wdh.)
2 Sets/Bench Press (6-8 Wdh.)

IHR MUSKEL-SOFORTPROGRAMM

Alle drei Tage:
(30 s Pause zwischen den Sets)

1 Set/Squat (8-12 Wdh.)
1 Set/Lunge (8-12 Wdh.)
1 Set/Bench Press (8-12 Wdh.)
1 Set/Bent-over Row (8-12 Wdh.)
1 Set/Seated Shoulder Press (8-12 Wdh.)
1 Set/Biceps Curl (8-12 Wdh.)
1 Set/Seated Triceps Extension (8-12 Wdh.)
1 Set/Crunch (bis zur Ermüdung)

IHR GANZKÖRPER-SOFORTPROGRAMM

(30 s Pause zwischen den Sets)

TAG 1

1 Set/Squat (8-12 Wdh.)
1 Set/Lunge (8-12 Wdh.)
1 Set/Bench Press (8-12 Wdh.)
1 Set/Bent-over Row (8-12 Wdh.)
1 Set/Seated Shoulder Press (8-12 Wdh.)
1 Set/Biceps Curl (8-12 Wdh.)
1 Set/Seated Triceps Extension (8-12 Wdh.)
1 Set/Crunch (bis zur Ermüdung)

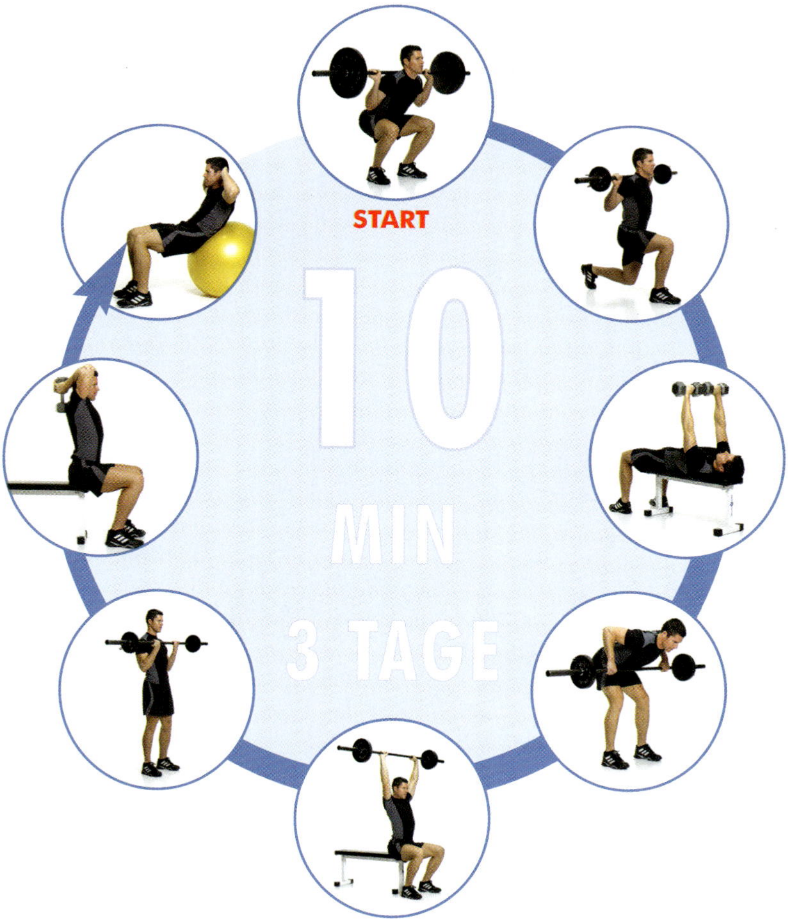

TAG 2

(45 s Pause zwischen den Sets)

3 Sets/Squat (6-8 Wdh.)
3 Sets/Deadlift (6-8 Wdh.)
2 Sets/Bench Press (6-8 Wdh.)

TAG 3

1 min Herz-Kreislauf-Training mit niedriger Intensität
8 min Herz-Kreislauf-Training mit hoher Intensität
1 min Herz-Kreislauf-Training mit niedriger Intensität

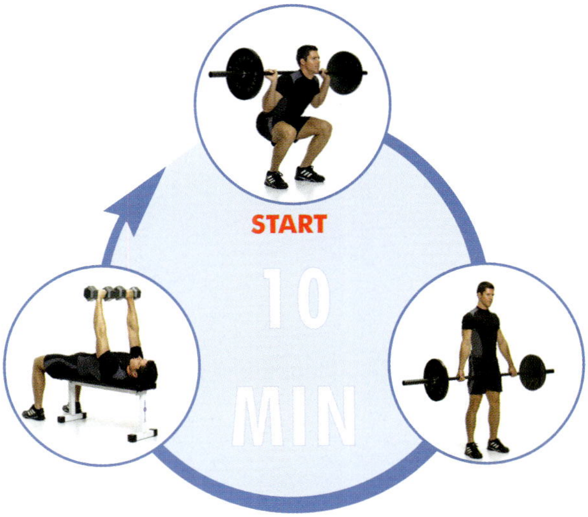

20 MINUTEN/DREI TAGE PRO WOCHE

IHR FETT-WEG-SOFORTPROGRAMM

Alle drei Tage:

2 min Herz-Kreislauf-Training mit niedriger Intensität
16 min Herz-Kreislauf-Training mittlerer Intensität
2 min Herz-Kreislauf-Training mit niedriger Intensität

IHR KRAFT-SOFORTPROGRAMM

Alle drei Tage:
(60 s Pause zwischen den Sets)

4 Sets/Squat (6-8 Wdh.)
3 Sets/Deadlift (6-8 Wdh.)
3 Set /Power Clean (6-8 Wdh.)
3 Sets/Bench Press (6-8 Wdh.)

IHR MUSKEL-SOFORTPROGRAMM

Alle drei Tage:
(30 s Pause zwischen den Sets)

3 Sets/Squat (8-12 Wdh.)
2 Sets/Lunge (8-12 Wdh.)
2 Sets/Bench Press (8-12 Wdh.)
2 Sets/Bent-over Row (8-12 Wdh.)
2 Sets/Seated Shoulder Press (8-12 Wdh.)
2 Sets/Biceps Curl (8-12 Wdh.)
2 Sets/Seated Triceps Extension (8-12 Wdh.)
1 Set/Crunch (bis zur Ermüdung)
1 Set/Reverse Crunch (bis zur Ermüdung)

IHR GANZKÖRPER-SOFORTPROGRAMM

(30 s Pause zwischen den Sets)

TAG 1

2 Sets/Squat (8-12 Wdh.; 6-8 Wdh.)
2 Sets/Deadlift (8-12 Wdh.; 6-8 Wdh.)
2 Sets/Lunge (8-12 Wdh.; 6-8 Wdh.)
2 Sets/Bench Press (8-12 Wdh.; 6-8 Wdh.)
2 Sets/Bent-over Row (8-12 Wdh.; 6-8 Wdh.)
2 Sets/Seated Shoulder Press (8-12 Wdh.; 6-8 Wdh.)
2 Sets/Biceps Curl (8-12 Wdh.; 6-8 Wdh.)
2 Sets/Seated Triceps Extension (8-12 Wdh.; 6-8 Wdh.)
1 Set/Crunch (bis zur Ermüdung)

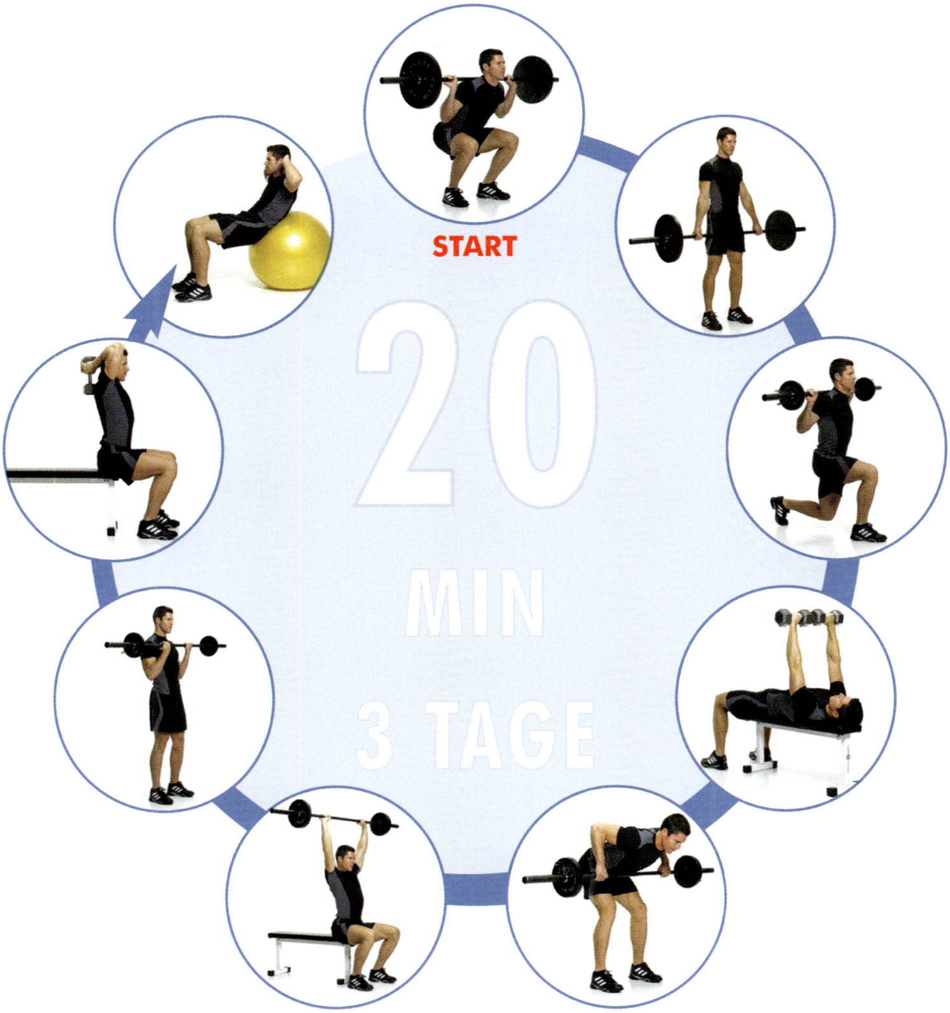

TAG 2

(30 s Pause zwischen den Sets)

2 Sets/Front Squat (12-15 Wdh.; 8-12 Wdh.)
2 Sets/Deadlift (12-15 Wdh.; 8-12 Wdh.)
2 Sets/Reverse Lunge (12-15 Wdh.; 8-12 Wdh.)
2 Sets/Incline Press (12-15 Wdh.; 8-12 Wdh.)
2 Sets/One-arm Row (12-15 Wdh.; 8-12 Wdh.)
2 Sets/Seated Shoulder Press (12-15 Wdh.; 8-12 Wdh.)
2 Sets/Hammer Curl (12-15 Wdh.; 8-12 Wdh.)
2 Sets/Dips (12-15 Wdh.; 8-12 Wdh.)
1 Set/Reverse Crunch (bis zur Ermüdung)

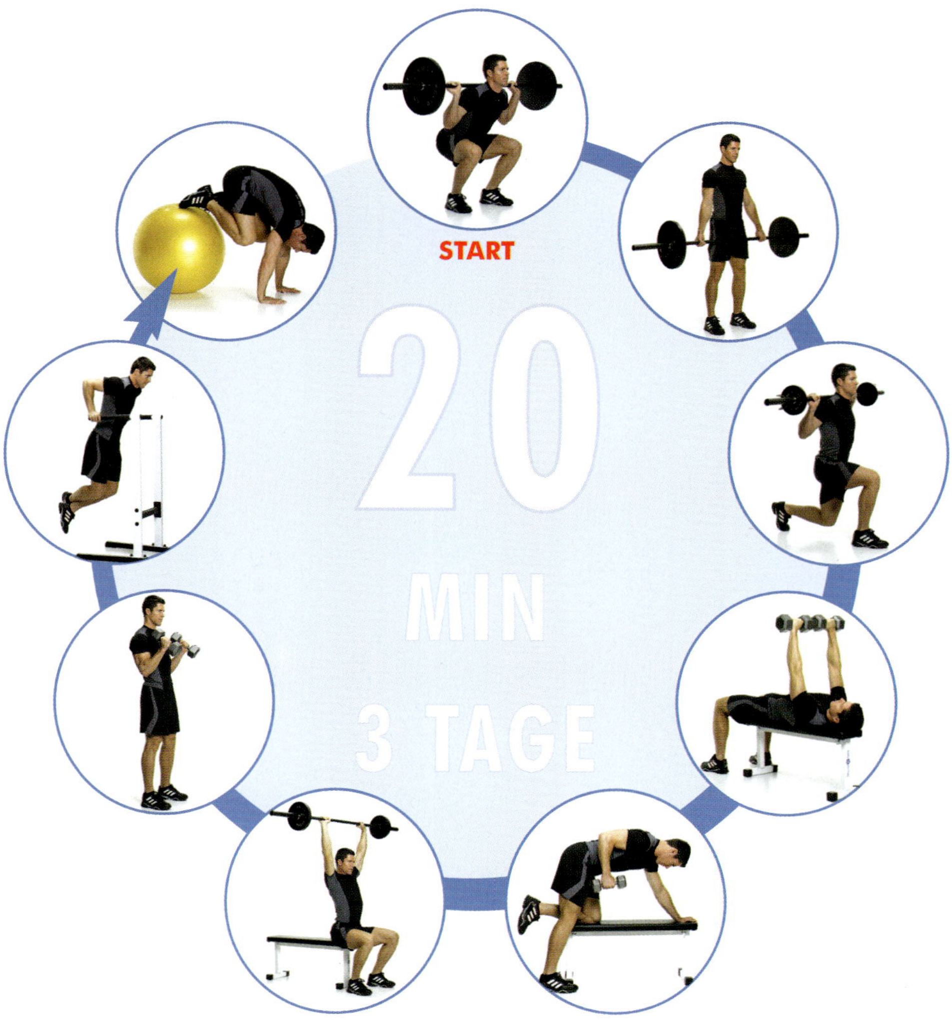

TAG 3

(30 s Pause zwischen den Sets)

2 Sets/Squat (8-12 Wdh.)
2 Sets/Deadlift (8-12 Wdh.)
2 Sets/Lunge (8-12 Wdh.)
2 Sets/Bench Press (8-12 Wdh.)
2 Sets/Bent-over Row (8-12 Wdh.)
2 Sets/Seated Shoulder Press (8-12 Wdh.)
2 Sets/Reverse Curl (8-12 Wdh.)
2 Sets/Triceps Pushdown (8-12 Wdh.)
1 Set/V-up mit Twist (bis zur Ermüdung)

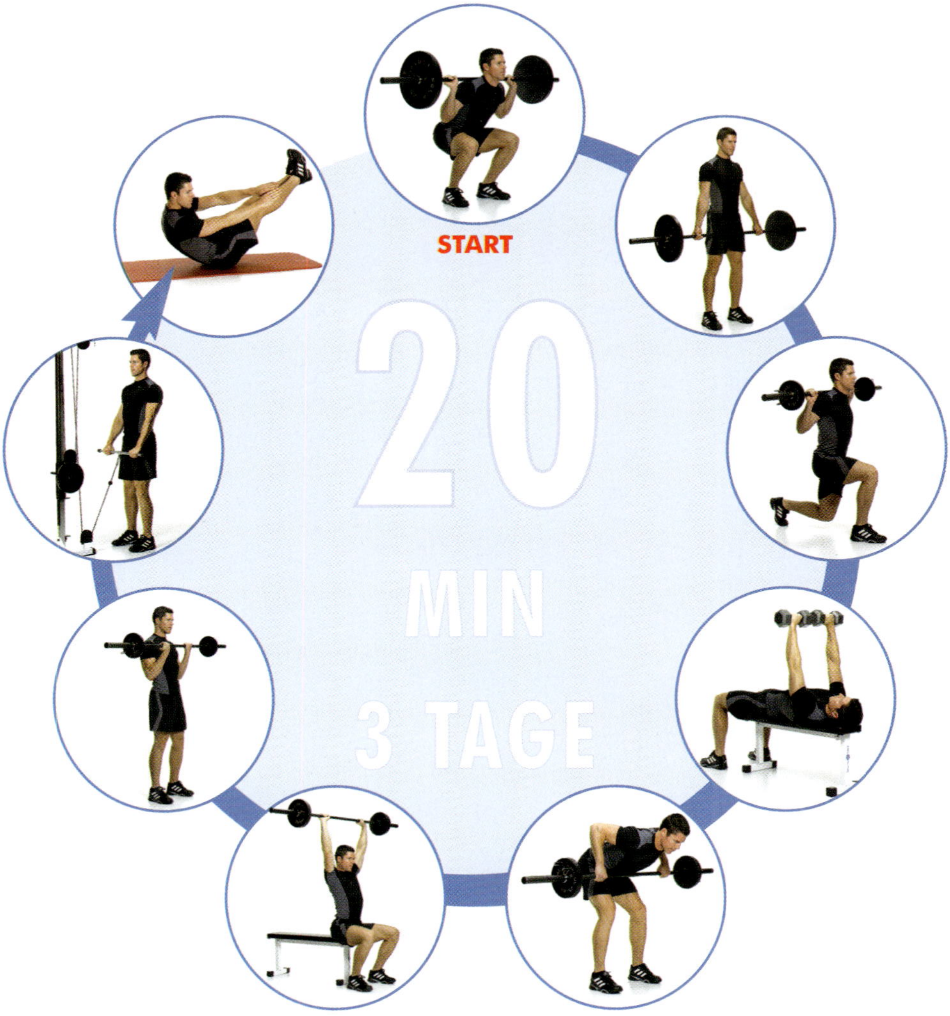

30 MINUTEN/DREI TAGE PRO WOCHE

IHR FETT-WEG-SOFORTPROGRAMM

Alle drei Tage:
(15 s Pause zwischen den Sets)

2 min Herz-Kreislauf-Training mit niedriger Intensität
1 Set/Squat (12-15 Wdh.)
1 Set/Lunge (12-15 Wdh.)
1 Set/Bench Press (12-15 Wdh.)
1 Set/Bent-over Row (12-15 Wdh.)
1 Set/Seated Shoulder Press (12-15 Wdh.)
1 Set/Biceps Curl (12-15 Wdh.)
1 Set/Seated Triceps Extension (12-15 Wdh.)
1 Set/Crunch (bis zur Ermüdung)
16 min Herz-Kreislauf-Training mittlerer Intensität
2 min Herz-Kreislauf-Training mit niedriger Intensität

IHR KRAFT-SOFORTPROGRAMM

Alle drei Tage:
(60 s Pause zwischen den Sets)

4 Sets/Squat (6-8 Wdh.)
4 Sets/Deadlift (6-8 Wdh.)
3 Sets/Power Clean (6-8 Wdh.)
3 Sets/Bench Press (6-8 Wdh.)
3 Sets/Push Press (6-8 Wdh.)
3 Sets/Bent-over Row (6-8 Wdh.)

IHR MUSKEL-SOFORTPROGRAMM

Alle drei Tage:
(30 s Pause zwischen den Sets)

4 Sets/Squat (8-12 Wdh.)
4 Sets/Deadlift (8-12 Wdh.)
3 Sets/Bench Press (8-12 Wdh.)
3 Sets/Bent-over Row (8-12 Wdh.)
3 Sets/Seated Shoulder Press (8-12 Wdh.)
3 Sets/Biceps Curl (8-12 Wdh.)
3 Sets/Seated Triceps Extension (8-12 Wdh.)
1 Set/Crunch (bis zur Ermüdung)
1 Set/Reverse Crunch (bis zur Ermüdung)

IHR GANZKÖRPER-SOFORTPROGRAMM

(30 s Pause zwischen den Sets)

TAG 1

3 Sets/Squat (12-15 Wdh.; 8-12 Wdh.; 6-8 Wdh.)
3 Sets/Deadlift (12-15 Wdh.; 8-12 Wdh.; 6-8 Wdh.)
3 Sets/Lunge (12-15 Wdh.; 8-12 Wdh.; 6-8 Wdh.)
3 Sets/Bench Press (12-15 Wdh.; 8-12 Wdh.; 6-8 Wdh.)
3 Sets/Bent-over Row (12-15 Wdh.; 8-12 Wdh.; 6-8 Wdh.)
3 Sets/Seated Shoulder Press (12-15 Wdh.; 8-12 Wdh.; 6-8 Wdh.)
2 Sets/Biceps Curl (8-12 Wdh.; 6-8 Wdh.)
2 Sets/Seated Triceps Extension (8-12 Wdh.; 6-8 Wdh.)
1 Set/Crunch (bis zur Ermüdung)
1 Set/Reverse Crunch (bis zur Ermüdung)
1 Set/Side Raise (bis zur Ermüdung)

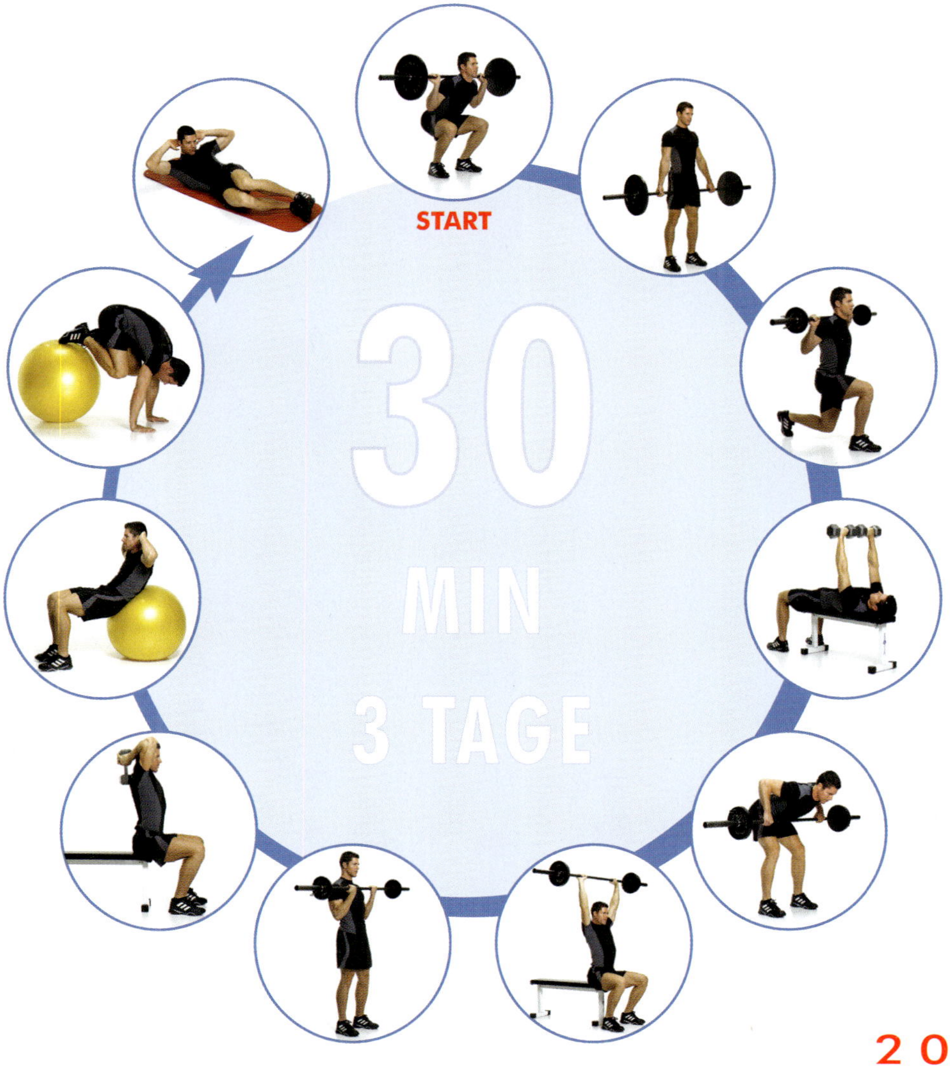

TAG 2

(30 s Pause zwischen den Sets)

3 Sets/Front Squat (12-15 Wdh.; 8-12 Wdh.; 6-8 Wdh.)
3 Sets/Reverse Lunge (12-15 Wdh.; 8-12 Wdh.; 6-8 Wdh.)
3 Sets/Deadlift (12-15 Wdh.; 8-12 Wdh.; 6-8 Wdh.)
3 Sets/Incline Press (12-15 Wdh.; 8-12 Wdh.; 6-8 Wdh.)
3 Sets/Lat Pulldown (12-15 Wdh.; 8-12 Wdh.; 6-8 Wdh.)
3 Sets/Push Press (12-15 Wdh.; 8-12 Wdh.; 6-8 Wdh.)
2 Sets/Hammer Curl (8-12 Wdh.; 6-8 Wdh.)
2 Sets/Triceps Pushdown (8-12 Wdh.; 6-8 Wdh.)
1 Set/Twisting Crunch (bis zur Ermüdung)
1 Set/Twisting Toe Touch (bis zur Ermüdung)
1 Set/V-up mit Twist (bis zur Ermüdung)

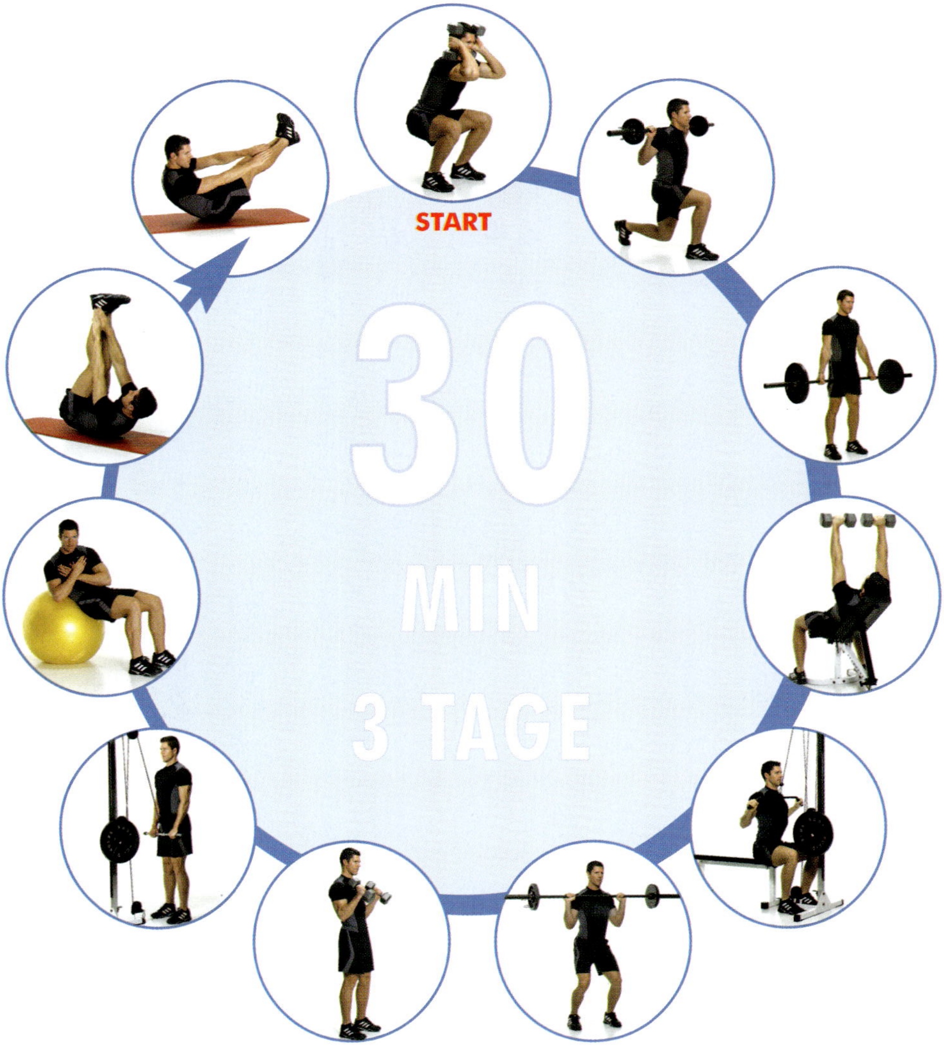

TAG 3

(30 s Pause zwischen den Sets)

3 Sets/Power Clean (12-15 Wdh.; 8-12 Wdh.; 6-8 Wdh.)
3 Sets/Side Lunge (12-15 Wdh.; 8-12 Wdh.; 6-8 Wdh.)
3 Sets/Decline Press (12-15 Wdh.; 8-12 Wdh.; 6-8 Wdh.)
3 Sets/Close-grip Pulldown (12-15 Wdh.; 8-12 Wdh.; 6-8 Wdh.)
3 Sets/Push Press (12-15 Wdh.; 8-12 Wdh.; 6-8 Wdh.)
3 Sets/Front Raise (12-15 Wdh.; 8-12 Wdh.; 6-8 Wdh.)
2 Sets/Reverse Curl (8-12 Wdh.; 6-8 Wdh.)
2 Sets/Dips (8-12 Wdh.; 6-8 Wdh.)
1 Set/Crunch (bis zur Ermüdung)
1 Set/Reverse Crunch (bis zur Ermüdung)
1 Set/V-up mit Twist (bis zur Ermüdung)

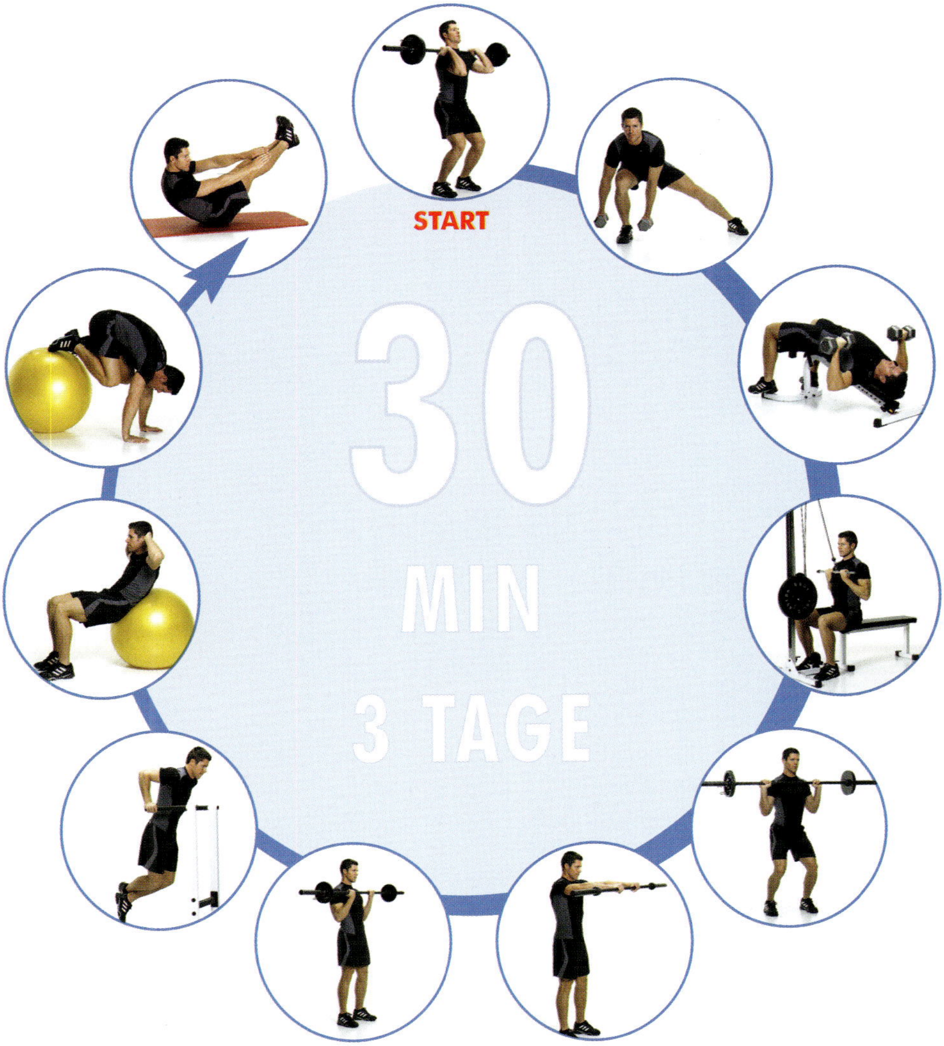

45 MINUTEN/DREI TAGE PRO WOCHE

IHR FETT-WEG-SOFORTPROGRAMM

TAG 1 u. 3

(15 s Pause zwischen den Sets)
- 2 min Herz-Kreislauf-Training mit niedriger Intensität
- 2 Sets/Squat (12-15 Wdh.)
- 2 Sets/Lunge (12-15 Wdh.)
- 2 Sets/Bench Press (12-15 Wdh.)
- 2 Sets/One-arm Row (12-15 Wdh.)
- 2 Sets/Seated Shoulder Press (12-15 Wdh.)
- 2 Sets/Biceps Curl (12-15 Wdh.)
- 2 Sets/Seated Triceps Extension (12-15 Wdh.)
- 1 Set/Crunch (bis zur Ermüdung)
- 1 Set/Reverse Crunch (bis zur Ermüdung)
- **20 min Herz-Kreislauf-Training mittlerer Intensität**
- 3 min Herz-Kreislauf-Training mit niedriger Intensität

TAG 2

(15 s Pause zwischen den Sets)
- 2 min Herz-Kreislauf-Training mit niedriger Intensität
- 1 Set/Squat (12-15 Wdh.)
- 1 Set/Lunge (12-15 Wdh.)
- 1 Set/Bench Press (12-15 Wdh.)
- 1 Set/One-arm Row (12-15 Wdh.)
- 1 Set/Seated Shoulder Press (12-15 Wdh.)
- 1 Set/Biceps Curl (12-15 Wdh.)
- 1 Set/Seated Triceps Extension (12-15 Wdh.)
- 1 Set/Crunch (bis zur Ermüdung)
- 1 Set/Reverse Crunch (bis zur Ermüdung)
- **30 min Herz-Kreislauf-Training mittlerer Intensität**
- 2 min Herz-Kreislauf-Training mit niedriger Intensität

IHR KRAFT-SOFORTPROGRAMM

TAG 1 u. 3

(90 s Pause zwischen den Sets)
- 5 Sets/Squat (6-8 Wdh.)
- 4 Sets/Deadlift (6-8 Wdh.)
- 4 Sets/Bench Press (6-8 Wdh.)
- 3 Sets/Push Press (6-8 Wdh.)
- 3 Sets/Bent-over Row (6-8 Wdh.)
- 2 Sets/Biceps Curl (6-8 Wdh.)
- 2 Sets/Dips (6-8 Wdh.)

TAG 2

(90 s Pause zwischen den Sets)
- 5 Sets/Squat (6-8 Wdh.)
- 4 Sets/Power Clean (6-8 Wdh.)

4 Sets/Incline Press (6-8 Wdh.)
3 Sets/Seated Shoulder Press (6-8 Wdh.)
2 Sets/One-arm Row (6-8 Wdh.)
2 Sets/Biceps Curl (6-8 Wdh.)
2 Sets/Dips (6-8 Wdh.)

IHR MUSKEL-SOFORTPROGRAMM

TAG 1

(45 s Pause zwischen den Sets)
4 Sets/Squat (8-12 Wdh.)
4 Sets/Deadlift (8-12 Wdh.)
4 Sets/Bench Press (8-12 Wdh.)
3 Sets/Incline Press (8-12 Wdh.)
4 Sets/Bent-over Row (8-12 Wdh.)
3 Sets/Seated Shoulder Press (8-12 Wdh.)
3 Sets/Biceps Curl (8-12 Wdh.)
3 Sets/Seated Triceps Extension (8-12 Wdh.)
1 Set/Reverse Crunch (bis zur Ermüdung)
1 Set/Twisting Crunch (bis zur Ermüdung)

TAG 2

(45 s Pause zwischen den Sets)
4 Sets/Lunge (8-12 Wdh.)
4 Sets/Front Squat (8-12 Wdh.)
4 Sets/Bench Press (8-12 Wdh.)
3 Sets/Chest Fly (8-12 Wdh.)
4 Sets/Lat Pulldown (8-12 Wdh.)
3 Sets/Seated Shoulder Press (8-12 Wdh.)
3 Sets / Hammer Curl (8-12 Wdh.)
3 Sets/Dips (8-12 Wdh.)
1 Set/Crunch (bis zur Ermüdung)
1 Set/Twisting Leg Thrust (bis zur Ermüdung)

TAG 3

(45 s Pause zwischen den Sets)
4 Sets/Squat (8-12 Wdh.)
4 Sets/Deadlift (8-12 Wdh.)
4 Sets/Bench Press (8-12 Wdh.)
3 Sets/Decline Press (8-12 Wdh.)
4 Sets/One-arm Row (8-12 Wdh.)
3 Sets/Seated Shoulder Press (8-12 Wdh.)
3 Sets/Biceps Curl (8-12 Wdh.)
3 Sets/Triceps Pushdown (8-12 Wdh.)
1 Set/Side Raise (bis zur Ermüdung)
1 Set/V-up mit Twist (bis zur Ermüdung)

IHR GANZKÖRPER-SOFORTPROGRAMM

(45 s Pause zwischen den Sets)

TAG 1 u. 3

4 Sets/Squat (12-15 Wdh.; 8-12 Wdh.; 6-8 Wdh.; 6-8 Wdh.)
4 Sets/Deadlift (12-15 Wdh.; 8-12 Wdh; 6-8 Wdh.; 6-8 Wdh.)
2 Sets/Lunge (12-15 Wdh.; 8-12 Wdh.)
3 Sets/Bench Press (12-15 Wdh.; 8-12 Wdh.; 6-8 Wdh.)
3 Sets/Bent-over Row (12-15 Wdh.; 8-12 Wdh.; 6-8 Wdh.)
3 Sets/Seated Shoulder Press (12-15 Wdh.; 8-12 Wdh.; 6-8 Wdh.)
3 Sets/Lateral Raise (12-15 Wdh.; 8-12 Wdh.; 6-8 Wdh.)
2 Sets/Biceps Curl (8-12 Wdh.; 6-8 Wdh.)
2 Sets/Seated Triceps Extension (8-12 Wdh.; 6-8 Wdh.)
1 Set/Crunch (bis zur Ermüdung)
1 Set/Reverse Crunch (bis zur Ermüdung)
1 Set/V-up mit Twist (bis zur Ermüdung)

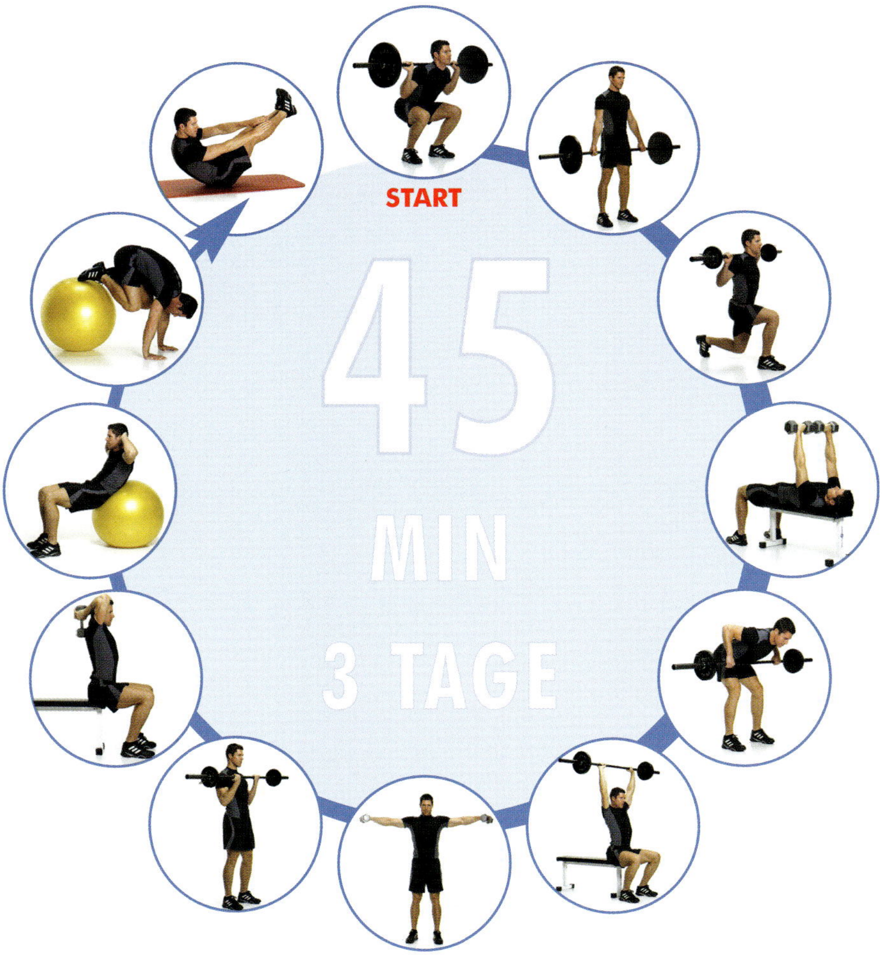

TAG 2

(45 s Pause zwischen den Sets)

2 Sets/Reverse Lunge (12-15 Wdh.; 8-12 Wdh.)
3 Sets/Bench Press (12-15 Wdh.; 8-12 Wdh.; 6-8 Wdh.)
3 Sets/Incline Press (12-15 Wdh.; 8-12 Wdh.; 6-8 Wdh.)
3 Sets/One-arm Row (12-15 Wdh.; 8-12 Wdh.; 6-8 Wdh.)
3 Sets/Lat Pulldown (12-15 Wdh.; 8-12 Wdh.; 6-8 Wdh.)
3 Sets/Seated Shoulder Press (12-15 Wdh.; 8-12 Wdh.; 6-8 Wdh.)
3 Sets/Bent-over Reverse Raise (12-15 Wdh.; 8-12 Wdh.; 6-8 Wdh.)
2 Sets/Hammer Curl (8-12 Wdh.; 6-8 Wdh.)
2 Sets/Dips (8-12 Wdh.; 6-8 Wdh.)
1 Set/Twisting Crunch (bis zur Ermüdung)
1 Set/Twisting Leg Thrust (bis zur Ermüdung)
1 Set/Twisting Toe Touch (bis zur Ermüdung)

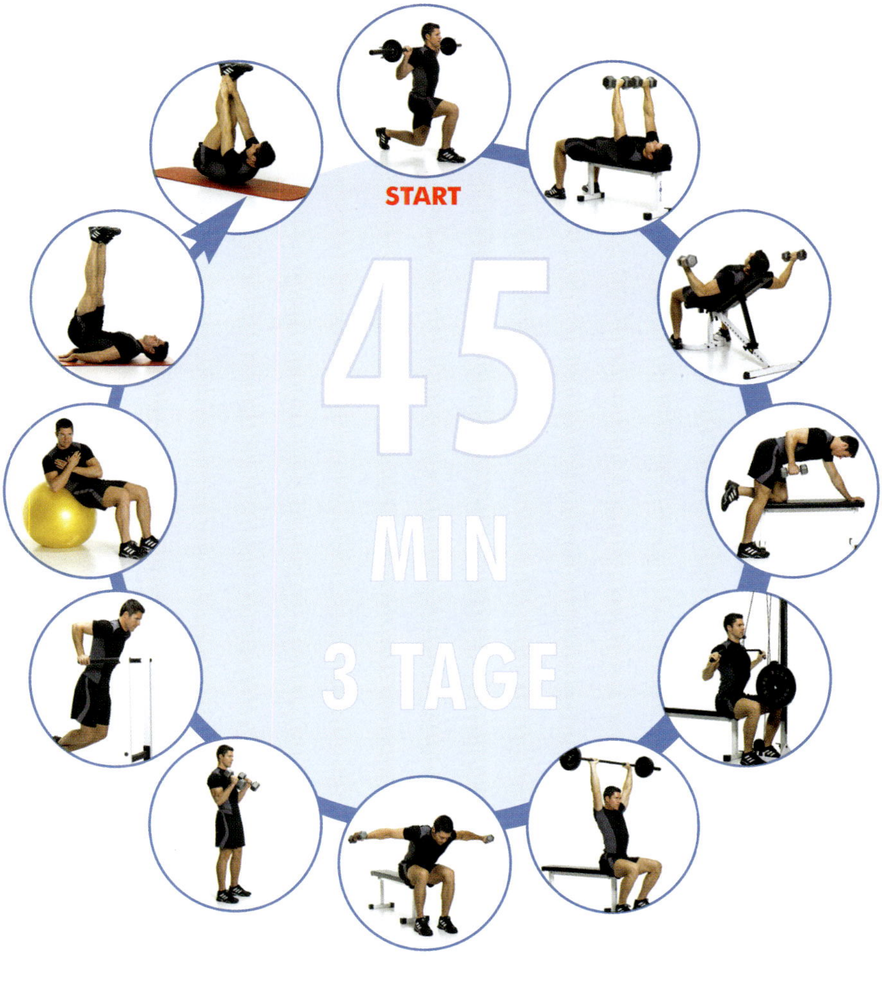

60 MINUTEN/DREI TAGE PRO WOCHE

IHR FETT-WEG-SOFORTPROGRAMM

Alle drei Tage:

(15 s Pause zwischen den Sets)

- 2 min Herz-Kreislauf-Training mit niedriger Intensität
- 3 Sets/Squat (12-15 Wdh.)
- 3 Sets/Lunge (12-15 Wdh.)
- 3 Sets/Bench Press (12-15 Wdh.)
- 3 Sets/One-arm Row (12-15 Wdh.)
- 3 Sets/Seated Shoulder Press (12-15 Wdh.)
- 2 Sets/Biceps Curl (12-15 Wdh.)
- 2 Sets/Seated Triceps Extension (12-15 Wdh.)
- 1 Set/Crunch (bis zur Ermüdung)
- 1 Set/Reverse Crunch (bis zur Ermüdung)
- **30 min Herz-Kreislauf-Training mittlerer Intensität**
- 3 min Herz-Kreislauf-Training mit niedriger Intensität

IHR KRAFT-SOFORTPROGRAMM

TAG 1

(2 min Pause zwischen den Sets)

- 5 Sets/Squat (6-8 Wdh.)
- 5 Sets/Deadlift (6-8 Wdh.)
- 4 Sets/Bench Press (6-8 Wdh.)
- 3 Sets/Push Press (6-8 Wdh.)
- 3 Sets/Bent-over Row (6-8 Wdh.)
- 2 Sets/Biceps Curl (6-8 Wdh.)
- 2 Sets/Dips (6-8 Wdh.)

TAG 2

(2 min Pause zwischen den Sets)

- 5 Sets/Squat (6-8 Wdh.)
- 4 Sets/Bench Press (6-8 Wdh.)
- 3 Sets/Seated Shoulder Press (6-8 Wdh.)
- 4 Sets/One-arm Row (6-8 Wdh.)
- 3 Sets/Hammer Curl (6-8 Wdh.)
- 3 Sets/Dips (6-8 Wdh.)

TAG 3

(2 min Pause zwischen den Sets)

- 5 Sets/Squat (6-8 Wdh.)
- 5 Sets/Deadlift (6-8 Wdh.)
- 4 Sets/Bench Press (6-8 Wdh.)
- 3 Sets/Push Press (6-8 Wdh.)
- 3 Sets/Bent-over Row (6-8 Wdh.)
- 2 Sets/Biceps Curl (6-8 Wdh.)
- 2 Sets/Dips (6-8 Wdh.)

IHR MUSKEL-SOFORTPROGRAMM

TAG 1

(60 s Pause zwischen den Sets)

4 Sets/Squat (8-12 Wdh.)
4 Sets/Deadlift (8-12 Wdh.)
4 Sets/Bench Press (8-12 Wdh.)
4 Sets/Incline Press (8-12 Wdh.)
3 Sets/Bent-over Row (8-12 Wdh.)
3 Sets/Pullover (8-12 Wdh.)
3 Sets/Seated Shoulder Press (8-12 Wdh.)
3 Sets/Lateral Raise (8-12 Wdh.)
3 Sets/Biceps Curl (8-12 Wdh.)
3 Sets/Seated Triceps Extension (8-12 Wdh.)
1 Set/Reverse Crunch (bis zur Ermüdung)
1 Set/Twisting Crunch (bis zur Ermüdung)

TAG 2

(60 s Pause zwischen den Sets)

4 Sets/Front Squat (8-12 Wdh.)
3 Sets/Lunge (8-12 Wdh.)
4 Sets/Bench Press (8-12 Wdh.)
3 Sets/Chest Fly (8-12 Wdh.)
3 Sets/Lat Pulldown (8-12 Wdh.)
3 Sets/Close-grip Pulldown (8-12 Wdh.)
3 Sets/Seated Shoulder Press (8-12 Wdh.)
3 Sets/Bent-over Reverse Raise (8-12 Wdh.)
3 Sets/Hammer Curl (8-12 Wdh.)
3 Sets/Dips (8-12 Wdh.)
1 Set/Crunch (bis zur Ermüdung)
1 Set/Twisting Leg Thrust (bis zur Ermüdung)

TAG 3

(60 s Pause zwischen den Sets)

4 Sets/Squat (8-12 Wdh.)
4 Sets/Deadlift (8-12 Wdh.)
4 Sets/Bench Press (8-12 Wdh.)
3 Sets/Decline Press (8-12 Wdh.)
2 Sets/One-arm Row (8-12 Wdh.)
3 Sets/Upright Row (8-12 Wdh.)
3 Sets/Seated Shoulder Press (8-12 Wdh.)
3 Sets/Shrug (8-12 Wdh.)
3 Sets/Reverse Curl (8-12 Wdh.)
3 Sets/Triceps Pushdown (8-12 Wdh.)
1 Set/Side Raise (bis zur Ermüdung)
1 Set/V-up mit Twist (bis zur Ermüdung)

IHR GANZKÖRPER-SOFORTPROGRAMM

TAG 1 u. 3

(60 s Pause zwischen den Sets)

4 Sets/Squat (12-15 Wdh.; 8-12 Wdh.; 6-8 Wdh.; 6-8 Wdh.)
4 Sets/Deadlift (12-15 Wdh.; 8-12 Wdh.; 6-8 Wdh.; 6-8 Wdh.)
3 Sets/Lunge (12-15 Wdh.; 8-12 Wdh.; 6-8 Wdh.)
3 Sets/Bench Press (12-15 Wdh.; 8-12 Wdh.; 6-8 Wdh.)
3 Sets/Incline Press (12-15 Wdh.; 8-12 Wdh.; 6-8 Wdh.)
3 Sets/Bent-over Row (12-15 Wdh.; 8-12 Wdh.; 6-8 Wdh.)
3 Sets/Lat Pulldown (12-15 Wdh.; 8-12 Wdh.; 6-8 Wdh.)
3 Sets/Seated Shoulder Press (12-15 Wdh.; 8-12 Wdh.; 6-8 Wdh.)
3 Sets/Lateral Raise (12-15 Wdh.; 8-12 Wdh.; 6-8 Wdh.)
2 Sets/Biceps Curl (8-12 Wdh.; 6-8 Wdh.)
2 Sets/Seated Triceps Extension (8-12 Wdh.; 6-8 Wdh.)
1 Set/Crunch (bis zur Ermüdung)
1 Set/Reverse Crunch (bis zur Ermüdung)
1 Set/V-up mit Twist (bis zur Ermüdung)

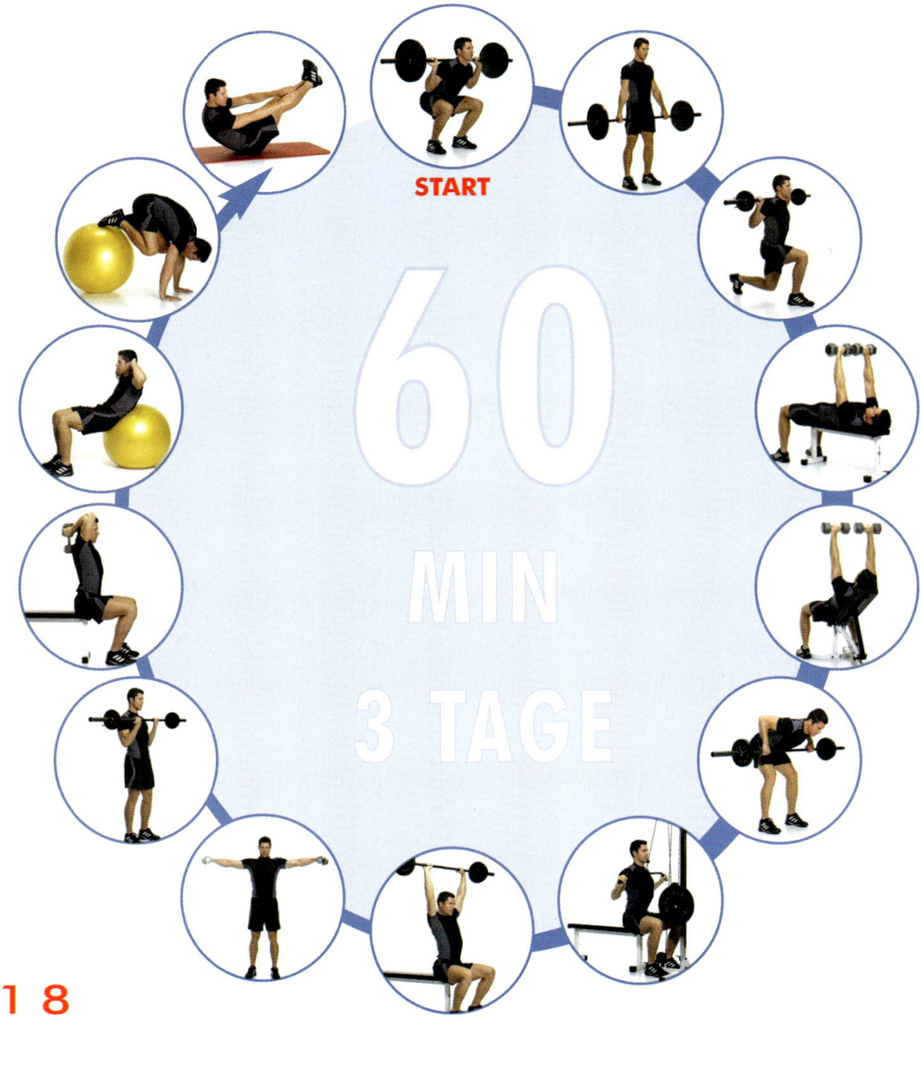

TAG 2

(60 s Pause zwischen den Sets)

4 Sets/Reverse Lunge (12-15 Wdh.; 8-12 Wdh.; 6-8 Wdh.; 6-8 Wdh.)
4 Sets/Bench Press (12-15 Wdh.; 8-12 Wdh.; 6-8 Wdh.; 6-8 Wdh.)
3 Sets/Incline Fly (12-15 Wdh.; 8-12 Wdh.; 6-8 Wdh.)
3 Sets/One-arm Row (12-15 Wdh.; 8-12 Wdh.; 6-8 Wdh.)
3 Sets/Close-grip Pulldown (12-15 Wdh.; 8-12 Wdh.; 6-8 Wdh.)
3 Sets/Seated Shoulder Press (12-15 Wdh.; 8-12 Wdh.; 6-8 Wdh.)
3 Sets/Lateral Raise (12-15 Wdh.; 8-12 Wdh.; 6-8 Wdh.)
2 Sets/Hammer Curl (8-12 Wdh.; 6-8 Wdh.)
2 Sets/Dips (8-12 Wdh.; 6-8 Wdh.)
1 Set/Twisting Crunch (bis zur Ermüdung)
1 Set/Twisting Leg Thrust (bis zur Ermüdung)
1 Set/Twisting Toe Touch (bis zur Ermüdung)

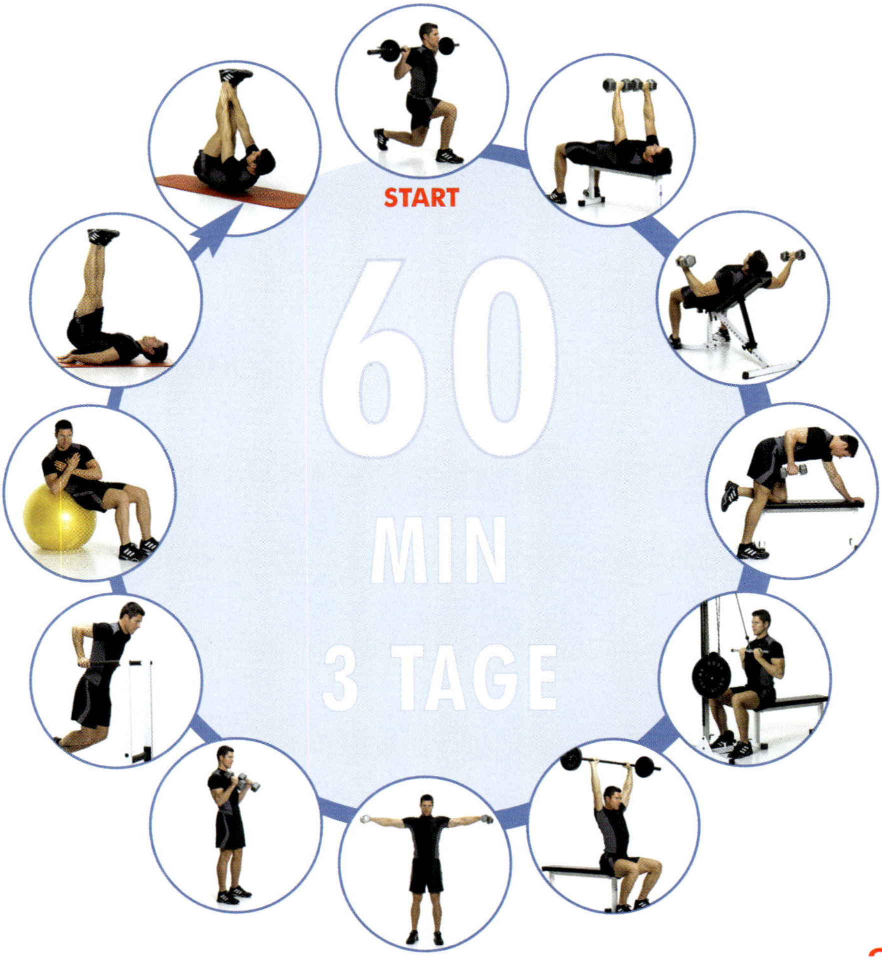

KAPITEL 8

ICH HABE VIER TAGE PRO WOCHE ZUR VERFÜGUNG

8

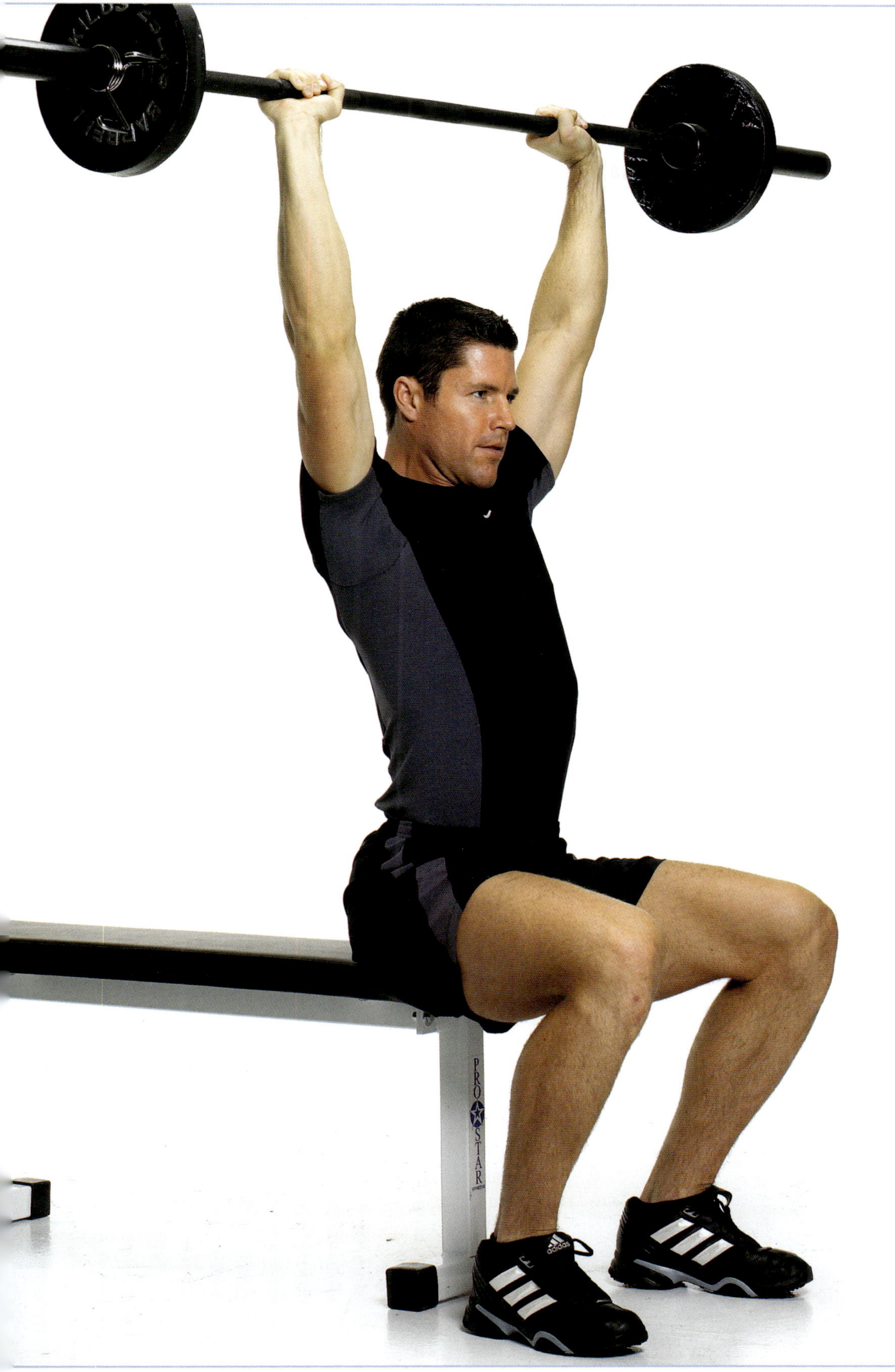
PRO STAR

DER VIER-TAGE-PLAN-PROFIT

Wenn Sie vier Tage pro Woche 30 Minuten oder länger trainieren, gehören Sie bereits zu den ambitionierten, fortgeschrittenen Sportlern.

Sind Sie bereit, Ihrem Training den besonderen Kick zu geben? Dann zeige ich Ihnen im Folgenden, wie einfach dies zu realisieren ist.

Sie können nicht, wie der 1-3 x wöchentlich Trainierende, das Prinzip des Ganzkörpertrainings aufrechterhalten, denn hiermit wäre die Pausengestaltung nicht einzuhalten. Ihr Plan hingegen folgt dem Gesetz des „Splittrainings". Dieses ist in der Tat den ambitionierten Sportlern vorbehalten, denen, die die Zeit haben, ihre Muskeln besonders gründlich und intensiv zu trainieren.

Sie teilen hierzu Ihre Muskeln in zwei Gruppen ein und trainieren die eine Gruppe an einem Tag und die andere Gruppe am anderen Tag. Damit wird jeder Muskel besonders intensiv gefordert und gefördert. Indem ihm die doppelte Trainingszeit zukommt, können Sie umso mehr Muskelfasern separat trainieren.

Ein weiterer Vorteil des Vier-Tage-Programms ist die besondere Beachtung, die Sie Ihren Hauptmuskelgruppen schenken können. Wie Sie bereits an früherer Stelle gelernt haben, bestehen alle großen Muskelgruppen aus verschiedenen Muskelsträngen. Ihre Schultern z. B. setzen sich aus dem vorderen, mittleren und hinteren Strang zusammen. Komplexübungen, wie die Shoulder Press, die im Ganzkörpertraining zur Anwendung kommen, trainieren zwar hervorragend Vorder- und Seitenstränge, vernachlässigen im Gegenzug aber die Rückseite der Schulter. Dank der Vier-Tage-Routine führen Sie an einem Tag eine Komplexübung für die Schulter durch und suchen am folgenden Trainingstag eine andere Übung aus, die speziell die Rückseite trainiert.

Auch Ihre kleinen Muskelgruppen, wie z. B. die Waden, profitieren vom „Splittraining", sind es doch gerade diese, die in den vorherigen Trainingsplänen der allgemeinen Zeitnot zum Opfer fielen. Wer dagegen 4 x pro Woche trainiert, kann sich an einem Tag z. B. dem oberen und äußeren Teil der Wade (M. gastrocnemius), der bei Übungen im Stehen aktiviert wird, widmen. Am nächsten Tag kann er den unterhalb liegenden M. soleus, der bei Übungen in sitzender Position beansprucht wird, trainieren. Mit diesem Trick können Sie auch alle weiteren kleinen Muskelgruppen, wie z. B. Bizeps und Trizeps, gründlich ausbilden.

SO PEPPEN SIE IHRE WOCHE AUF

Im Gegensatz zu den vorhergehenden Programmen erfordert der Vier-Tage-Plan das Training an zwei aufeinanderfolgenden Tagen. Doch, keine Sorge – die Programme sind gut vorgeplant, sodass Sie niemals die gleichen Muskelgruppen 2 x hintereinander trainieren. Es gibt verschiedene Möglichkeiten, Ihre Muskeln in Gruppen aufzuteilen.

In diesem Buch wurde die naheliegendste und sinnvollste ausgewählt: Muskeln, die zusammenarbeiten, bleiben in einer Gruppe. So arbeiten Sie am ersten Tag mit Brust, Schultern, Trizeps und Bauchmuskeln. Am zweiten Tag dann mit Beinen, Rücken, Bizeps und Bauchmuskeln.

Einmal ins Krafttraining eingestiegen, werden Sie sehen, dass jede Brustübung die Mitarbeit von Schulter und Trizeps erfordert. Diese arbeiten indirekt mit, da sie helfen müssen, das Gewicht zu heben.

Gleiches gilt für Rücken und Bizeps bzw. Unterarme. Trainieren Sie Ihren Rücken, arbeiten Bizeps und Unterarme mit.

Da alle zusammenarbeitenden Muskeln einer Gruppe müde werden, wenn ein Muskel ausgebildet wird, trainiere ich sie am selben Tag. Sie finden also immer Übungen für Rücken, Bizeps und Unterarme am selben Tag. Würden Sie dagegen den Rücken an einem, Bizeps und Unterarme am nächsten Tag trainieren, wären alle drei Muskelgruppen wegen ihrer Mitbeteiligung an beiden Tagen müde. Dies beeinträchtigt die Ergebnisse und verhindert optimales Muskelwachstum.

Die Aufteilung in diesem Buch führt dagegen zu intensiver Beanspruchung aller zusammenarbeitenden Muskeln an einem Tag, aber kompletter Ruhe am nächsten Tag. Dieser Rhythmus von Belastung und Entlastung garantiert die besten Ergebnisse.

Eine Ausnahme bilden die Bauchmuskeln: Diese erholen sich schneller von Belastungen als die übrige Muskulatur und können daher an beiden Tagen trainiert werden. Die Bauchmuskulatur teile ich dennoch in obere und untere M. rectus abdominis auf, um die einzelnen Muskelgruppen noch intensiver beanspruchen zu können.

Der beste Weg, ein Vier-Tage-Programm aufzuteilen, ist, Ihr Training am ersten und zweiten Tag der Woche durchzuführen. Dann legen Sie einen Tag Pause ein und trainieren wieder am vierten und fünften Tag der Woche. Schließlich bleiben zwei Tage Pause, bevor der Rhythmus neu beginnt.

Jetzt beginnt das „Splittraining", mit welchem Sie Ihr Ziel in doppelter Geschwindigkeit erreichen!

Zeit sparen!

***Verbringen Sie mehr Zeit ...* mit langsamer Ausführung**

Zeit sollte für Sie keine Rolle spielen. Also können Sie jetzt mit nur wenigen Minuten zusätzlichem Aufwand ganz einfach die Effektivität Ihres Trainings steigern, indem Sie die Übungen betont langsam ausführen: Anstatt sich wie gewohnt für das Heben und Senken der Gewichte jeweils etwa 2 s Zeit zu lassen, verlängern Sie jede Phase auf 6-10 s. Dies ist die sogenannte „Super-Slow-Methode".

Um Ihrem Training neue Reize zu geben, sollten Sie sich ab und zu Zeit nehmen, um nach dieser Methode zu trainieren. Jeder Set dauert dann etwa 2,5-3 min. Diese Übungsausführung erfordert aber, da sie beanspruchender ist, gleichzeitig ein leichtes Senken des Gewichts.

Sie trainieren fokussierter. Je langsamer Sie die Übung ausführen, desto konzentrierter sind Sie. Sie spüren Ihre Muskeln arbeiten, was dazu führt, dass Sie die Übung sehr exakt ausführen und nicht in Versuchung geraten, zu „mogeln", d. h. andere Muskeln zu Hilfe zu nehmen. Aus diesem Grund registrieren viele Sportler auch bereits nach zwei Wochen deutliche Erfolge.

Sie fühlen sich besser. Die „Super-Slow-Methode" ist deutlich verletzungssicherer als jede andere Methode, da die meisten Verletzungen und Schmerzen in den kleinen Muskeln mit stabilisierenden Aufgaben auftreten. Diese werden, wenn Sie zu hohe Gewichte auflegen, häufig überlastet.

Sie müssen dabei nicht befürchten, dass das Training mit niedrigerem Gewicht geringere Effekte haben könnte. Eine langsamere Bewegungsausführung mit geringerem Gewicht hat denselben Effekt auf den Muskelzuwachs wie eine schnellere Ausführung mit höherem Gewicht.

Sie sind schneller fertig. Auf den ersten Blick scheint das Training nach der „Super-Slow-Methode" mehr Zeit in Anspruch zu nehmen. Wenn Sie aber bedenken, dass die Effektivität eines einzigen Sets nach der „Super-Slow-Methode" etwa drei Sets der traditionellen Methode entspricht, können Sie sogar Zeit sparen!

Ein Set mit 15 Wiederholungen dauert nach der traditionellen Methode etwa 1,5 min. Hinzu kommen 30-45 s Pause zwischen den Sets. Addiert entspricht das etwa 6 min Dauer für drei Sets pro Übung.

Ein Set nach der „Super-Slow-Methode" dauert dagegen 3 min plus 1 min Erholung, hat aber die gleiche Effektivität wie drei Sets der traditionellen Methode. Sie sparen also 2 min pro Übung und trainieren gleichzeitig mit geringerer Belastung Ihrer Gelenke und Sehnen.

***Verbringen Sie mehr Zeit damit ...* sich um die Muskeln zu kümmern, die Sie nicht sehen können!**

Zugegeben, es ist viel leichter und interessanter, sich auf die Muskeln zu konzentrieren, die man im Spiegel sieht. Doch Erfolg versprechender kann es sein, eben die Muskeln zu trainieren, die im Hintergrund arbeiten und ebenfalls wichtige Aufgaben erfüllen. Der Trapeziusmuskel, die hintere Schultermuskulatur, oberer und unterer Rücken, die Gesäßmuskulatur, die hintere Oberschenkelmuskulatur, die Waden, all diese wenig beachteten Muskeln tragen eine hohe Verantwortung im Zusammenspiel der Körpermuskulatur. Hier einige Tricks, wie Sie noch konzentrierter arbeiten:

Fokussierung: Bei einigen Übungen kann es hilfreich sein, Ihre Augen zu schließen. Hierdurch verstärken Sie Ihre Sensibilität für die arbeitende Muskulatur und schalten gleichzeitig Ablenkungen durch Außeneinflüsse aus. Übungen für den oberen Rücken sowie einarmiges Rudern, Zieh- und liegende Übungen können sinnvoll auf diese Weise trainiert werden. Bei allen Übungen, die Balance erfordern, ist dies natürlich nicht angemessen. In diesem Falle sollte man viel eher seine Bewegung im Spiegel verfolgen.

Trainieren Sie mit Partner: Um herauszufinden, ob Sie wirklich die Muskeln anspannen, die Sie trainieren möchten, können Sie einen Trainingspartner bitten, diese während der Bewegung leicht anzutippen. Insbesondere für Rücken-, Bauch- und Beinübungen ist dies eine gute Methode, die Bewegungsausführung zu optimieren. Beachten Sie, dass Sie nie nach unten schauen sollten, um die Bewegung zu kontrollieren!

Muskelnachsorge: Auch wenn es Ihnen ein wenig prahlerisch erscheint, sollten Sie nach jeder Übung den zuletzt arbeitenden Muskel für etwa 4-5 s dehnen, um ihm die Spannung zu nehmen.

10 MINUTEN/VIER TAGE PRO WOCHE

IHR FETT-WEG-SOFORTPROGRAMM

Alle vier Tage:

1 min Herz-Kreislauf-Training mit niedriger Intensität
8 min Herz-Kreislauf-Training mit hoher Intensität
1 min Herz-Kreislauf-Training mit niedriger Intensität

IHR KRAFT-SOFORTPROGRAMM

(45 s Pause zwischen den Sets)

TAG 1 u. 3

2 Sets/Power Clean (6-8 Wdh.)
2 Sets/Bench Press (6-8 Wdh.)
2 Sets/Push Press (6-8 Wdh.)
2 Sets/Dips (6-8 Wdh.)

(45 s Pause zwischen den Sets)

TAG 2 u. 4

3 Sets/Squat (6-8 Wdh.)
3 Sets/Deadlift (6-8 Wdh.)
2 Sets/Bent-over Row (6-8 Wdh.)

IHR MUSKEL-SOFORTPROGRAMM

(30 s Pause zwischen den Sets)

TAG 1 u. 3

3 Sets/Bench Press (8-12 Wdh.)
2 Sets/Seated Shoulder Press (8-12 Wdh.)
2 Sets/Seated Triceps Extension (8-12 Wdh.)
1 Set/Crunch (bis zur Ermüdung)

(30 s Pause zwischen den Sets)

TAG 2 u. 4

3 Sets/Squat (8-12 Wdh.)
2 Sets/Bent-over Row (8-12 Wdh.)
2 Sets/Biceps Curl (8-12 Wdh.)
1 Set/Reverse Crunch (bis zur Ermüdung)

IHR GANZKÖRPER-SOFORTPROGRAMM

TAG 1

(30 s Pause zwischen den Sets)

2 Sets/Bench Press (8-12 Wdh.)
2 Sets/Seated Shoulder Press (8-12 Wdh.)
2 Sets/Seated Triceps Extension (8-12 Wdh.)
2 Sets/Crunch (bis zur Ermüdung)

TAG 2

(30 s Pause zwischen den Sets)

2 Sets/Squat (8-12 Wdh.)
2 Sets/Lunge (8-12 Wdh.)
2 Sets/Bent-over Row (8-12 Wdh.)
2 Sets/Biceps Curl (8-12 Wdh.)

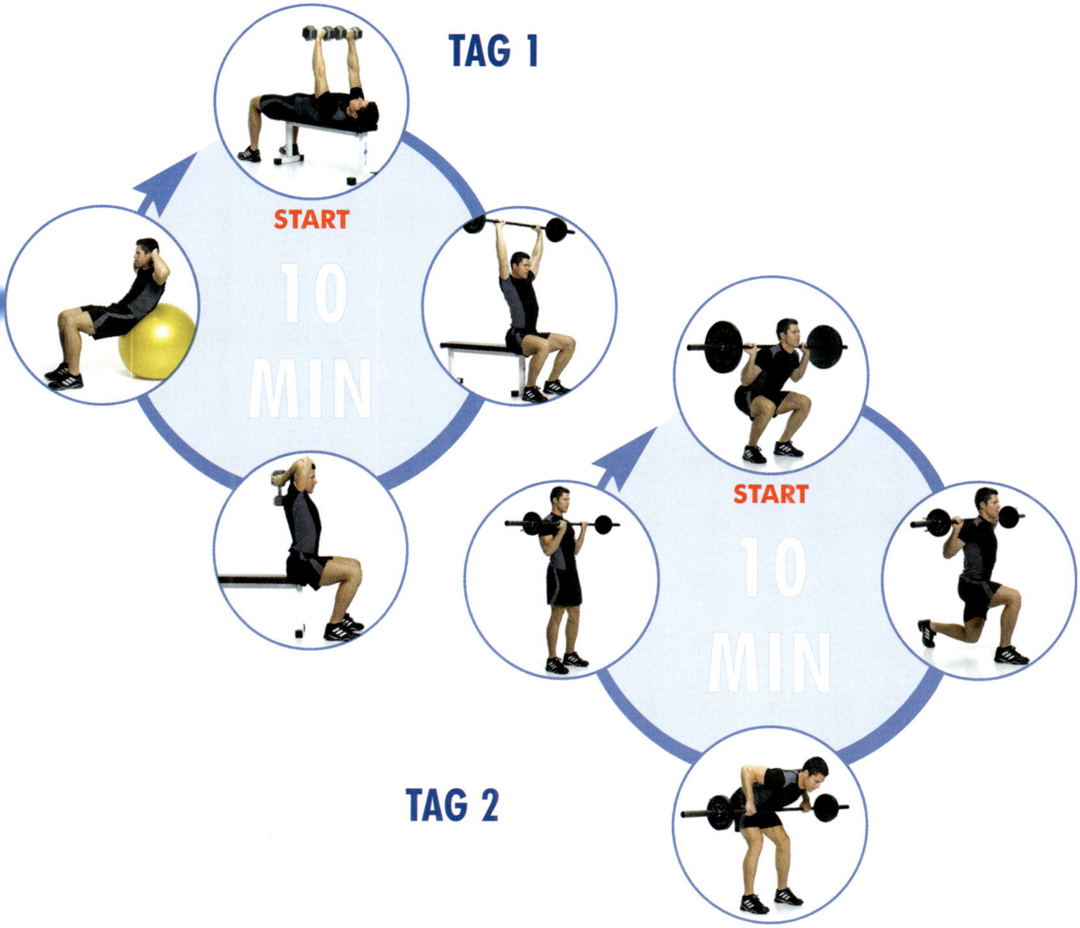

TAG 3

(15 s Pause zwischen den Sets)

2 Sets/Incline Press (12-15 Wdh.)
2 Sets/Lateral Raise (12-15 Wdh.)
2 Sets/Triceps Pushdown (12-15 Wdh.)
2 Sets/Reverse Crunch (bis zur Ermüdung)

TAG 4

(15 s Pause zwischen den Sets)

2 Sets/Front Squat (12-15 Wdh.)
2 Sets/Reverse Lunge (12-15 Wdh.)
2 Sets/Lat Pulldown (12-15 Wdh.)
2 Sets/Hammer Curl (12-15 Wdh.)

TAG 3

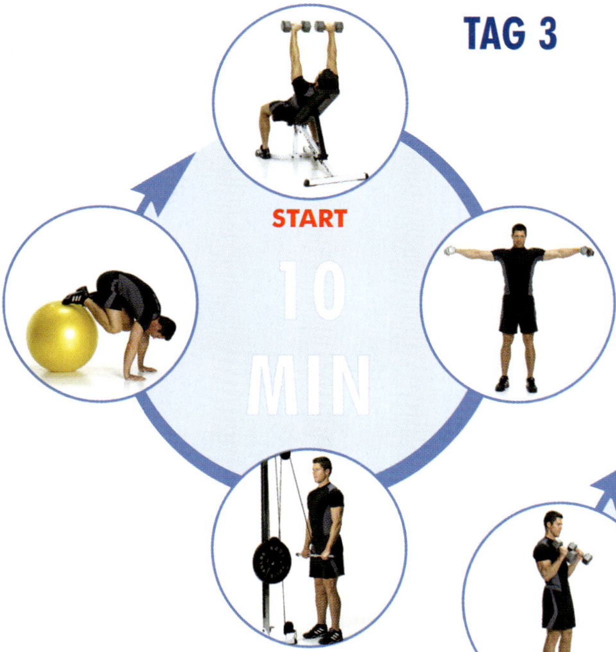

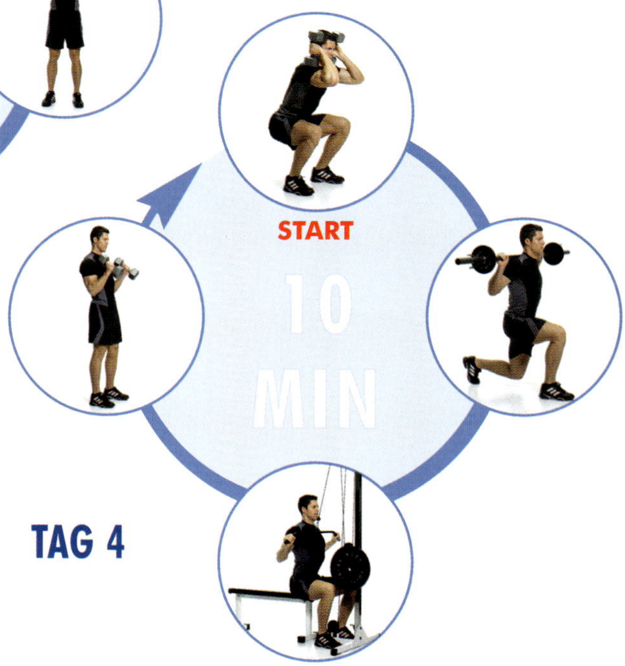

TAG 4

20 MINUTEN/VIER TAGE PRO WOCHE

IHR FETT-WEG-SOFORTPROGRAMM

Alle vier Tage:

2 min Herz-Kreislauf-Training mit niedriger Intensität
16 min Herz-Kreislauf-Training mittlerer Intensität
2 min Herz-Kreislauf-Training mit niedriger Intensität

IHR KRAFT-SOFORTPROGRAMM

TAG 1 u. 3

(60 s Pause zwischen den Sets)

4 Sets/Power Clean (6-8 Wdh.)
3 Sets/Bench Press (6-8 Wdh.)
3 Sets/Push Press (6-8 Wdh.)
3 Sets/Dips (6-8 Wdh.)

TAG 2 u. 4

(60 s Pause zwischen den Sets)

4 Sets/Squat (6-8 Wdh.)
4 Sets/Deadlift (6-8 Wdh.)
3 Sets/Bent-over Row (6-8 Wdh.)
2 Sets/Biceps Curl (6-8 Wdh.)

IHR MUSKEL-SOFORTPROGRAMM

TAG 1 u. 3

(30 s Pause zwischen den Sets)

3 Sets/Bench Press (8-12 Wdh.)
2 Sets/Incline Press (8-12 Wdh.)
3 Sets/Seated Shoulder Press (8-12 Wdh.)
2 Sets/Lateral Raise (8-12 Wdh.)
3 Sets/Seated Triceps Extension (8-12 Wdh.)
2 Sets/Triceps Pushdown (8-12 Wdh.)
1 Set/Crunch (bis zur Ermüdung)
1 Set/Reverse Crunch (bis zur Ermüdung)

TAG 2 u. 4

(30 s Pause zwischen den Sets)

3 Sets/Squat (8-12 Wdh.)
3 Sets/Lunge (8-12 Wdh.)
3 Sets/Bent-over Row (8-12 Wdh.)
2 Sets/Lat Pulldown (8-12 Wdh.)
2 Sets/Biceps Curl (8-12 Wdh.)
2 Sets/Reverse Curl (8-12 Wdh.)
1 Set/Crunch (bis zur Ermüdung)
1 Set/Reverse Crunch (bis zur Ermüdung)

IHR GANZKÖRPER-SOFORTPROGRAMM

(30 s Pause zwischen den Sets)

TAG 1

3 Sets/Bench Press (12-15 Wdh.; 8-12 Wdh.; 6-8 Wdh.)
2 Sets/Incline Press (8-12 Wdh.; 6-8 Wdh.)
3 Sets/Seated Shoulder Press (12-15 Wdh.; 8-12 Wdh.; 6-8 Wdh.)
2 Sets/Lateral Raise (8-12 Wdh.; 6-8 Wdh.)
3 Sets/Seated Triceps Extension (12-15 Wdh.; 8-12 Wdh.; 6-8 Wdh.)
2 Sets/Triceps Pushdown (8-12 Wdh.; 6-8 Wdh.)
1 Set/Crunch (bis zur Ermüdung)
1 Set/Reverse Crunch (bis zur Ermüdung)

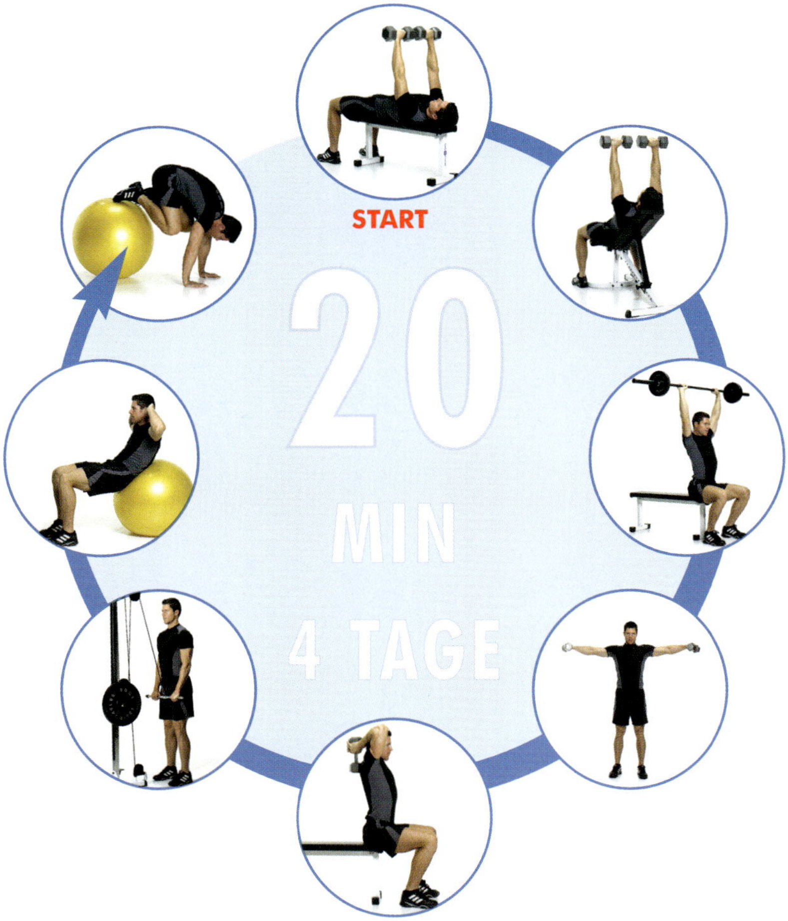

8

TAG 2

(30 s Pause zwischen den Sets)

3 Sets/Squat (12-15 Wdh.; 8-12 Wdh.; 6-8 Wdh.)
3 Sets/Lunge (12-15 Wdh.; 8-12 Wdh.; 6-8 Wdh.)
3 Sets/Bent-over Row (12-15 Wdh.; 8-12 Wdh.; 6-8 Wdh.)
2 Sets/Lat Pulldown (8-12 Wdh.; 6-8 Wdh.)
2 Sets/Biceps Curl (8-12 Wdh.; 6-8 Wdh.)
2 Sets/Reverse Curl (8-12 Wdh.; 6-8 Wdh.)
1 Set/Side Raise (bis zur Ermüdung)
1 Set/V-up mit Twist (bis zur Ermüdung)

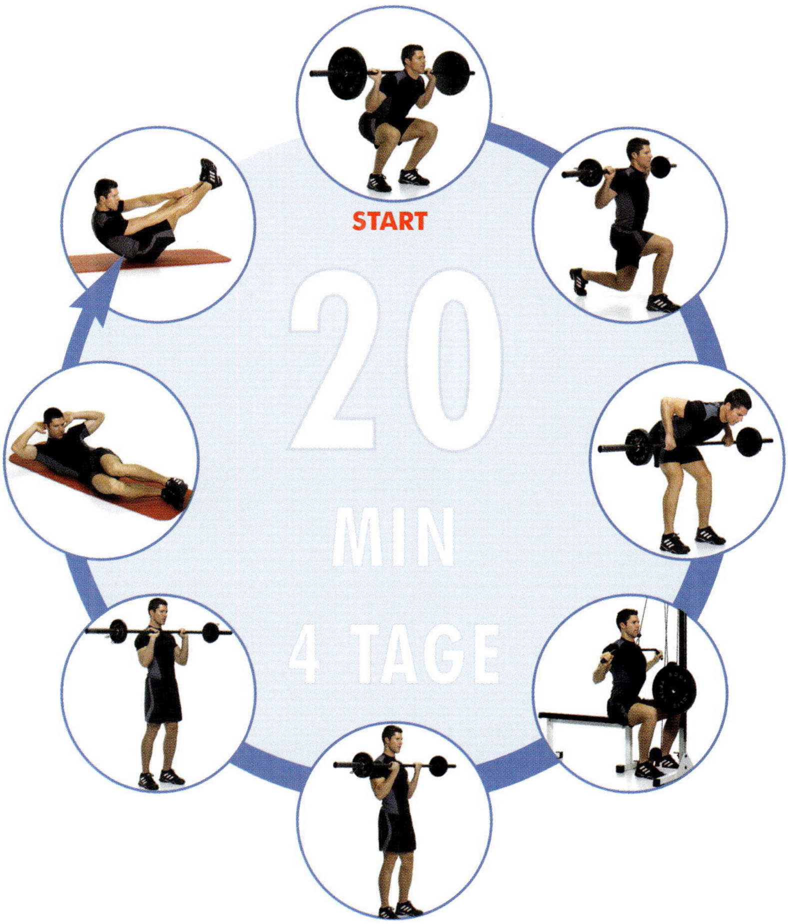

TAG 3

(30 s Pause zwischen den Sets)

3 Sets/Bench Press (12-15 Wdh.; 8-12 Wdh.; 6-8 Wdh.)
2 Sets/Chest Fly (8-12 Wdh.; 6-8 Wdh.)
3 Sets/Seated Shoulder Press (12-15 Wdh.; 8-12 Wdh.; 6-8 Wdh.)
2 Sets/Bent-over Reverse Raise (8-12 Wdh.; 6-8 Wdh.)
3 Sets/Triceps Pushdown (12-15 Wdh.; 8-12 Wdh.; 6-8 Wdh.)
2 Sets/Dips (8-12 Wdh.; 6-8 Wdh.)
1 Set/Crunch (bis zur Ermüdung)
1 Set/Reverse Crunch (bis zur Ermüdung)

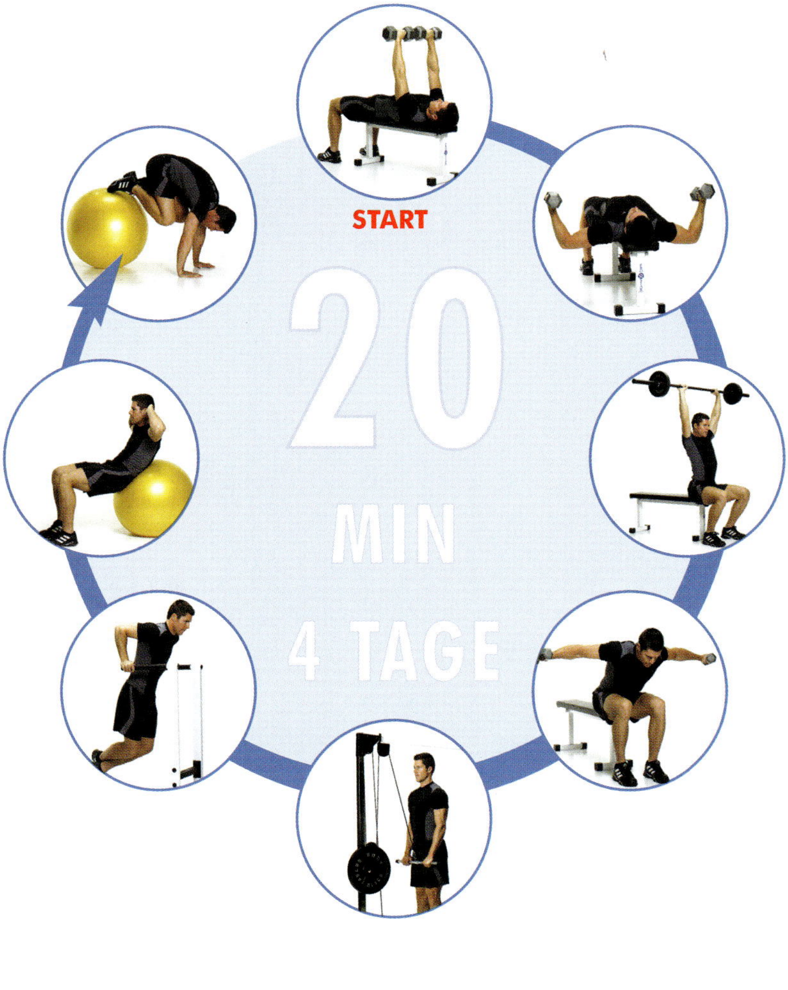

(30 s Pause zwischen den Sets)

TAG 4

3 Sets/Front Squat (12-15 Wdh.; 8-12 Wdh.; 6-8 Wdh.)
3 Sets/Reverse Lunge (12-15 Wdh.; 8-12 Wdh.; 6-8 Wdh.)
2 Sets/One-arm Row (8-12 Wdh.; 6-8 Wdh.)
2 Sets/Close-grip Pulldown (8-12 Wdh.; 6-8 Wdh.)
2 Sets/Hammer Curl (8-12 Wdh.; 6-8 Wdh.)
2 Sets/Preacher Curl (8-12 Wdh.; 6-8 Wdh.)
1 Set/Side Raise (bis zur Ermüdung)
1 Set/V-up mit Twist (bis zur Ermüdung)

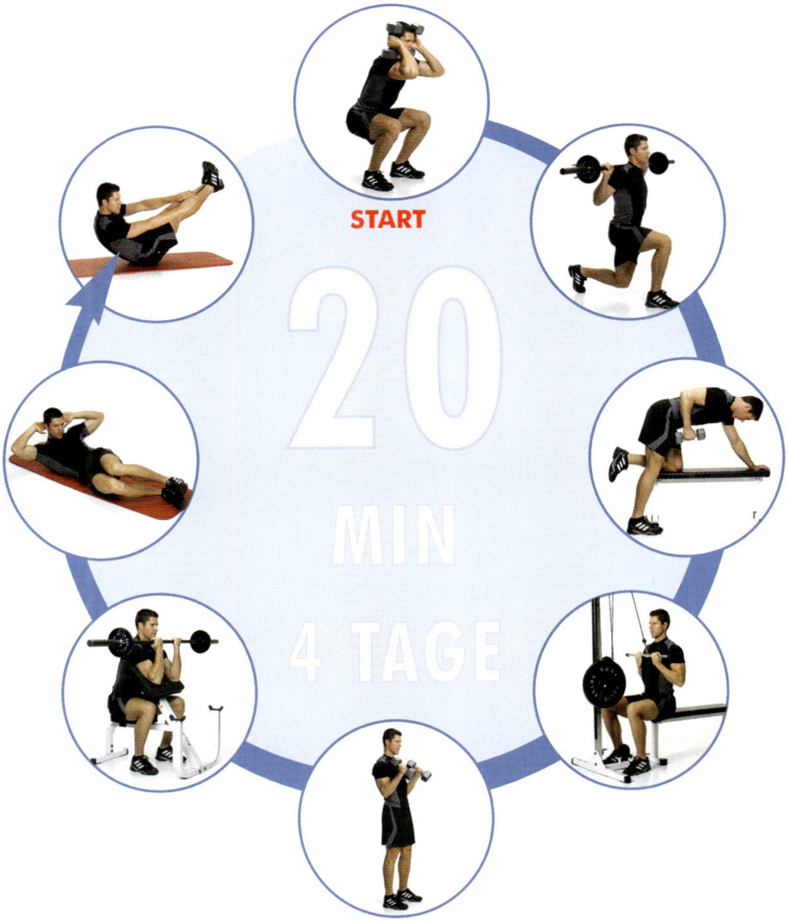

30 MINUTEN/VIER TAGE PRO WOCHE

IHR FETT-WEG-SOFORTPROGRAMM

(15 s Pause zwischen den Sets)

TAG 1 u. 3

2 min Herz-Kreislauf-Training mit niedriger Intensität
2 Sets/Bench Press (12-15 Wdh.)
2 Sets/Seated Shoulder Press (12-15 Wdh.)
2 Sets/Seated Triceps Extension (12-15 Wdh.)
2 Sets/Crunch (bis zur Ermüdung)
16 min Herz-Kreislauf-Training mittlerer Intensität
2 min Herz-Kreislauf-Training mit niedriger Intensität

(15 s Pause zwischen den Sets)

TAG 2 u. 4

2 min Herz-Kreislauf-Training mit niedriger Intensität
2 Sets/Squat (12-15 Wdh.)
2 Sets/Lunge (12-15 Wdh.)
2 Sets/Bent-over Row (12-15 Wdh.)
2 Sets/Biceps Curl (12-15 Wdh.)
16 min Herz-Kreislauf-Training mittlerer Intensität
2 min Herz-Kreislauf-Training mit niedriger Intensität

IHR KRAFT-SOFORTPROGRAMM

(90 s Pause zwischen den Sets)

TAG 1 u. 3

3 Sets/Bench Press (6-8 Wdh.)
3 Sets/Incline Press (6-8 Wdh.)
3 Sets/Decline Press (6-8 Wdh.)
3 Sets/Seated Shoulder Press (6-8 Wdh.)
3 Sets/Dips (6-8 Wdh.)

(90 s Pause zwischen den Sets)

TAG 2 u. 4

4 Sets/Squat (6-8 Wdh.)
4 Sets/Deadlift (6-8 Wdh.)
3 Sets/Lunge (6-8 Wdh.)
2 Sets/Bent-over Row (6-8 Wdh.)
2 Sets/Biceps Curl (6-8 Wdh.)

IHR MUSKEL-SOFORTPROGRAMM

(30 s Pause zwischen den Sets)

TAG 1 u. 3

4 Sets/Bench Press (8-12 Wdh.)
3 Sets/Incline Press (8-12 Wdh.)
2 Sets/Chest Fly (8-12 Wdh.)
3 Sets/Seated Shoulder Press (8-12 Wdh.)
3 Sets/Lateral Raise (8-12 Wdh.)
2 Sets/Bent-over Reverse Raise (8-12 Wdh.)
3 Sets/Seated Triceps Extension (8-12 Wdh.)
3 Sets/Triceps Pushdown (8-12 Wdh.)
1 Set/Crunch (bis zur Ermüdung)
1 Set/Reverse Crunch (bis zur Ermüdung)

(30 s Pause zwischen den Sets)

TAG 2 u. 4

4 Sets/Squat (8-12 Wdh.)
3 Sets/Deadlift (8-12 Wdh.)
3 Sets/Lunge (8-12 Wdh.)
3 Sets/One-arm Row (8-12 Wdh.)
3 Sets/Biceps Curl (8-12 Wdh.)
3 Sets/Reverse Curl (8-12 Wdh.)
3 Sets/Standing Calf Raise (8-12 Wdh.)
1 Set /Side Raise (bis zur Ermüdung)
1 Set/V-up mit Twist (bis zur Ermüdung)

Zeit sparen!

Einige Regeln zur „Super-Slow-Technik"

- Bedenken Sie bei der superlangsamen Ausführung, das Gewicht um mindestens 40-50 % zu senken. Wenn Sie also normalerweise mit 15 kg Gewicht arbeiten, dann nehmen Sie stattdessen 8-10-kg-Hanteln.
- Singen anstatt zählen. Wenn Sie wie gewöhnlich die Wiederholungen im Kopf mitzählen, halten Sie erfahrungsgemäß nicht die 6-8 s ein. Ein einfacher Trick, sich zu überlisten, die Übung wirklich langsam genug auszuführen, ist Singen. Hierzu schauen Sie zunächst, während Sie ein Ihnen gut bekanntes Lied singen, auf die Uhr. Sie zählen, wie viele Noten (oder Wörter) in 6-8 s gesungen werden und behalten diese im Kopf. Dann führen Sie die Übung aus und singen leise mit. Dies vermittelt Ihnen ein genaueres Gefühl, wie langsam Sie das Gewicht heben bzw. senken müssen.
- Trainieren Sie nur ein oder zwei Sätze. „Viel hilft viel" ist nicht immer angemessen. Bei der „Super-Slow-Technik" sind 1-2 Sätze angemessen. Wenn Sie mehr trainieren, macht das die Muskeln nur unnötig müde, aber es hat keinen positiven Effekt auf Ihr Muskelwachstum.

IHR GANZKÖRPER-SOFORTPROGRAMM

(30 s Pause zwischen den Sets)

TAG 1

4 Sets/Bench Press (12-15 Wdh.; 8-12 Wdh.; 6-8 Wdh.; 6-8 Wdh.)
3 Sets/Incline Fly (12-15 Wdh.; 8-12 Wdh.; 6-8 Wdh.)
3 Sets/Decline Press (12-15 Wdh.; 8-12 Wdh.; 6-8 Wdh.)
3 Sets/Seated Shoulder Press (12-15 Wdh.; 8-12 Wdh.; 6-8 Wdh.)
3 Sets/Lateral Raise (12-15 Wdh.; 8-12 Wdh.; 6-8 Wdh.)
3 Sets/Seated Triceps Extension (12-15 Wdh.; 8-12 Wdh.; 6-8 Wdh.)
3 Sets/Triceps Pushdown (12-15 Wdh.; 8-12 Wdh.; 6-8 Wdh.)
1 Set/Crunch (bis zur Ermüdung)
1 Set/Reverse Crunch (bis zur Ermüdung)

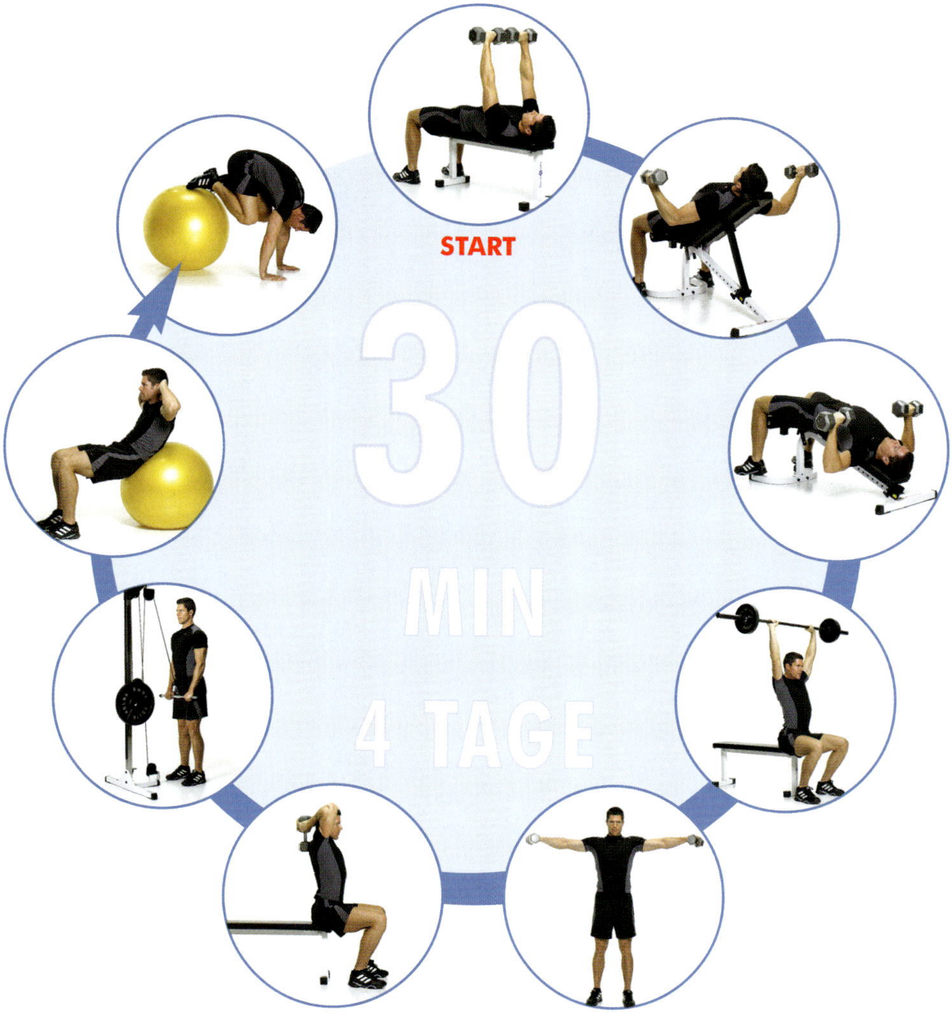

8

TAG 2

(30 s Pause zwischen den Sets)

3 Sets/Squat (12-15 Wdh.; 8-12 Wdh.; 6-8 Wdh.)
3 Sets/Lunge (12-15 Wdh.; 8-12 Wdh.; 6-8 Wdh.)
2 Sets/Side Lunge (12-15 Wdh.; 8-12 Wdh.)
3 Sets/Bent-over Row (12-15 Wdh.; 8-12 Wdh.; 6-8 Wdh.)
3 Sets/Lat Pulldown (8-12 Wdh.; 8-12 Wdh.; 6-8 Wdh.)
3 Sets/Biceps Curl (8-12 Wdh.; 8-12 Wdh.; 6-8 Wdh.)
3 Sets/Reverse Curl (8-12 Wdh.; 8-12 Wdh.; 6-8 Wdh.)
2 Sets/Standing Calf Raise (12-15 Wdh.; 8-12 Wdh.)
1 Set/Side Raise (bis zur Ermüdung)
1 Set/V-up mit Twist (bis zur Ermüdung)

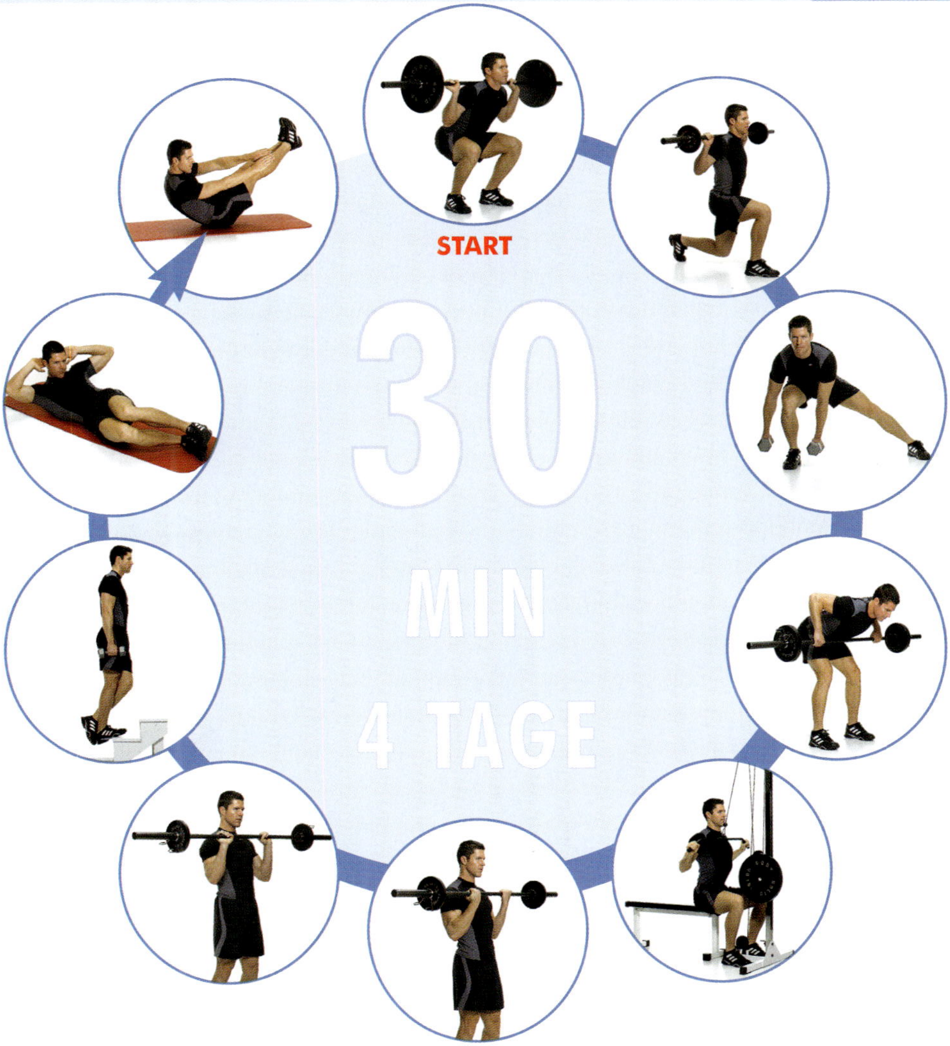

(30 s Pause zwischen den Sets)

TAG 3

4 Sets /Bench Press (12-15 Wdh.; 8-12 Wdh.; 6-8 Wdh.; 6-8 Wdh.)
3 Sets/Chest Fly (12-15 Wdh.; 8-12 Wdh.; 6-8 Wdh.)
3 Sets/Seated Shoulder Press (12-15 Wdh.; 8-12 Wdh.; 6-8 Wdh.)
3 Sets/Front Raise(12-15 Wdh.; 8-12 Wdh.; 6-8 Wdh.)
3 Sets/Bent-over Reverse Raise (12-15 Wdh.; 8-12 Wdh.; 6-8 Wdh.)
3 Sets/Lying Triceps Press (12-15 Wdh.; 8-12 Wdh.; 6-8 Wdh.)
2 Sets/One-arm Triceps Extension (12-15 Wdh.; 8-12 Wdh.)
1 Set/Crunch (bis zur Ermüdung)
1 Set/Reverse Crunch (bis zur Ermüdung)

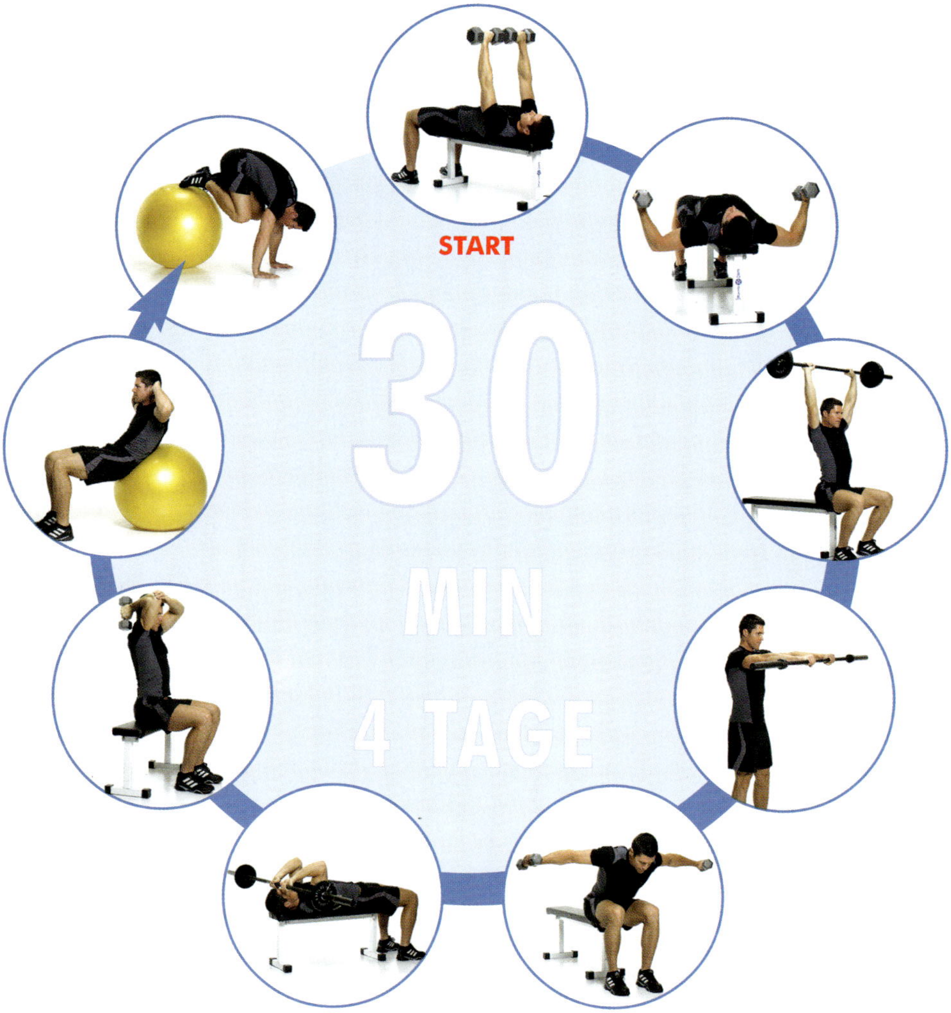

8

TAG 4

(30 s Pause zwischen den Sets)

3 Sets/Front Squat (12-15 Wdh.; 8-12 Wdh.; 6-8 Wdh.)
3 Sets/Reverse Lunge (12-15 Wdh.; 8-12 Wdh.; 6-8 Wdh.)
3 Sets/One-arm Row (12-15 Wdh.; 8-12 Wdh.; 6-8 Wdh.)
3 Sets/Close-grip Pulldown (8-12 Wdh.; 8-12 Wdh.; 6-8 Wdh.)
3 Sets/Hammer Curl (8-12 Wdh.; 8-12 Wdh.; 6-8 Wdh.)
2 Sets/Preacher Curl (8-12 Wdh.; 6-8 Wdh.)
1 Set/Wrist Curl (8-12 Wdh.)
1 Set/Wrist Extension (8-12 Wdh.)
2 Sets/Seated Calf Raise (12-15 Wdh.; 8-12 Wdh.)
1 Set/Side Raise (bis zur Ermüdung)
1 Set/V-up mit Twist (bis zur Ermüdung)

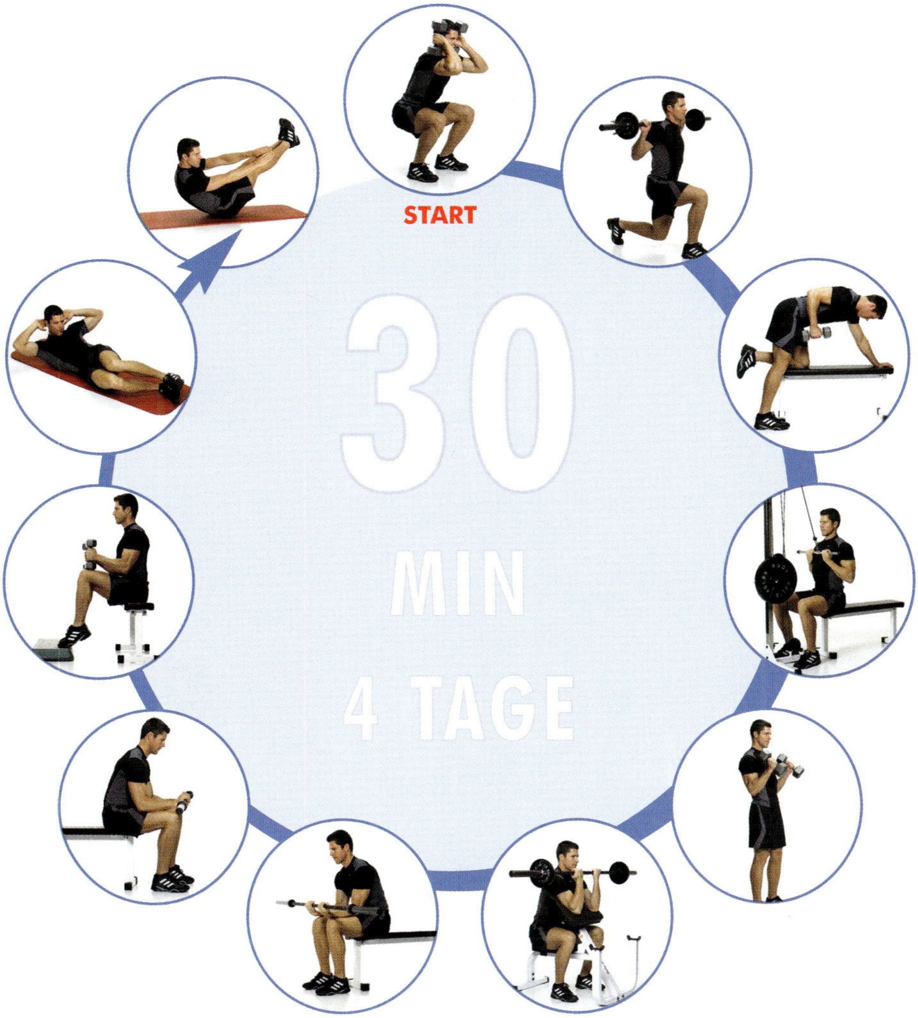

45 MINUTEN/VIER TAGE PRO WOCHE

IHR FETT-WEG-SOFORTPROGRAMM

(15 s Pause zwischen den Sets)

TAG 1 u. 3

2 min Herz-Kreislauf-Training mit niedriger Intensität
2 Sets/Bench Press (12-15 Wdh.)
2 Sets/Chest Fly (12-15 Wdh.)
2 Sets/Seated Shoulder Press (12-15 Wdh.)
2 Sets/Lateral Raise (12-15 Wdh.)
2 Sets/Seated Triceps Extension (12-15 Wdh.)
2 Sets/Kickback (12-15 Wdh.)
1 Set/Crunch (bis zur Ermüdung)
1 Set/Reverse Crunch (bis zur Ermüdung)
20 min Herz-Kreislauf-Training mittlerer Intensität (farbig)
3 min Herz-Kreislauf-Training mit niedriger Intensität

(15 s Pause zwischen den Sets)

TAG 2 u. 4

2 min Herz-Kreislauf-Training mit niedriger Intensität
3 Sets/Squat (12-15 Wdh.)
3 Sets/Lunge (12-15 Wdh.)
3 Sets/Bent-over Row (12-15 Wdh.)
2 Sets/Lat Pulldown (12-15 Wdh.)
2 Sets/Biceps Curl (12-15 Wdh.)
2 Sets/Crunch (bis zur Ermüdung)
2 Sets/Reverse Crunch (bis zur Ermüdung)
20 min Herz-Kreislauf-Training mittlerer Intensität (farbig)
3 min Herz-Kreislauf-Training mit niedriger Intensität

IHR KRAFT-SOFORTPROGRAMM

(90 s Pause zwischen den Sets)

TAG 1 u. 3

4 Sets/Bench Press (6-8 Wdh.)
3 Sets/Incline Press (6-8 Wdh.)
3 Sets/Decline Press (6-8 Wdh.)
4 Sets/Seated Shoulder Press (6-8 Wdh.)
4 Sets/Dips (6-8 Wdh.)
3 Sets/Triceps Pushdown (6-8 Wdh.)
1 Set/Crunch (bis zur Ermüdung)
1 Set/Reverse Crunch (bis zur Ermüdung)

(90 s Pause zwischen den Sets)

TAG 2 u. 4

5 Sets/Squat (6-8 Wdh.)
5 Sets/Deadlift (6-8 Wdh.)
3 Sets/Lunge (6-8 Wdh.)
3 Sets/Bent-over Row (6-8 Wdh.)
3 Sets/Lat Pulldown (6-8 Wdh.)
2 Sets/Biceps Curl (6-8 Wdh.)
1 Set/Crunch (bis zur Ermüdung)
1 Set/Reverse Crunch (bis zur Ermüdung)

IHR MUSKEL-SOFORTPROGRAMM

(45 s Pause zwischen den Sets)

TAG 1 u. 3

4 Sets/Bench Press (8-12 Wdh.)
4 Sets/Incline Press (8 -12Wdh.)
3 Sets/Decline Press (8-12 Wdh.)
4 Sets/Seated Shoulder Press (8-12 Wdh.)
3 Sets/Lateral Raise (8-12 Wdh.)
3 Sets/Bent-over Reverse Raise (8-12 Wdh.)
3 Sets/Seated Triceps Extension (8-12 Wdh.)
3 Sets/Triceps Pushdown (8-12 Wdh.)
1 Set/Twisting Crunch (bis zur Ermüdung)
1 Set/Twisting Leg Thrust (bis zur Ermüdung)
1 Set/V-up mit Twist (bis zur Ermüdung)

(45 s Pause zwischen den Sets)

TAG 2 u. 4

4 Sets/Squat (8-12 Wdh.)
4 Sets/Deadlift (8-12 Wdh.)
4 Sets/Lunge (8-12 Wdh.)
3 Sets/Bent-over Row (8-12 Wdh.)
3 Sets/Lat Pulldown (8-12 Wdh.)
3 Sets/Biceps Curl (8-12 Wdh.)
3 Sets/Reverse Curl (8-12 Wdh.)
3 Sets/Standing Calf Raise (8-12 Wdh.)
1 Set/Crunch (bis zur Ermüdung)
1 Set/Reverse Crunch (bis zur Ermüdung)
1 Set/Side Raise (bis zur Ermüdung)

IHR GANZKÖRPER-SOFORTPROGRAMM

(45 s Pause zwischen den Sets)

TAG 1

4 Sets/Bench Press (12-15 Wdh.; 8-12 Wdh.; 6-8 Wdh.; 6-8 Wdh.)
3 Sets/Incline Fly (12-15 Wdh.; 8-12 Wdh.; 6-8 Wdh.)
3 Sets/Decline Press (12-15 Wdh.; 8-12 Wdh.; 6-8 Wdh.)
4 Sets/Seated Shoulder Press (12-15 Wdh.; 8-12 Wdh.; 6-8 Wdh.; 6-8 Wdh.)
3 Sets/Lateral Raise (12-15 Wdh.; 8-12 Wdh.; 6-8 Wdh.)
2 Sets/Shrug (12-15 Wdh.; 8-12 Wdh.)
3 Sets/Seated Triceps Extension (12-15 Wdh.; 8-12 Wdh.; 6-8 Wdh.)
3 Sets/Triceps Pushdown (12-15 Wdh.; 8-12 Wdh.; 6-8 Wdh.)
2 Sets/Crunch (bis zur Ermüdung)
2 Sets/Reverse Crunch (bis zur Ermüdung)

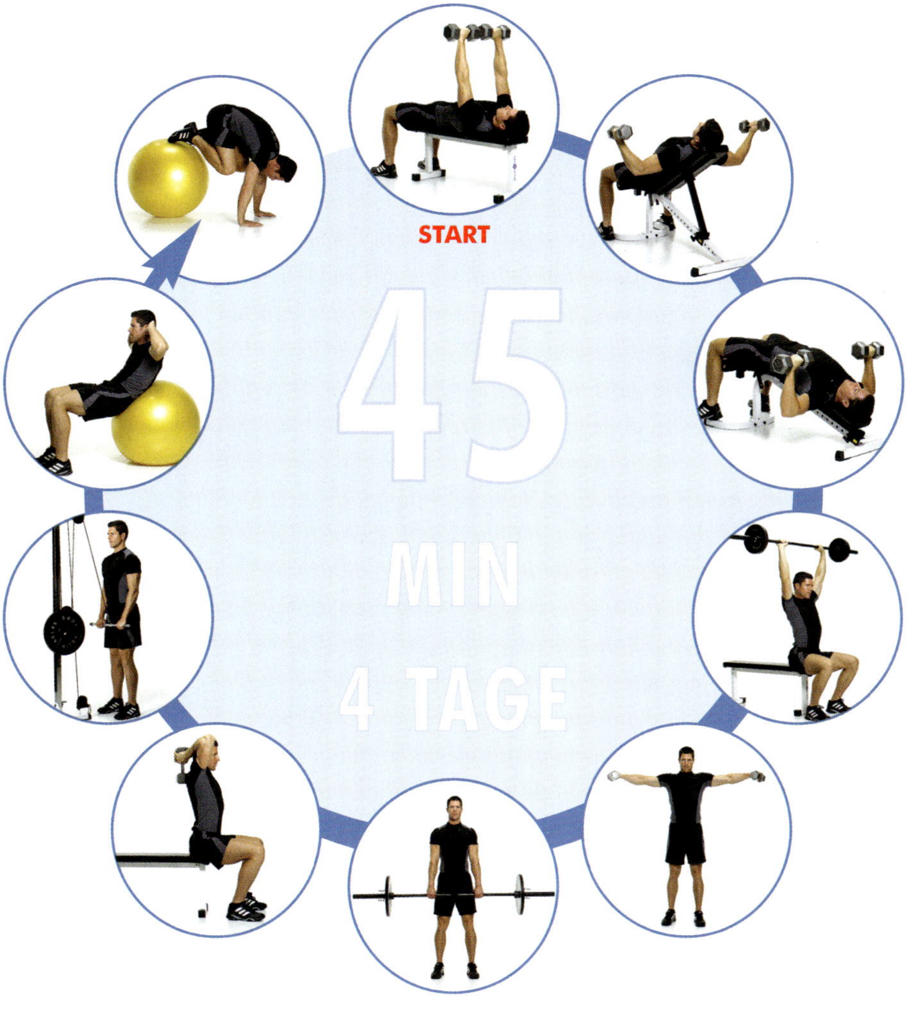

TAG 2

(45 s Pause zwischen den Sets)

3 Sets/Squat (12-15 Wdh.; 8-12 Wdh.; 6-8 Wdh.)
3 Sets/Lunge (12-15 Wdh.; 8-12 Wdh.; 6-8 Wdh.)
2 Sets/Side Lunge (12-15 Wdh.; 8-12 Wdh.)
4 Sets/Bent-over Row (12-15 Wdh.; 8-12 Wdh.; 6-8 Wdh.; 6-8 Wdh.)
3 Sets/Lat Pulldown (12-15 Wdh.; 8-12 Wdh.; 6-8 Wdh.)
2 Sets/Upright Row (8-12 Wdh.; 6-8 Wdh.)
3 Sets/Biceps Curl (12-15 Wdh.; 8-12 Wdh.; 6-8 Wdh.)
3 Sets/Reverse Curl (12-15 Wdh.; 8-12 Wdh.; 6-8 Wdh.)
2 Sets/Standing Calf Raise (12-15 Wdh.; 8-12 Wdh.)
2 Sets/Side Raise (bis zur Ermüdung)
2 Sets/V-up mit Twist (bis zur Ermüdung)

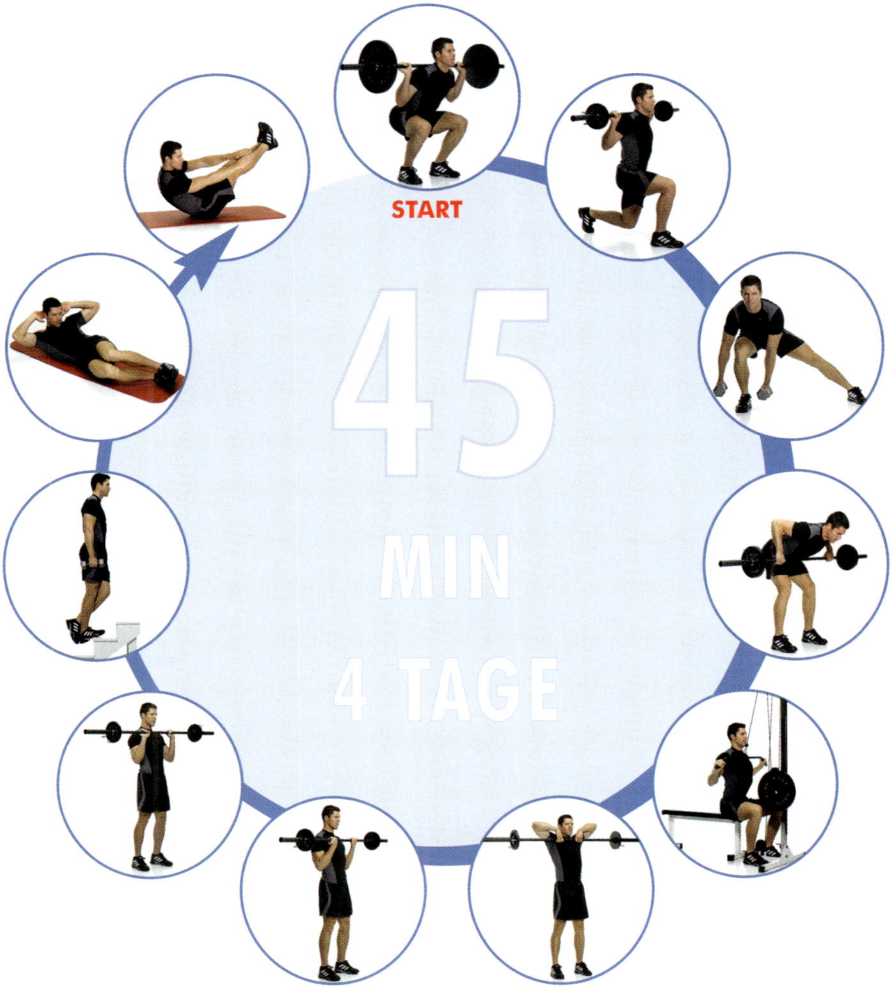

TAG 3

(45 s Pause zwischen den Sets)

4 Sets/Bench Press (12-15 Wdh.; 8-12 Wdh.; 6-8 Wdh.; 6-8 Wdh.)
3 Sets/Incline Press (12-15 Wdh.; 8-12 Wdh; 6-8 Wdh.)
3 Sets/Chest Fly (12-15 Wdh.; 8-12 Wdh.; 6-8 Wdh.)
4 Sets/Seated Shoulder Press (12-15 Wdh.; 8-12 Wdh.; 6-8 Wdh.; 6-8 Wdh.)
3 Sets/Front Raise (12-15 Wdh.; 8-12 Wdh.; 6-8 Wdh.)
3 Sets/Bent-over Reverse Raise (12-15 Wdh.; 8-12 Wdh.; 6-8 Wdh.)
3 Sets/Lying Triceps Press (12-15 Wdh.; 8-12 Wdh.; 6-8 Wdh.)
2 Sets/One-arm Triceps Extension (12-15 Wdh.; 8-12 Wdh.)
2 Sets/Crunch (bis zur Ermüdung)
2 Sets/Reverse Crunch (bis zur Ermüdung)

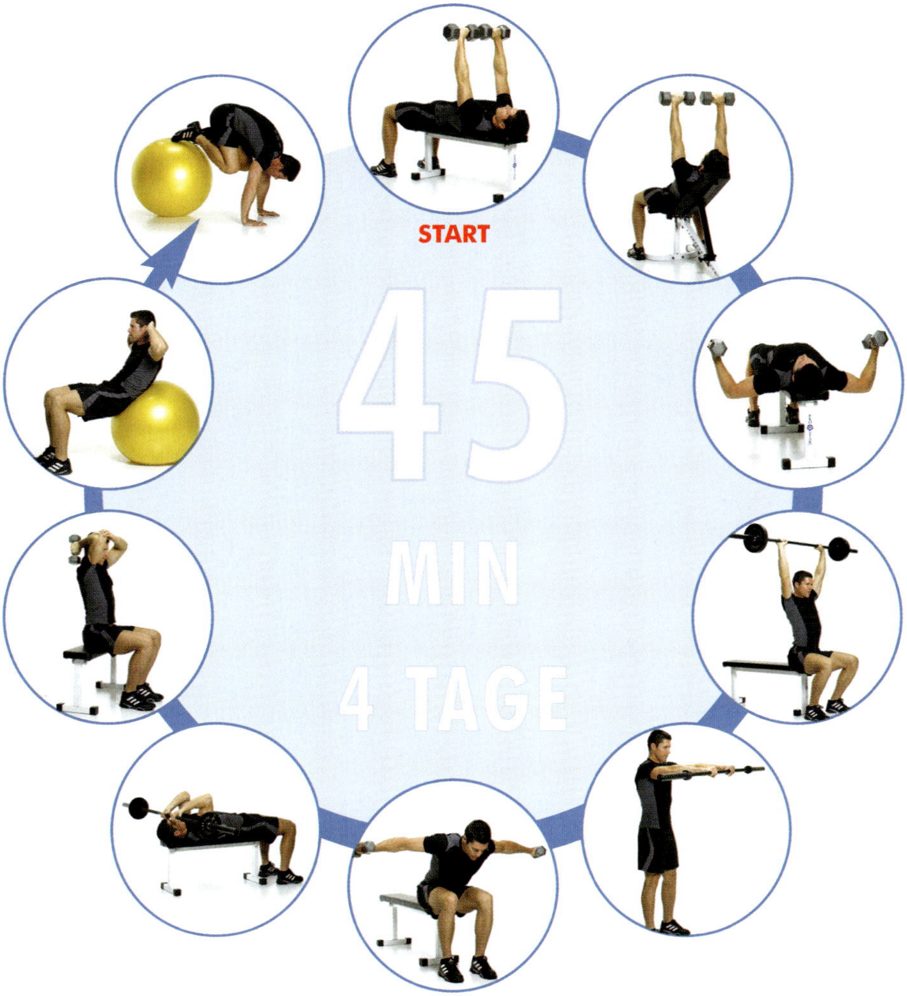

TAG 4

(45 s Pause zwischen den Sets)

3 Sets/Front Squat (12-15 Wdh.; 8-12 Wdh.; 6-8 Wdh.)
3 Sets/Reverse Lunge (12-15 Wdh.; 8-12 Wdh.; 6-8 Wdh.)
4 Sets/One-arm Row (12-15 Wdh.; 8-12 Wdh.; 6-8 Wdh.; 6-8 Wdh.)
3 Sets/Close-grip Pulldown (12-15 Wdh.; 8-12 Wdh.; 6-8 Wdh.)
3 Sets/Hammer Curl (12-15 Wdh.; 8-12 Wdh.; 6-8 Wdh.)
3 Sets/Preacher Curl (12-15 Wdh.; 8-12 Wdh.; 6-8 Wdh.)
1 Set/Wrist Curl (8-12 Wdh.)
1 Set/Wrist Extension (8-12 Wdh.)
3 Sets/Seated Calf Raise (12-15 Wdh.; 8-12 Wdh.; 8-12 Wdh.)
2 Sets/V-up mit Twist (bis zur Ermüdung)

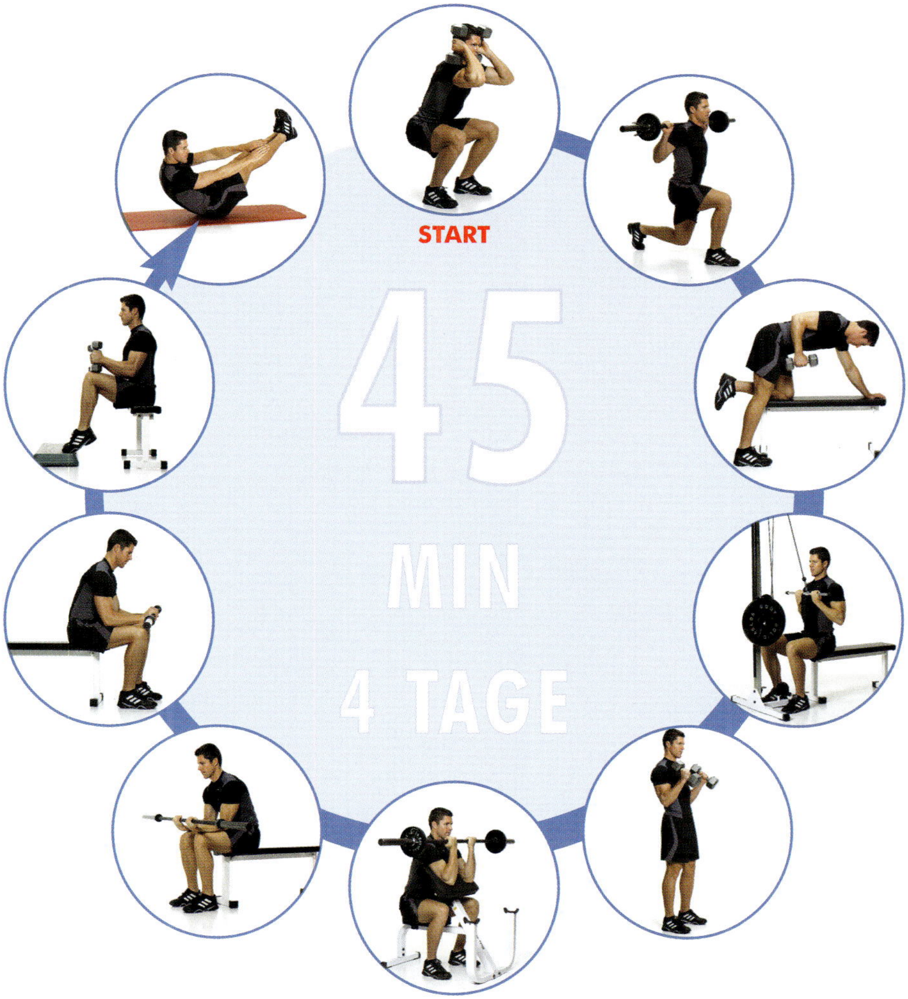

60 MINUTEN/VIER TAGE PRO WOCHE

IHR FETT-WEG-SOFORTPROGRAMM

TAG 1 u. 3

(15 s Pause zwischen den Sets)

- 2 min Herz-Kreislauf-Training mit niedriger Intensität
- 3 Sets/Bench Press (12-15 Wdh.)
- 2 Sets/Incline Press (12-15 Wdh.)
- 2 Sets/Incline Fly (12-15 Wdh.)
- 3 Sets/Seated Shoulder Press (12-15 Wdh.)
- 2 Sets/Lateral Raise (12-15 Wdh.)
- 3 Sets/Seated Triceps Extension (12-15 Wdh.)
- 2 Sets/Kickback (12-15 Wdh.)
- 2 Sets/Twisting Leg Thrust (bis zur Ermüdung)
- 2 Sets/Twisting Toe Touch (bis zur Ermüdung)
- **30 min Herz-Kreislauf-Training mittlerer Intensität**
- 3 min Herz-Kreislauf-Training mit niedriger Intensität

TAG 2 u. 4

(15 s Pause zwischen den Sets)

- 2 min Herz-Kreislauf-Training mit niedriger Intensität
- 4 Sets/Squat (12-15 Wdh.)
- 3 Sets/Lunge (12-15 Wdh.)
- 3 Sets/Bent-over Row (12-15 Wdh.)
- 3 Sets/Lat Pulldown (12-15 Wdh.)
- 2 Sets/Biceps Curl (12-15 Wdh.)
- 2 Sets/Preacher Curl (12-15 Wdh.)
- 2 Sets/Crunch (bis zur Ermüdung)
- 2 Sets/Reverse Crunch (bis zur Ermüdung)
- **30 min Herz-Kreislauf-Training mittlerer Intensität**
- 3 min Herz-Kreislauf-Training mit niedriger Intensität

IHR KRAFT-SOFORTPROGRAMM

TAG 1 u. 3

(2 min Pause zwischen den Sets)

- 4 Sets/Bench Press (6-8 Wdh.)
- 3 Sets/Incline Press (6-8 Wdh.)
- 4 Sets/Push Press (6-8 Wdh.)
- 3 Sets/Seated Shoulder Press (6-8 Wdh.)
- 4 Sets/Dips (6-8 Wdh.)
- 3 Sets/Triceps Pushdown (6-8 Wdh.)
- 1 Set/Crunch (bis zur Ermüdung)
- 1Set/Reverse Crunch (bis zur Ermüdung)
- 1 Set/V-up mit Twist (bis zur Ermüdung)

TAG 2 u. 4

(2 min Pause zwischen den Sets)
- 5 Sets/Squat (6-8 Wdh.)
- 5 Sets/Deadlift (6-8 Wdh.)
- 3 Sets/Lunge (6-8 Wdh.)
- 4 Sets/Bent-over Row (6-8 Wdh.)
- 3 Sets/Lat Pulldown (6-8 Wdh.)
- 2 Sets/Biceps Curl (6-8 Wdh.)
- 1 Set/Twisting Crunch (bis zur Ermüdung)
- 1 Set/Twisting Toe Touch (bis zur Ermüdung)

IHR MUSKEL-SOFORTPROGRAMM

TAG 1 u. 3

(90 s Pause zwischen den Sets)
- 3 Sets/Bench Press (8-12 Wdh.)
- 3 Sets/Incline Fly (8-12 Wdh.)
- 3 Sets/Decline Press (8-12 Wdh.)
- 3 Sets/Seated Shoulder Press (8-12 Wdh.)
- 3 Sets/Lateral Raise (8-12 Wdh.)
- 3 Sets/Bent-over Reverse Raise (8-12 Wdh.)
- 2 Sets/Seated Triceps Extension (8-12 Wdh.)
- 2 Sets/Triceps Pushdown (8-12 Wdh.)
- 2 Sets/Lying Triceps Extension (8-12 Wdh.)
- 1 Set/Twisting Crunch (bis zur Ermüdung)
- 1 Set/Twisting Leg Thrust (bis zur Ermüdung)
- 1 Set/V-up mit Twist (bis zur Ermüdung)

TAG 2 u. 4

(90 s Pause zwischen den Sets)
- 3 Sets/Squat (8-12 Wdh.)
- 3 Sets/Deadlift (8-12 Wdh.)
- 2 Sets/Lunge (8-12 Wdh.)
- 3 Sets/Bent-over Row (8-12 Wdh.)
- 2 Sets/Lat Pulldown (8-12 Wdh.)
- 3 Sets/Biceps Curl (8-12 Wdh.)
- 2 Sets/Reverse Curl (8-12 Wdh.)
- 3 Sets/Standing Calf Raise (8-12 Wdh.)
- 1 Set/Wrist Curl (8-12 Wdh.)
- 1 Set/Wrist Extension (8-12 Wdh.)
- 1 Set/Crunch (bis zur Ermüdung)
- 1 Set/Reverse Crunch (bis zur Ermüdung)
- 1 Set/Side Raise (bis zur Ermüdung)

IHR GANZKÖRPER-SOFORTPROGRAMM

(45 s Pause zwischen den Sets)

TAG 1

3 Sets/Bench Press (12-15 Wdh.; 8-12 Wdh.; 6-8 Wdh.)
3 Sets/Incline Fly (12-15 Wdh.; 8-12 Wdh.; 6-8 Wdh.)
3 Sets/Decline Press (12-15 Wdh.; 8-12 Wdh.; 6-8 Wdh.)
3 Sets/Seated Shoulder Press (12-15 Wdh.; 8-12 Wdh.; 6-8 Wdh.)
3 Sets/Lateral Raise (12-15 Wdh.; 8-12 Wdh.; 6-8 Wdh.)
2 Sets/Shrug (12-15 Wdh.; 8-12 Wdh.)
3 Sets/Seated Triceps Extension (12-15 Wdh.; 8-12 Wdh.; 6-8 Wdh.)
3 Sets/Triceps Pushdown (12-15 Wdh.; 8-12 Wdh.; 6-8 Wdh.)
1 Set/Crunch (bis zur Ermüdung)
1 Set/Reverse Crunch (bis zur Ermüdung)
2 min Herz-Kreislauf-Training mit niedriger Intensität
15 min Herz-Kreislauf-Training mittlerer Intensität
3 min Herz-Kreislauf-Training mit niedriger Intensität

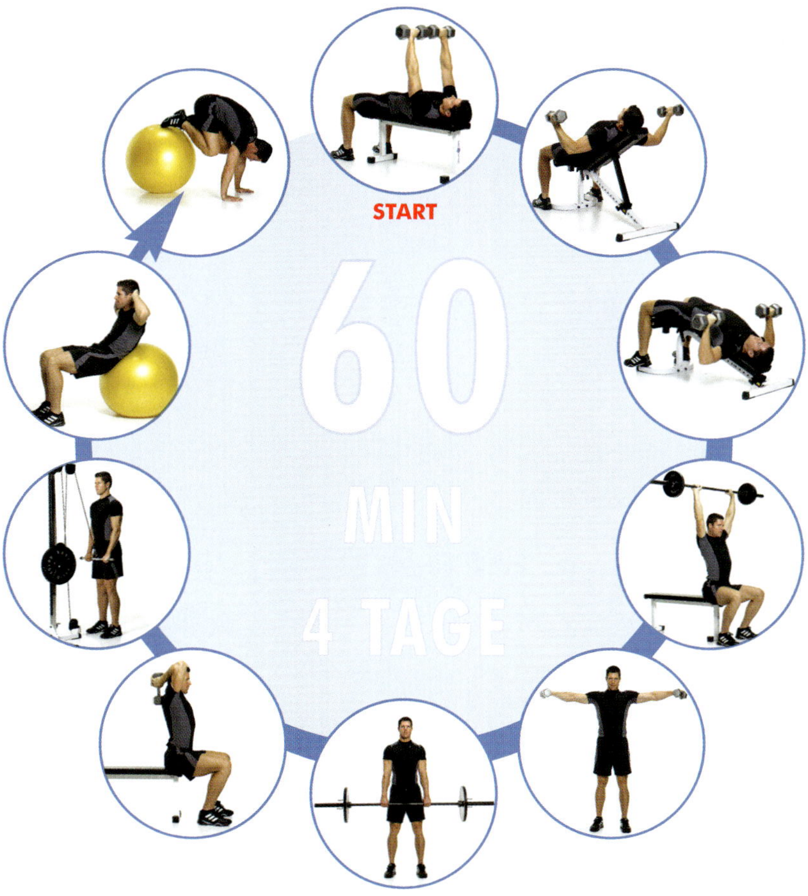

TAG 2

(45 s Pause zwischen den Sets)

3 Sets/Squat (12-15 Wdh.; 8-12 Wdh.; 6-8 Wdh.)
3 Sets/Lunge (12-15 Wdh.; 8-12 Wdh.; 6-8 Wdh.)
2 Sets/Side Lunge (12-15 Wdh.; 8-12 Wdh.)
3 Sets/Bent-over Row (12-15 Wdh.; 8-12 Wdh.; 6-8 Wdh.)
3 Sets/Lat Pulldown (12-15 Wdh.; 8-12 Wdh.; 6-8 Wdh.)
2 Sets/Upright Row (8-12 Wdh.; 6-8 Wdh.)
3 Sets/Biceps Curl (12-15 Wdh.; 8-12 Wdh.; 6-8 Wdh.)
2 Sets/Reverse Curl (8-12 Wdh.; 6-8 Wdh.)
2 Sets/Standing Calf Raise (12-15 Wdh.; 8-12 Wdh.)
1 Set/Side Raise (bis zur Ermüdung)
1 Set/V-up mit Twist (bis zur Ermüdung)
2 min Herz-Kreislauf-Training mit niedriger Intensität
15 min Herz-Kreislauf-Training mittlerer Intensität
3 min Herz-Kreislauf-Training mit niedriger Intensität

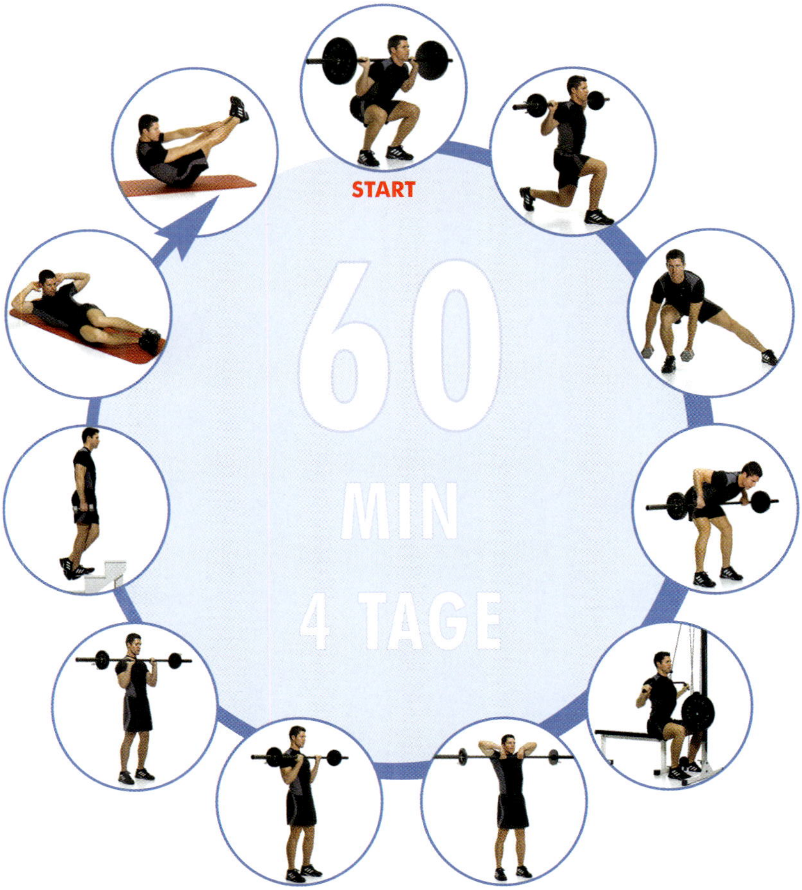

(45 s Pause zwischen den Sets)

TAG 3

3 Sets/Bench Press (12-15 Wdh.; 8-12 Wdh.; 6-8 Wdh.)
3 Sets/Incline Press (12-15 Wdh.; 8-12 Wdh.; 6-8 Wdh.)
3 Sets/Chest Fly (12-15 Wdh.; 8-12 Wdh.; 6-8 Wdh.)
3 Sets/Seated Shoulder Press (12-15 Wdh.; 8-12 Wdh.; 6-8 Wdh.)
3 Sets/Front Raise (12-15 Wdh.; 8-12 Wdh.; 6-8 Wdh.)
3 Sets/Bent-over Reverse Raise (12-15 Wdh.; 8-12 Wdh.; 6-8 Wdh.)
3 Sets/Lying Triceps Press (12-15 Wdh.; 8-12 Wdh.; 6-8 Wdh.)
3 Sets/One-arm Triceps Extension (12-15 Wdh.; 8-12 Wdh.; 6-8 Wdh.)
3 Sets/Crunch (bis zur Ermüdung)
3 Sets/Reverse Crunch (bis zur Ermüdung)
2 min Herz-Kreislauf-Training mit niedriger Intensität
15 min Herz-Kreislauf-Training mittlerer Intensität
3 min Herz-Kreislauf-Training mit niedriger Intensität

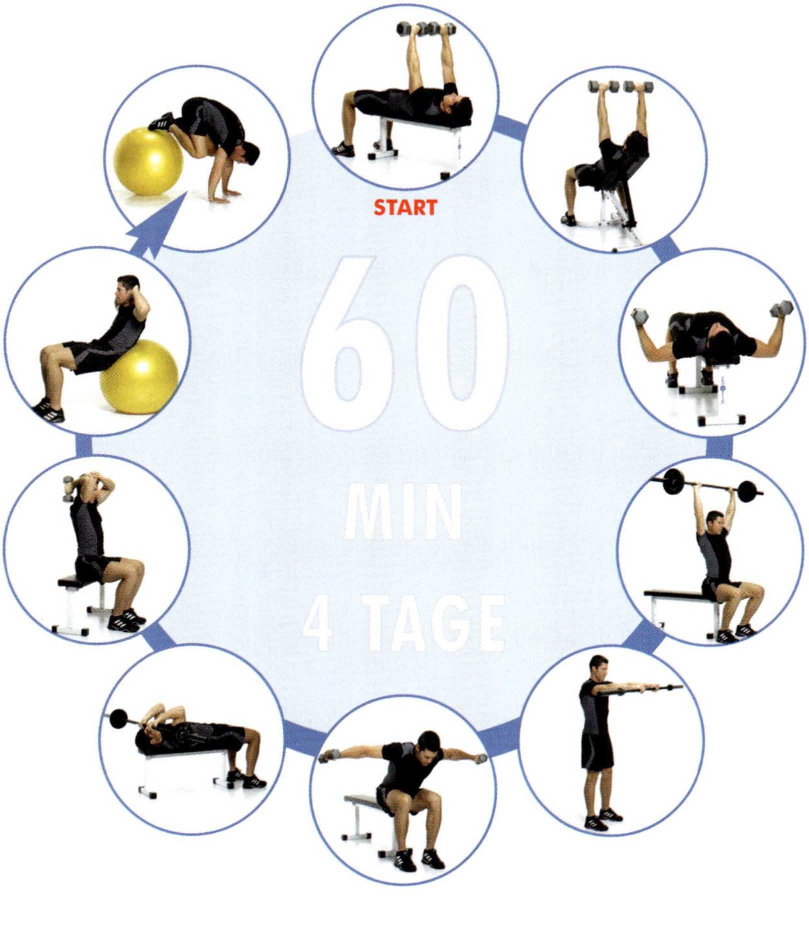

TAG 4

(45 s Pause zwischen den Sets)
3 Sets/Frontsquat (12-15 Wdh.; 8-12 Wdh.; 6-8 Wdh.)
3 Sets/Reverse Lunge (12-15 Wdh.; 8-12 Wdh.; 6-8 Wdh.)
3 Sets/One-arm Row (12-15 Wdh.; 8-12 Wdh.; 6-8 Wdh.)
3 Sets/Close-grip Pulldown (12-15 Wdh.; 8-12 Wdh.; 6-8 Wdh.)
3 Sets/Hammer Curl (12-15 Wdh.; 8-12 Wdh.; 6-8 Wdh.)
2 Sets/Preacher Curl (8-12 Wdh.; 6-8 Wdh.)
1 Set/Wrist Curl (8-12 Wdh.)
1 Set/Wrist Extension (8-12 Wdh.)
2 Sets/Seated Calf Raise (12-15 Wdh.; 8-12 Wdh.)
2 Sets/V-up mit Twist (bis zur Ermüdung)
2 min Herz-Kreislauf-Training mit niedriger Intensität
15 min Herz-Kreislauf-Training mittlerer Intensität
3 min Herz-Kreislauf-Training mit niedriger Intensität

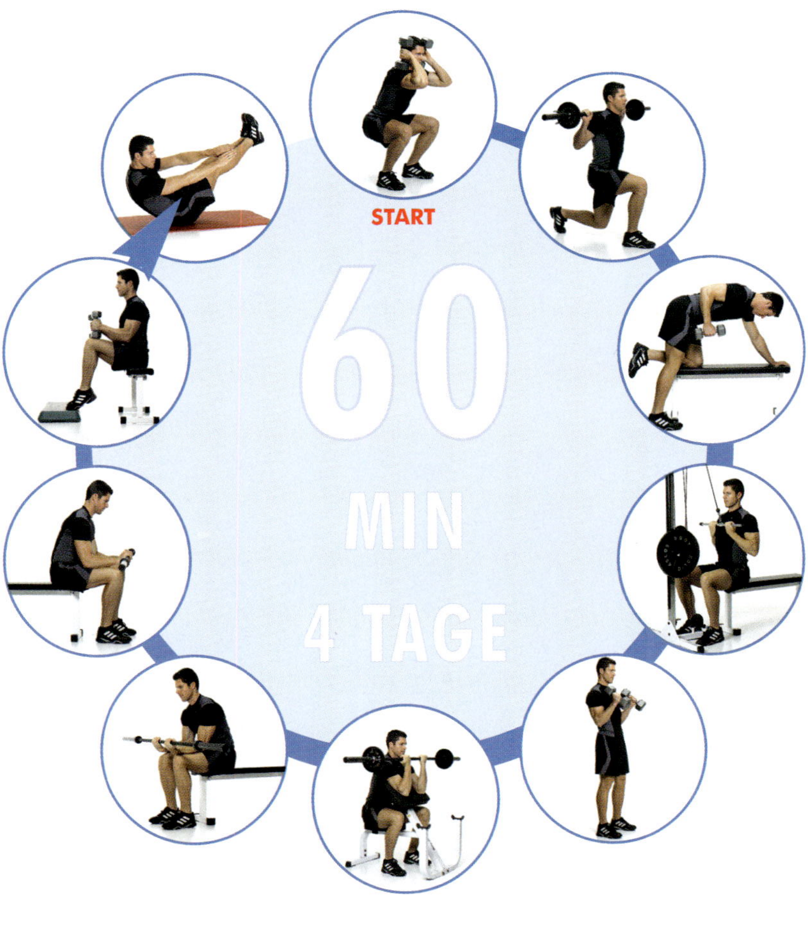

KAPITEL 9

ICH HABE FÜNF TAGE PRO WOCHE ZUR VERFÜGUNG

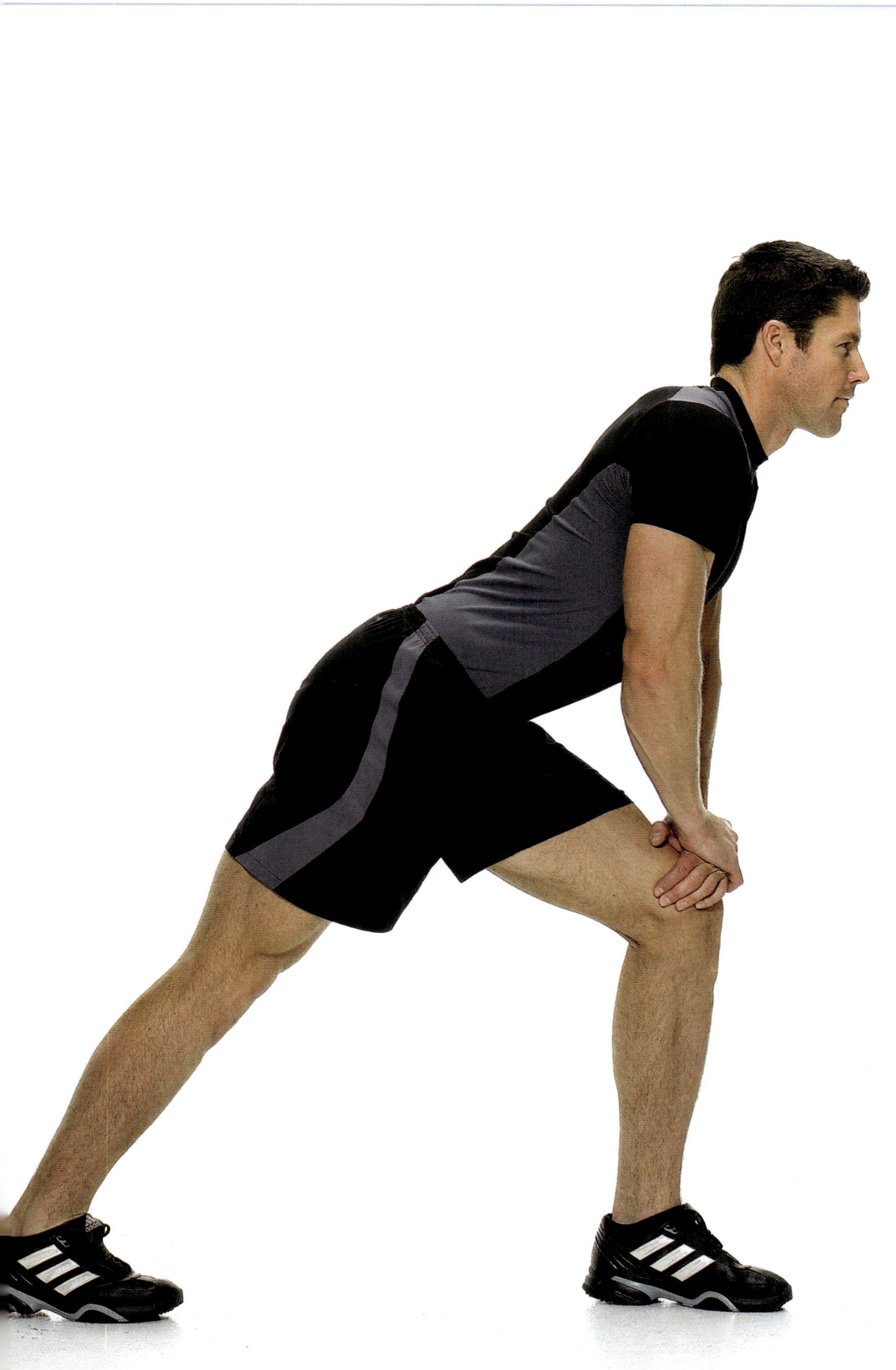

DAS FÜNF-TAGE-PROGRAMM: AUF DEM SCHEIDEWEG

Wenn Sie bereits 6-12 Monate Training hinter sich haben, können Sie die Bedingungen geschaffen haben, 5 x pro Woche zu trainieren. Wenn Sie planen, 30-60 min pro Einheit zu trainieren, können Sie die nächste Stufe zum Erfolg erreichen. Sind Sie bereit, Ihr Training derselben Fünf-Tage-Routine zu unterziehen, wie Ihre Berufstätigkeit? Dann los!

Wer 5 x wöchentlich trainiert, profitiert zunächst von denselben Vorteilen, wie die Vier-Tage-Gruppe: Aufteilung der Körpermuskulatur in zwei Gruppen und hierdurch bedingt eine intensivere Förderung der Haupt-, wie auch der kleinen Muskelgruppen. Darüber hinaus bietet der zusätzliche Tag, da er hervorragend zum Herz-Kreislauf-Training genutzt werden kann, ohne dabei auf Krafttraining zu verzichten, die Möglichkeit, die Stoffwechseltätigkeit anzuregen und damit die Kalorienverbrennung zu erhöhen. Damit können Sie Ihre Ziele – Muskelaufbau und Fettabbau – deutlich schneller erreichen! Wenn Sie außerdem bedenken, dass Ihre Stoffwechseltätigkeit nach jedem Training für die Dauer von 30-60 min erhöht ist, bringt Ihnen der zusätzliche Tag eine weitere Stunde intensiver Kalorienverbrennung! In Zahlen ausgedrückt, entspricht die zusätzliche Trainingseinheit monatlich *einer zusätzlichen Woche Training* und damit *25 % schnellerem Erreichen Ihrer sportlichen Ziele*!

In den meisten Programmen nutze ich den zusätzlichen Tag zum Herz-Kreislauf-Training und zu einer intensiveren Stretchingeinheit. Ebenso können Sie diesen Tag natürlich auch nutzen, um an den anderen Tagen eine Pause vom Herz-Kreislauf-Training zu haben.

SO PEPPEN SIE IHRE WOCHE AUF

In den Fünf-Tage-Programmen können Sie immer zwischen zwei Möglichkeiten wählen. Die Programme sind daher nicht mehr nummeriert, sondern mit Buchstaben versehen: „Workout A" und „Workout B".

OPTION 1:

Wählen Sie die erste Möglichkeit, führen Sie Ihr Training immer nach einer vorgegebenen Reihenfolge durch. Bedingt durch die Tatsache, dass die Trainingstageanzahl ungerade ist, muss die zweite Woche mit einer anderen Trainingseinheit beginnen als die erste Woche. Hierzu ein Beispiel:

Woche 1:
Tag 1: Workout A
Tag 2: Workout B
Tag 3: Ruhetag
Tag 4: Workout A
Tag 5: Workout B
Tag 6: Workout A
Tag 7: Ruhetag

Am Ende von Woche 1 sind Sie also bei „Workout A" angekommen, was bedeutet, dass Woche 2 mit „Workout B" beginnen muss.

Woche 2:
Tag 1: Workout B
Tag 2: Workout A
Tag 3: Ruhetag
Tag 4: Workout B
Tag 5: Workout A
Tag 6: Workout B
Tag 7: Ruhetag

Sie müssen nicht befürchten, dass Ihre Muskeln beim Training an zwei aufeinanderfolgenden Tagen keine ausreichende Erholungszeit hätten, da Sie, wie bereits im Vier-Tage-Programm beschrieben, die Muskeln in zwei Gruppen trainieren, daher niemals die gleichen Muskelgruppen 2 x hintereinander beansprucht werden. Am Ende einer Woche allerdings haben Sie eine Muskelgruppe bereits 3 x trainiert, die andere dagegen nur 2 x. Aus diesem Grund ist es wichtig, die zweite Woche mit „Workout B" zu beginnen. Nach diesem Prinzip fahren Sie in allen folgenden Wochen fort.

Wenn Sie aber nur eine einzige Woche lang den Fünf-Tage-Plan durchführen, empfehle ich die im Folgenden beschriebene Option 2. Diese lässt Sie Ihre Muskelgruppen ausgeglichener trainieren.

OPTION 2:

Die zweite Möglichkeit ist unkompliziert: Sie trainieren die ersten vier Tage, wie in Option 1 beschrieben. Für den fünften Tag haben Sie nun unterschiedliche Möglichkeiten: Sie können eines der Stretchingprogramme aus Kapitel 11 durchführen, ein Programm der Ein-Tage-Woche aus Kapitel 5 aussuchen oder ganz einfach einen zusätzlichen Ruhetag einschieben. Wenn Sie eines der in Kapitel 5 beschriebenen Ganzkörperprogramme trainieren, müssen Sie wissen, dass diese (abgesehen von den Fett-Weg-Sofortprogrammen, die nur Herz-Kreislauf-Training beinhalten) die Muskulatur des ganzen Körpers trainieren. Hierdurch bedingt, haben zwangsläufig die Muskelgruppen, die am Vortag trainiert wurden, nicht die nötige Erholungszeit. Es ist daher ratsam, das Gewicht um 15-20 % zu reduzieren, um Überlastungen zu vermeiden.

Zeit sparen!

Verbringen Sie mehr Zeit damit ... sich richtig zu ernähren!
Wer 5 x pro Woche trainiert, verbrennt viel Energie. Nun ist der Zeitpunkt gekommen, sich über richtige Ernährung Gedanken zu machen. Denn wer zum falschen Zeitpunkt isst oder eine ungünstige Nahrungszusammensetzung wählt, büßt erhebliche Trainingserfolge ein.

Im Folgenden gebe ich Ihnen einige Richtlinien, wann und was Sie essen sollten:

Essen Sie niemals fettreiche Nahrungsmittel zwei Stunden vor dem Training. Fette sind im Vergleich zu Kohlenhydraten und Eiweißen schwer zu verstoffwechseln. Ihr Körper braucht etwa 3-4 Stunden, um Fett zu verdauen. In dieser Zeit befindet sich ein erheblicher Teil Ihres Blutes im Magen- und Darmtrakt. Dieses steht folglich nicht den Muskeln für ihre Arbeit zur Verfügung, was zu einer deutlichen Leistungsminderung führt. Stattdessen ist es sinnvoller, einige Stunden vor dem Training eine Eiweiß-/Kohlenhydratmahlzeit zu sich zu nehmen. Dies führt zu einem deutlichen Anstieg der körpereigenen Wachstumshormone, die der Körper benötigt, um neue Muskelfasern zu bilden.

Essen Sie niemals direkt vor dem Training. Wer wirklich Muskeln aufbauen möchte, sollte auf jegliche Nahrungsaufnahme vor dem Training verzichten.

Wissenschaftler an UCLA haben herausgefunden, dass teilweise unverdaute Lebensmittel im Magen- und Darmtrakt dazu führen, dass bis zu 54 % weniger Wachstumshormone gebildet werden. Wer nun meint, ein Stück Obst vor dem Training könne keinen großen Schaden anrichten, dem sei gesagt, dass selbst die kleinste Menge an Kohlenhydraten die Wachstumshormonproduktion bereits um bis zu 24 % senkt.

Essen Sie aber immer direkt nach dem Training. Training leert die körpereigenen Glykogenspeicher. Um Ihre Erholung zu verbessern und fit für das nächste Training zu werden, müssen die Speicher so schnell wie möglich wieder aufgefüllt werden. Wie bereits erwähnt, ist in den ersten 15-45 min nach jedem Training Ihre Stoffwechseltätigkeit erhöht. In dieser Zeit können zugeführte Kalorien effektiver in den Muskeln eingelagert werden als später. Bleiben die Speicher dagegen leer, versucht der Körper, die verbrannten Kalorien an anderer Stelle zu finden: Er greift Muskeleiweiß an. Dies gilt es zu vermeiden, da Sie ja Muskeln auf- und nicht abbauen möchten. Ein kleiner Snack, wie eine Banane oder ein Glas Milch, direkt nach dem Training ist ausreichend, um den Muskeln den nötigen Brennstoff zu geben.

10 MINUTEN/FÜNF TAGE PRO WOCHE

IHR FETT-WEG-SOFORTPROGRAMM

TAG 1 u. 3

1 min Herz-Kreislauf-Training mit niedriger Intensität
8 min Herz-Kreislauf-Training mit hoher Intensität
1 min Herz-Kreislauf-Training mit niedriger Intensität

TAG 2 u. 4

1 min Herz-Kreislauf-Training mit niedriger Intensität
8 min Herz-Kreislauf-Training mit mittlerer/ hoher Intensität
(Wechsel zwischen mittlerer und hoher Intensität im 30-s-Takt)
1 min Herz-Kreislauf-Training mit niedriger Intensität

IHR KRAFT-SOFORTPROGRAMM

A

Workout A
(45 s Pause zwischen den Sets)
- 2 Sets/Power Clean (6-8 Wdh.)
- 2 Sets/Bench Press (6-8 Wdh.)
- 2 Sets/Push Press (6-8 Wdh.)
- 2 Sets/Dips (6-8 Wdh.)

B

Workout B:
(45 s Pause zwischen den Sets)
- 3 Sets/Squat (6-8 Wdh.)
- 3 Sets/Deadlift (6-8 Wdh.)
- 2 Sets/Bent-over Row (6-8 Wdh.)

IHR MUSKEL-SOFORTPROGRAMM

A

Workout A:
(30 s Pause zwischen den Sets)
- 3 Sets/Bench Press (8-12 Wdh.)
- 2 Sets/Seated Shoulder Press (8-12 Wdh.)
- 2 Sets/Seated Triceps Extension (8-12 Wdh.)
- 1 Set/Crunch (bis zur Ermüdung)

B

Workout B:
(30 s Pause zwischen den Sets)
- 3 Sets/Squat (8-12 Wdh.)
- 2 Sets/Bent-over Row (8-12 Wdh.)
- 2 Sets/Biceps Curl (8-12 Wdh.)
- 1 Set/Reverse Crunch (bis zur Ermüdung)

IHR GANZKÖRPER-SOFORTPROGRAMM

TAG 1

(30 s Pause zwischen den Sets)

- 2 Sets/Bench Press (8-12 Wdh.)
- 2 Sets/Seated Shoulder Press (8-12 Wdh.)
- 2 Sets/Seated Triceps Extension (8-12 Wdh.)
- 2 Sets/Crunch (bis zur Ermüdung)

TAG 2

(30 s Pause zwischen den Sets)

- 2 Sets/Squat (8-12 Wdh.)
- 2 Sets/Lunge (8-12 Wdh.)
- 2 Sets/Bent-over Row (8-12 Wdh.)
- 2 Sets/Biceps Curl (8-12 Wdh.)

TAG 1

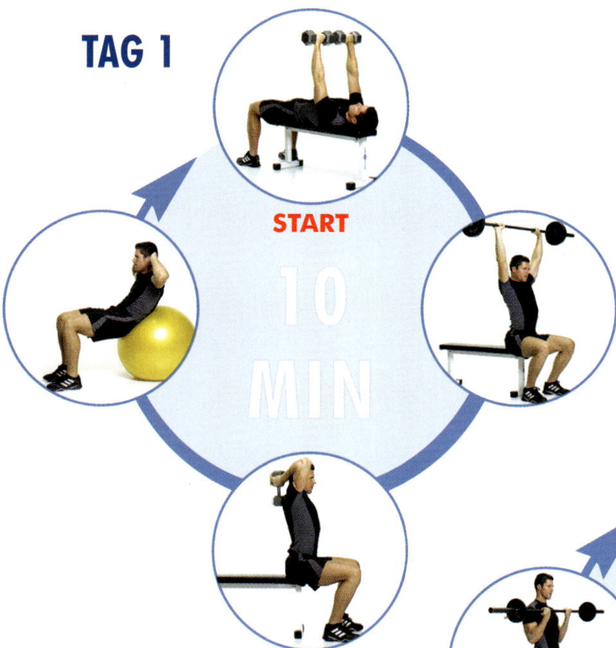

TAG 2

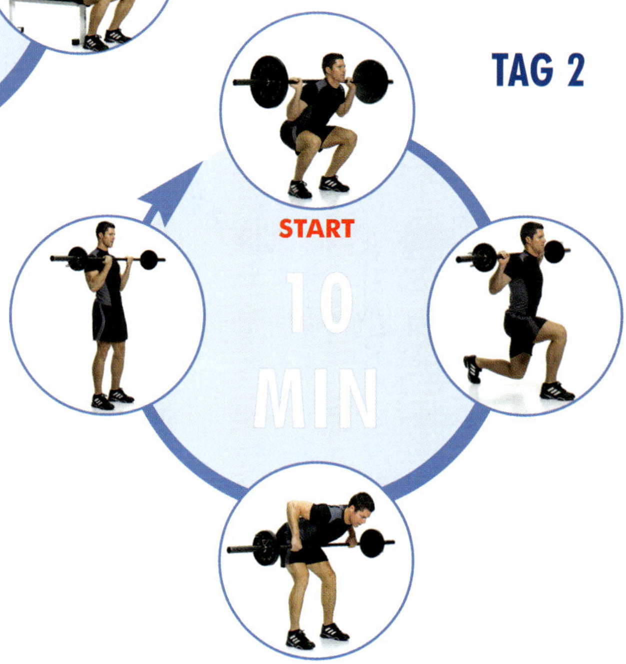

TAG 3

(15 s Pause zwischen den Sets)
- 2 Sets/Incline Press (12-15 Wdh.)
- 2 Sets/Lateral Raise (12-15 Wdh.)
- 2 Sets/Triceps Pushdown (12-15 Wdh.)
- 2 Sets/Reverse Crunch (bis zur Ermüdung)

TAG 4

(15 s Pause zwischen den Sets)
- 2 Sets/Front Squat (12-15 Wdh.)
- 2 Sets/Reverse Lunge (12-15 Wdh.)
- 2 Sets/Lat Pulldown (12-15 Wdh.)
- 2 Sets/Hammer Curl (12-15 Wdh.)

TAG 5

1 min Herz-Kreislauf-Training mit niedriger Intensität
8 min Herz-Kreislauf-Training mit hoher Intensität
1 min Herz-Kreislauf-Training mit niedriger Intensität

TAG 3

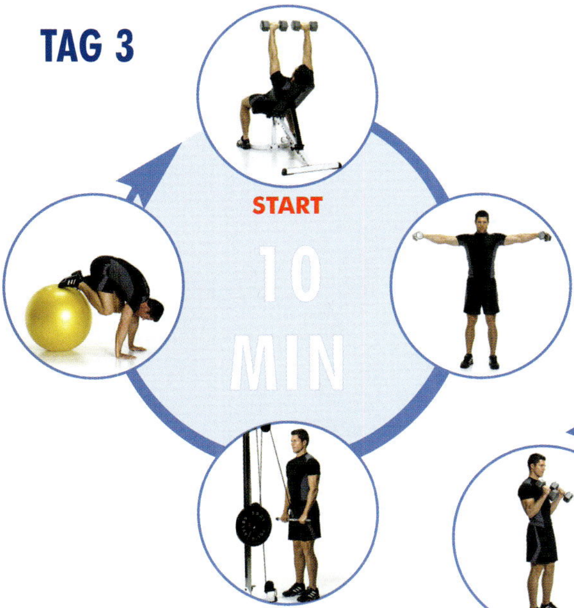

TAG 4

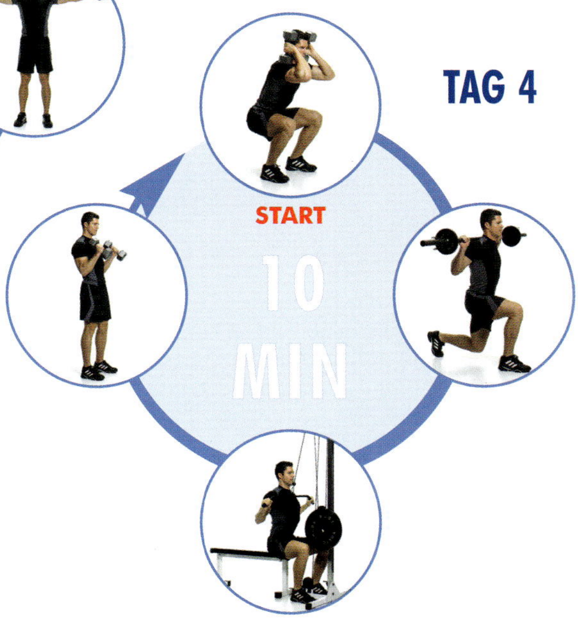

20 MINUTEN/FÜNF TAGE PRO WOCHE

IHR FETT-WEG-SOFORTPROGRAMM

TAG 1, 3 u. 5

2 min Herz-Kreislauf-Training mit niedriger Intensität
16 min Herz-Kreislauf-Training mit mittlerer Intensität
2 min Herz-Kreislauf-Training mit niedriger Intensität

TAG 2 u. 4

2 min Herz-Kreislauf-Training mit niedriger Intensität
16 min Herz-Kreislauf-Training mit mittlerer/hoher Intensität (Wechsel zwischen mittlerer und hoher Intensität im 60-s-Takt)
2 min Herz-Kreislauf-Training mit niedriger Intensität

IHR KRAFT-SOFORTPROGRAMM

A

Workout A:
(60 s Pause zwischen den Sets)
- 4 Sets/Power Clean (6-8 Wdh.)
- 3 Sets/Bench Press (6-8 Wdh.)
- 3 Sets/Push Press (6-8 Wdh.)
- 3 Sets/Dips (6-8 Wdh.)

B

Workout B:
(60 s Pause zwischen den Sets)
- 4 Sets/Squat (6-8 Wdh.)
- 4 Sets/Deadlift (6-8 Wdh.)
- 3 Sets/Bent-over Row (6-8 Wdh.)
- 2 Sets/Biceps Curl (6-8 Wdh.)

IHR MUSKEL-SOFORTPROGRAMM

A

Workout A:
(30 s Pause zwischen den Sets)
- 3 Sets/Bench Press (8-12 Wdh.)
- 2 Sets/Incline Press (8-12 Wdh.)
- 3 Sets/Seated Shoulder Press (8-12 Wdh.)
- 2 Sets/Lateral Raise (8-12 Wdh.)
- 3 Sets/Seated Triceps Extension (8-12 Wdh.)
- 2 Sets/Triceps Pushdown (8-12 Wdh.)
- 1 Set/Crunch (bis zur Ermüdung)
- 1 Set/Reverse Crunch (bis zur Ermüdung)

Workout B:
B
(30 s Pause zwischen den Sets)
- 3 Sets/Squat (8-12 Wdh.)
- 3 Sets/Lunge (8-12 Wdh.)
- 3 Sets/Bent-over Row (8-12 Wdh.)
- 2 Sets/Lat Pulldown (8-12 Wdh.)
- 2 Sets/Biceps Curl (8-12 Wdh.)
- 2 Sets/Reverse Curl (8-12 Wdh.)
- 1 Set/Crunch (bis zur Ermüdung)
- 1 Set/Reverse Crunch (bis zur Ermüdung)

IHR GANZKÖRPER-SOFORTPROGRAMM

TAG 1

(30 s Pause zwischen den Sets)
- 3 Sets/Bench Press (12-15 Wdh.; 8-12 Wdh.; 6-8 Wdh.)
- 2 Sets/Incline Press (8-12 Wdh.; 6-8 Wdh.)
- 3 Sets/Seated Shoulder Press (12-15 Wdh.; 8-12 Wdh.; 6-8 Wdh.)
- 2 Sets/Lateral Raise (8-12 Wdh.; 6-8 Wdh.)
- 3 Sets/Seated Triceps Extension (12-15 Wdh.; 8-12 Wdh.; 6-8 Wdh.)
- 2 Sets/Triceps Pushdown (8-12 Wdh.; 6-8 Wdh.)
- 1 Set/Crunch (bis zur Ermüdung)
- 1 Set/Reverse Crunch (bis zur Ermüdung)

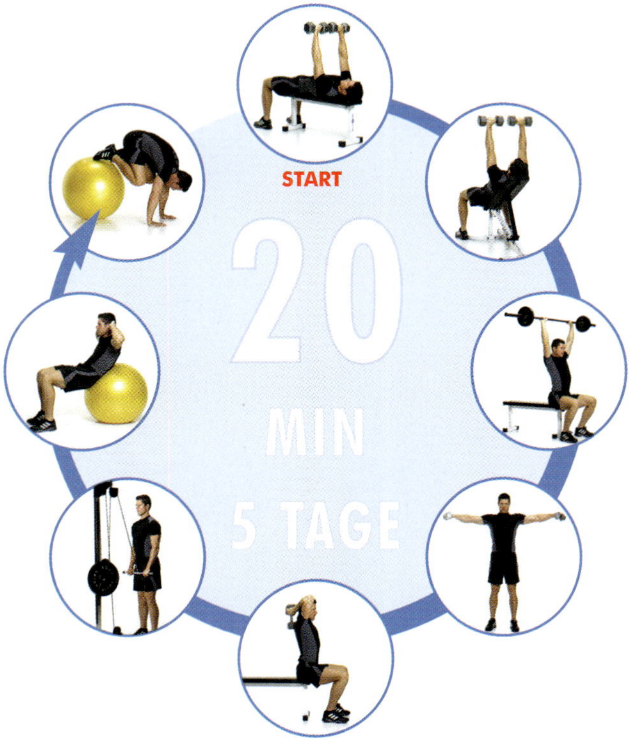

TAG 2

(30 s Pause zwischen den Sets)

3 Sets/Squat (12-15 Wdh.; 8-12 Wdh.; 6-8 Wdh.)
3 Sets/Lunge (12-15 Wdh.; 8-12 Wdh.; 6-8 Wdh.)
3 Sets/Bent-over Row (12-15 Wdh.; 8-12 Wdh.; 6-8 Wdh.)
2 Sets/Lat Pulldown (8-12 Wdh.; 6-8 Wdh.)
2 Sets/Biceps Curl (8-12 Wdh.; 6-8 Wdh.)
2 Sets/Reverse Curl (8-12 Wdh.; 6-8 Wdh.)
1 Set/Side Raise (bis zur Ermüdung)
1 Set/V-up mit Twist (bis zur Ermüdung)

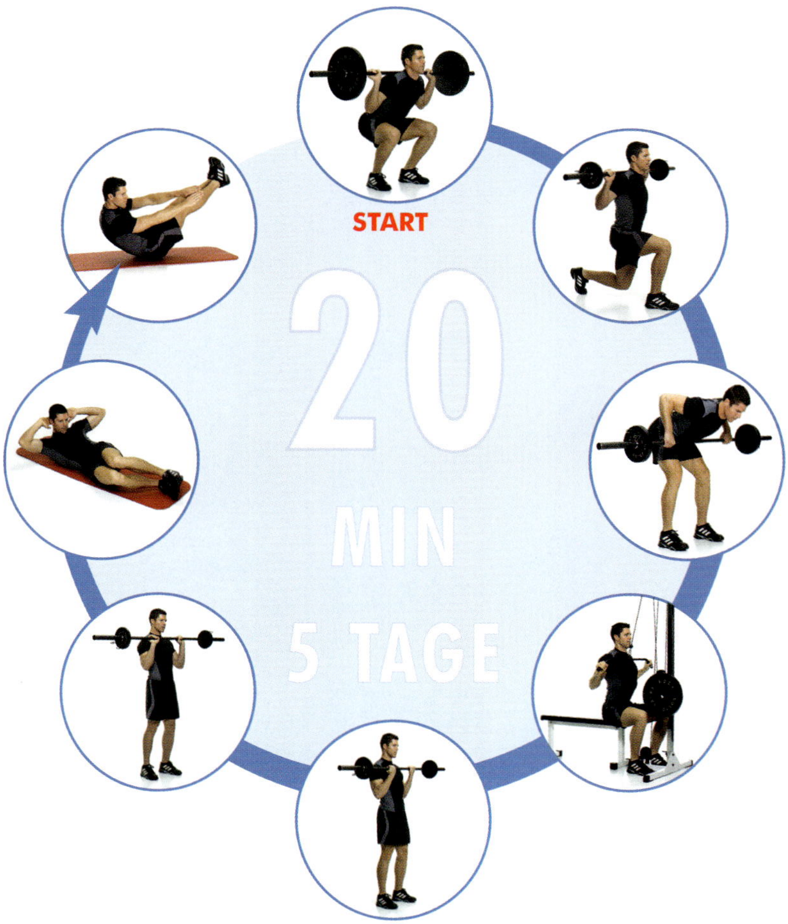

TAG 3

(30 s Pause zwischen den Sets)

3 Sets/Bench Press (12-15 Wdh.; 8-12 Wdh.; 6-8 Wdh.)
2 Sets/Chest Fly (8-12 Wdh.; 6-8 Wdh.)
3 Sets/Seated Shoulder Press (12-15 Wdh.; 8-12 Wdh.; 6-8 Wdh.)
2 Sets/Bent-over Reverse Raise (8-12 Wdh.; 6-8 Wdh.)
3 Sets/Triceps Pushdown (12-15 Wdh.; 8-12 Wdh.; 6-8 Wdh.)
2 Sets/Dips (8-12 Wdh.; 6-8 Wdh.)
1 Set/Crunch (bis zur Ermüdung)
1 Set/Reverse Crunch (bis zur Ermüdung)

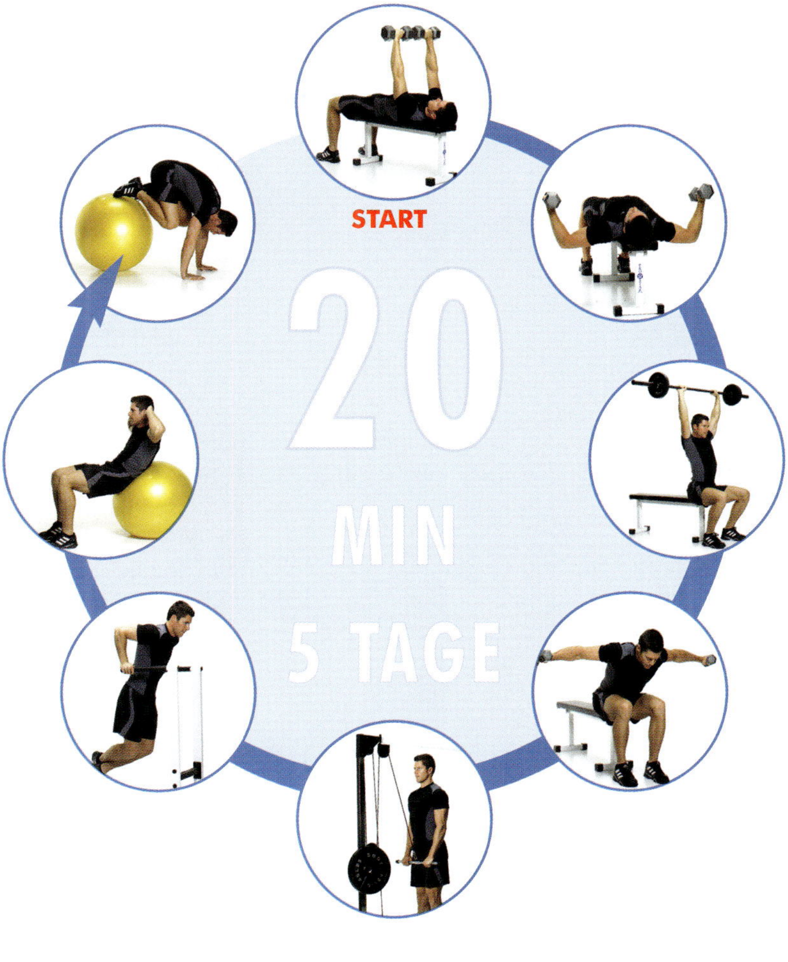

TAG 4

(30 s Pause zwischen den Sets)

3 Sets/Front Squat (12-15 Wdh.; 8-12 Wdh.; 6-8 Wdh.)
3 Sets/Reverse Lunge (12-15 Wdh.; 8-12 Wdh.; 6-8 Wdh.)
2 Sets/One-arm Row (8-12 Wdh.; 6-8 Wdh.)
2 Sets/Close-grip Pulldown (8-12 Wdh.; 6-8 Wdh.)
2 Sets/Hammer Curl (8-12 Wdh.; 6-8 Wdh.)
2 Sets/Preacher Curl (8-12 Wdh.; 6-8 Wdh.)
1 Set/Side Raise (bis zur Ermüdung)
1 Set/V-up mit Twist (bis zur Ermüdung)

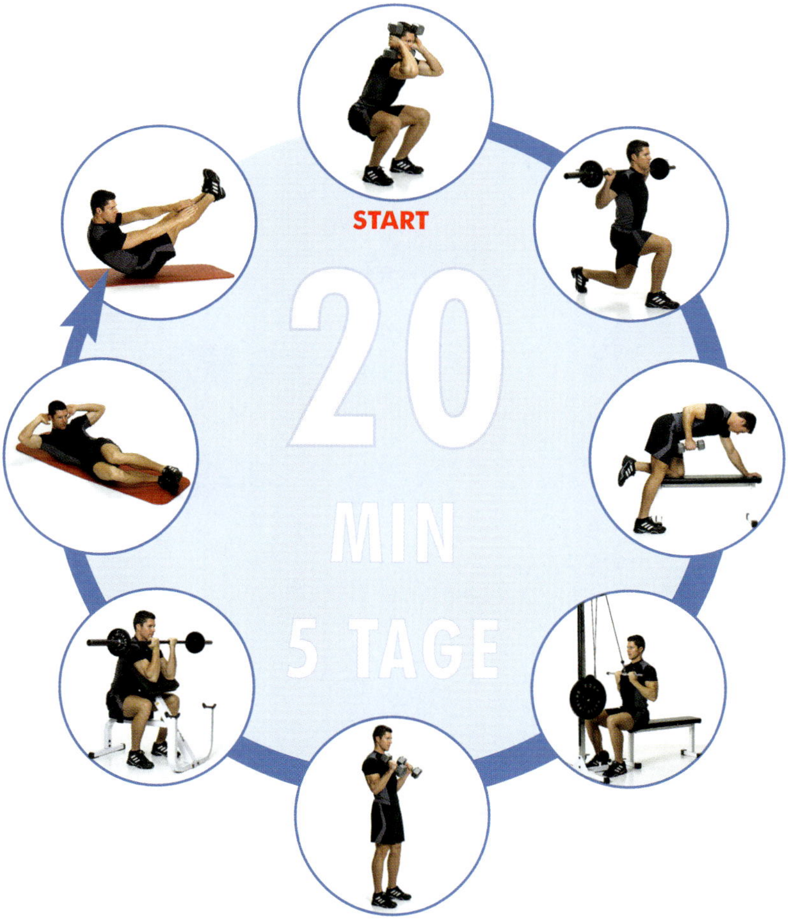

Tag 5:

2 min Herz-Kreislauf-Training mit niedriger Intensität
16 min Herz-Kreislauf-Training mit mittlerer Intensität
2 min Herz-Kreislauf-Training mit niedriger Intensität

30 MINUTEN/FÜNF TAGE PRO WOCHE

IHR FETT-WEG-SOFORTPROGRAMM

TAG 1 u. 3

(15 s Pause zwischen den Sets)

- 2 min Herz-Kreislauf-Training mit niedriger Intensität
- 2 Sets/Bench Press (12-15 Wdh.)
- 2 Sets/Seated Shoulder Press (12-15 Wdh.)
- 2 Sets/Seated Triceps Extension (12-15 Wdh.)
- 2 Sets/Crunch (bis zur Ermüdung)
- **16 min Herz-Kreislauf-Training mit mittlerer Intensität**
- 2 min Herz-Kreislauf-Training mit niedriger Intensität

TAG 2 u. 4

(15 s Pause zwischen den Sets)

- 2 min Herz-Kreislauf-Training mit niedriger Intensität
- 2 Sets/Squat (12-15 Wdh.)
- 2 Sets/Lunge (12-15 Wdh.)
- 2 Sets/Bent-over Row (12-15 Wdh.)
- 2 Sets/Biceps Curl (12-15 Wdh.)
- **16 min Herz-Kreislauf-Training mit mittlerer Intensität**
- 2 min Herz-Kreislauf-Training mit niedriger Intensität

TAG 5

- 3 min Herz-Kreislauf-Training mit niedriger Intensität
- **25 min Herz-Kreislauf-Training mit mittlerer Intensität**
- 2 min Herz-Kreislauf-Training mit niedriger Intensität

IHR KRAFT-SOFORTPROGRAMM

Workout A: **A**

(90 s Pause zwischen den Sets)

- 3 Sets/Bench Press (6-8 Wdh.)
- 3 Sets/Incline Press (6-8 Wdh.)
- 3 Sets/Decline Press (6-8 Wdh.)
- 3 Sets/Seated Shoulder Press (6-8 Wdh.)
- 3 Sets/Dips (6-8 Wdh.)

Workout B: **B**

(90 s Pause zwischen den Sets)

- 4 Sets/Squat (6-8 Wdh.)
- 4 Sets/Deadlift (6-8 Wdh.)
- 3 Sets/Lunge (6-8 Wdh.)
- 2 Sets/Bent-over Row (6-8 Wdh.)
- 2 Sets/Biceps Curl (6-8 Wdh.)

IHR MUSKEL-SOFORTPROGRAMM

Workout A:

(30 s Pause zwischen den Sets)

A

- 4 Sets/Bench Press (8-12 Wdh.)
- 3 Sets/Incline Press (8-12 Wdh.)
- 2 Sets/Chest Fly (8-12 Wdh.)
- 3 Sets/Seated Shoulder Press (8-12 Wdh.)
- 3 Sets/Lateral Raise (8-12 Wdh.)
- 2 Sets/Bent-over Reverse Raise (8-12 Wdh.)
- 3 Sets/Seated Triceps Extension (8-12 Wdh.)
- 3 Sets/Triceps Pushdown (8-12 Wdh.)
- 1 Set/Crunch (bis zur Ermüdung)
- 1 Set/Reverse Crunch (bis zur Ermüdung)

Workout B:

(30 s Pause zwischen den Sets)

B

- 4 Sets/Squat (8-12 Wdh.)
- 3 Sets/Deadlift (8-12 Wdh.)
- 3 Sets/Lunge (8-12 Wdh.)
- 3 Sets/One-arm Row (8-12 Wdh.)
- 3 Sets/Biceps Curl (8-12 Wdh.)
- 3 Sets/Reverse Curl (8-12 Wdh.)
- 3 Sets/Standing Calf Raise (8-12 Wdh.)
- 1 Set/Side Raise (bis zur Ermüdung)
- 1 Set/V-up mit Twist (bis zur Ermüdung)

IHR GANZKÖRPER-SOFORTPROGRAMM

(30 s Pause zwischen den Sets)

TAG 1

4 Sets/Bench Press (12-15 Wdh.; 8-12 Wdh.; 6-8 Wdh.; 6-8 Wdh.)
3 Sets/Incline Fly (12-15 Wdh.; 8-12 Wdh.; 6-8 Wdh.)
3 Sets/Decline Press (12-15 Wdh.; 8-12 Wdh.; 6-8 Wdh.)
3 Sets/Seated Shoulder Press (12-15 Wdh.; 8-12 Wdh.; 6-8 Wdh.)
3 Sets/Lateral Raise (12-15 Wdh.; 8-12 Wdh.; 6-8 Wdh.)
3 Sets/Seated Triceps Extension (12-15 Wdh.; 8-12 Wdh.; 6-8 Wdh.)
3 Sets/Triceps Pushdown (12-15 Wdh.; 8-12 Wdh.; 6-8 Wdh.)
1 Set/Crunch (bis zur Ermüdung)
1 Set/Reverse Crunch (bis zur Ermüdung)

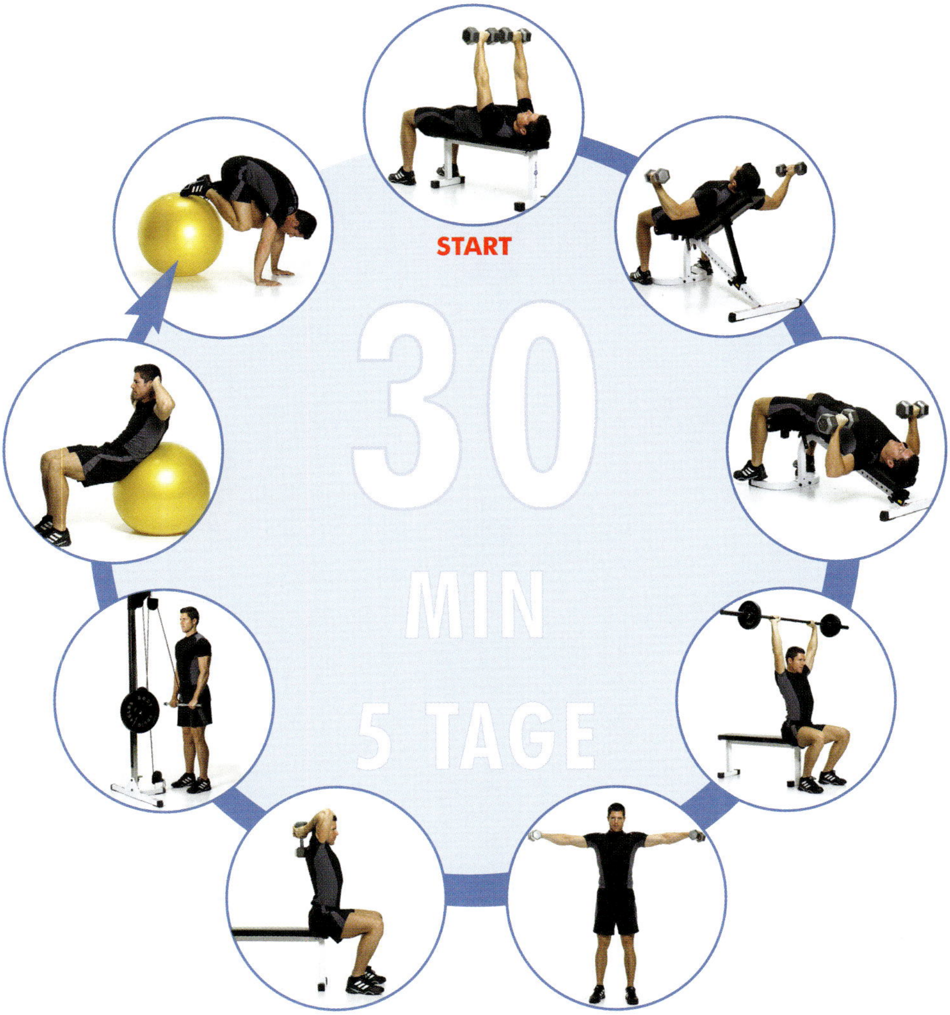

TAG 2

(30 s Pause zwischen den Sets)

3 Sets/Squat (12-15 Wdh.; 8-12 Wdh.; 6-8 Wdh.)
3 Sets/Lunge (12-15 Wdh.; 8-12 Wdh.; 6-8 Wdh.)
2 Sets/Side Lunge (12-15 Wdh.; 8-12 Wdh)
3 Sets/Bent-over Row (12-15 Wdh.; 8-12 Wdh.; 6-8 Wdh.)
3 Sets/Lat Pulldown (8-12 Wdh.; 8-12 Wdh.; 6-8 Wdh.)
3 Sets/Biceps Curl (8-12 Wdh.; 8-12 Wdh.; 6-8 Wdh.)
3 Sets/Reverse Curl (8-12 Wdh.; 8-12 Wdh.; 6-8 Wdh.)
2 Sets/Standing Calf Raise (12-15 Wdh.; 8-12 Wdh.)
1 Set/Side Raise (bis zur Ermüdung)
1 Set/V-up mit Twist (bis zur Ermüdung)

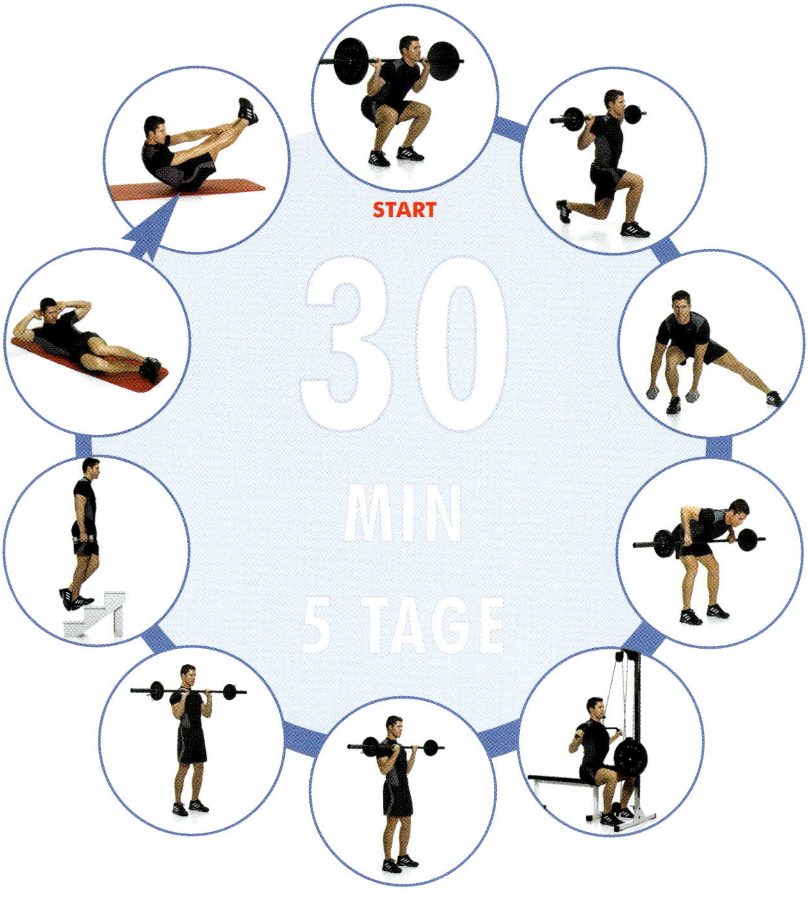

TAG 3

2 min Herz-Kreislauf-Training mit niedriger Intensität
25 min Herz-Kreislauf-Training mit mittlerer Intensität
3 min Herz-Kreislauf-Training mit niedriger Intensität

TAG 4

(30 s Pause zwischen den Sets)

4 Sets/Bench Press (12-15 Wdh.; 8-12 Wdh.; 6-8 Wdh.; 6-8 Wdh.)
3 Sets/Chest Fly (12-15 Wdh.; 8-12 Wdh.; 6-8 Wdh.)
3 Sets/Seated Shoulder Press (12-15 Wdh.; 8-12 Wdh.; 6-8 Wdh.)
3 Sets/Front Raise (12-15 Wdh.; 8-12 Wdh.; 6-8 Wdh.)
3 Sets/Bent-over Reverse Raise (12-15 Wdh.; 8-12 Wdh.; 6-8 Wdh.)
3 Sets/Lying Triceps Press (12-15 Wdh.; 8-12 Wdh.; 6-8 Wdh.)
2 Sets/One-arm Triceps Press (12-15 Wdh.; 8-12 Wdh.)
1 Set/Crunch (bis zur Ermüdung)
1 Set/Reverse Crunch (bis zur Ermüdung)

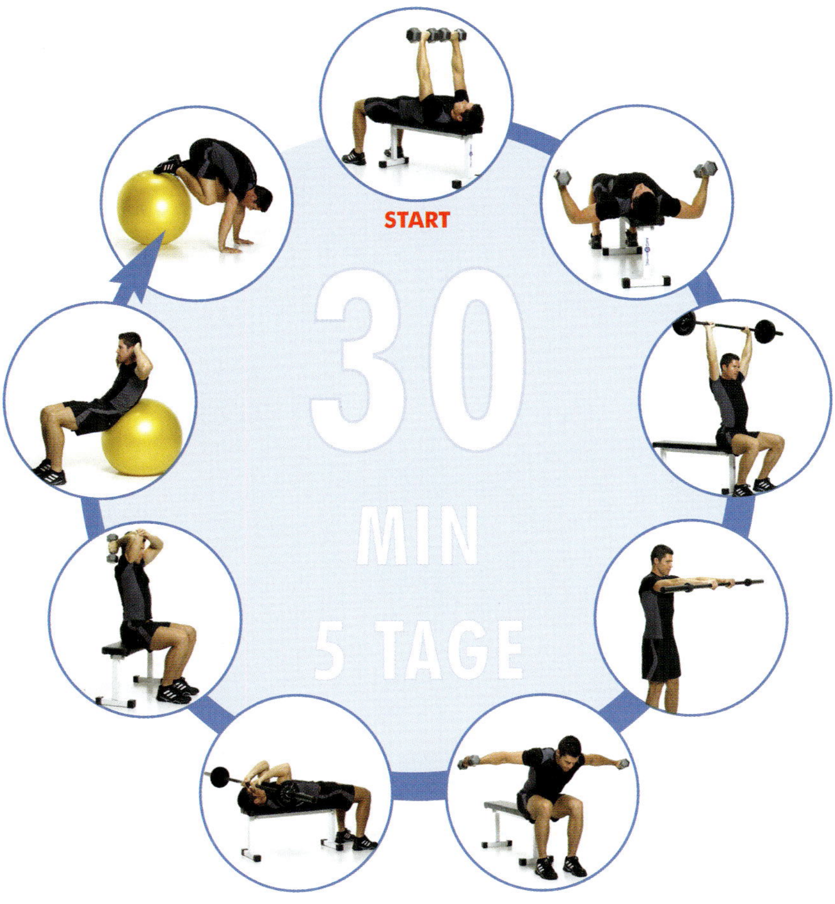

TAG 5

(30 s Pause zwischen den Sets)

3 Sets/Front Squat (12-15 Wdh.; 8-12 Wdh.; 6-8 Wdh.)
3 Sets/Reverse Lunge (12-15 Wdh.; 8-12 Wdh.; 6-8 Wdh.)
3 Sets/One-arm Row (12-15 Wdh.; 8-12 Wdh.; 6-8 Wdh.)
3 Sets/Close-grip Pulldown (8-12 Wdh.; 8-12 Wdh.; 6-8 Wdh.)
3 Sets/Hammer Curl (8-12 Wdh.; 8-12 Wdh.; 6-8 Wdh.)
2 Sets/Preacher Curl (8-12 Wdh.; 6-8 Wdh.)
1 Set/Wrist Curl (8-12 Wdh.)
1 Set/Wrist Extension (8-12 Wdh.)
2 Sets/Seated Calf Raise (12-15 Wdh.; 8-12 Wdh.)
1 Set/Side Raise (bis zur Ermüdung)
1 Set/V-up mit Twist (bis zur Ermüdung)

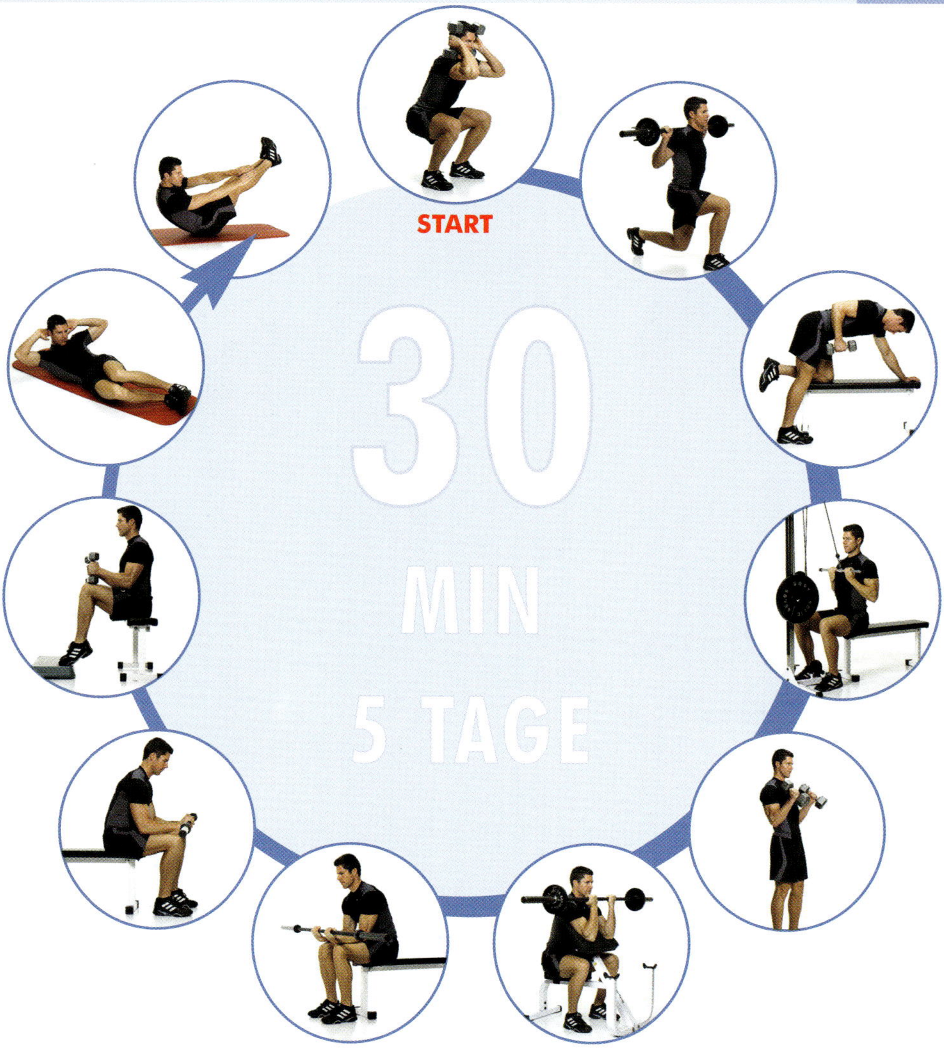

45 MINUTEN/FÜNF TAGE PRO WOCHE

IHR FETT-WEG-SOFORTPROGRAMM

TAG 1 u. 3

(15 s Pause zwischen den Sets)
- 2 min Herz-Kreislauf-Training mit niedriger Intensität
- 2 Sets/Bench Press (12-15 Wdh.)
- 2 Sets/Chest Fly (12-15 Wdh.)
- 2 Sets/Seated Shoulder Press (12-15 Wdh.)
- 2 Sets/Lateral Raise (12-15 Wdh.)
- 2 Sets/Seated Triceps Extension (12-15 Wdh.)
- 2 Sets/Kickback (12-15 Wdh.)
- 1 Set/Crunch (bis zur Ermüdung)
- 1 Set/Reverse Crunch (bis zur Ermüdung)
- **20 min Herz-Kreislauf-Training mittlerer Intensität**
- 3 min Herz-Kreislauf-Training mit niedriger Intensität

TAG 2 u. 4

(15 s Pause zwischen den Sets)
- 2 min Herz-Kreislauf-Training mit niedriger Intensität
- 3 Sets/Squat (12-15 Wdh.)
- 3 Sets/Lunge (12-15 Wdh.)
- 2 Sets/Bent-over Row (12-15 Wdh.)
- 2 Sets/Lat Pulldown (12-15 Wdh.)
- 2 Sets/Biceps Curl (12-15 Wdh.)
- 2 Sets/Crunch (bis zur Ermüdung)
- 2 Sets/Reverse Crunch (bis zur Ermüdung)
- **20 min Herz-Kreislauf-Training mittlerer Intensität**
- 3 min Herz-Kreislauf-Training mit niedriger Intensität

TAG 5

- 5 min Herz-Kreislauf-Training mit niedriger Intensität
- **35 min Herz-Kreislauf-Training mit mittlerer Intensität**
- 5 min Herz-Kreislauf-Training mit niedriger Intensität

IHR KRAFT-SOFORTPROGRAMM

A

Workout A:

(90 s Pause zwischen den Sets)
- 4 Sets/Bench Press (6-8 Wdh.)
- 3 Sets/Incline Press (6-8 Wdh.)
- 3 Sets/Decline Press (6-8 Wdh.)
- 4 Sets/Seated Shoulder Press (6-8 Wdh.)
- 4 Sets/Dips (6-8 Wdh.)
- 3 Sets/Triceps Pushdown (6-8 Wdh.)
- 1 Set/Crunch (bis zur Ermüdung)
- 1 Set/Reverse Crunch (bis zur Ermüdung)

Workout B:
(90 s Pause zwischen den Sets)

B

- 5 Sets/Squat (6-8 Wdh.)
- 5 Sets/Deadlift (6-8 Wdh.)
- 3 Sets/Lunge (6-8 Wdh.)
- 3 Sets/Bent-over Row (6-8 Wdh.)
- 3 Sets/Lat Pulldown (6-8 Wdh.)
- 2 Sets/Biceps Curl (6-8 Wdh.)
- 1 Set/Crunch (bis zur Ermüdung)
- 1 Set/Reverse Crunch (bis zur Ermüdung)

IHR MUSKEL-SOFORTPROGRAMM

Workout A:
(45 s Pause zwischen den Sets)

A

- 4 Sets/Bench Press (8-12 Wdh.)
- 4 Sets/Incline Press (8 -12Wdh.)
- 3 Sets/Decline Press (8-12 Wdh.)
- 4 Sets/Seated Shoulder Press (8-12 Wdh.)
- 3 Sets/Lateral Raise (8-12 Wdh.)
- 3 Sets/Bent-over Reverse Raise (8-12 Wdh.)
- 3 Sets/Seated Triceps Extension (8-12 Wdh.)
- 3 Sets/Triceps Pushdown (8-12 Wdh.)
- 1 Set/Twisting Crunch (bis zur Ermüdung)
- 1 Set/Twisting Leg Thrust (bis zur Ermüdung)
- 1 Set/V-up mit Twist (bis zur Ermüdung)

Workout B:
(45 s Pause zwischen den Sets)

B

- 4 Sets/Squat (8-12 Wdh.)
- 4 Sets/Deadlift (8-12 Wdh.)
- 4 Sets/Lunge (8-12 Wdh.)
- 3 Sets/Bent-over Row (8-12 Wdh.)
- 3 Sets/Lat Pulldown (8-12 Wdh.)
- 3 Sets/Biceps Curl (8-12 Wdh.)
- 3 Sets/Reverse Curl (8-12 Wdh.)
- 3 Sets/Standing Calf Raise (8-12 Wdh.)
- 1 Set/Crunch (bis zur Ermüdung)
- 1 Set/Reverse Crunch (bis zur Ermüdung)
- 1 Set/Side Raise (bis zur Ermüdung)

IHR GANZKÖRPER-SOFORTPROGRAMM

(45 s Pause zwischen den Sets)

TAG 1

4 Sets/Bench Press (12-15 Wdh.; 8-12 Wdh.; 6-8 Wdh.; 6-8 Wdh.)
3 Sets/Incline Fly (12-15 Wdh.; 8-12 Wdh.; 6-8 Wdh.)
3 Sets/Decline Press (12-15 Wdh.; 8-12 Wdh.; 6-8 Wdh.)
4 Sets/Seated Shoulder Press (12-15 Wdh.; 8-12 Wdh.; 6-8 Wdh.; 6-8 Wdh.)
3 Sets/Lateral Raise (12-15 Wdh.; 8-12 Wdh.; 6-8 Wdh.)
2 Sets/Shrug (12-15 Wdh.; 8-12 Wdh.)
3 Sets/Seated Triceps Extension (12-15 Wdh.; 8-12 Wdh.; 6-8 Wdh.)
3 Sets/Triceps Pushdown (12-15 Wdh.; 8-12 Wdh.; 6-8 Wdh.)
2 Sets/Crunch (bis zur Ermüdung)
2 Sets/Reverse Crunch (bis zur Ermüdung)

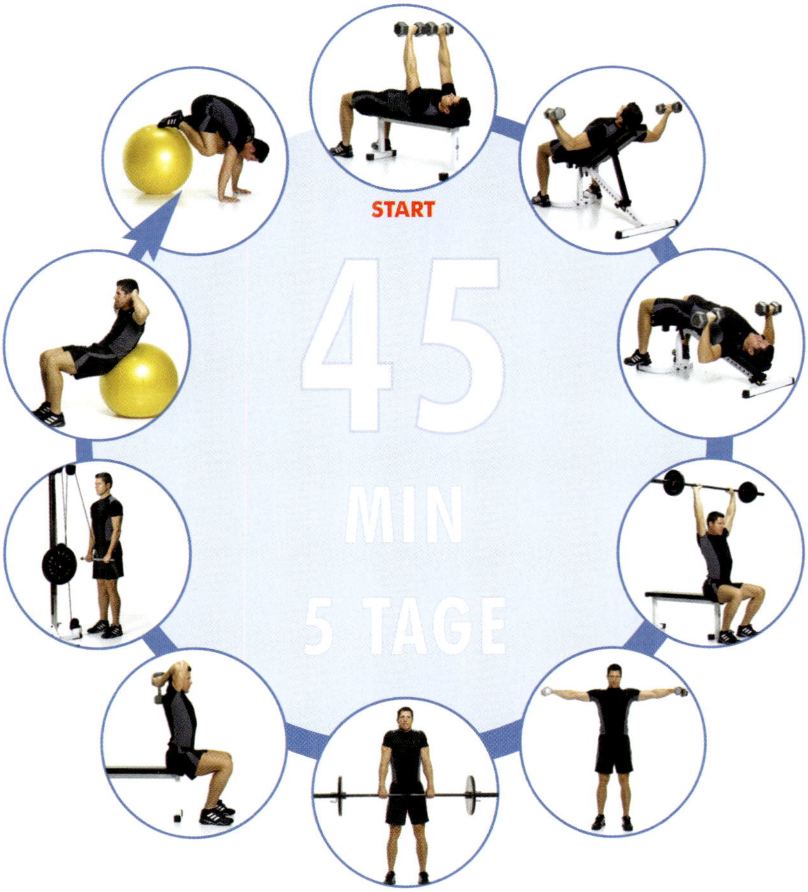

TAG 2

(45 s Pause zwischen den Sets)

3 Sets/Squat (12-15 Wdh.; 8-12 Wdh.; 6-8 Wdh.)
3 Sets/Lunge (12-15 Wdh.; 8-12 Wdh.; 6-8 Wdh.)
2 Sets/Side Lunge (12-15 Wdh.; 8-12 Wdh.)
4 Sets/Bent-over Row (12-15 Wdh.; 8-12 Wdh.; 6-8 Wdh.; 6-8 Wdh.)
3 Sets/Lat Pulldown (12-15 Wdh.; 8-12 Wdh.; 6-8 Wdh.)
2 Sets/Upright Row (8-12 Wdh.; 6-8 Wdh.)
3 Sets/Biceps Curl (12-15 Wdh.; 8-12 Wdh.; 6-8 Wdh.)
3 Sets/Reverse Curl (12-15 Wdh.; 8-12 Wdh.; 6-8 Wdh.)
2 Sets/Standing Calf Raise (12-15 Wdh.; 8-12 Wdh.)
2 Sets/Side Raise (bis zur Ermüdung)
2 Sets/V-up mit Twist (bis zur Ermüdung)

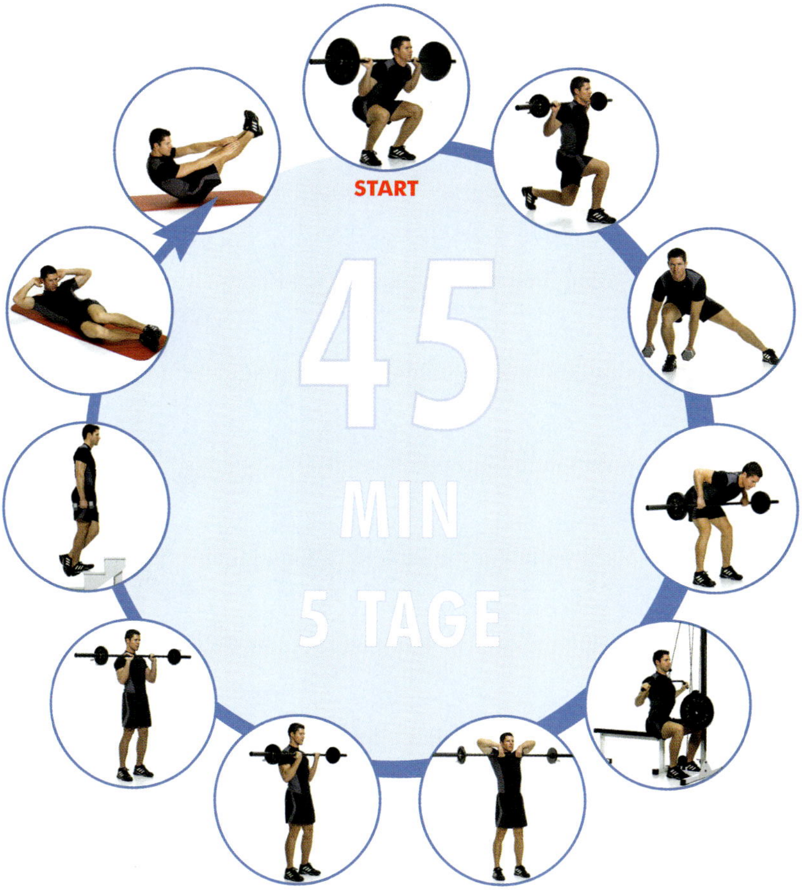

TAG 3

5 min Herz-Kreislauf-Training mit niedriger Intensität
35 min Herz-Kreislauf-Training mit mittlerer Intensität
5 min Herz-Kreislauf-Training mit niedriger Intensität

TAG 4

(45 s **Pause zwischen den Sets)**
4 Sets/Bench Press (12-15 Wdh.; 8-12 Wdh.; 6-8 Wdh.; 6-8 Wdh.)
3 Sets/Incline Press (12-15 Wdh.; 8-12 Wdh.; 6-8 Wdh.)
3 Sets/Chest Fly (12-15 Wdh.; 8-12 Wdh.; 6-8 Wdh.)
4 Sets/Seated Shoulder Press (12-15 Wdh.; 8-12 Wdh.; 6-8 Wdh.; 6-8 Wdh.)
3 Sets/Front Raise (12-15 Wdh.; 8-12 Wdh.; 6-8 Wdh.)
3 Sets/Bent-over Reverse Raise (12-15 Wdh.; 8-12 Wdh.; 6-8 Wdh.)
3 Sets/Lying Triceps Press (12-15 Wdh.; 8-12 Wdh.; 6-8 Wdh.)
2 Sets/One-arm Triceps Press (12-15 Wdh.; 8-12 Wdh.)
2 Sets/Crunch (bis zur Ermüdung)
2 Sets/Reverse Crunch (bis zur Ermüdung)

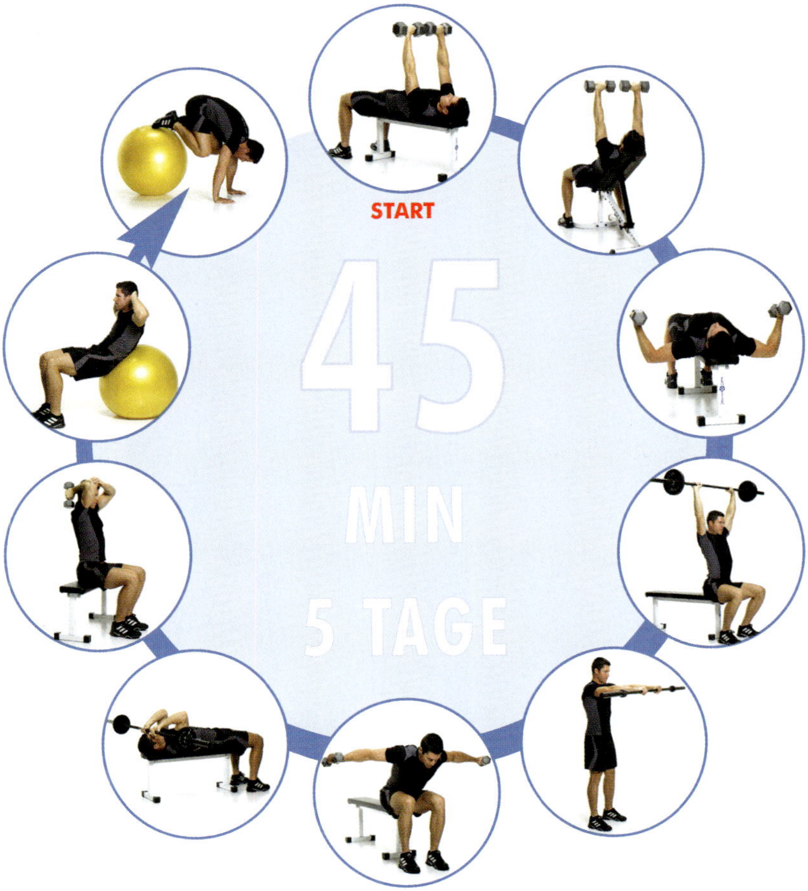

TAG 5

(45 s Pause zwischen den Sets)

3 Sets/Front Squat (12-15 Wdh.; 8-12 Wdh.; 6-8 Wdh.)
3 Sets/Reverse Lunge (12-15 Wdh.; 8-12 Wdh.; 6-8 Wdh.)
4 Sets/One-arm Row (12-15 Wdh.; 8-12 Wdh.; 6-8 Wdh.; 6-8 Wdh.)
3 Sets/Close-grip Pulldown (12-15 Wdh.; 8-12 Wdh.; 6-8 Wdh.)
3 Sets/Hammer Curl (12-15 Wdh.; 8-12 Wdh.; 6-8 Wdh.)
3 Sets/Preacher Curl (12-15 Wdh.; 8-12 Wdh.; 6-8 Wdh.)
1 Set/Wrist Curl (8-12 Wdh.)
1 Set/Wrist Extension (8-12 Wdh.)
3 Sets/Seated Calf Raise (12-15 Wdh.; 8-12 Wdh.; 8-12 Wdh.)
2 Sets/V-up mit Twist (bis zur Ermüdung)

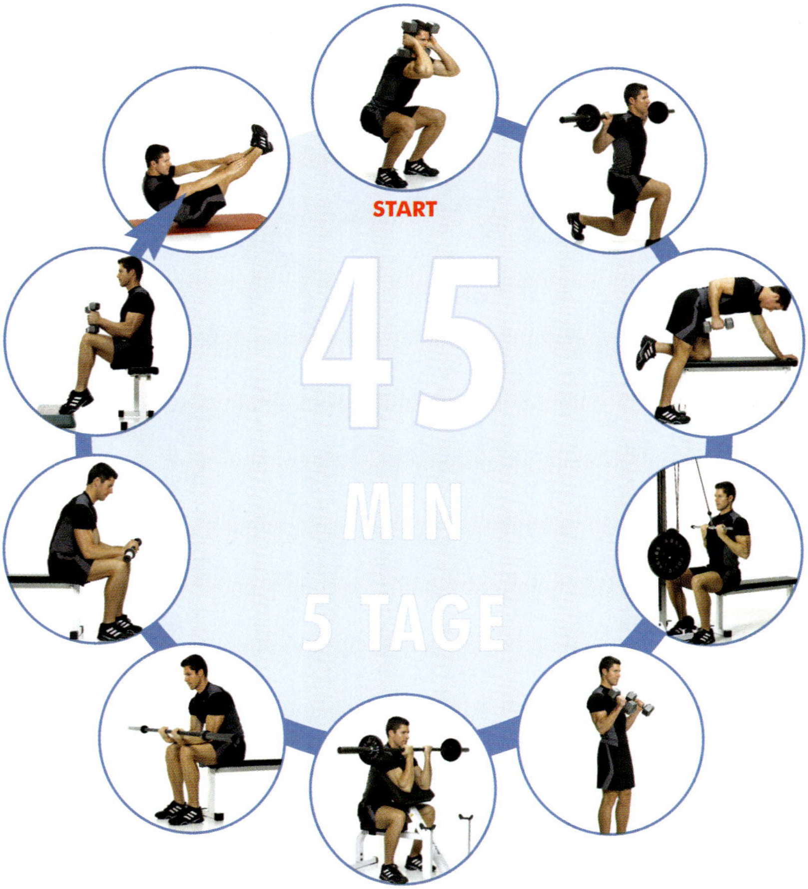

60 MINUTEN/FÜNF TAGE PRO WOCHE

IHR FETT-WEG-SOFORTPROGRAMM

Workout A:

A

(15 s Pause zwischen den Sets)

2 min Herz-Kreislauf-Training mit niedriger Intensität
3 Sets/Bench Press (12-15 Wdh.)
2 Sets/Incline Press (12-15 Wdh.)
2 Sets/Incline Fly (12-15 Wdh.)
3 Sets/Seated Shoulder Press (12-15 Wdh.)
2 Sets/Lateral Raise (12-15 Wdh.)
3 Sets/Seated Triceps Extension (12-15 Wdh.)
2 Sets/Kickback (12-15 Wdh.)
2 Sets/Twinsting Leg Thrust (bis zur Ermüdung)
2 Sets/Twisting Toe Touch (bis zur Ermüdung)
30 min Herz-Kreislauf-Training mittlerer Intensität
3 min Herz-Kreislauf-Training mit niedriger Intensität

Workout B:

B

(15 s Pause zwischen den Sets)

2 min Herz-Kreislauf-Training mit niedriger Intensität
4 Sets/Squat (12-15 Wdh.)
3 Sets/Lunge (12-15 Wdh.)
3 Sets/Bent-over Row (12-15 Wdh.)
3 Sets/Lat Pulldown (12-15 Wdh.)
2 Sets/Biceps Curl (12-15 Wdh.)
2 Sets/Preacher Curl (12-15 Wdh.)
2 Sets/Crunch (bis zur Ermüdung)
2 Sets/Reverse Crunch (bis zur Ermüdung)
30 min Herz-Kreislauf-Training mittlerer Intensität
3 min Herz-Kreislauf-Training mit niedriger Intensität

IHR KRAFT-SOFORTPROGRAMM

Workout A:

A

(2 min Pause zwischen den Sets)

4 Sets/Bench Press (6-8 Wdh.)
3 Sets/Incline Press (6-8 Wdh.)
4 Sets/Push Press (6-8 Wdh.)
3 Sets/Seated Shoulder Press (6-8 Wdh.)
4 Sets/Dips (6-8 Wdh.)
3 Sets/Triceps Pushdown (6-8 Wdh.)
1 Set/Crunch (bis zur Ermüdung)
1 Set/Reverse Crunch (bis zur Ermüdung)
1 Set/V-up mit Twist (bis zur Ermüdung)

Workout B: B
(2 min Pause zwischen den Sets)
- 5 Sets/Squat (6-8 Wdh.)
- 5 Sets/Deadlift (6-8 Wdh.)
- 3 Sets/Lunge (6-8 Wdh.)
- 4 Sets/Bent-over Row (6-8 Wdh.)
- 3 Sets/Lat Pulldown (6-8 Wdh.)
- 2 Sets/Biceps Curl (6-8 Wdh.)
- 1 Set/Twisting Crunch (bis zur Ermüdung)
- 1 Set/Twisting Toe Touch (bis zur Ermüdung)

IHR MUSKEL-SOFORTPROGRAMM

Workout A: A
(90 s Pause zwischen den Sets)
- 3 Sets/Bench Press (8-12 Wdh.)
- 3 Sets/Incline Fly (8-12 Wdh.)
- 3 Sets/Decline Press (8-12 Wdh.)
- 3 Sets/Seated Shoulder Press (8-12 Wdh.)
- 3 Sets/Lateral Raise (8-12 Wdh.)
- 3 Sets/Bent-over Reverse Raise (8-12 Wdh.)
- 2 Sets/Seated Triceps Extension (8-12 Wdh.)
- 2 Sets/Triceps Pushdown (8-12 Wdh.)
- 2 Sets/Lying Triceps Extension (8-12 Wdh.)
- 1 Set/Twisting Crunch (bis zur Ermüdung)
- 1 Set/Twinsting Leg Thrust (bis zur Ermüdung)
- 1 Set/V-up mit Twist (bis zur Ermüdung)

Workout B: B
(90 s Pause zwischen den Sets)
- 3 Sets/Squat (8-12 Wdh.)
- 3 Sets/Deadlift (8-12 Wdh.)
- 2 Sets/Lunge (8-12 Wdh.)
- 3 Sets/Bent-over Row (8-12 Wdh.)
- 2 Sets/Lat Pulldown (8-12 Wdh.)
- 3 Sets/Biceps Curl (8-12 Wdh.)
- 2 Sets/Reverse Curl (8-12 Wdh.)
- 3 Sets/Standing Calf Raise (8-12 Wdh.)
- 1 Set/Wrist Curl (8-12 Wdh.)
- 1 Set/Wrist Extension (8-12 Wdh.)
- 1 Set/Crunch (bis zur Ermüdung)
- 1 Set/Reverse Crunch (bis zur Ermüdung)
- 1 Set/Side Raise (bis zur Ermüdung)

IHR GANZKÖRPER-SOFORTPROGRAMM

A

Workout A:
(60 s Pause zwischen den Sets)

3 Sets/Bench Press (12-15 Wdh.; 8-12 Wdh.; 6-8 Wdh.)
3 Sets/Incline Fly (12-15 Wdh.; 8-12 Wdh.; 6-8 Wdh.)
2 Sets/Decline Press (8-12 Wdh.; 6-8 Wdh.)
3 Sets/Seated Shoulder Press (12-15 Wdh.; 8-12 Wdh.; 6-8 Wdh.)
3 Sets/Lateral Raise (12-15 Wdh.; 8-12 Wdh.; 6-8 Wdh.)
3 Sets/Seated Triceps Extension (12-15 Wdh.; 8-12 Wdh.; 6-8 Wdh.)
2 Sets/Triceps Pushdown (8-12 Wdh.; 6-8 Wdh.)
1 Set/Crunch (bis zur Ermüdung)
1 Set/Reverse Crunch (bis zur Ermüdung)
2 min Herz-Kreislauf-Training mit niedriger Intensität
20 min Herz-Kreislauf-Training mittlerer Intensität
3 min Herz-Kreislauf-Training mit niedriger Intensität

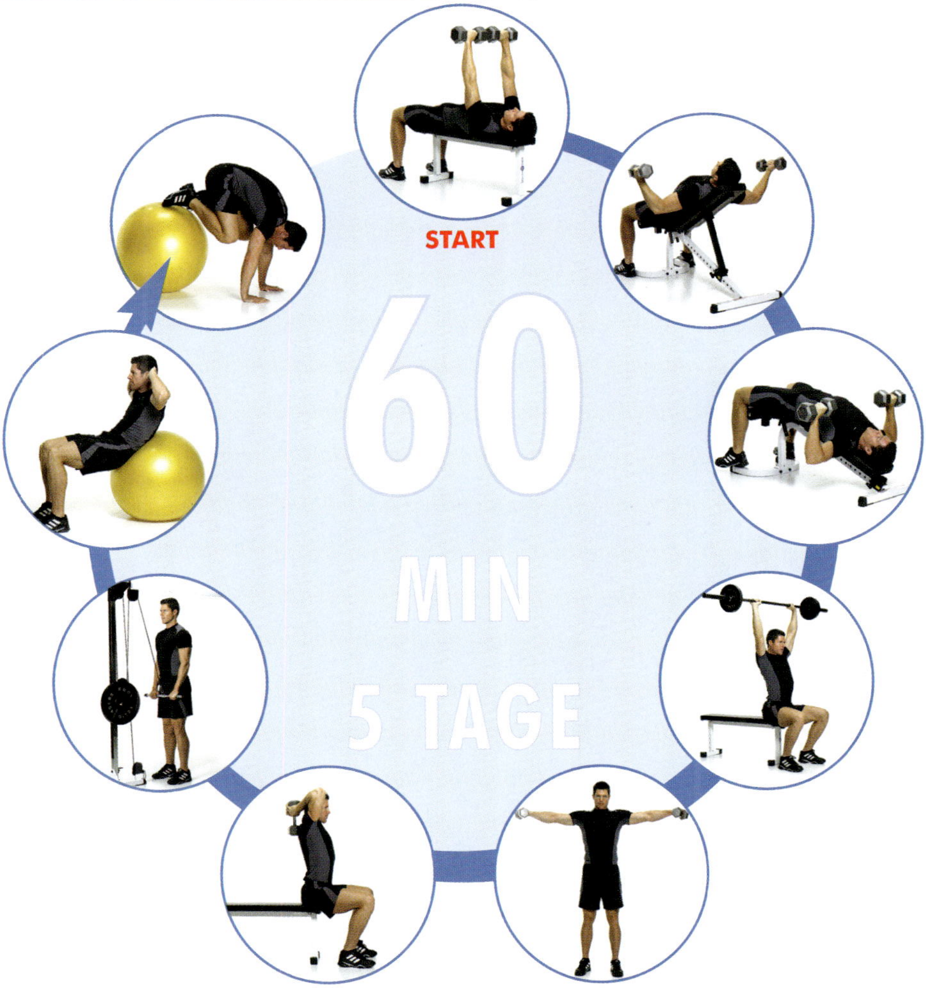

Workout B:

B

(60 s Pause zwischen den Sets)

3 Sets/Squat (12-15 Wdh.; 8-12 Wdh.; 6-8 Wdh.)
3 Sets/Lunge (12-15 Wdh.; 8-12 Wdh.; 6-8 Wdh.)
3 Sets/Bent-over Row (12-15 Wdh.; 8-12 Wdh.; 6-8 Wdh.)
3 Sets/Lat Pulldown (12-15 Wdh.; 8-12 Wdh.; 6-8 Wdh.)
3 Sets/Biceps Curl (12-15 Wdh.; 8-12 Wdh.; 6-8 Wdh.)
2 Sets/Reverse Curl (8-12 Wdh.; 6-8 Wdh.)
2 Sets/Standing Calf Raise (12-15 Wdh.; 8-12 Wdh.)
1 Set/Side Raise (bis zur Ermüdung)
1 Set/V-up mit Twist (bis zur Ermüdung)
2 min Herz-Kreislauf-Training mit niedriger Intensität
20 min Herz-Kreislauf-Training mittlerer Intensität
3 min Herz-Kreislauf-Training mit niedriger Intensität

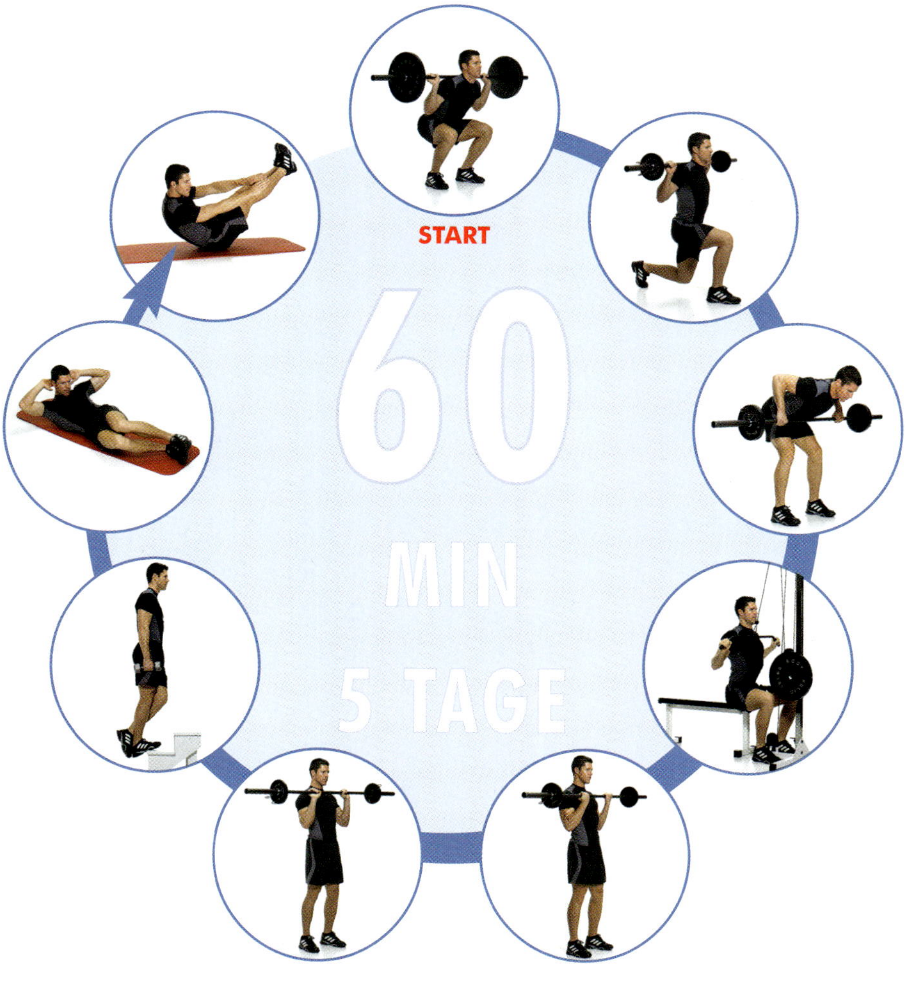

Workout C:
(60 s Pause zwischen den Sets)

C

- 3 Sets/Bench Press (12-15 Wdh.; 8-12 Wdh.; 6-8 Wdh.)
- 2 Sets/Incline Press (8-12 Wdh.; 6-8 Wdh.)
- 2 Sets/Chest Fly (12-15 Wdh.; 8-12 Wdh.)
- 3 Sets/Seated Shoulder Press (12-15 Wdh.; 8-12 Wdh.; 6-8 Wdh.)
- 2 Sets/Front Raise (12-15 Wdh.; 8-12 Wdh.)
- 2 Sets/Bent-over Reverse Raise (12-15 Wdh.; 8-12 Wdh.)
- 3 Sets/Lying Triceps Press (12-15 Wdh.; 8-12 Wdh.; 6-8 Wdh.)
- 2 Sets/One-arm Triceps Press (12-15 Wdh.; 8-12 Wdh.)
- 1 Set/Crunch (bis zur Ermüdung)
- 1 Set/Reverse Crunch (bis zur Ermüdung)
- 2 min Herz-Kreislauf-Training mit niedriger Intensität
- **20 min Herz-Kreislauf-Training mittlerer Intensität**
- 3 min Herz-Kreislauf-Training mit niedriger Intensität

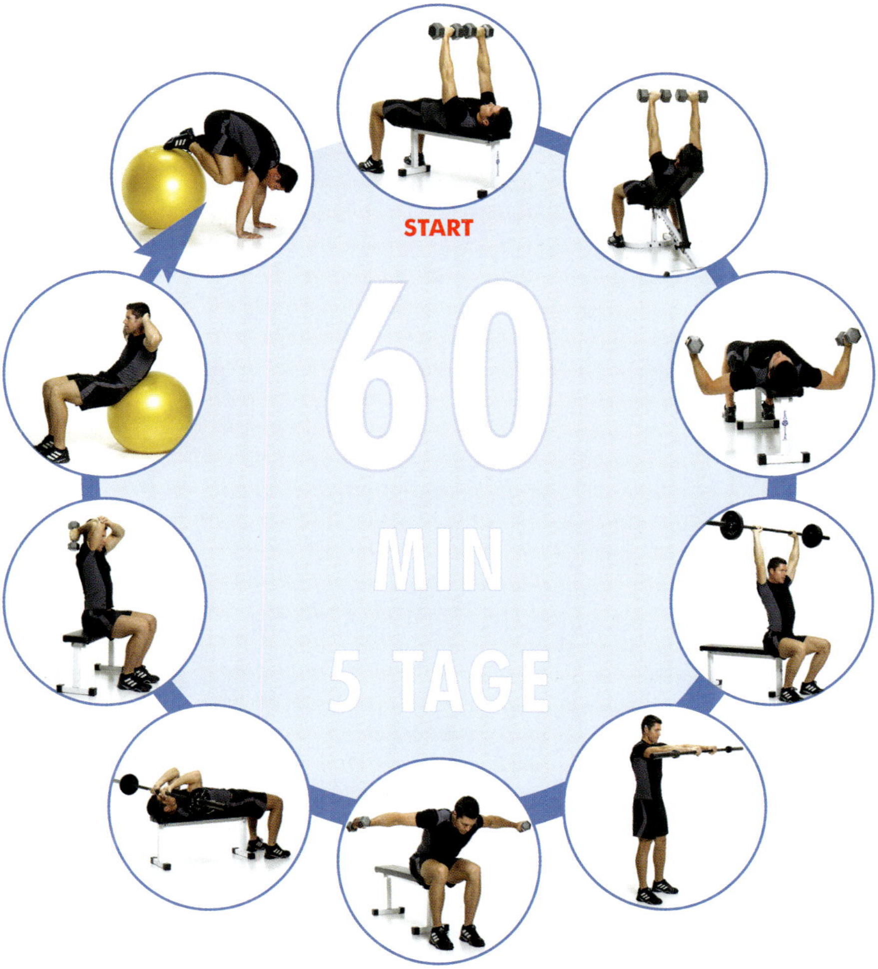

D

Workout D:
(60 s Pause zwischen den Sets)
- 3 Sets/Frontsquat (12-15 Wdh.; 8-12 Wdh.; 6-8 Wdh.)
- 2 Sets/Reverse Lunge (12-15 Wdh.; 8-12 Wdh.;)
- 3 Sets/One-arm Row (12-15 Wdh.; 8-12 Wdh.; 6-8 Wdh.)
- 2 Sets/Close-grip Pulldown (8-12 Wdh.; 6-8 Wdh.)
- 3 Sets/Hammer Curl (12-15 Wdh.; 8-12 Wdh.; 6-8 Wdh.)
- 2 Sets/Preacher Curl (8-12 Wdh.; 6-8 Wdh.)
- 1 Set/Wrist Curl (8-12 Wdh.)
- 1 Set/Wrist Extension (8-12 Wdh.)
- 2 Sets/Seated Calf Raise (12-15 Wdh.; 8-12 Wdh.)
- 2 Sets/V-up mit Twist (bis zur Ermüdung)
- 2 min Herz-Kreislauf-Training mit niedriger Intensität
- **20 min Herz-Kreislauf-Training mittlerer Intensität**
- 3 min Herz-Kreislauf-Training mit niedriger Intensität

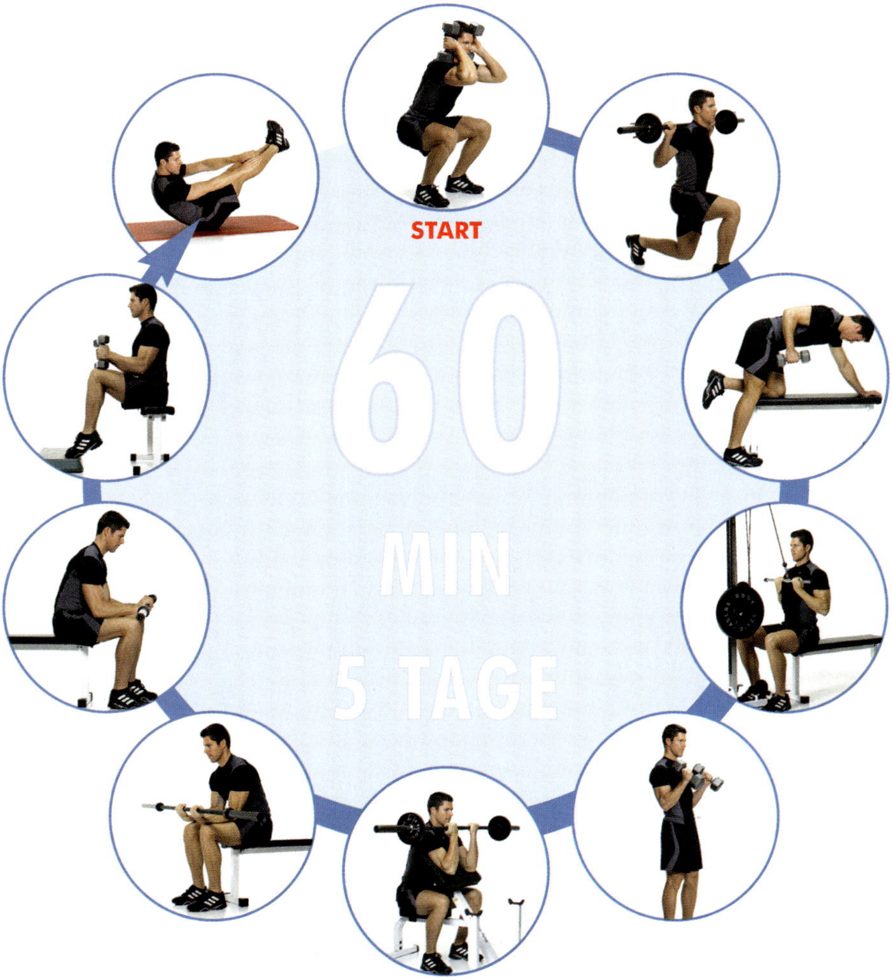

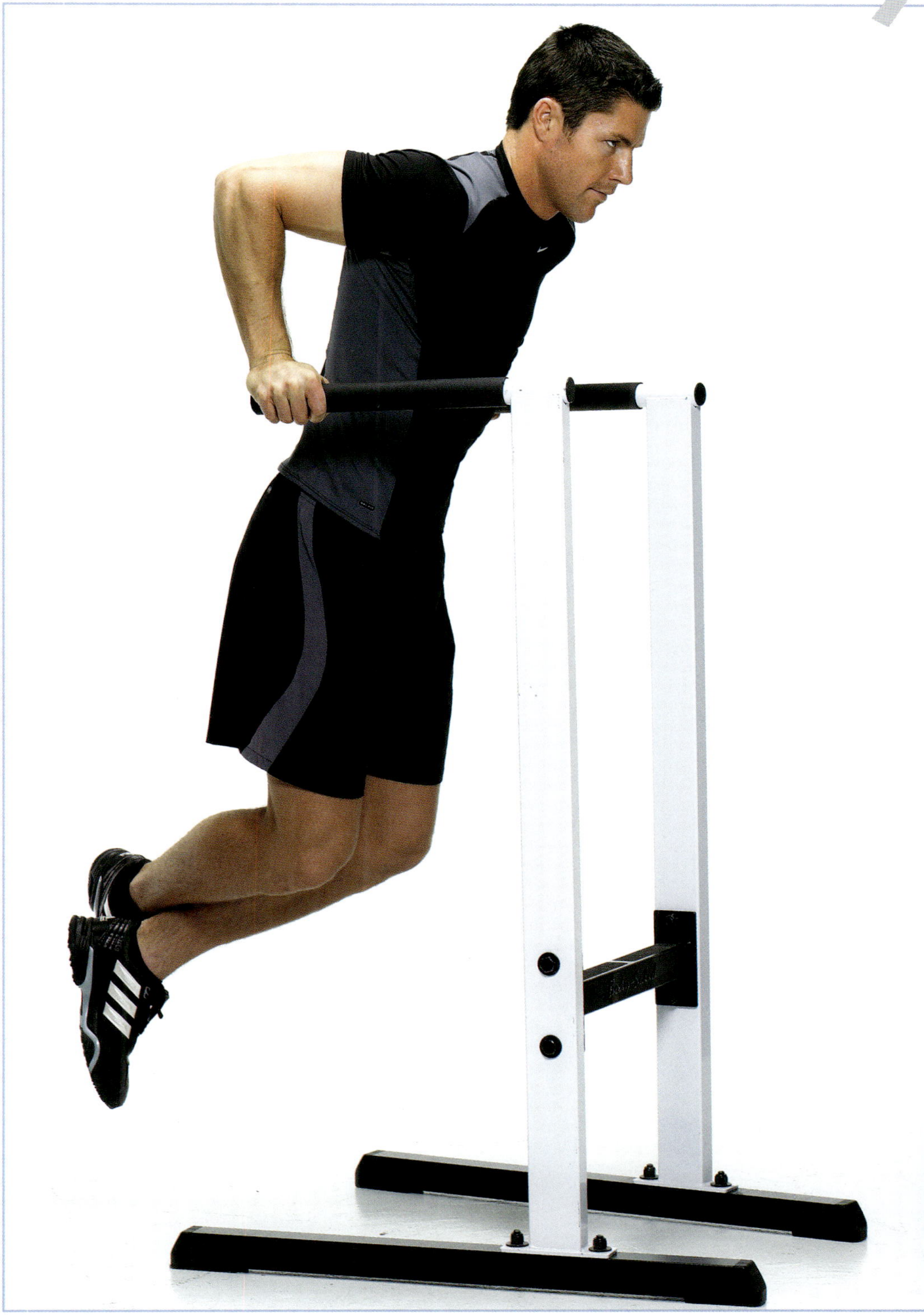

KAPITEL 10

ICH HABE SECHS TAGE PRO WOCHE ZUR VERFÜGUNG

10

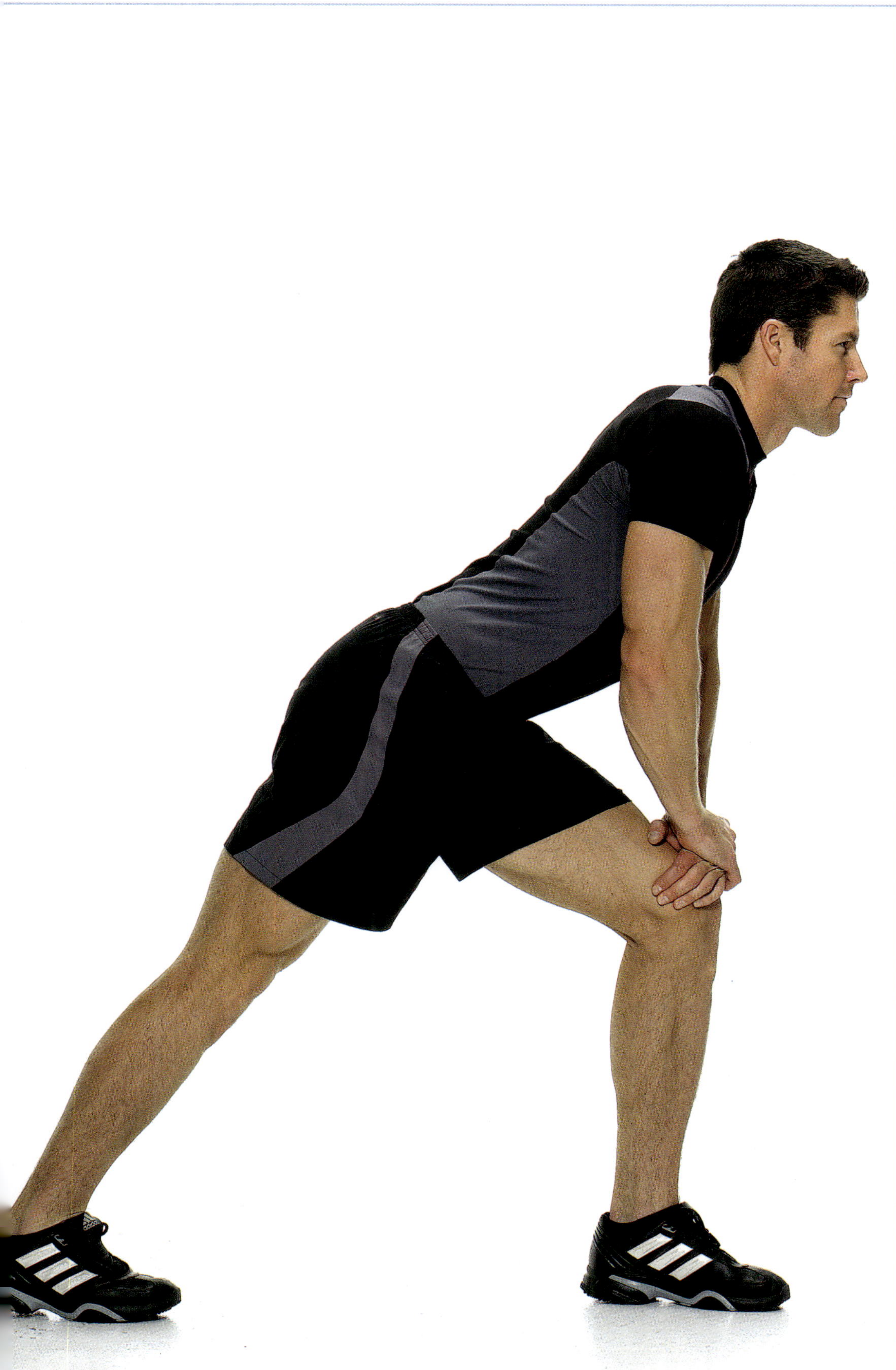

DER SIX-PACK-VORTEIL

Als 6 x pro Woche Trainierender widmen Sie Ihrem Sport mehr Zeit, als die meisten anderen Menschen jemals tun werden. Wenn Sie 30 Minuten oder länger pro Einheit trainieren, können Sie sich hohe Ziele stecken, die nur fortgeschrittene Sportler je erreichen können. Sie haben nun mehr als genug Zeit, alle Muskeln auszubilden, die Ihnen wichtig sind.

Um das Optimum hinsichtlich Muskelkraft und Muskelumfang zu erreichen, müssen Sie eine Vielzahl unterschiedlicher Übungen, die einzelne Muskelgruppen gesondert beanspruchen, trainieren. Mindestens 3-4 Übungen sind für die großen Muskelgruppen (Beine, Brust und Rücken) einzuplanen, 2-3 Übungen für die kleinen Muskelgruppen (Arme, Schultern, Bauch und Waden).

SO PEPPEN SIE IHRE WOCHE AUF

Sie haben als 6 x wöchentlich Trainierender vielfältige Möglichkeiten, Ihr Training zu variieren. Einige fortgeschrittene Sportler teilen alle Übungen in zwei Hälften auf und trainieren jede 3 x pro Woche. Andere wiederum verteilen alle Übungen auf die sechs Tage und wählen an jedem Tag ein oder zwei Muskelgruppen aus, die sie gesondert trainieren.

Der beste Weg besteht darin, die Programme so aufzubauen, dass die Muskeln ein Maximum an Erholungszeit bekommen. Daher werden in diesem Buch alle Muskelgruppen 2 x pro Woche trainiert. So bekommen sie genügend Zeit, sich zu erholen und zu wachsen.

Die Beanspruchung eines Sechs-Tage-Programms ist ohnehin sehr groß. Daher verfogt dieses Buch eine Methode, die mit größter Sicherheit Verletzungsfreiheit bietet. Das wertvollste Gut ist schließlich, Tag für Tag sein Training ohne Sorgen durchführen zu können.

OPTION 1

Die meisten Trainingseinheiten auf den nächsten Seiten teilen die Muskeln in folgende Gruppen auf:

Tag 1: Brust, Schultern und Trizeps
Tag 2: Rücken und Bizeps
Tag 3: Beine
Tag 4: Brust, Schultern und Trizeps
Tag 2: Rücken und Bizeps
Tag 6: Beine
Tag 7: Ruhetag

Der Hauptunterschied zwischen diesen Programmen und den Programmen der beiden vorangegangenen Kapitel besteht in der separaten Trainingseinheit für die Beine.

Das Aufteilen der Muskeln in drei Gruppen führt ferner dazu, dass Sie in gleicher Trainingszeit weniger Muskelgruppen zu trainieren haben. Damit bleibt mehr Zeit für den einzelnen Muskel: Sie können weitere Übungen addieren, den Muskel intensiver beanspruchen.

OPTION 2

Einige Trainingsprogramme teilen die Übungen in Ihnen bisher unbekannter Weise auf. Je nachdem, welche Ziele Sie verfolgen, können Sie folgender Aufteilung begegnen:

Tag 1: Brust und Rücken
Tag 2: Schultern und Arme
Tag 3: Beine
Tag 4: Brust und Rücken
Tag 2: Schultern und Arme
Tag 6: Beine
Tag 7: Ruhetag

Viele Sportler sind sich nicht darüber im Klaren, dass alle Muskelgruppen in Paaren zusammenarbeiten. Wann immer ein Muskel kontrahiert wird, dehnt sich der gegenüberliegende Muskel. Wer also den Bizeps trainiert, dehnt gleichermaßen den Trizeps.

So können Sie alle Muskelgruppen Ihres Körpers in Paare aufteilen: Sie trainieren die Brustmuskulatur und dehnen damit den oberen Rücken oder die hinteren Schultern. Training der oberen Rückenmuskulatur dehnt Brust- und/oder vordere Schultermuskulatur. In gleicher Weise gehören unterer Rücken und die Bauchmuskulatur zusammen, Bizeps und Trizeps, Quadrizeps und die hintere Oberschenkelmuskulatur.

Das Gruppieren dieser sogenannten Gegenspielermuskeln in einer Trainingseinheit ist bekannt als die *Push-Pull-Methode*. Diese ist die sicherste Möglichkeit, verletzungsfrei zu trainieren. Insbesondere für Sportler, die dem Sport viele Stunden opfern, sollte dies die bevorzugte Methode sein.

Das Dehnen der Gegenspielermuskulatur bereitet diese bereits auf die folgende Belastung vor, was das Verletzungs- und Überlastungsrisiko erheblich senkt. Die Muskeln sind nach dem Training weniger verhärtet, negative Begleiterscheinungen, wie Muskelkater oder auch Muskelzerrungen, werden vermindert.

Dieses Arbeiten in Paaren möchte ich an einem Beispiel erläutern:
Sie beginnen mit Bench Press, einer Übung für die Brust, bei der Sie Ihre Arme vom Körper wegdrücken. Diese wird gefolgt vom vorgebeugten Rudern, einer Übung für den Rücken, bei der Sie Ihre Arme zum Körper heranziehen. Beim Bench Press wird die Brust gestärkt und gleichzeitig der Rücken gedehnt, was ihn lockert und damit auf die Bewegung vorbereitet. Beim Rudern wiederum dehnen Sie die Brustmuskulatur, die bei der letzten Bankdrückübung fest geworden ist. Somit werden beide Muskelgruppen vor Überlastung und Verletzung bewahrt.

Nun können Sie mit dem Sechs-Tage-Programm beginnen, eine neue Möglichkeit, Ihre Muskeln neuen Herausforderungen zu stellen.

Zeit sparen!

Verbringen Sie mehr Zeit ... mit dem Senken der Gewichte!

Auf den ersten Blick scheint es das Heben der Gewichte zu sein, welches Ihre Muskeln ausbildet. Doch im Folgenden möchte ich ausführen, warum gerade das Senken der Gewichte zum Erfolg führt. Hierzu brauchen Sie ein wenig Anatomiewissen:

Beim Heben des Gewichts werden die arbeitenden Muskeln angespannt und verkürzt. Um den beanspruchten Körperteil (z. B. Arm, Bein oder Oberkörper) zu heben, müssen sie sich zusammenziehen, kontrahieren. Beim Senken des Gewichts verlängern sie sich wieder.

Kombiniertes Training von Gegenspielermuskeln in einer Trainingseinheit ist die sicherste Möglichkeit, verletzungsfrei zu trainieren. Insbesondere Sportler, die dem Sport viele Stunden opfern, sollten nach dieser „Push-Pull-Methode" trainieren.

Wie bereits an früherer Stelle erwähnt, können Ihre Muskeln in dieser zweiten Phase der Bewegung etwa 20 % mehr Gewicht tolerieren als beim Anheben. Hier liegt Ihre Chance! Wenn Sie Ihrem Training den besonderen Kick geben wollen und bereits ein erfahrener Sportler sind, probieren Sie Folgendes aus:

Führen Sie Ihre Übung bis zum letzten Set wie gewohnt aus. Nur für die letzte Wiederholung addieren Sie 10-20 % Gewicht. Dann lassen Sie einen Partner helfen, das Gewicht zu heben und senken es schließlich, langsam und kontrolliert, alleine. Das Senken des Gewichts sollte 2-4 s dauern.

Wenn Sie diese Phase noch weiter ausdehnen, wird die Bewegung isometrisch. Hiermit verändern Sie den Trainingseffekt: Anstelle von Muskelumfang trainieren Sie Muskelausdauer.

Dieses sogenannte „Negativtraining" spricht mehr Muskelfasern an als die traditionelle Methode, bei der identisches Gewicht gehoben und gesenkt wird. Damit kann der Muskelumfang noch weiter vergrößert werden. Sie ist aber auch sehr fordernd und sollte daher erfahrenen Sportlern vorbehalten bleiben.

Zum Abschluss noch eine Bemerkung zum Terminus „Heben". Hiermit ist jede Kontraktion der Muskeln gemeint, auch wenn nicht wirklich, wie z. B. beim Bankdrücken, der Schulterpresse oder Squats, Gewicht gehoben wird. Alle Zieh- oder Drehbewegungen, wie z. B. Rudern, Latziehen oder Curls, fallen ebenso darunter.

10 MINUTEN/SECHS TAGE PRO WOCHE

IHR FETT-WEG-SOFORTPROGRAMM

Alle sechs Tage:

1 min Herz-Kreislauf-Training mit niedriger Intensität
8 min Herz-Kreislauf-Training mit hoher Intensität
1 min Herz-Kreislauf-Training mit niedriger Intensität

IHR KRAFT-SOFORTPROGRAMM

TAG 1 u. 4

(45 s Pause zwischen den Sets)
2 Sets/Power Clean (6-8 Wdh.)
2 Sets/Bench Press (6-8 Wdh.)
2 Sets/Push Press (6-8 Wdh.)
2 Sets/Dips (6-8 Wdh.)

TAG 2 u. 5

(45 s Pause zwischen den Sets)
3 Sets/Deadlift (6-8 Wdh.)
3 Sets/Bent-over Row (6-8 Wdh.)
2 Sets/Biceps Curl (6-8 Wdh.)

TAG 3 u. 6

(45 s Pause zwischen den Sets)
3 Sets/Squat (6-8 Wdh.)
3 Sets/Front Squat (6-8 Wdh.)
2 Sets/Lunge (6-8 Wdh.)

IHR MUSKEL-SOFORTPROGRAMM

TAG 1 u. 4

(30 s Pause zwischen den Sets)
3 Sets/Bench Press (8-12 Wdh.)
2 Sets/Seated Shoulder Press (8-12 Wdh.)
2 Sets/Seated Triceps Extension (8-12 Wdh.)
1 Set/Crunch (bis zur Ermüdung)

TAG 2 u. 5

(30 s Pause zwischen den Sets)
3 Sets/Lat Pulldown (8-12 Wdh.)
2 Sets/Bent-over Row (8-12 Wdh.)
2 Sets/Biceps Curl (8-12 Wdh.)
1 Set/Reverse Crunch (bis zur Ermüdung)

(30 s Pause zwischen den Sets)
4 Sets/Squat (8-12 Wdh.)
3 Sets/Lunge (8-12 Wdh.)
1 Set/Side Raise (bis zur Ermüdung)

TAG 3 u. 6

IHR GANZKÖRPER-SOFORTPROGRAMM

(30 s Pause zwischen den Sets)
2 Sets/Bench Press (8-12 Wdh.; 6-8 Wdh.)
2 Sets/Incline Press (8-12 Wdh.; 6-8 Whd.)
2 Sets/Seated Shoulder Press (8-12 Wdh.; 6-8 Wdh.)
2 Sets/Seated Triceps Extension (8-12 Wdh.; 6-8 Wdh.)

TAG 1 u. 4

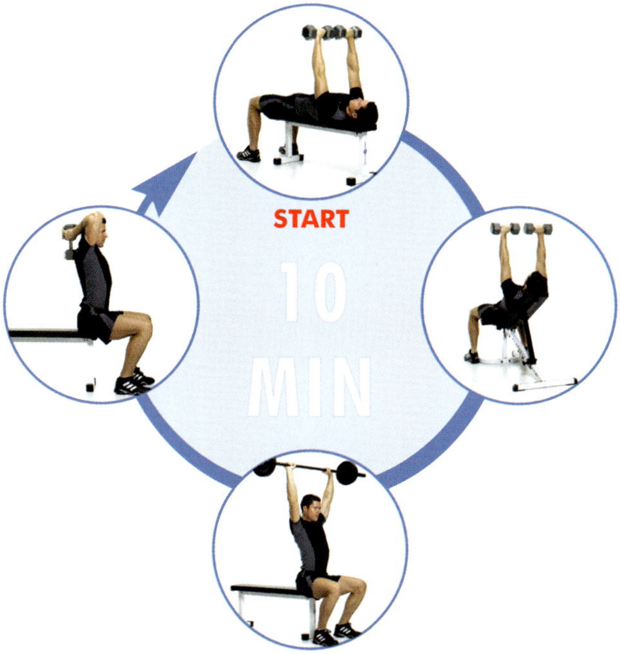

10

TAG 2 u. 5

(30 s Pause zwischen den Sets)

2 Sets/Bent-over Row (8-12 Wdh.; 6-8 Wdh.)
2 Sets/Lat Pulldown (8-12 Wdh.; 6-8 Wdh.)
2 Sets/Biceps Curl (8-12 Wdh.; 6-8 Wdh.)
2 Sets/Crunch (bis zur Ermüdung)

TAG 3 u. 6

(30 s Pause zwischen den Sets)

2 Sets/Squat (8-12 Wdh.; 6-8 Wdh.)
2 Sets/Lunge (8-12 Wdh.; 6-8 Wdh.)
2 Sets/Side Lunge (8-12 Wdh.; 6-8 Wdh.)
2 Sets/Reverse Crunch (bis zur Ermüdung)

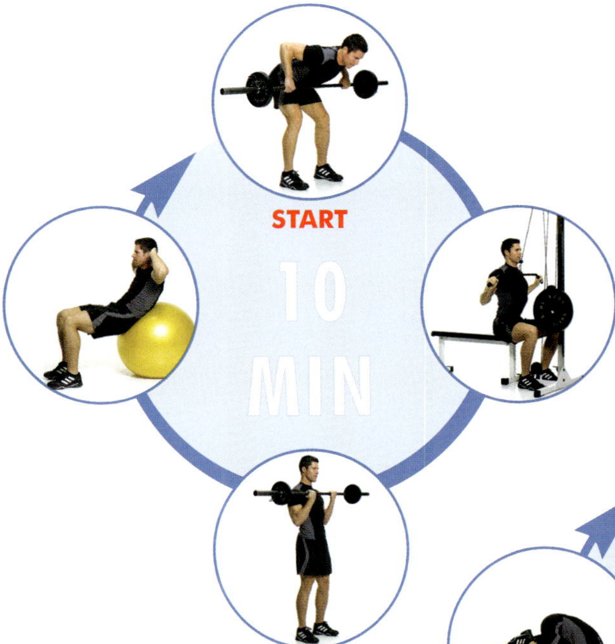

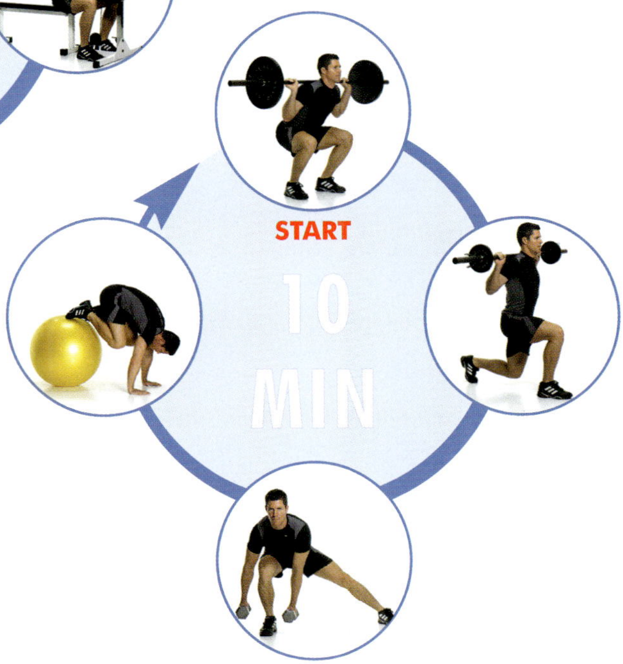

20 MINUTEN/SECHS TAGE PRO WOCHE

IHR FETT-WEG-SOFORTPROGRAMM

TAG 1 u. 4

2 min Herz-Kreislauf-Training mit niedriger Intensität
16 min Herz-Kreislauf-Training mit hoher Intensität
2 min Herz-Kreislauf-Training mit niedriger Intensität

TAG 2 u. 5

2 min Herz-Kreislauf-Training mit niedriger Intensität
16 min Herz-Kreislauf-Training mit mittlerer/hoher Intensität
(Wechsel zwischen mittlerer und hoher Intensität im 60-s-Takt)
2 min Herz-Kreislauf-Training mit niedriger Intensität

TAG 3 u. 6

2 min Herz-Kreislauf-Training mit niedriger Intensität
16 min Herz-Kreislauf-Training mit hoher Intensität
2 min Herz-Kreislauf-Training mit mittlerer Intensität

IHR KRAFT-SOFORTPROGRAMM

TAG 1 u. 4

(60 s Pause zwischen den Sets)
- 3 Sets/Power Clean (6-8 Wdh.)
- 4 Sets/Bench Press (6-8 Wdh.)
- 3 Sets/Push Press (6-8 Wdh.)
- 3 Sets/Dips (6-8 Wdh.)

TAG 2 u. 5

(60 s Pause zwischen den Sets)
- 4 Sets/Deadlift (6-8 Wdh.)
- 3 Sets/Bent-over Row (6-8 Wdh.)
- 3 Sets/Lat Pulldown (6-8 Wdh.)
- 3 Sets/Biceps Curl (6-8 Wdh.)

TAG 3 u. 6

(60 s Pause zwischen den Sets)
- 4 Sets/Squat (6-8 Wdh.)
- 3 Sets/Front Squat (6-8 Wdh.)
- 4 Sets/Lunge (6-8 Wdh.)
- 2 Sets/Standing Calf Raise (6-8 Wdh.)

IHR MUSKEL-SOFORTPROGRAMM

TAG 1 u. 4

(30 s Pause zwischen den Sets)
- 3 Sets/Bench Press (8-12 Wdh.)
- 2 Sets/Incline Press (8-12 Wdh.)
- 3 Sets/Seated Shoulder Press (8-12 Wdh.)
- 2 Sets/Lateral Raise (8-12 Wdh.)
- 3 Sets/Seated Triceps Extension (8-12 Wdh.)
- 2 Sets/Triceps Pushdown (8-12 Wdh.)
- 1 Set/Crunch (bis zur Ermüdung)
- 1 Set/Reverse Crunch (bis zur Ermüdung)

TAG 2 u. 5

(30 s Pause zwischen den Sets)
- 4 Sets/Deadlift (8-12 Wdh.)
- 3 Sets/Bent-over Row (8-12 Wdh.)
- 3 Sets/Lat Pulldown (8-12 Wdh.)
- 3 Sets/Biceps Curl (8-12 Wdh.)
- 2 Sets/Reverse Curl (8-12 Wdh.)
- 1 Set/Crunch (bis zur Ermüdung)
- 1 Set/Reverse Crunch (bis zur Ermüdung)

TAG 3 u. 6

(30 s Pause zwischen den Sets)
- 4 Sets/Squat (8-12 Wdh.)
- 3 Sets/Lunge (8-12 Wdh.)
- 3 Sets/Leg Curl (8-12 Wdh.)
- 3 Sets/Leg Extension (8-12 Wdh.)
- 1 Set/Crunch (bis zur Ermüdung)
- 1 Set/Reverse Crunch (bis zur Ermüdung)

IHR GANZKÖRPER-SOFORTPROGRAMM

TAG 1

(30 s Pause zwischen den Sets)
- 3 Sets/Bench Press (12-15 Wdh.; 8-12 Wdh.; 6-8 Wdh.)
- 2 Sets/Incline Press (8-12 Wdh.; 6-8 Wdh.)
- 3 Sets/Seated Shoulder Press (12-15 Wdh.; 8-12 Wdh.; 6-8 Wdh.)
- 2 Sets/Lateral Raise (8-12 Wdh.; 6-8 Wdh.)
- 3 Sets/Seated Triceps Extension (12-15 Wdh.; 8-12 Wdh.; 6-8 Wdh.)
- 2 Sets/Triceps Pushdown (8-12 Wdh.; 6-8 Wdh.)
- 1 Set/Crunch (bis zur Ermüdung)
- 1 Set/Reverse Crunch (bis zur Ermüdung)

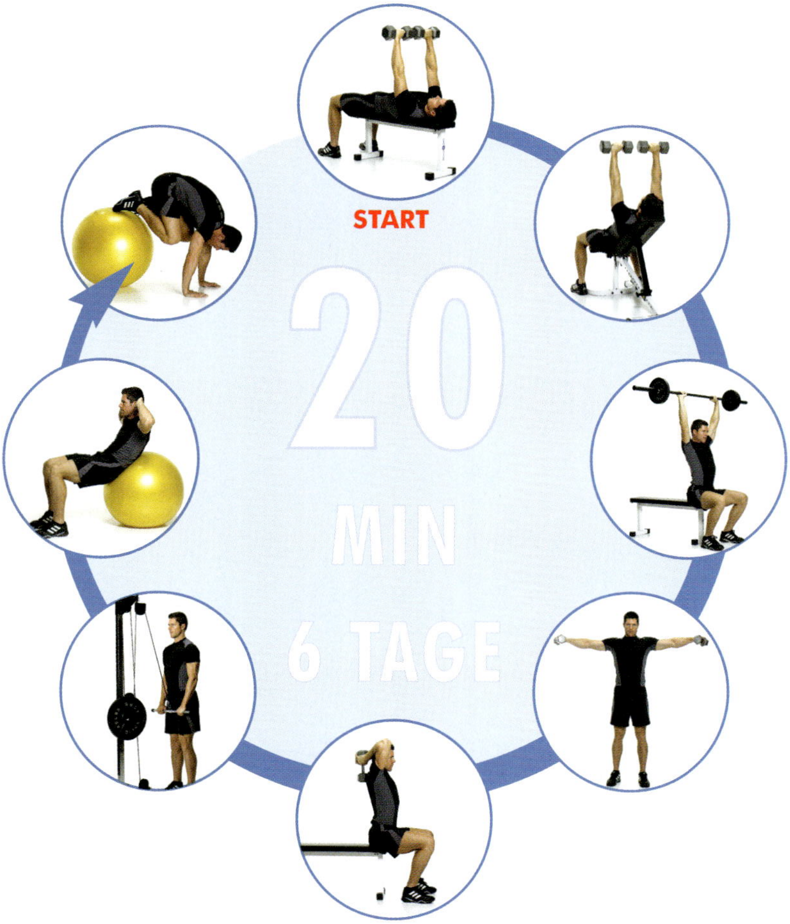

10

TAG 2

(30 s Pause zwischen den Sets)
3 Sets/Squat (12-15 Wdh.; 8-12 Wdh.; 6-8 Wdh.)
3 Sets/Lunge (12-15 Wdh.; 8-12 Wdh.; 6-8 Wdh.)
3 Sets/Bent-over Row (12-15 Wdh.; 8-12 Wdh.; 6-8 Wdh.)
2 Sets/Lat Pulldown (8-12 Wdh.; 6-8 Wdh.)
2 Sets/Biceps Curl (8-12 Wdh.; 6-8 Wdh.)
2 Sets/Reverse Curl (8-12 Wdh.; 6-8 Wdh.)
1 Set/Side Raise (bis zur Ermüdung)
1 Set/V-up mit Twist (bis zur Ermüdung)

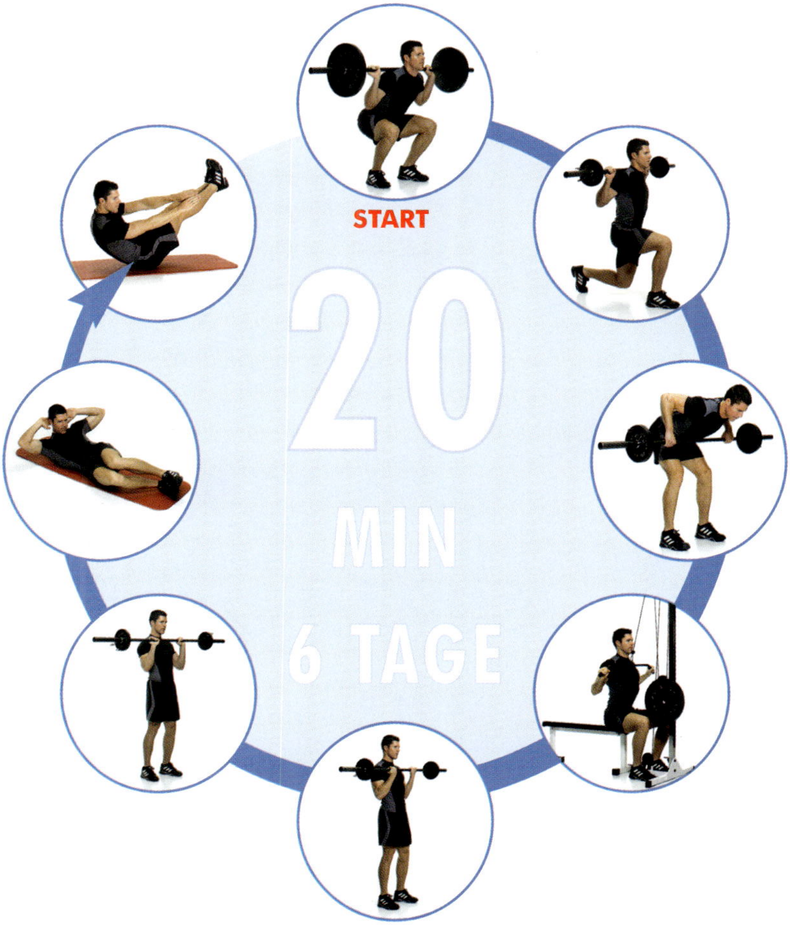

TAG 3

2 min Herz-Kreislauf-Training mit niedriger Intensität
16 min Herz-Kreislauf-Training mit mittlerer Intensität
2 min Herz-Kreislauf-Training mit niedriger Intensität

TAG 4

(30 s Pause zwischen den Sets)
3 Sets/Bench Press (12-15 Wdh.; 8-12 Wdh.; 6-8 Wdh.)
2 Sets/Chest Fly (8-12 Wdh.; 6-8 Wdh.)
3 Sets/Seated Shoulder Press (12-15 Wdh.; 8-12 Wdh.; 6-8 Wdh.)
2 Sets/Bent-over Reverse Raise (8-12 Wdh.; 6-8 Wdh.)
3 Sets/Triceps Pushdown (12-15 Wdh.; 8-12 Wdh.; 6-8 Wdh.)
2 Sets/Dips (8-12 Wdh.; 6-8 Wdh.)
1 Set/Crunch (bis zur Ermüdung)
1 Set/Reverse Crunch (bis zur Ermüdung)

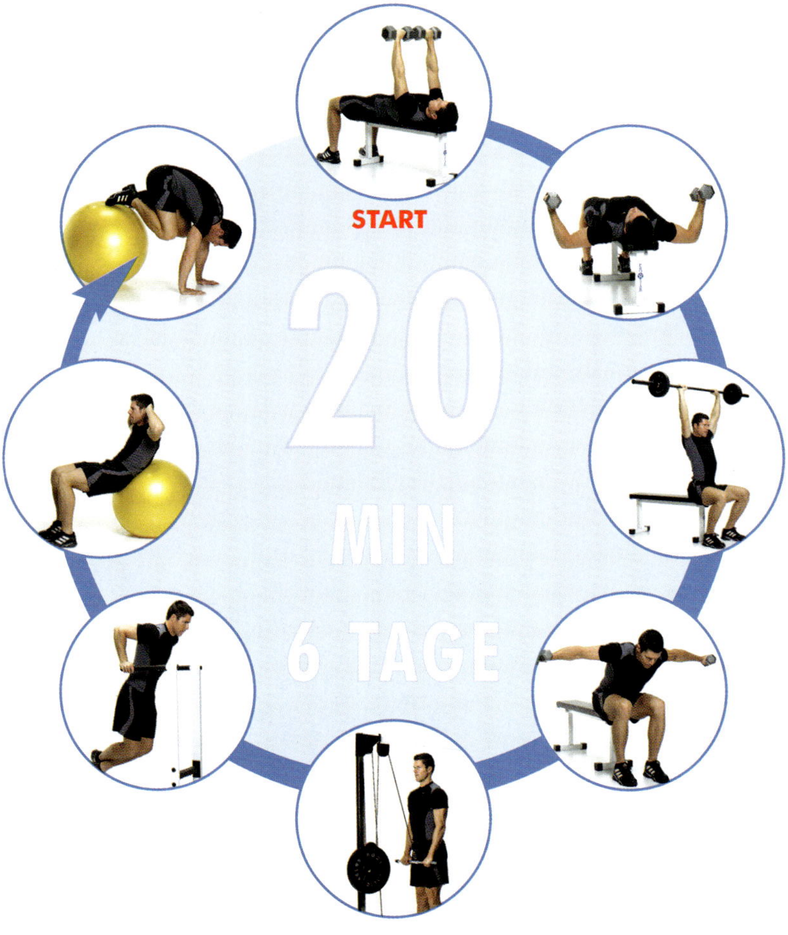

TAG 5

(30 s Pause zwischen den Sets)

3 Sets/Front Squat (12-15 Wdh.; 8-12 Wdh.; 6-8 Wdh.)
3 Sets/Reverse Lunge (12-15 Wdh.; 8-12 Wdh.; 6-8 Wdh.)
2 Sets/One-arm Row (8-12 Wdh.; 6-8 Wdh.)
2 Sets/Close-grip Pulldown (8-12 Wdh.; 6-8 Wdh.)
2 Sets/Hammer Curl (8-12 Wdh.; 6-8 Wdh.)
2 Sets/Preacher Curl (8-12 Wdh.; 6-8 Wdh.)
1 Set/Side Raise (bis zur Ermüdung)
1 Set/V-up mit Twist (bis zur Ermüdung)

TAG 6

2 min Herz-Kreislauf-Training mit niedriger Intensität
16 min Herz-Kreislauf-Training mit mittlerer Intensität
2 min Herz-Kreislauf-Training mit niedriger Intensität

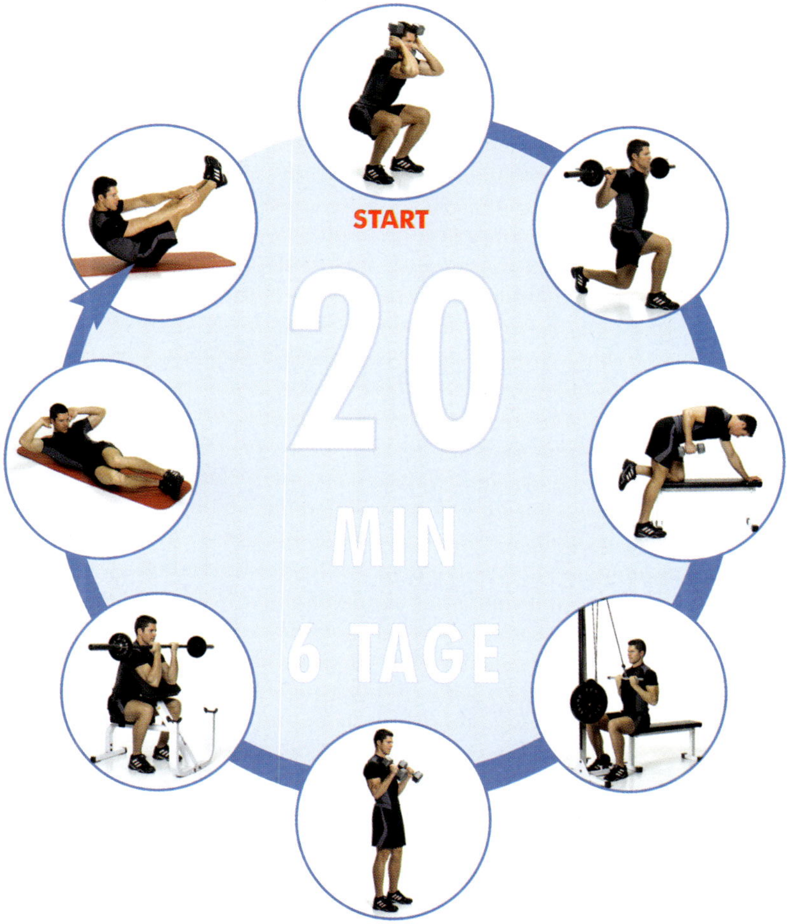

30 MINUTEN/SECHS TAGE PRO WOCHE

IHR FETT-WEG-SOFORTPROGRAMM

TAG 1 u. 4

(15 s Pause zwischen den Sets)
- 2 min Herz-Kreislauf-Training mit niedriger Intensität
- 2 Sets/Bench Press (12-15 Wdh.)
- 2 Sets/Seated Shoulder Press (12-15 Wdh.)
- 2 Sets/Seated Triceps Extension (12-15 Wdh.)
- 2 Sets/Crunch (bis zur Ermüdung)
- **16 min Herz-Kreislauf-Training mit mittlerer Intensität**
- 2 min Herz-Kreislauf-Training mit niedriger Intensität

TAG 2 u. 5

(15 s Pause zwischen den Sets)
- 2 min Herz-Kreislauf-Training mit niedriger Intensität
- 2 Sets/Squat (12-15 Wdh.)
- 2 Sets/Lunge (12-15 Wdh.)
- 2 Sets/Bent-over Row (12-15 Wdh.)
- 2 Sets/Biceps Curl (12-15 Wdh.)
- **16 min Herz-Kreislauf-Training mit mittlerer Intensität**
- 2 min Herz-Kreislauf-Training mit niedriger Intensität

TAG 3 u. 6

- 3 min Herz-Kreislauf-Training mit niedriger Intensität
- **25 min Herz-Kreislauf-Training mit mittlerer Intensität**
- 2 min Herz-Kreislauf-Training mit niedriger Intensität

IHR KRAFT-SOFORTPROGRAMM

TAG 1 u. 4

(90 s Pause zwischen den Sets)
- 3 Sets/Bench Press (6-8 Wdh.)
- 3 Sets/Incline Press (6-8 Wdh.)
- 3 Sets/Decline Press (6-8 Wdh.)
- 3 Sets/Seated Shoulder Press (6-8 Wdh.)
- 3 Sets/Dips (6-8 Wdh.)

TAG 2 u. 5

(90 s Pause zwischen den Sets)
- 4 Sets/Deadlift (6-8 Wdh.)
- 3 Sets/Bent-over Row (6-8 Wdh.)
- 3 Sets/Lat Pulldown (6-8 Wdh.)
- 3 Sets/Close-grip Pulldown (6-8 Wdh.)
- 2 Sets/Biceps Curl (6-8 Wdh.)

TAG 3 u. 6

(90 s Pause zwischen den Sets)
- 5 Sets/Squat (6-8 Wdh.)
- 3 Sets/Lunge (6-8 Wdh.)
- 3 Sets/Front Squat (6-8 Wdh.)
- 2 Sets/Leg Curl (6-8 Wdh.)
- 2 Sets/Standing Calf Raise (8-12 Wdh.)

IHR MUSKEL-SOFORTPROGRAMM

TAG 1 u. 4

(45 s Pause zwischen den Sets)
- 3 Sets/Bench Press (8-12 Wdh.)
- 3 Sets/Incline Press (8-12 Wdh.)
- 2 Sets/Chest Fly (8-12 Wdh.)
- 3 Sets/Seated Shoulder Press (8-12 Wdh.)
- 2 Sets/Lateral Raise (8-12 Wdh.)
- 2 Sets/Bent-over Reverse Raise (8-12 Wdh.)
- 2 Sets/Seated Triceps Extension (8-12 Wdh.)
- 2 Sets/Triceps Pushdown (8-12 Wdh.)
- 1 Set/Crunch (bis zur Ermüdung)
- 1 Set/Twinsting Leg Thrust (bis zur Ermüdung)

TAG 2 u. 5

(45 s Pause zwischen den Sets)
- 3 Sets/Deadlift (8-12 Wdh.)
- 3 Sets/Bent-over Row (8-12 Wdh.)
- 3 Sets/Lat Pulldown (8-12 Wdh.)
- 3 Sets/Close-grip Pulldown (8-12 Wdh.)
- 3 Sets/Biceps Curl (8-12 Wdh.)
- 3 Sets/Reverse Curl (8-12 Wdh.)
- 3 Sets/Side Raise (bis zur Ermüdung)
- 3 Sets/V-up mit Twist (bis zur Ermüdung)

TAG 3 u. 6

(45 s Pause zwischen den Sets)
- 5 Sets/Squat (8-12 Wdh.)
- 4 Sets/Reverse Lunge (8-12 Wdh.)
- 3 Sets/Leg Extension (8-12 Wdh.)
- 3 Sets/Leg Curl (8-12 Wdh.)
- 3 Sets/Standing Calf Raise (8-12 Wdh.)
- 1 Set/Reverse Crunch (bis zur Ermüdung)
- 1 Set/Twisting Crunch (bis zur Ermüdung)

IHR GANZKÖRPER-SOFORTPROGRAMM

TAG 1

(45 s Pause zwischen den Sets)

3 Sets/Bench Press (12-15 Wdh.; 8-12 Wdh.; 6-8 Wdh.)
3 Sets/Incline Press (12-15 Wdh.; 8-12 Wdh.; 6-8 Wdh.)
3 Sets/Seated Shoulder Press (12-15 Wdh.; 8-12 Wdh.; 6-8 Wdh.)
3 Sets/Lateral Raise (12-15 Wdh.; 8-12 Wdh.; 6-8 Wdh.)
3 Sets/Seated Triceps Extension (12-15 Wdh.; 8-12 Wdh.; 6-8 Wdh.)
3 Sets/Triceps Pushdown (12-15 Wdh.; 8-12 Wdh.; 6-8 Wdh.)
1 Set/Crunch (bis zur Ermüdung)
1 Set/Reverse Crunch (bis zur Ermüdung)

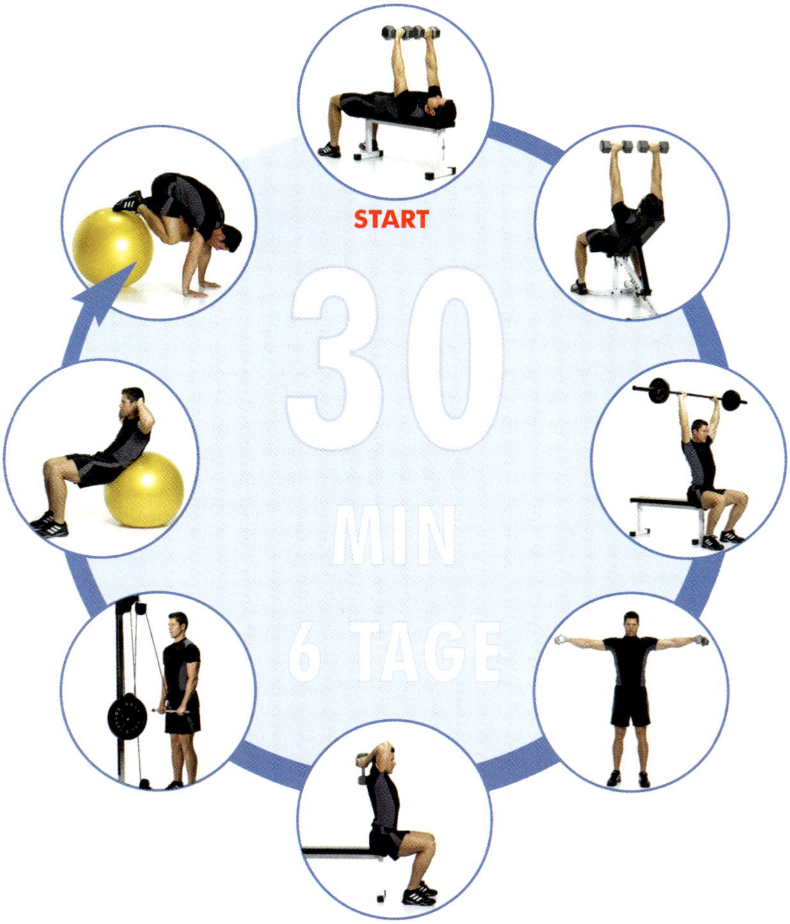

TAG 2

(45 s Pause zwischen den Sets)

4 Sets/Squat (12-15 Wdh.; 8-12 Wdh.; 6-8 Wdh.; 6-8 Wdh.)
3 Sets/Lunge (12-15 Wdh.; 8-12 Wdh.; 6-8 Wdh.)
3 Sets/Bent-over Row (12-15 Wdh.; 8-12 Wdh.; 6-8 Wdh.)
3 Sets/Lat Pulldown (12-15 Wdh.; 8-12 Wdh.; 6-8 Wdh.)
3 Sets/Biceps Curl (12-15 Wdh.; 8-12 Wdh.; 6-8 Wdh.)
2 Sets/Reverse Curl (8-12 Wdh.; 6-8 Wdh.)
1 Set/Side Raise (bis zur Ermüdung)
1 Set/V-up mit Twist (bis zur Ermüdung)

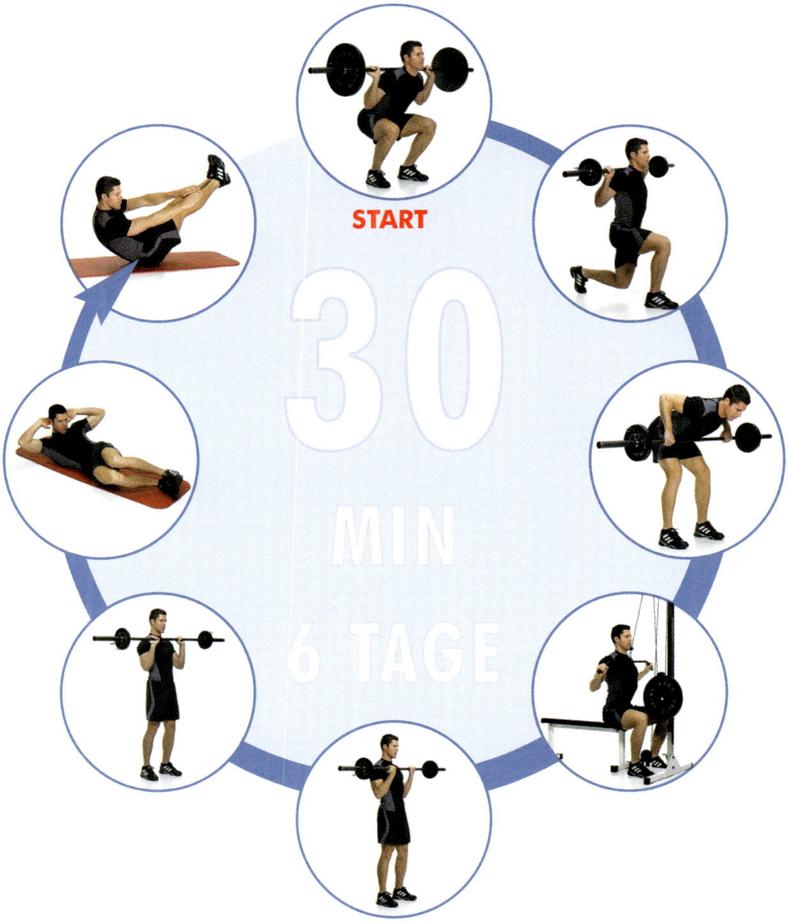

TAG 3

2 min Herz-Kreislauf-Training mit niedriger Intensität
25 min Herz-Kreislauf-Training mit hoher Intensität
3 min Herz-Kreislauf-Training mit niedriger Intensität

TAG 4

(45 s Pause zwischen den Sets)
3 Sets/Bench Press (12-15 Wdh.; 8-12 Wdh.; 6-8 Wdh.)
3 Sets/Chest Fly (12-15 Wdh.; 8-12 Wdh.; 6-8 Wdh.)
3 Sets/Seated Shoulder Press (12-15 Wdh.; 8-12 Wdh.; 6-8 Wdh.)
3 Sets/Bent-over Reverse Raise (12-15 Wdh.; 8-12 Wdh.; 6-8 Wdh.)
3 Sets/Triceps Pushdown (12-15 Wdh.; 8-12 Wdh.; 6-8 Wdh.)
3 Sets/Dips (12-15 Wdh.; 8-12 Wdh.; 6-8 Wdh.)
1 Set/Crunch (bis zur Ermüdung)
1 Set/Reverse Crunch (bis zur Ermüdung)

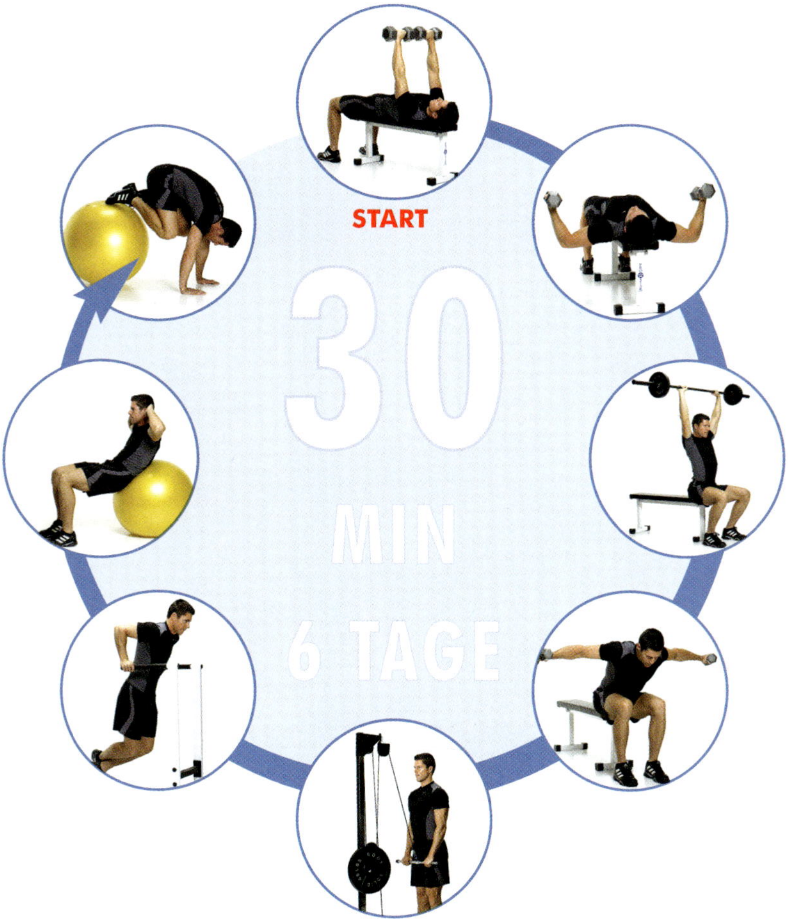

TAG 5

(45 s Pause zwischen den Sets)
- 4 Sets/Front Squat (12-15 Wdh.; 8-12 Wdh.; 6-8 Wdh.; 6-8 Wdh.)
- 3 Sets/Reverse Lunge (12-15 Wdh.; 8-12 Wdh.; 6-8 Wdh.)
- 2 Sets/One-arm Row (8-12 Wdh.; 6-8 Wdh.)
- 2 Sets/Close-grip Pulldown (8-12 Wdh.; 6-8 Wdh.)
- 3 Sets/Hammer Curl (12-15 Wdh.; 8-12 Wdh.; 6-8 Wdh.)
- 2 Sets/Preacher Curl (8-12 Wdh.; 6-8 Wdh.)
- 1 Set/Side Raise (bis zur Ermüdung)
- 1 Set/V-up mit Twist (bis zur Ermüdung)

TAG 6

2 min Herz-Kreislauf-Training mit niedriger Intensität
25 min Herz-Kreislauf-Training mit mittlerer Intensität
3 min Herz-Kreislauf-Training mit niedriger Intensität

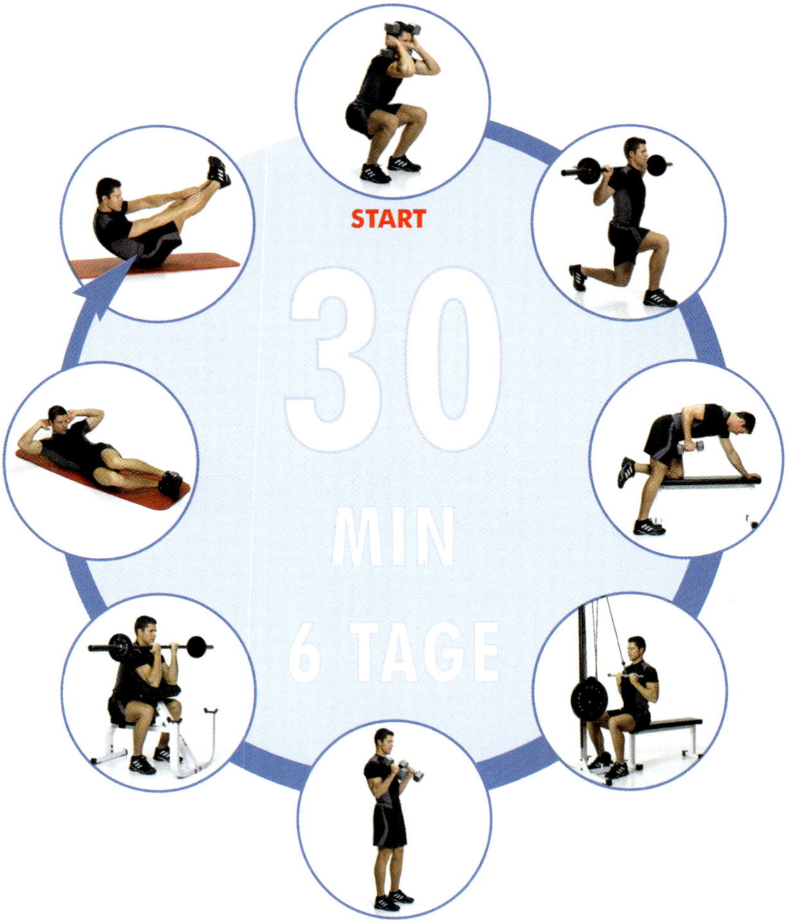

45 MINUTEN/SECHS TAGE PRO WOCHE

IHR FETT-WEG-SOFORTPROGRAMM

TAG 1 u. 4

(15 s Pause zwischen den Sets)
- 2 min Herz-Kreislauf-Training mit niedriger Intensität
- 2 Sets/Bench Press (12-15 Wdh.)
- 2 Sets/Chest Fly (12-15 Wdh.)
- 2 Sets/Seated Shoulder Press (12-15 Wdh.)
- 2 Sets/Seated Triceps Extension (12-15 Wdh.)
- **30 min Herz-Kreislauf-Training mittlerer Intensität**
- 3 min Herz-Kreislauf-Training mit niedriger Intensität

TAG 2 u. 5

(15 s Pause zwischen den Sets)
- 2 min Herz-Kreislauf-Training mit niedriger Intensität
- 2 Sets/Bent-over Row (12-15 Wdh.)
- 2 Sets/Lat Pulldown (12-15 Wdh.)
- 2 Sets/Biceps Curl (12-15 Wdh.)
- 2 Sets/V-up mit Twist (bis zur Ermüdung)
- **30 min Herz-Kreislauf-Training mittlerer Intensität**
- 3 min Herz-Kreislauf-Training mit niedriger Intensität

TAG 3 u. 6

(15 s Pause zwischen den Sets)
- 2 min Herz-Kreislauf-Training mit niedriger Intensität
- 3 Sets/Squat (12-15 Wdh.)
- 3 Sets/Lunge (12-15 Wdh.)
- 2 Sets/Twisting Toe Touch (bis zur Ermüdung)
- **30 min Herz-Kreislauf-Training mit mittlerer Intensität**
- 3 min Herz-Kreislauf-Training mit niedriger Intensität

IHR KRAFT-SOFORTPROGRAMM

TAG 1 u. 4

(90 s Pause zwischen den Sets)
- 4 Sets/Bench Press (6-8 Wdh.)
- 3 Sets/Incline Press (6-8 Wdh.)
- 3 Sets/Decline Press (6-8 Wdh.)
- 4 Sets/Seated Shoulder Press (6-8 Wdh.)
- 4 Sets/Dips (6-8 Wdh.)
- 3 Sets/Triceps Pushdown (6-8 Wdh.)
- 1 Set/Crunch (bis zur Ermüdung)
- 1 Sets/Reverse Crunch (bis zur Ermüdung)

TAG 2 u. 5

(90 s Pause zwischen den Sets)
- 5 Sets/Deadlift (6-8 Wdh.)
- 4 Sets/Bent-over Row (6-8 Wdh.)
- 3 Sets/Lat Pulldown (6-8 Wdh.)
- 3 Sets/Upright Row (6-8 Wdh.)
- 3 Sets/Biceps Curl (6-8 Wdh.)
- 3 Sets/Hammer Curl (6-8 Wdh.)
- 1 Set/Crunch (bis zur Ermüdung)
- 1 Set/Reverse Crunch (bis zur Ermüdung)

TAG 3 u. 6

(90 s Pause zwischen den Sets)
- 5 Sets/Squat (6-8 Wdh.)
- 4 Sets/Lunge (6-8 Wdh.)
- 4 Sets/Leg Extension (6-8 Wdh.)
- 4 Sets/Leg Curl (6-8 Wdh.)
- 4 Sets/Standing Calf Raise (8-12 Wdh.)
- 1 Set/Crunch (bis zur Ermüdung)
- 1 Set/Reverse Crunch (bis zur Ermüdung)

IHR MUSKEL-SOFORTPROGRAMM

TAG 1 u. 4

(45 s Pause zwischen den Sets)

Push-Pull-Supersets*
- 4 Sets/Bent-over Row (8-12 Wdh.) & 4 Sets/Bench Press (8-12 Wdh.)
- 4 Sets/Lat Pulldown (8-12Wdh.) & 4 Sets/Incline Press (8-12 Wdh.)
- 3 Sets/Upright Row (8-12Wdh.) & 3 Sets/Decline Press (8-12 Wdh.)

- 3 Sets/Pullover (8-12 Wdh.)
- 2 Sets/Crunch (bis zur Ermüdung)
- 2 Sets/Reverse Crunch (bis zur Ermüdung)

TAG 2 u. 5

(45 s Pause zwischen den Sets)
- 4 Sets/Seated Shoulder Press (8-12 Wdh.)
- 3 Sets/Front Raise (8-12 Wdh.)
- 3 Sets/Lateral Raise (8-12 Wdh.)
- 3 Sets/Bent-over Reverse Raise (8-12 Wdh.)

Push-Pull-Supersets*
- 3 Sets/Biceps Curl (8-12 Wdh.) & 3 Sets/Seated Triceps Extension (8-12 Wdh.)
- 2 Sets/Hammer Curl (8-12 Wdh.) & 2 Sets/Lying Triceps Press (8-12 Wdh.)
- 2 Sets/Reverse Curl (8-12 Wdh.) & 2 Sets/Triceps Pushdown (8-12 Wdh.)

1 Set/Twisting Crunch (bis zur Ermüdung)
1 Set/Twisting Leg Thrust (bis zur Ermüdung)
1 Set/V-up mit Twist (bis zur Ermüdung)

TAG 3 u. 6

(45 s Pause zwischen den Sets)

*Push-Pull-Supersets**
4 Sets/Lunge (8-12 Wdh.) & 4 Sets/Squat (8-12 Wdh.)
2 Sets/Reverse Lunge (8-12 Wdh.) & 2 Sets/Front Squat (8-12 Wdh.)
2 Sets/Good Morning (8-12 Wdh.) & 2 Sets/Side Lunge (8-12 Wdh.)
2 Sets/Leg Curl (8-12 Wdh.) & 2 Sets/Leg Extension (8 -12Wdh.)
2 Sets/Standing Calf Raise (8-12 Wdh.) & 2 Sets/Seated Calf Raise (8-12 Wdh.)

1 Set/Crunch (bis zur Ermüdung)
1 Set/Reverse Crunch (bis zur Ermüdung)
1 Set/Side Raise (bis zur Ermüdung)

*Wenn Sie die „Push-Pull-Supersets" trainieren, wechseln Sie zwischen einem Set der ersten Übung und einem Set der zweiten Übung.

IHR GANZKÖRPER-SOFORTPROGRAMM

TAG 1

(60 s Pause zwischen den Sets)

4 Sets/Bench Press (12-15 Wdh.; 8-12 Wdh.; 6-8 Wdh.; 6-8 Wdh.)
3 Sets/Incline Fly (12-15 Wdh.; 8-12 Wdh.; 6-8 Wdh.)
3 Sets/Decline Press (12-15 Wdh.; 8-12 Wdh.; 6-8 Wdh.)
4 Sets/Seated Shoulder Press (12-15 Wdh.; 8-12 Wdh.; 6-8 Wdh.; 6-8 Wdh.)
3 Sets/Lateral Raise (12-15 Wdh.; 8-12 Wdh.; 6-8 Wdh.)
3 Sets/Seated Triceps Extension (12-15 Wdh.; 8-12 Wdh.; 6-8 Wdh.)
3 Sets/Triceps Pushdown (12-15 Wdh.; 8-12 Wdh.; 6-8 Wdh.)
2 Sets/Crunch (bis zur Ermüdung)
2 Sets/Reverse Crunch (bis zur Ermüdung)

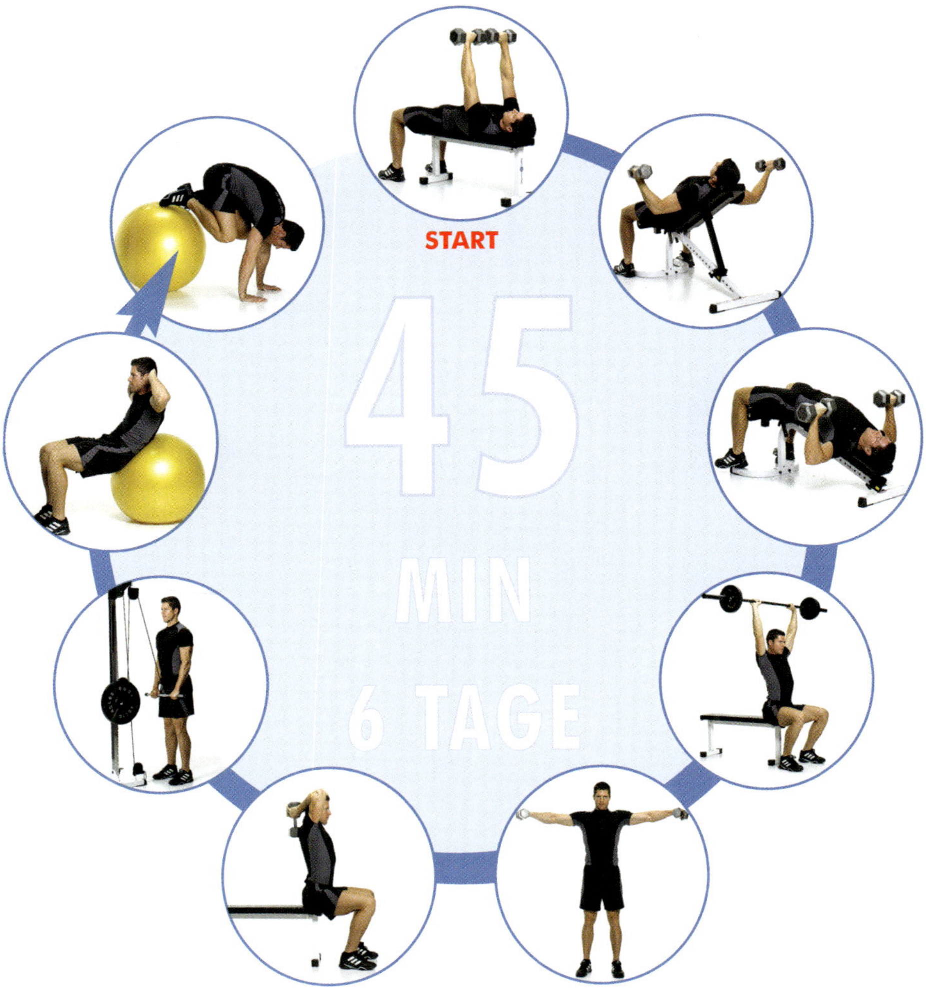

TAG 2

(60 s Pause zwischen den Sets)

4 Sets/Squat (12-15 Wdh.; 8-12 Wdh.; 6-8 Wdh.; 6-8 Wdh.)
3 Sets/Lunge (12-15 Wdh.; 8-12 Wdh.; 6-8 Wdh.)
4 Sets/Bent-over Row (12-15 Wdh.; 8-12 Wdh.; 6-8 Wdh.; 6-8 Wdh.)
3 Sets/Lat Pulldown (12-15 Wdh.; 8-12 Wdh.; 6-8 Wdh.)
3 Sets/Pullover (12-15 Wdh.; 8-12 Wdh.; 6-8 Wdh.)
3 Sets/Biceps Curl (12-15 Wdh.; 8-12 Wdh.; 6-8 Wdh.)
3 Sets/Reverse Curl (12-15 Wdh.; 8-12 Wdh.; 6-8 Wdh.)
2 Sets/Side Raise (bis zur Ermüdung)
2 Sets/V-Cup mit Twist (bis zur Ermüdung)

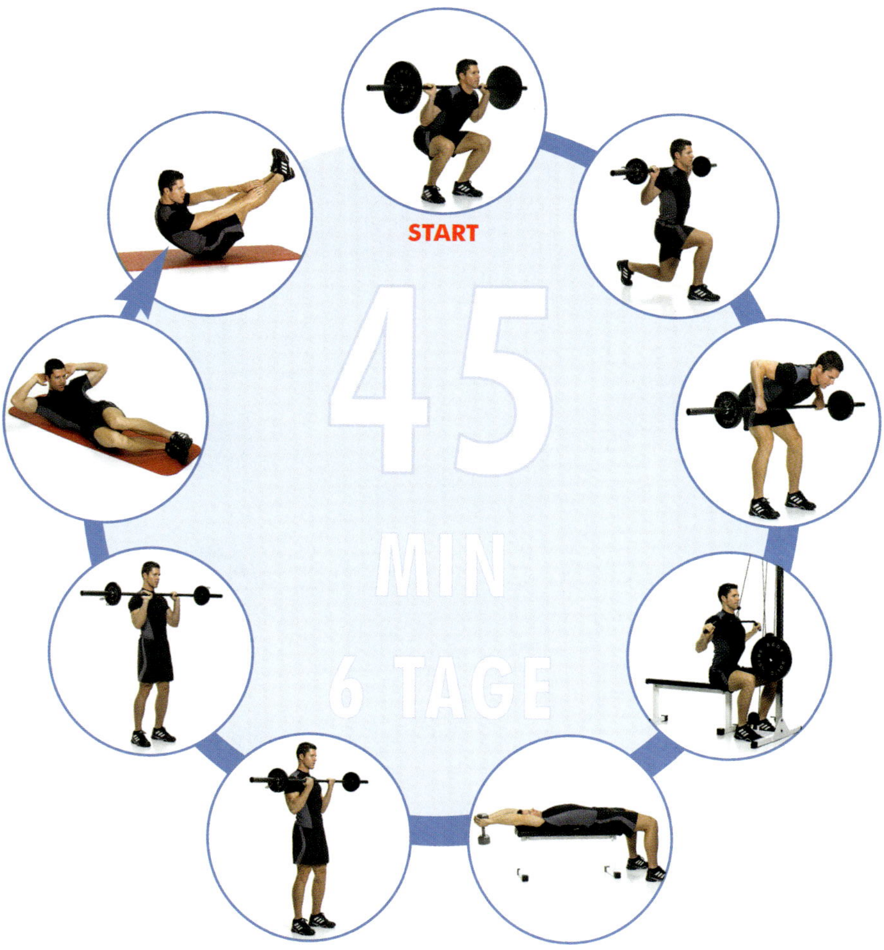

TAG 3

5 Min Herz-Kreislauf-Training mit niedriger Intensität
35 Min Herz-Kreislauf-Training mit mittlerer Intensität
5 Min Herz-Kreislauf-Training mit niedriger Intensität

TAG 4

(60 s Pause zwischen den Sets)

4 Sets/Bench Press (12-15 Wdh.; 8-12 Wdh.; 6-8 Wdh.; 6-8 Wdh.)
3 Sets/Incline Press (12-15 Wdh.; 8-12 Wdh.; 6-8 Wdh.)
3 Sets/Chest Fly (12-15 Wdh.; 8-12 Wdh.; 6-8 Wdh.)
4 Sets/Seated Shoulder Press (12-15 Wdh.; 8-12 Wdh.; 6-8 Wdh.; 6-8 Wdh.)
3 Sets/Bent-over Reverse Raise (12-15 Wdh.; 8-12 Wdh.; 6-8 Wdh.)
3 Sets/Triceps Pushdown (12-15 Wdh.; 8-12 Wdh.; 6-8 Wdh.)
3 Sets/Dips (12-15 Wdh.; 8-12 Wdh.)
2 Sets/Crunch (bis zur Ermüdung)
2 Sets/Reverse Crunch (bis zur Ermüdung)

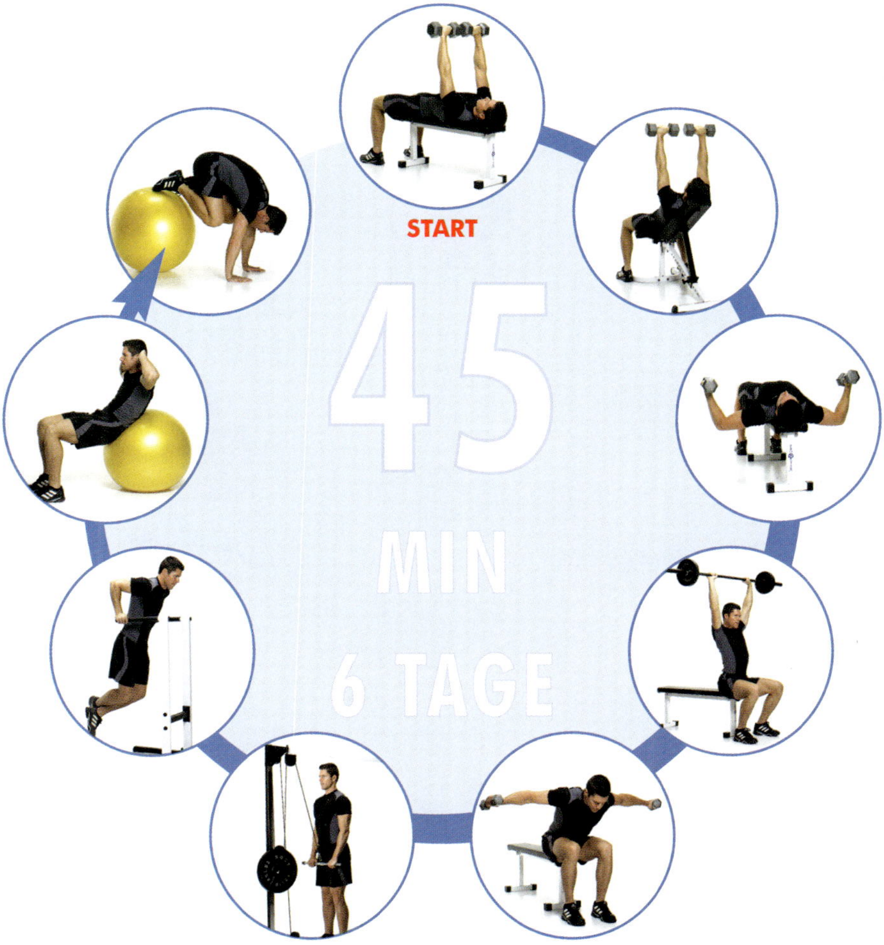

TAG 5

(60 s Pause zwischen den Sets)
4 Sets/Front Squat (12-15 Wdh.; 8-12 Wdh.; 6-8 Wdh.; 6-8 Wdh.)
3 Sets/Reverse Lunge (12-15 Wdh.; 8-12 Wdh.; 6-8 Wdh.)
3 Sets/One-arm Row (12-15 Wdh.; 8-12 Wdh.; 6-8 Wdh.)
3 Sets/Close-grip Pulldown (12-15 Wdh.; 8-12 Wdh.; 6-8 Wdh.)
3 Sets/Hammer Curl (12-15 Wdh.; 8-12 Wdh.; 6-8 Wdh.)
3 Sets/Preacher Curl (12-15 Wdh.; 8-12 Wdh.; 6-8 Wdh.)
1 Set/Wrist Curl (8-12 Wdh.)
1 Set/Wrist Extension (8-12 Wdh.)
2 Sets/Side Raise (bis zur Ermüdung)
2 Sets/V-up mit Twist (bis zur Ermüdung)

TAG 6

5 min Herz-Kreislauf-Training mit niedriger Intensität
35 min Herz-Kreislauf-Training mit mittlerer/hoher Intensität (Wechsel zwischen 4 min mittlerer und 1 min hoher Intensität)
5 min Herz-Kreislauf-Training mit niedriger Intensität

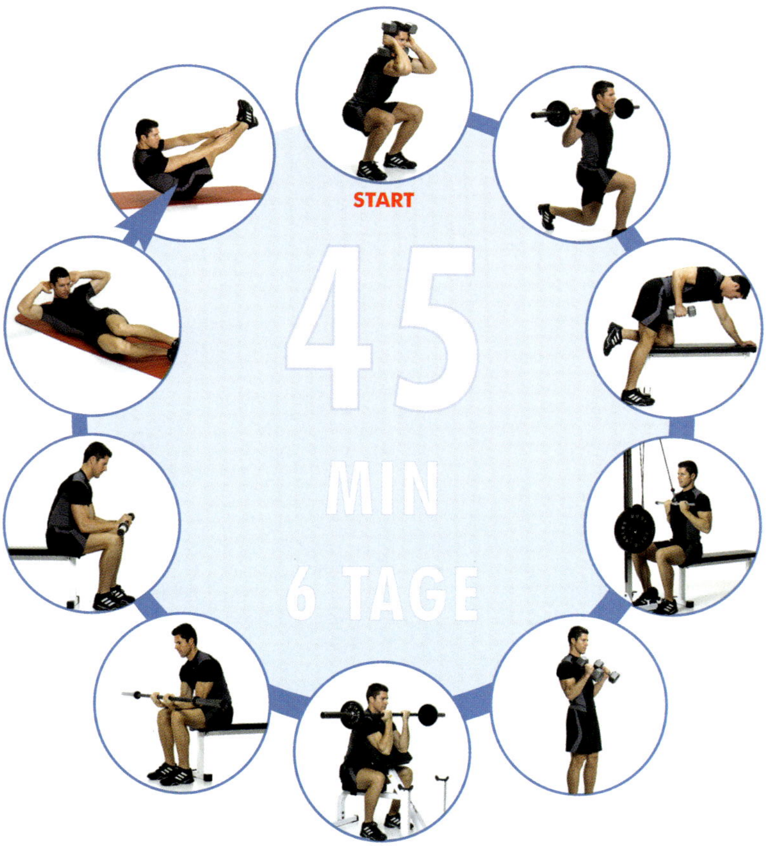

60 MINUTEN/SECHS TAGE PRO WOCHE

IHR FETT-WEG-SOFORTPROGRAMM

TAG 1 u. 4

(30 s Pause zwischen den Sets)
- 2 min Herz-Kreislauf-Training mit niedriger Intensität
- 3 Sets/Bench Press (12-15 Wdh.)
- 2 Sets/Chest Fly (12-15 Wdh.)
- 3 Sets/Seated Shoulder Press (12-15 Wdh.)
- 2 Sets/Lateral Raise (12-15 Wdh.)
- 2 Sets/Seated Triceps Extension (12-15 Wdh.)
- 2 Sets/Kickback (12-15 Wdh.)
- 1 Set/V-up mit Twist (bis zur Ermüdung)
- 1 Set/Twisting Toe Touch (bis zur Ermüdung)
- **30 min Herz-Kreislauf-Training mittlerer Intensität**
- 3 min Herz-Kreislauf-Training mit niedriger Intensität

TAG 2 u. 5

(30 s Pause zwischen den Sets)
- 2 min Herz-Kreislauf-Training mit niedriger Intensität
- 4 Sets/One-arm Row (12-15 Wdh.)
- 3 Sets/Lat Pulldown (12-15 Wdh.)
- 3 Sets/Biceps Curl (12-15 Wdh.)
- 2 Sets/Reverse Curl (12-15 Wdh.)
- 1 Set/V-up mit Twist (bis zur Ermüdung)
- 1 Set/Twisting Toe Touch (bis zur Ermüdung)
- **30 min Herz-Kreislauf-Training mittlerer Intensität**
- 3 min Herz-Kreislauf-Training mit niedriger Intensität

TAG 3 u. 6

(30 s Pause zwischen den Sets)
- 2 min Herz-Kreislauf-Training mit niedriger Intensität
- 3 Sets/Squat (12-15 Wdh.)
- 3 Sets/Lunge (12-15 Wdh.)
- 3 Sets/Front Squat (12-15 Wdh.)
- 3 Sets/Reverse Lunge (12-15 Wdh.)
- 2 Sets/V-up mit Twist (bis zur Ermüdung)
- 2 Sets/Twisting Toe Touch (bis zur Ermüdung)
- **30 min Herz-Kreislauf-Training mittlerer Intensität**
- 3 min Herz-Kreislauf-Training mit niedriger Intensität

IHR KRAFT-SOFORTPROGRAMM

TAG 1 u. 4

(2 min Pause zwischen den Sets)
- 4 Sets/Bench Press (6-8 Wdh.)
- 3 Sets/Incline Press (6-8 Wdh.)
- 3 Sets/Decline Press (6-8 Wdh.)
- 5 Sets/Seated Shoulder Press (6-8 Wdh.)
- 4 Sets/Dips (6-8 Wdh.)
- 3 Sets/Triceps Pushdown (6-8 Wdh.)
- 1 Set/Crunch (bis zur Ermüdung)
- 1 Set/Reverse Crunch (bis zur Ermüdung)

TAG 2 u. 5

(2 min Pause zwischen den Sets)
- 5 Sets/Deadlift (6-8 Wdh.)
- 4 Sets/Bent-over Row (6-8 Wdh.)
- 3 Sets/Lat Pulldown (6-8 Wdh.)
- 3 Sets/Upright Row (6-8 Wdh.)
- 4 Sets/Biceps Curl (6-8 Wdh.)
- 3 Sets/Hammer Curl (6-8 Wdh.)
- 1 Set/Crunch (bis zur Ermüdung)
- 1 Set/Reverse Crunch (bis zur Ermüdung)

TAG 3 u. 6

(2 min Pause zwischen den Sets)
- 5 Sets/Squat (6-8 Wdh.)
- 4 Sets/Lunge (6-8 Wdh.)
- 4 Sets/Leg Extension (6-8 Wdh.)
- 4 Sets/Leg Curl (6-8 Wdh.)
- 4 Sets/Standing Calf Raise (8-12 Wdh.)
- 1 Set/Crunch (bis zur Ermüdung)
- 1 Set/Reverse Crunch (bis zur Ermüdung)

IHR MUSKEL-SOFORTPROGRAMM

TAG 1 u. 4

(90 s Pause zwischen den Sets)

*Push-Pull-Supersets**

4 Sets/Bent-over Row (8-12 Wdh.) & 4 Sets/Bench Press (8-12 Wdh.)
3 Sets/Lat Pulldown (8-12 Wdh.) & 3 Sets/Incline Press (8-12Wdh.)
3 Sets/Upright Row (8 -12Wdh.) & 3 Sets/Decline Press (8-12 Wdh.)

3 Sets/Pullover (8-12 Wdh.)
2 Sets/Crunch (bis zur Ermüdung)
2 Sets/Reverse Crunch (bis zur Ermüdung)

TAG 2 u. 5

(90 s Pause zwischen den Sets)

4 Sets/Seated Shoulder Press (8-12 Wdh.)
2 Sets/Front Raise (8-12 Wdh.)
2 Sets/Lateral Raise (8-12 Wdh.)
2 Sets/Bent-over Reverse Raise (8-12 Wdh.)

*Push-Pull-Supersets**

3 Sets/Biceps Curl (8-12 Wdh.) & 3 Sets/Seated Triceps Extension (8-12 Wdh.)
2 Sets/Hammer Curl (8-12 Wdh.) & 2 Sets/Lying Triceps Press (8-12 Wdh.)
2 Sets/Reverse Curl (8-12 Wdh.) & 2 Sets/Triceps Pushdown (8-12 Wdh.)

1 Set/Twisting Crunch (bis zur Ermüdung)
1 Set/Twinsting Leg Thrust (bis zur Ermüdung)
1 Set/V-up mit Twist (bis zur Ermüdung)

TAG 3 u. 6

(90 s Pause zwischen den Sets)

*Push-Pull-Supersets**

4 Sets/Lunge (8-12 Wdh.) & 4 Sets/Squat (8-12 Wdh.)
2 Sets/Reverse Lunge (8-12 Wdh.) & 2 Sets/Front Squat (8-12 Wdh.)
2 Sets/Good Morning (8-12 Wdh.) & 2 Sets/Side Lunge (8-12 Wdh.)
2 Sets/Leg Curl (8-12 Wdh.) & 2 Sets/Leg Extension (8-12Wdh.)
2 Sets/Standing Calf Raise (8-12 Wdh.) & 2 Sets/Seated Calf Raise (8-12 Wdh.)

1 Set/Crunch (bis zur Ermüdung)
1 Set/Reverse Crunch (bis zur Ermüdung)
1 Set/Side Raise (bis zur Ermüdung)

*Wenn Sie die „Push-Pull-Supersets" trainieren, wechseln Sie zwischen einem Set der ersten Übung und einem Set der zweiten Übung.

IHR GANZKÖRPER-SOFORTPROGRAMM

TAG 1

(60 s Pause zwischen den Sets)

3 Sets/Bench Press (12-15 Wdh.; 8-12 Wdh.; 6-8 Wdh.)
3 Sets/Incline Fly (12-15 Wdh.; 8-12 Wdh.; 6-8 Wdh.)
2 Sets/Decline Press (8-12 Wdh.; 6-8 Wdh.)
3 Sets/Seated Shoulder Press (12-15 Wdh.; 8-12 Wdh.; 6-8 Wdh.)
3 Sets/Lateral Raise (12-15 Wdh.; 8-12 Wdh.; 6-8 Wdh.)
3 Sets/Seated Triceps Extension (12-15 Wdh.; 8-12 Wdh.; 6-8 Wdh.)
2 Sets/Triceps Pushdown (8-12 Wdh.; 6-8 Wdh.)
1 Set/Crunch (bis zur Ermüdung)
1 Set/Reverse Crunch (bis zur Ermüdung)
2 min Herz-Kreislauf-Training mit niedriger Intensität
20 min Herz-Kreislauf-Training mittlerer Intensität
3 min Herz-Kreislauf-Training mit niedriger Intensität

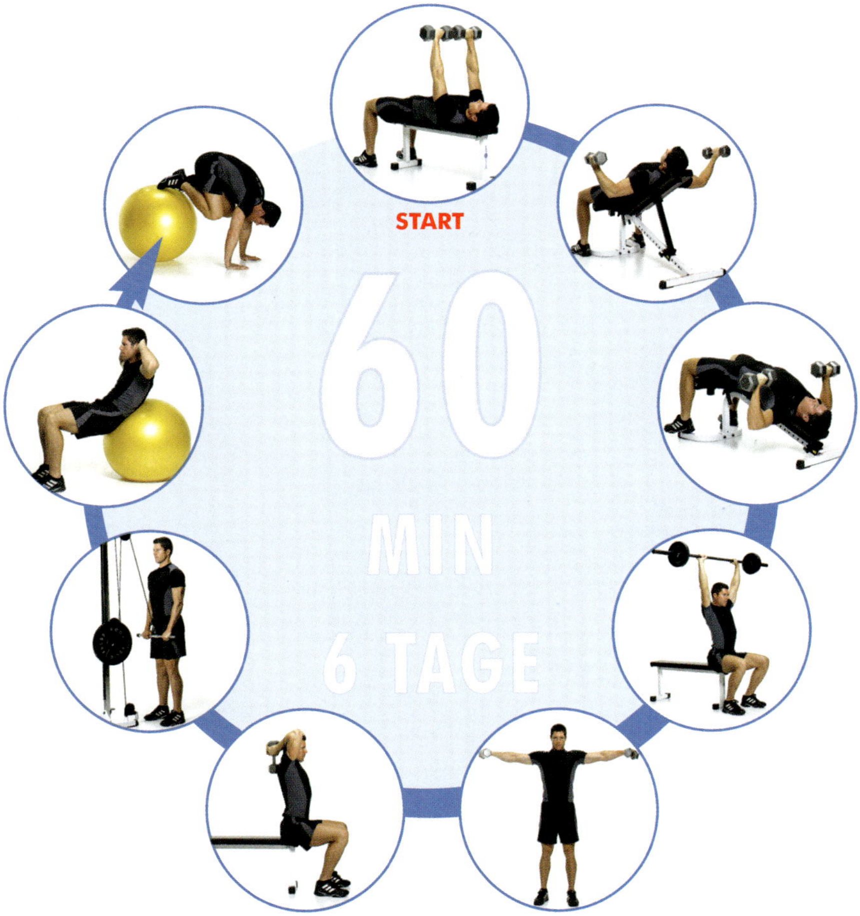

TAG 2

(60 s Pause zwischen den Sets)
4 Sets/Squat (12-15 Wdh.; 8-12 Wdh.; 6-8 Wdh.; 6-8 Wdh.)
3 Sets/Lunge (12-15 Wdh.; 8-12 Wdh.; 6-8 Wdh.)
3 Sets/Bent-over Row (12-15 Wdh.; 8-12 Wdh.; 6-8 Wdh.)
3 Sets/Lat Pulldown (12-15 Wdh.; 8-12 Wdh.; 6-8 Wdh.)
3 Sets/Biceps Curl (12-15 Wdh.; 8-12 Wdh.; 6-8 Wdh.)
2 Sets/Reverse Curl (8-12 Wdh.; 6-8 Wdh.)
1 Set/Side Raise (bis zur Ermüdung)
1 Set/V-up mit Twist (bis zur Ermüdung)
2 min Herz-Kreislauf-Training mit niedriger Intensität
20 min Herz-Kreislauf-Training mittlerer Intensität
3 min Herz-Kreislauf-Training mit niedriger Intensität

TAG 3

5 min Herz-Kreislauf-Training mit niedriger Intensität
35-45 min Herz-Kreislauf-Training mit mittlerer/hoher Intensität (Wechsel zwischen 4 min mittlerer und 1 min hoher Intensität)
5 min Herz-Kreislauf-Training mit niedriger Intensität

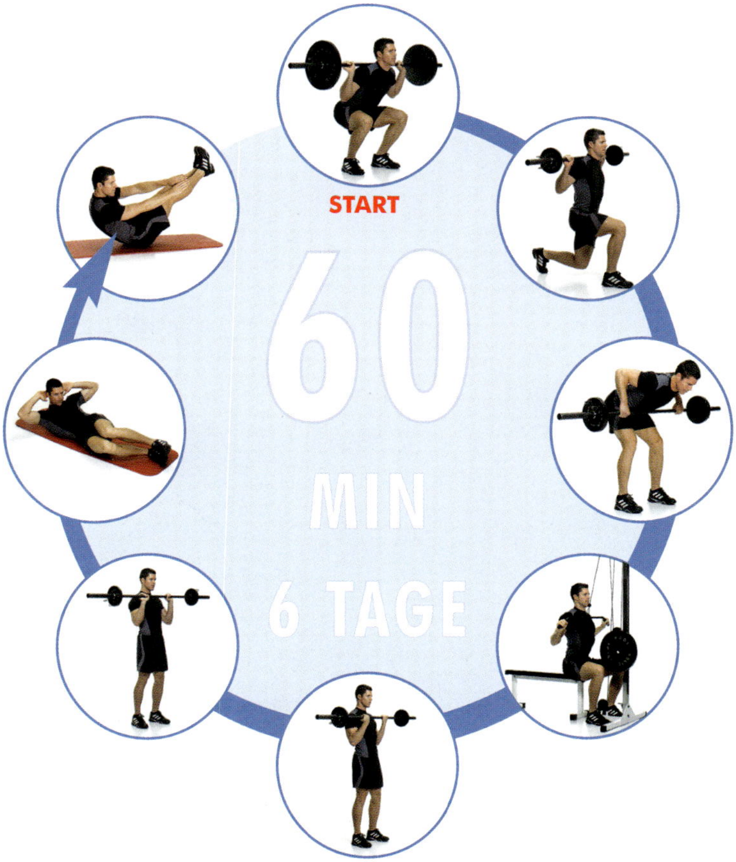

TAG 4

(60 s Pause zwischen den Sets)

4 Sets/Bench Press (12-15 Wdh.; 8-12 Wdh.; 6-8 Wdh.; 6-8 Wdh.)
3 Sets/Incline Press (12-15 Wdh.; 8-12 Wdh.; 6-8 Wdh.)
3 Sets/Seated Shoulder Press (12-15 Wdh.; 8-12 Wdh.; 6-8 Wdh.)
3 Sets/Bent-over Reverse Raise (12-15 Wdh.; 8-12 Wdh.; 6-8 Wdh.)
3 Sets/Triceps Pushdown (12-15 Wdh.; 8-12 Wdh.; 6-8 Wdh.)
3 Sets/Dips (12-15 Wdh.; 8-12 Wdh.; 6-8 Wdh.)
1 Set/Crunch (bis zur Ermüdung)
1 Set/Reverse Crunch (bis zur Ermüdung)
2 min Herz-Kreislauf-Training mit niedriger Intensität
20 min Herz-Kreislauf-Training mittlerer Intensität
3 min Herz-Kreislauf-Training mit niedriger Intensität

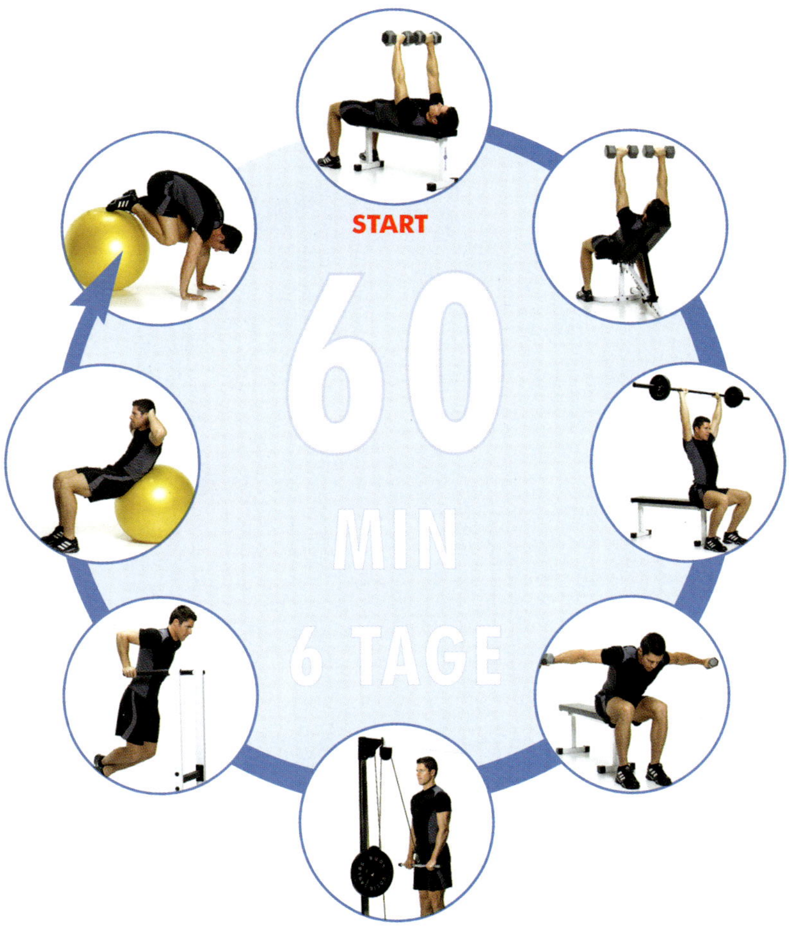

TAG 5

(60 s Pause zwischen den Sets)

3 Sets/Frontsquat (12-15 Wdh.; 8-12 Wdh.; 6-8 Wdh.)
3 Sets/Reverse Lunge (12-15 Wdh.; 8-12 Wdh.; 6-8 Wdh.)
3 Sets/One-arm Row (12-15 Wdh.; 8-12 Wdh.; 6-8 Wdh.)
3 Sets/Close-grip Pulldown (12-15 Wdh.; 8-12 Wdh.; 6-8 Wdh.)
3 Sets/Hammer Curl (12-15 Wdh.; 8-12 Wdh.; 6-8 Wdh.)
2 Sets/Preacher Curl (8-12 Wdh.; 6-8 Wdh.)
1 Set/Side Raise (bis zur Ermüdung)
1 Set/V-up mit Twist (bis zur Ermüdung)
2 min Herz-Kreislauf-Training mit niedriger Intensität
20 min Herz-Kreislauf-Training mittlerer Intensität
3 min Herz-Kreislauf-Training mit niedriger Intensität

TAG 6

5 min Herz-Kreislauf-Training mit niedriger Intensität
35-45 min Herz-Kreislauf-Training mit mittlerer Intensität
5 min Herz-Kreislauf-Training mit niedriger Intensität

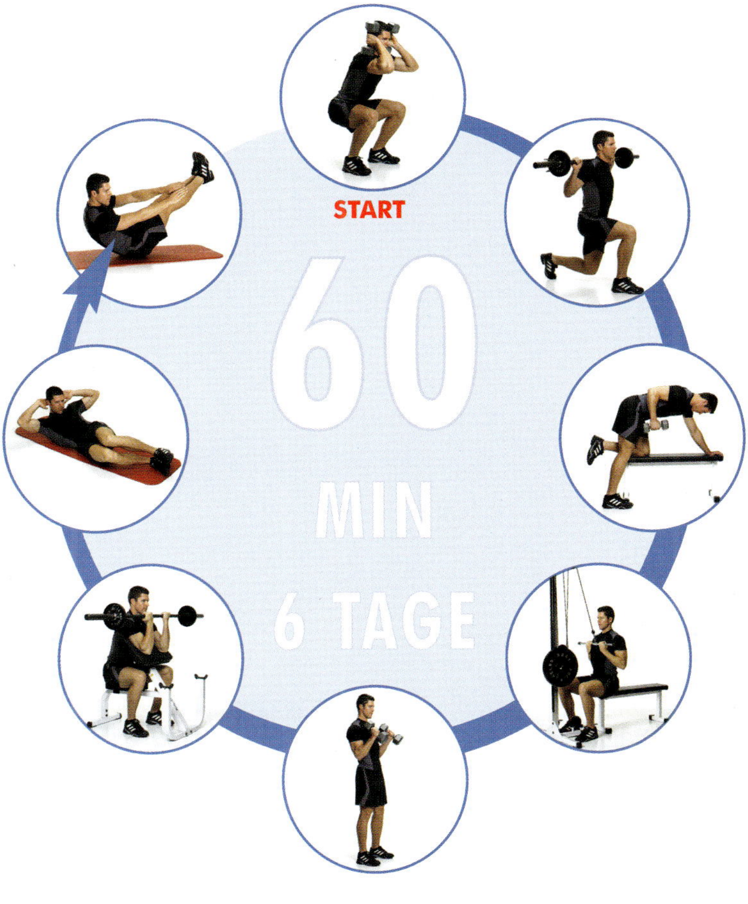

KAPITEL 11

ICH HABE SIEBEN TAGE PRO WOCHE ZUR VERFÜGUNG

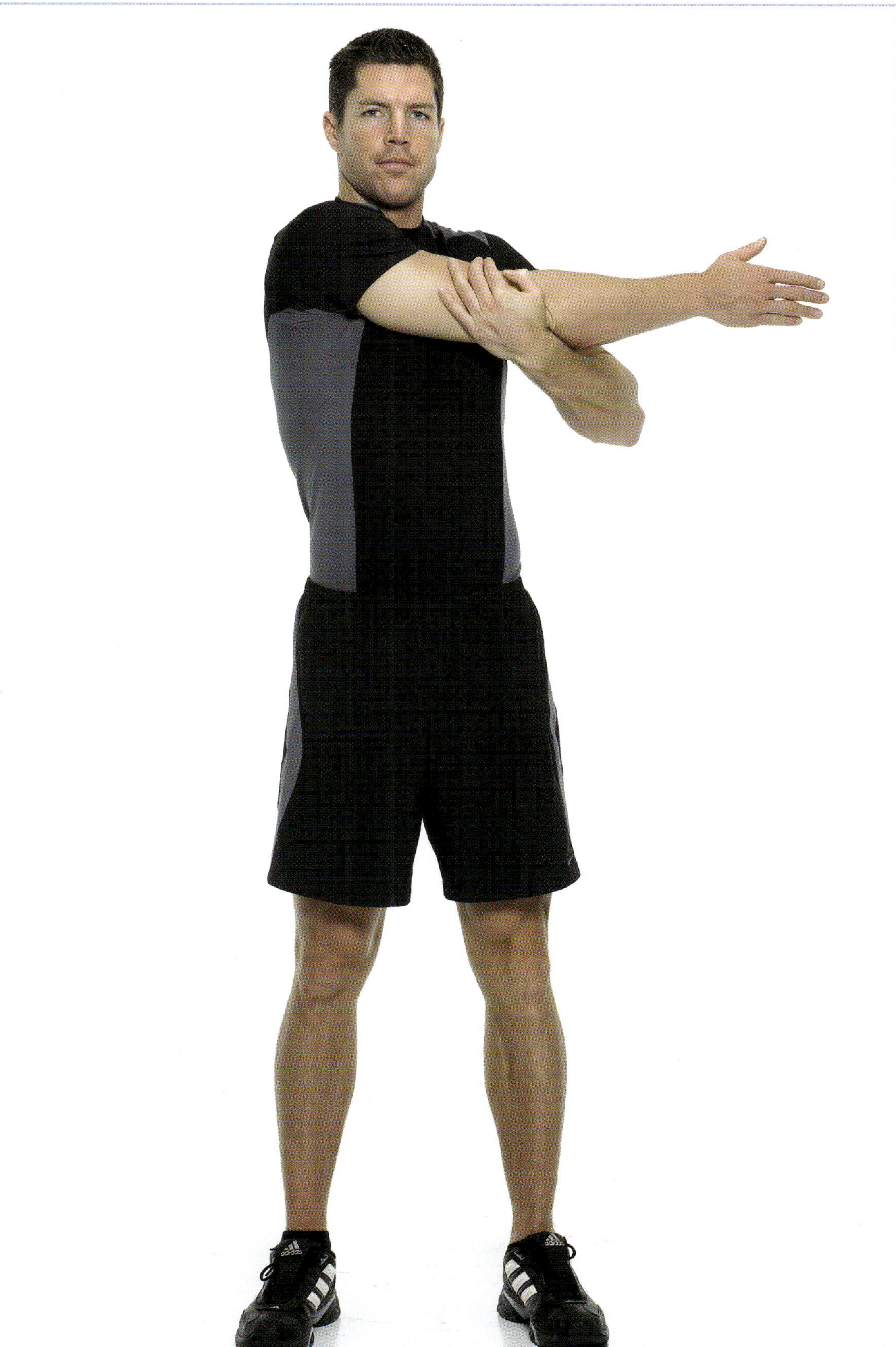

Stopp! Wenn Sie Ihrem Sport so viel Zeit opfern, können Sie wirklich stolz sein – auf den Eifer, mit dem Sie Ihr Training durchführen! Doch bedenken Sie, Ihr Körper ist ein wertvolles Gut. Wenn Sie ihm täglich so viel abverlangen, müssen Sie auch viel zurückgeben.

DER BESTE WEG, SIEBEN TAGE ZU TRAINIEREN

Unabhängig davon, wie viele Jahre Sie bereits trainieren, wie viele Stunden pro Woche und wie intensiv – der Körper eines jeden Sportlers braucht Ruhetage.

Jedes Training belastet das Immunsystem. Um chronische Überlastungen zu vermeiden und sicherzustellen, dass Training zur Leistungssteigerung führt, müssen Sie einen Ruhetag pro Woche einplanen. Andernfalls wird Ihr Training über kurz oder lang zu Leistungsabfall führen. Wenn Sie also wirklich nach sechs aufeinanderfolgenden Trainingstagen auch am siebten Tag etwas für Ihre Muskeln tun möchten, dann geben Sie ihnen zurück, was sie Ihnen in den vergangenen Tagen zur Verfügung gestellt haben.

Wie Sie bereits gelernt haben, verkürzen sich durch Krafttraining Ihre Muskeln. Im Laufe der Zeit werden Gelenke, Muskeln, Bänder, Sehnen und das umgebende Gewebe fest und unflexibel. Dadurch steigt die Gefahr einer Muskeldehnung oder eines Muskelrisses. Regelmäßig gedehnte Muskulatur dagegen bleibt elastisch und ist weniger anfällig für Verletzungen. Daher nutzen Sie den Tag zum Stretching!

Ein schlecht gedehnter Muskel kann nicht den vollen Bewegungsumfang ausführen. Insbesondere bei Squats, Deadlifts und Bench Press darf es aber nicht zu Einschränkungen in der Bewegung kommen, wenn der erhoffte Trainingseffekt erzielt werden soll. Nur wenn wirklich alle Muskelfasern an der Bewegung beteiligt werden, wird ihr volles Potenzial ausgeschöpft.

Um volle Leistung zu zeigen, müssen Ihre Muskeln flexibel sein. Nur wenn Sie den vollen Bewegungsumfang ausführen können, werden wirklich alle Muskelfasern beansprucht und trainiert. Mit jeder zusätzlichen Dehnung verbessern Sie die Belastbarkeit Ihrer Muskeln und halten sie verletzungsfrei.

Stretching hat außerdem einen positiven Effekt auf Ihre Lungenkapazität. Wenn Sie sich während der Dehnung auf Ihre Atmung konzentrieren, trainieren Sie die Ausdehnung Ihrer Lungen. Dies ermöglicht eine verbesserte Sauerstoffaufnahme.

Ein weiterer Gewinn von Stretching ist die verkürzte Regenerationszeit. Durch Stretching wird der Anteil des mit Sauerstoff angereicherten Bluts in den Muskeln erhöht, was wiederum zu einem schnelleren Abtransport von Laktat, dem beim Training anfallenden Abfallprodukt im Blut, führt. Da Laktat verantwortlich ist für Muskelkater, können Sie durch Stretching Ihre Muskelschmerzen nach dem Training verringern.

Auf Grund dieser vielfältigen Gewinne, die regelmäßiges Stretching mit sich bringt, möchte ich Ihnen nahelegen, den siebten Trainingstag für Dehnübungen zu nutzen.

SO PEPPEN SIE IHRE WOCHE AUF

In diesem Kapitel werden Sie in die Stretchingprogramme eingeführt. Unabhängig davon, ob Sie nur den siebten Trainingstag zum Dehnen nutzen, ob Sie nach jedem Training einige Minuten dehnen oder vielleicht auch zwischen den Übungen, Ihre Muskeln profitieren von jeder zusätzlichen Flexibilität. Je elastischer Ihre Muskeln sind, desto mehr Leistung können Sie von ihnen erwarten. Die Empfehlung lautet daher, nach jedem Training einige Minuten die zuvor beanspruchten Muskeln zu dehnen.

Wenn Sie unabhängig von einer Trainingseinheit dehnen, dann beachten Sie, dass Sie sich vorher zumindest 5 min mit leichtem Herz-Kreislauf-Training aufwärmen. Ihre Muskeln müssen, bevor sie gedehnt werden können, gut durchblutet und flexibel sein!

Nutzen Sie die 10 „Anytime"-Dehnübungen so oft wie möglich und Ihre Muskeln bleiben leistungsfähig und verletzungsfrei!

DIE 10 „ANYTIME"-DEHNÜBUNGEN

OBERKÖRPER

BRUSTDEHNUNG IM STAND

WAS WIRD GEDEHNT? BRUST UND SCHULTERN

Sie stehen seitlich vor einer Wand oder einem stabilen Trainingsgerät. Ihre rechte Seite zeigt zur Wand. Nun strecken Sie den rechten Arm auf Schulterhöhe nach hinten und drücken mit der flachen Hand leicht gegen die Wand. Sie bringen Ihren Körper langsam nach vorne, bis Sie ein leichtes Ziehen im äußeren Brustbereich verspüren. Halten Sie die Dehnung etwa 10 s, drehen Sie sich dann mit der linken Seite zur Wand und dehnen Sie die linke Brustseite.

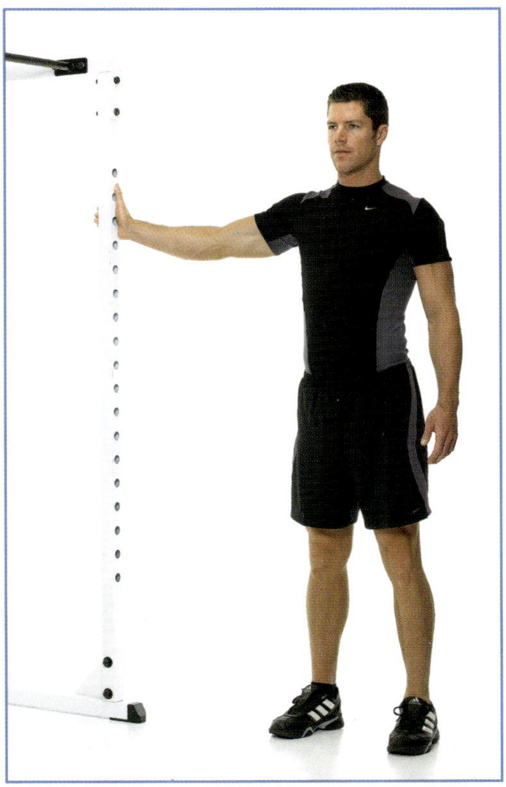

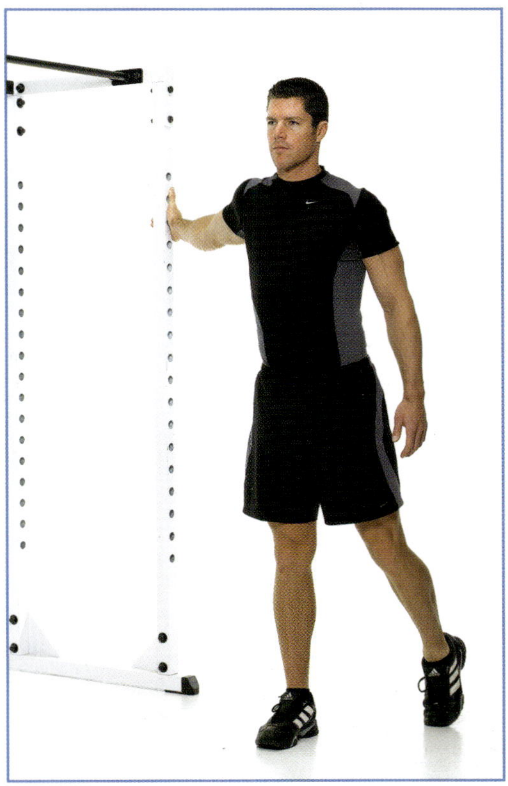

SCHULTERDEHNUNG
WAS WIRD GEDEHNT? SCHULTERN

Strecken Sie Ihren rechten Arm vor der Brust zur linken Seite. Greifen Sie mit der linken Hand von außen gegen den rechten Oberarm und drücken Sie ihn langsam an die Brust, bis Sie entlang der rechten Schulter eine leichte Dehnung verspüren. Halten Sie die Dehnung etwa 10 s und führen Sie dann die Übung mit dem anderen Arm aus.

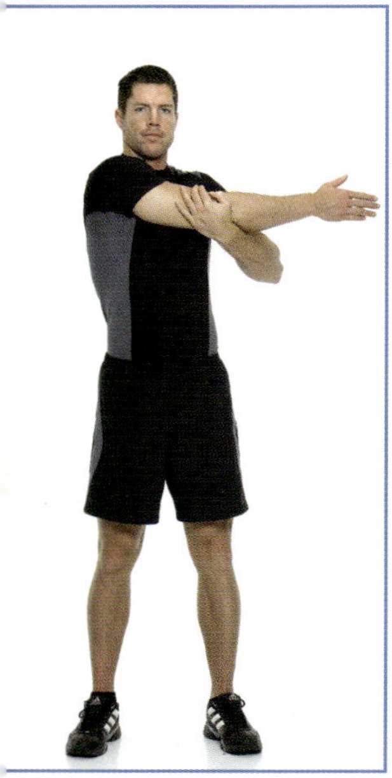

WINGOVER
WAS WIRD GEDEHNT? TRIZEPS

Heben Sie Ihren rechten Arm senkrecht über den Kopf. Dann beugen Sie ihn im Ellbogen, sodass die rechte Hand hinter Ihrem Kopf liegt. Das sieht aus, als würden Sie sich am oberen Rücken kratzen. Dann greifen Sie von oben mit der linken Hand auf den rechten Ellbogen und drücke ihn leicht nach unten. Halten Sie die Dehnung etwa 8-10 s und führen Sie dann die Übung mit dem linken Arm aus.

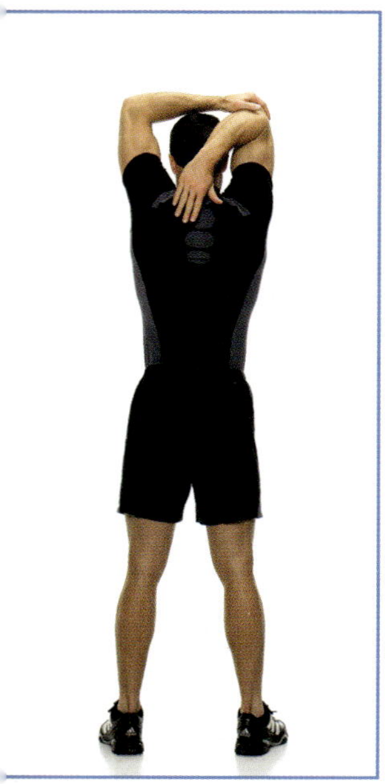

SPINALDREHEN LIEGEND
WAS WIRD GEDEHNT? M. LATISSIMUS DORSI UND M. ERECTOR SPINAE

Sie liegen flach auf dem Rücken die Beine sind gestreckt und die Arme liegen an den Seiten. Nun beugen Sie Ihr linkes Bein und stellen den linken Fuß flach neben Ihrem Gesäß auf den Boden. Das linke Knie zeigt senkrecht nach oben. Greifen Sie jetzt mit der rechten Hand über Ihre Körperlängsachse und fassen Sie die linke Außenseite Ihres linken Knies. Dieses drükken Sie nun leicht zur rechten Seite und drehen dabei gleichzeitig Ihren Oberkörper nach links. Halten Sie die Dehnung etwa 10 s und gehen Sie dann wieder zurück in die Ausgangsposition. Um die andere Seite zu dehnen, heben Sie Ihr rechtes Knie an und umgreifen es mit der linken Hand.

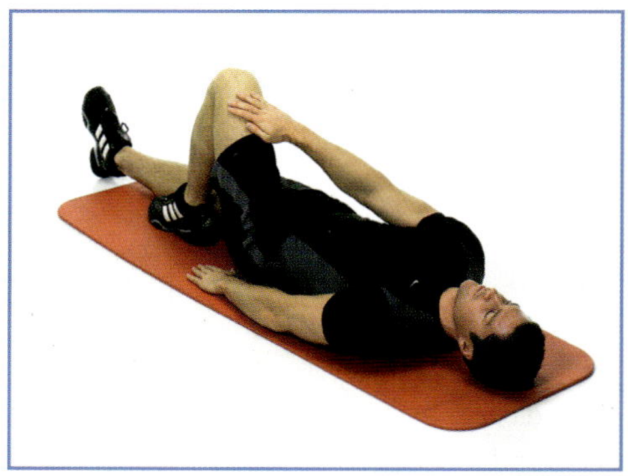

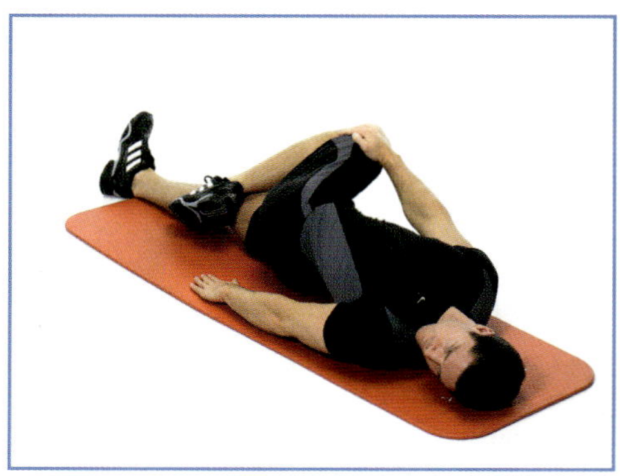

DELFIN

WAS WIRD GEDEHNT? SCHULTERN, BRUST, BIZEPS, UND BAUCH

Sie sitzen mit angewinkelten Beinen und den Füßen flach aufliegend auf dem Boden. Dann lehnen Sie sich zurück und stellen Ihre Hände so weit wie möglich hinter Ihrem Körper flach auf den Boden. Die Finger zeigen nach hinten. Nun schieben Sie Ihre Brust nach vorne und die Schultern möglichst weit nach hinten. Dabei nehmen Sie den Kopf in den Nacken. Halten Sie die Dehnung etwa 5 s, entspannen Sie und wiederholen Sie die Übung 2 x.

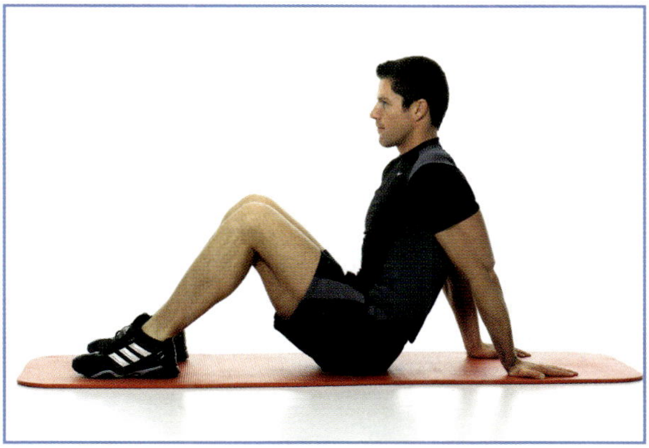

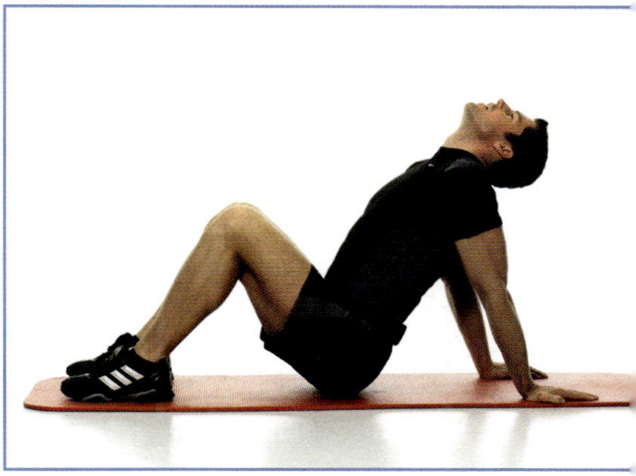

UNTERKÖRPER

DEHNUNG DER HINTEREN OBERSCHENKELMUSKULATUR MIT HANDTUCH

WAS WIRD GEDEHNT? HÜFTE, HINTERE OBERSCHENKELMUSKULATUR UND GESÄSSMUSKULATUR

Sie liegen mit ausgestreckten Beinen rücklings flach auf einer Matte. Nehmen Sie ein Handtuch, halten Sie es an beiden Enden und legen Sie die Mitte um Ihren rechten Fuß. Nun ziehen Sie, den Kopf auf dem Boden lassend, das Bein langsam gestreckt an Ihren Körper heran. Halten Sie etwa 5 s und lassen Sie das Bein dann wieder sinken. Wiederholen Sie die Übung zunächst mit dem gleichen Bein, bevor Sie sie 2 x mit dem anderen Bein ausführen.

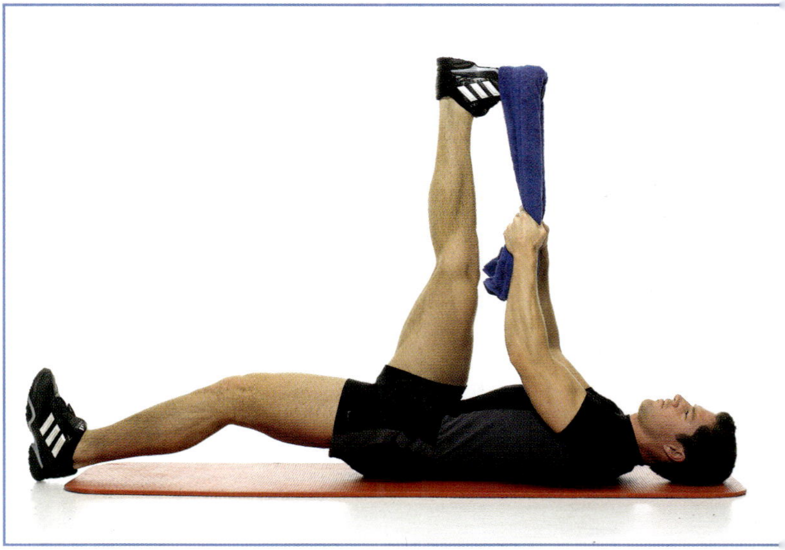

QUADRIZEPSDEHNUNG LIEGEND
WAS WIRD GEDEHNT? QUADRIZEPS

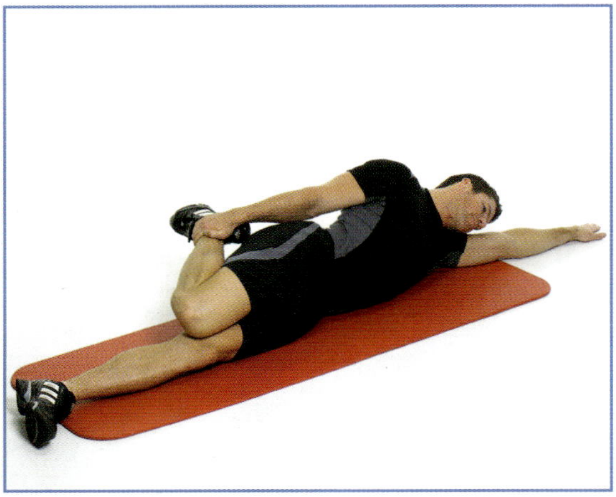

Sie liegen mit gestreckten Beinen in Seitenlage auf einer Matte. Das linke Bein liegt am Boden, der linke Arm wird gestreckt, sodass der Kopf auf dem Oberarm aufliegt. Nun winkeln Sie Ihr rechtes Bein an, bis Ihr rechter Fuß das Gesäß berührt. Umfassen Sie mit der rechten Hand Ihr Fußgelenk und schieben Sie langsam Ihre Hüfte nach vorne. Beachten Sie dabei, dass das Bein parallel zum Boden zeigt und nicht angehoben wird. Halten Sie die Dehnung etwa 5 s, wiederholen Sie die Übung und wechseln Sie dann zur anderen Seite.

DEHUNNG DER GESÄSSMUSKULATUR LIEGEND
WAS WIRD GEDEHNT? GESÄSSMUSKULATUR, OBERE UND UNTERE RÜCKENMUSKULATUR SOWIE DIE HINTERE OBERSCHENKELMUSKULATUR

Sie liegen mit gestreckten Beinen auf dem Boden. Nun heben Sie Ihr rechtes Bein nach links und stellen den rechten Fuß links seitlich neben Ihr linkes Knie. Greifen Sie jetzt mit beiden Händen unterhalb des Knies und ziehen Sie Ihr Bein leicht in Richtung Brust. Hierbei bleiben Oberkörper und Kopf auf dem Boden. Halten Sie die Dehnung 5 s, wiederholen Sie sie mit der gleichen Seite und führen Sie dann die Übung mit dem linken Bein aus.

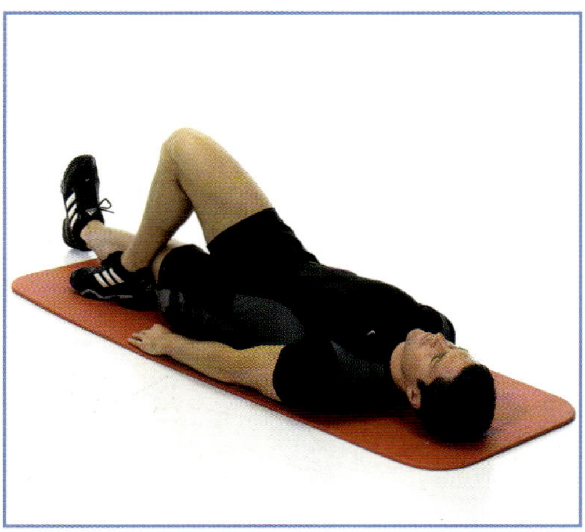

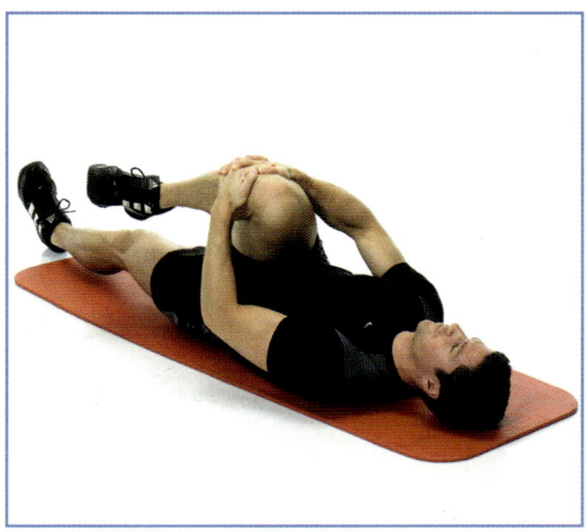

STRETCH AND REACH
WAS WIRD GEDEHNT? DER GESAMTE KÖRPER

Sie liegen, mit den Armen über dem Kopf gestreckt, rücklings flach auf dem Boden. Nun machen Sie sich lang und strecken gleichzeitig Hände und Füße in entgegengesetzte Richtungen, als würde an beiden Enden Ihres Körpers gezogen. Schließlich ziehen Sie den Bauch ein und halten diese Position 10 s. Entspannen Sie und wiederholen Sie die Dehnung.

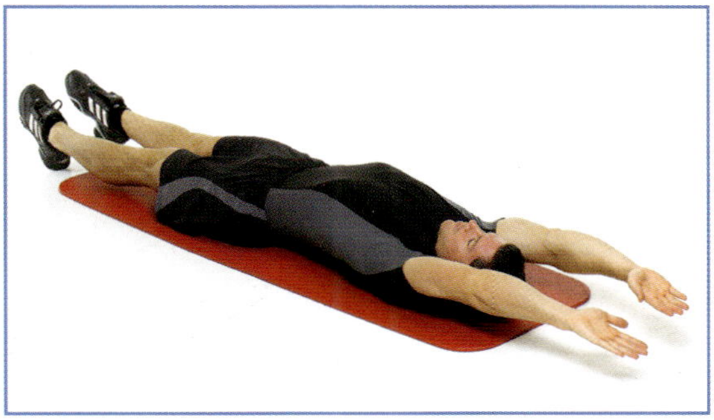

WADENDEHNUNG IM STAND
WAS WIRD GEDEHNT? WADENMUSKELN

Sie stehen mit schulterbreit geöffneten Füßen, die Zehen zeigen nach vorne. Machen Sie mit dem linken Bein einen Schritt nach vorne und greifen Sie mit beiden Händen oberhalb des linken Knies, um sich abzustützen. Strecken Sie nun langsam Ihr rechtes Bein, bis Ihre Fußsohle komplett Bodenkontakt hat. Hierbei schauen Sie geradeaus, halten den Rücken gerade und schieben die Hüfte leicht nach vorne. Halten Sie diese Position 5-10 s und wiederholen Sie die Dehnung mit dem anderen Bein.

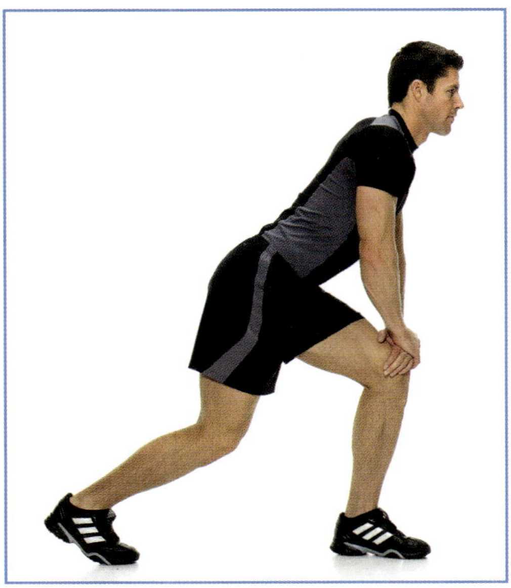

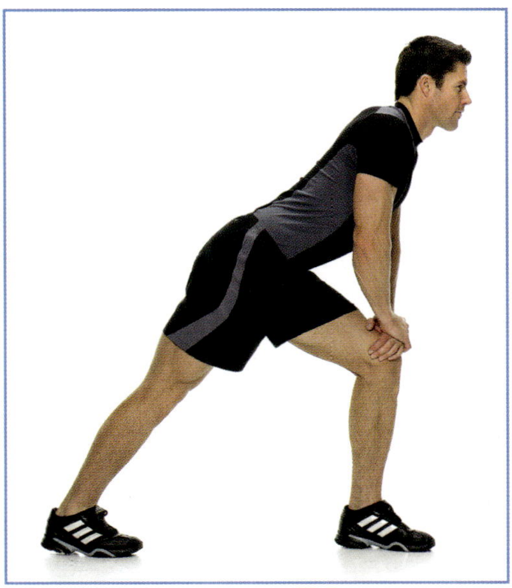

DIE PASSENDEN TRAININGSEINHEITEN FÜR JEDES ZEITFENSTER

SIE HABEN NUR 5 MIN?

30 s Herz-Kreislauf-Training mit niedriger Intensität

Führen Sie jede der folgenden Dehnübungen 1 x durch. Machen Sie 15 s Pause zwischen den Übungen.

Brustdehnung im Stand
Spinaldrehen liegend
Delfin
Quadrizepsdehnung liegend
Dehnung der Gesäßmuskulatur liegend
Stretch and Reach

SIE HABEN NUR 10 MIN?

2 min Herz-Kreislauf-Training mit niedriger Intensität

Führen Sie jede der folgenden Dehnübungen 1 x durch. Machen Sie 15 s Pause zwischen den Übungen.

Brustdehnung im Stand
Schulterdehnung
Wingover
Spinaldrehen liegend
Delfin
Dehnung der hinteren Oberschenkelmuskulatur mit Handtuch
Quadrizepsdehnung liegend
Dehnung der Gesäßmuskulatur liegend
Stretch and Reach
Wadendehnung im Stand

SIE HABEN 15 MIN?

3 min Herz-Kreislauf-Training mit niedriger Intensität

Führen Sie jede der folgenden Dehnübungen 1 x bzw. 2 x durch. Machen Sie 15 s Pause zwischen den Übungen.

Brustdehnung im Stand (2 x)
Schulterdehnung (1 x)
Wingover (1 x)
Spinaldrehen liegend (2 x)
Delfin (2 x)
Dehnung der hinteren Oberschenkelmuskulatur mit Handtuch (2 x)
Quadrizepsdehnung liegend (1 x)
Dehnung der Gesäßmuskulatur liegend (2 x)
Stretch and Reach (1 x)
Wadendehnung stehend (1 x)

DIE KOSTENFREIE GANZKÖRPERMASSAGE!

Möglicherweise hatten Profiathleten Ihnen gegenüber bisher einen Wissensvorsprung in Sachen Massage. Hier erfahren Sie einen einfachen Trick, wie auch Sie ganz einfach und kostenfrei zu regelmäßiger Massage kommen können. Welche Vorteile bringt regelmäßige Massage für die Leistungsfähigkeit – und das Wohlbefinden?

Massage macht Ihre Muskeln geschmeidig und senkt den Muskeltonus. Damit wird die Gefahr von Überlastung, Muskeldehnung oder Muskelriss gemindert.

Sie verbessert die Bewegungsamplitude und erhöht damit, wie bereits zu Beginn des Kapitels beschrieben, die Leistungsfähigkeit des Muskels.

Massage beseitigt die während des Trainings anfallenden Abfallprodukte im Blut. Der Muskel erholt sich schneller und ist damit früher wieder leistungsbereit.

Sogar Narbengewebe als Folge früherer Verletzungen kann durch Massage aufgelockert werden.

Damit trägt Massage erheblich dazu bei, dass Profiathleten tagaus tagein hart trainieren können.

Leider hat nicht jeder die finanziellen Möglichkeiten, sich 2 x pro Woche eine Sportmassage zu gönnen. Mancher mag einen Partner zu Hause haben, der diese Aufgabe gerne übernimmt. Doch was ist mit all den anderen Sportlern, die weder das eine noch das andere haben? Die Lösung heißt „Selbstmassage". Diese ist zugegeben nicht ganz so entspannend, aber sie reduziert dennoch effektiv die unerwünschte Muskelspannung, beseitigt das Laktat in Ihren Muskeln und trägt damit zu kürzeren Regenerationszeiten bei.

HÄNDE

Sie beginnen die Handmassage mit leichtem Ziehen der Finger der einen Hand mit Fingern und Daumen der anderen Hand. Dabei streichen Sie Ihre Finger sanft und üben leichten Druck auf die Stellen aus, die Knoten oder Verhärtungen aufweisen. Um die Handfläche zu massieren, falten Sie die Hände und massieren mit dem Daumen der einen Hand die Handfläche der anderen Hand. Massieren Sie insbesondere für einige Sekunden den Bereich zwischen Daumen und Zeigefinger. Dann bewegen Sie Ihren Daumen in kleinen Kreisen auf der Handfläche der anderen Hand und verweilen jeweils einige Sekunden bei jeder Spirale. So bewegen Sie den Daumen von außen nach innen, bis Sie in der Mitte der Handfläche angelangt sind. Schließlich streichen Sie mit dem Daumen über die Handfläche, jeweils auf und ab. Dann massieren Sie in gleicher Weise die andere Hand.

FÜSSE

Sie sitzen mit gestreckten Beinen auf einem Stuhl und legen einen Fuß auf den Oberschenkel des anderen Beins. Nun halten Sie mit einer Hand das Fußgelenk und bewegen mit der anderen Hand den Fuß in Kreisbewegung im Uhrzeigersinn. Beginnen Sie mit kleinen Kreisen und lassen Sie sie dann immer größer werden. Dann drehen Sie den Fuß im Gegenuhrzeigersinn. Wiederholen Sie die Bewegung in beide Richtungen 3 x.

Nehmen Sie nun den Fuß in beide Hände, die Finger umfassen den Spann, die Daumen massieren die Fußsohle. Sie beginnen die Massage mit leichten Auf- und Abwärtsbewegungen des Daumens, wobei Sie die Daumen tief in die Fußsohle graben. Auch die Finger üben leichten Druck auf den Fußspann aus. Dann gehen Sie zu Kreisbewegungen über und massieren insbesondere das Fußgewölbe, da dort meist der größte Druck entsteht.

Schließlich widmen Sie sich den Zehen. Sie nehmen, beginnend mit dem großen Zeh, jeden einzelnen Zeh und ziehst ihn leicht zur Seite und nach hinten.

UNTERSCHENKEL

Sie sitzen auf dem Boden und winkeln Ihr rechtes Bein an. Vielleicht ist es bequemer, das Bein leicht nach innen in Richtung des anderen Beins zu drehen. Nun umfassen Sie mit beiden Händen den unteren Teil des Wadenmuskels. Die Daumen zeigen nach hinten, die Finger greifen vorne ineinander. Sie üben leichten Druck mit den Daumen aus und bewegen die Hände langsam nach oben bis unterhalb der Kniekehle. Wiederholen Sie diese Bewegung 3 x.

Dann nehmen Sie oberhalb der Wade beide Daumen zusammen, üben leichten Druck aus und bewegen die Daumen dabei nach außen. Auf diese Weise arbeiten Sie quer zu den Muskelfasern, wodurch Sie tiefer ins Muskelgewebe eindringen können. Mit jeder Ausstreichung verschieben Sie Ihre Daumen um etwa 1 cm, bis Sie am Fußgelenk angekommen sind. Wiederholen Sie diese Wadenmassage 3 x und massieren Sie dann das andere Bein.

Um die Schienbeine zu massieren, führen Sie die gleichen Längs- und Querbewegungen aus. Dieses Mal allerdings bringen Sie die Daumen auf der Außenseite des Schienbeins zusammen und die Finger umgreifen die Wade.

QUADRIZEPS

Um den Quadrizeps zu massieren, streichen Sie ihn im Sitzen mit Ihren Fingern aus. Hierzu legen Sie beide Hände übereinander, drücken die drei mittleren Finger der unteren Hand zusammen und pressen sie auf den Ansatz des Oberschenkelmuskels. Die obere Hand dient dazu, mehr Druck auszuüben. Nun schieben Sie die Finger am Quadrizeps entlang bis oberhalb des Knies. Diese Bewegung wiederholen Sie mehrere Male.

Dann umgreifen Sie den Oberschenkel mit beiden Händen, die Daumen zusammen und die Finger nach außen zeigend, und bewegen sie wiederum am Oberschenkel entlang. Dieses Mal üben die Daumen den Druck aus. Sie massieren den Muskel in kreisförmigen Bewegungen in Richtung Kniescheibe. Auch diese Bewegung wird mehrere Male wiederholt, bevor Sie das andere Bein massieren.

HINTERE OBERSCHENKELMUSKULATUR

Sie sitzen auf dem Boden mit dem Rücken gegen eine Wand gelehnt. Nun winkeln Sie das linke Bein an und stellen den Fuß flach auf den Boden. Ihre hintere Oberschenkelmuskulatur soll nun maximal entspannt sein. Mit der linken Hand machen Sie eine Faust und platzieren sie, die Handfläche zum Körper zeigend, in der linken Kniekehle. Die Faust drücken Sie nun am Muskel entlang in Richtung Gesäß.

Wiederholen Sie die Ausstreichung mehrere Male.

Dann legen Sie sich flach auf den Rücken und stellen den linken Fuß auf Ihr rechtes Knie. Sie umfassen das Bein in Höhe der Kniescheibe, die Finger in der Kniekehle, die Daumen befinden sich unterhalb der Kniescheibe. Mit leichtem Druck auf den Fingern bewegen Sie wiederum die Hände am Beinbizeps entlang.

Nachdem Sie auch diese Bewegung einige Male wiederholt haben, streichen Sie den Muskel quer aus. Sie drücken die Finger beider Hände in den Muskel und ziehen sie dann mit deutlichem Druck zu den Seiten. Mit jedem Durchgang verschieben Sie die Finger ein wenig, bis Sie schließlich den ganzen Muskel massiert haben.

Beachten Sie bei allen Bewegungen, dass Sie nie direkten Druck auf die Kniekehle ausüben, um sie nicht zu reizen.

UNTERER RÜCKEN

Sie liegen mit angewinkelten Beinen auf dem Rücken. Dann schieben Sie einen Tennisball unter den unteren Rücken und versuchen, so viel Körpergewicht wie möglich auf den Ball zu bringen. Halten Sie diese Position einige Sekunden und verändern Sie dann leicht die Position des Balls. Die Übung führen Sie so oft durch, bis Sie den gesamten unteren Rücken massiert haben.

BIZEPS, TRIZEPS UND UNTERARME

Um den Bizeps des linken Arms zu massieren, lassen Sie den Arm entspannt seitlich am Körper hängen und umgreifen den Oberarm mit der rechten Hand. Der Daumen zeigt zur linken Schulter, die Finger befinden sich auf der Außenseite des Trizeps. Nun massieren Sie mit dem Daumen sanft den Bizeps und bewegen ihn dabei langsam in Richtung Schulter. Wiederholen Sie das einige Male. Dann legen Sie den Daumen auf den Ansatz des Bizeps unterhalb der Schulter. Klemmen Sie Ihre Finger unter den Arm, sodass schließlich Finger und Daumen nach links zeigen. Schieben Sie nun den Daumen mit leichtem Druck von Seite zu Seite quer zur Sehne. Wiederholen Sie die Bewegung einige Male, dann massieren Sie den anderen Arm. Ihrem starken Arm sollten Sie mehr Beachtung schenken.

Um den Trizeps des linken Arms zu massieren, halten Sie den Arm im 90°-Winkel vor dem Bauch. Die rechte Hand legen Sie auf die Rückseite des linken Oberarms, direkt unterhalb der Schulter. Sie drücken die Finger in den Trizeps und bewegen sie mit leichtem Druck nach unten in Richtung Ellbogen, wobei Sie den linken Arm strecken. Der Bereich direkt über dem Ellbogen kann besonders verhärtet sein, daher sollten Sie sich hier langsam vortasten. Schließlich beugen Sie den Arm wieder um 90° und wiederholen die Bewegung 3 x, bevor Sie den anderen Arm massieren.

Die Unterarme massieren Sie, indem Sie den Daumen direkt oberhalb der Innenseite des Handgelenks auflegen und ihn dann langsam nach oben schieben, bis er unterhalb der Ellbogenbeuge angekommen ist. Die behaarte Seite des Unterarms massieren Sie, indem Sie wiederum den Daumen auf den Unterarm drücken und dann im Wechsel eine Faust machen und sie wieder öffnen.

OBERER RÜCKEN UND BRUST

Zunächst platzieren Sie Ihre rechte Hand hinter dem Kopf, den Ellbogen senkrecht nach oben zeigend. So haben Sie den Arm aus dem Weg, während Sie mit dem linken Arm die rechte Seite der Brust massieren. Sie nehmen hierzu die drei mittleren Finger der linken Hand zusammen und beugen den Mittelfinger leicht, um eine gerade Linie aller drei Fingerkuppen zu bilden. Dann drücken Sie die Fingerkuppen in den Brustmuskel direkt unterhalb der rechten Brustwarze. Sie bewegen sie mit stetigem Druck aufwärts zur rechten Schulter. Diese Bewegung wiederholen Sie mehrmals, wobei Sie jeweils die Finger etwa 1 cm versetzt auflegen. Dann führen Sie die Bewegung seitenverkehrt aus und massieren die linke Brusthälfte.

Um den oberen Rücken zu massieren, drücken Sie die linke Hand in die rechte Achselhöhle und streichen dann den Muskel abwärts zur Hüfte. Auch diese Bewegung wiederholen Sie mehrmals, jeweils mit den Fingern leicht versetzt. Um den Muskel quer zu massieren, streichen Sie mit den Fingern in Richtung Rücken.

SCHULTERN UND NACKEN

Zur Schultermassage legen Sie Ihre rechte Hand auf die linke Schulter. Mit der linken Hand halten Sie den rechten Ellbogen, um ihn zu stützen. Nun drücken Sie die Finger in Ihren Schultermuskel und massieren ihn.

Um die linke Seite des Nackens zu massieren, drücken Sie die Finger der linken Hand auf den Ansatz des Trapeziusmuskels. Sie streichen dann am Muskel entlang in Richtung Schulter und bewegen dabei gleichzeitig den Kopf in die entgegengesetzte Richtung. Wiederholen Sie die Bewegung mehrmals und massieren Sie dann die andere Nackenhälfte.

Massage verbessert die Bewegungsamplitude und erhöht damit die Leistungsfähigkeit des Muskels. Sie macht Ihre Muskeln geschmeidig und senkt den Muskeltonus. Damit wird die Gefahr von Überlastungserscheinungen und Verletzungen gemindert. Massage beseitigt die Abfallprodukte im Blut, wodurch sich der Muskel schneller erholt. Sogar Narbengewebe als Folge früherer Verletzungen kann durch Massage aufgelockert werden.

Zeit sparen!

***Verbringen Sie weniger Zeit damit …* sich darüber zu beschweren, dass Sie keine Zeit zum Dehnen hätten!**

Um Ihre Muskeln nach dem Training zu dehnen und sie wieder fit für den folgenden Tag zu machen, benötigen Sie bei weitem nicht so viel Zeit, wie Sie vielleicht befürchten. Um die Hauptmuskelgruppen des Ober- und Unterkörpers effektiv zu lockern, brauchen Sie nicht länger als eine Minute. Die folgende yogaorientierte Übung entspannt gleichzeitig Brust, Rücken, Bauchmuskulatur, Beine, Schultern, Arme und Waden.

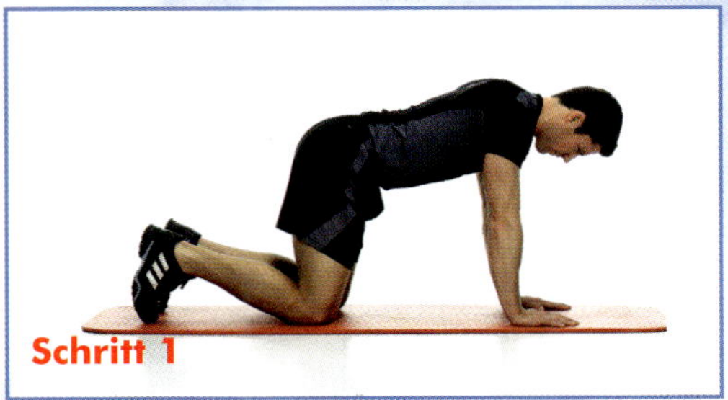

Schritt 1

Sie gehen auf alle viere, Knie und Hände schulterbreit flach auf dem Boden.

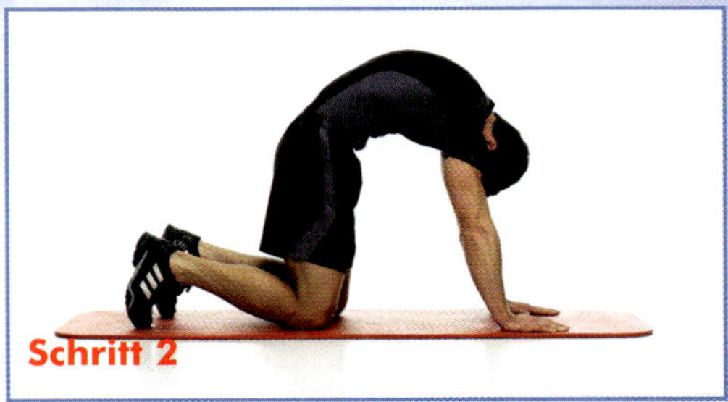

Schritt 2

Während Sie Hände und Knie auf dem Boden halten, machen Sie einen „Katzenbuckel", nehmen den Kopf auf die Brust und strecken den Rücken so weit wie möglich nach oben. Halten Sie diese Position etwa 15-30 s und gehen Sie dann in die Ausgangsstellung zurück.

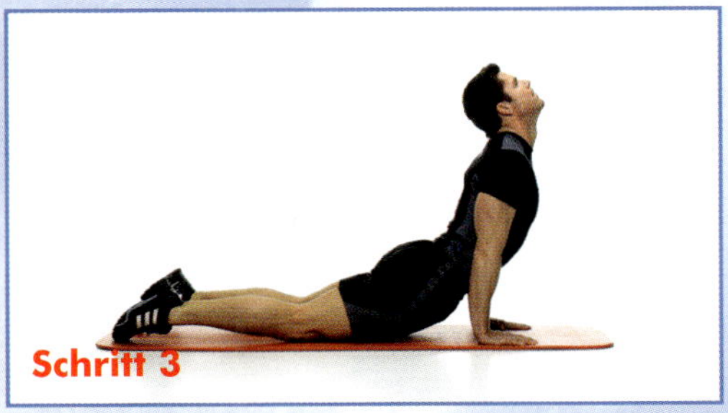

Schritt 3

Sie heben Kopf und Schultern nach oben in Richtung Decke, wobei Sie den Rücken so weit wie möglich durchstrecken. Die Hüfte bleibt am Boden. Sie sollten nun eine Dehnung in der Bauchmuskulatur spüren. Dann ziehen Sie die Schulterblätter zusammen und dehnen damit die Brustmuskulatur. Halten Sie diese Position etwa 15-30 s und gehen Sie schließlich in die Ausgangsstellung zurück.

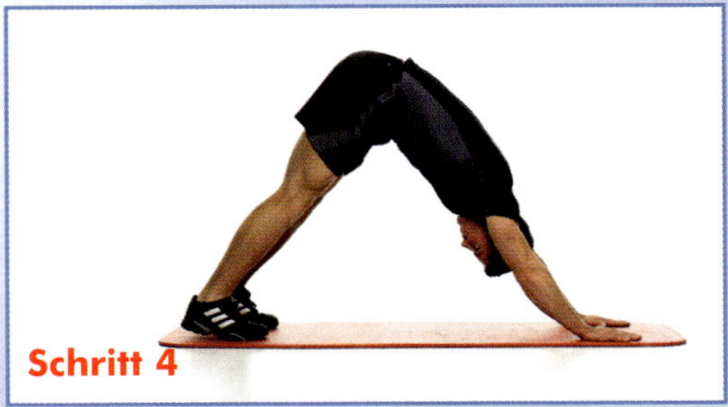

Schritt 4

Zum Abschluss heben Sie Ihr Gesäß so weit wie möglich nach oben, während Hände und Füße flach auf dem Boden stehen und die Beine gestreckt sind. Ihr Körper hat nun die Form eines umgekehrten „Vs". Sie nehmen langsam Ihren Kopf auf die Brust und halten die Stellung etwa 15-30 s.

REGISTER

BILDNACHWEIS:

Coverfoto:	Getty Images
Covergestaltung:	Sabine Groten
Fotos Innenteil:	Mitch Mandel/Rodale Images